de Gruyter Lehrbuch

Medizinische Informatik, Biometrie und Epidemiologie

Medizinische Informatik, Biometrie und Epidemiologie

Herausgegeben von Hans-Jürgen Seelos

Unter Mitarbeit von
Simone Bürsner, Hartmut Dickhaus, Bernd Graubner,
Irene Guggenmoos-Holzmann, Josef Ingenerf, Rüdiger Klar,
Erich Pelikan, Barbara Pietsch-Breitfeld, Rudolf Repges,
Berthold Schneider, Hans Konrad Selbmann, Klaus Spitzer,
Cord Spreckelsen, Thomas Tolxdorff, Kurt Ulm

W
DE
G

Walter de Gruyter
Berlin · New York 1997

Herausgeber

Prof. Dr. Dr. H.-J. Seelos
Zentrum für Psychiatrie
Neubronnstraße 25
79312 Emmendingen

Die Deutsche Bibliothek – CIP-Einheitsaufnahme

Medizinische Informatik, Biometrie und Epidemiologie :
Lehrbuch / hrsg. von Hans-Jürgen Seelos. Unter Mitarb. von Simone Bürsner ... –
Berlin ; New York : de Gruyter 1997
ISBN 3-11-014317-8
NE: Seelos, Hans-Jürgen [Hrsg.]; Bürsner, Simone

Der Verlag hat für die Wiedergabe aller in diesem Buch enthaltenen Informationen (Programme,
Verfahren, Mengen, Dosierungen, Applikationen etc.) mit Autoren und Herausgebern große Mühe
darauf verwandt, diese Angaben genau entsprechend dem Wissensstand bei Fertigstellung des Werkes
abzudrucken. Trotz sorgfältiger Manuskriptherstellung und Korrektur des Satzes können Fehler nicht
ganz ausgeschlossen werden. Autoren bzw. Herausgeber und Verlag übernehmen infolgedessen keine
Verantwortung und keine daraus folgende oder sonstige Haftung, die auf irgendeine Art aus der
Benutzung der in dem Werk enthaltenen Informationen oder Teilen davon entsteht.
Die Wiedergabe von Gebrauchsnamen, Handelsnamen, Warenbezeichnungen und dergleichen in
diesem Buch berechtigt nicht zu der Annahme, daß solche Namen ohne weiteres von jedermann
benutzt werden dürfen. Vielmehr handelt es sich häufig um gesetzlich geschützte, eingetragene
Warenzeichen, auch wenn sie nicht eigens als solche gekennzeichnet sind.
Konvertierung: Readymade, Berlin – Druck: Gerike GmbH, Berlin – Buchbinderische Verarbeitung:
Lüderitz & Bauer GmbH, Berlin – Umschlagentwurf: Rudolf Hübler, Berlin
Printed in Germany

Vorwort

Wie jede Naturwissenschaft durchläuft auch die Medizinische Informatik als die Wissenschaft von der Informationsverarbeitung und der Gestaltung informationsverarbeitender Systeme in der Medizin und im Gesundheitswesen deskriptive, systematische und nomothetische Phasen. Letztere reflektiert die gegenwärtige wissenschaftstheoretische Diskussion und zielt ab auf die Formulierung allgemeingültiger Aussagen oder die Generalisierung und Systematisierung des mit der Anwendung der Informatik in der Medizin gewonnenen empirischen Wissens.

Konkrete Überlegungen zur Begründung einer systematischen Lehre des "Information Systems Engineering" in der Medizin und im Gesundheitswesen wurden jedoch – von wenigen Ausnahmen abgesehen – erst in der jüngeren Vergangenheit angestellt. Grundlegende Voraussetzungen sind dazu insbesondere mit dem ebenfalls beim de Gruyter Verlag herausgegebenen *"Wörterbuch der Medizinischen Informatik"* geschaffen worden, das als eine terminologische Synthese spezifische Begriffe dieses interdisziplinären Fachgebietes im Sinne einer "comprehensive health care informatics" definiert.

Das vorliegende Lehrbuch *"Medizinische Informatik, Biometrie und Epidemiologie"* baut auf diesen Forschungsarbeiten auf und faßt, weitgehend strukturiert nach dem Abschnitt "Medizinische Statistik und Informatik" des aktuellen Gegenstandskataloges für den zweiten Abschnitt der ärztlichen Prüfung, wesentliche Konzepte und methodologische Prinzipien der Medizinischen Informatik im Überblick zusammen. Medizinische Biometrie und Epidemiologie werden dabei aspektrelativ, d. h. insoweit berücksichtigt, als sich Überschneidungen mit der Medizinischen Informatik ergeben.

Das Lehrbuch adressiert damit insbesondere Studierende der Medizin und der Medizinischen Informatik, aber auch benachbarter Disziplinen wie Public Health oder der Wirtschaftsinformatik. Es will aber nicht nur Prüfungswissen vermitteln. Vielmehr erhofft sich der Herausgeber hiervon sowohl didaktische Vorteile für die Studierenden bei der Erarbeitung des umfangreichen Wissensstoffes als auch Impulse für die weitere Systematisierung der Medizinischen Informatik im Sinne des Goethewortes "Zur Einsicht in den geringsten Teil ist die Übersicht des Ganzen nötig".

Leider konnten aus Kostengründen keine Literaturzitate berücksichtigt werden. Der interessierte Leser möge sich daher im Bedarfsfall an die Autoren wenden.

Allen Fachkolleginnen und -kollegen danke ich herzlich für die wertvollen Beiträge und ihre engagierte Mitarbeit. Meiner Sekretärin, Frau Marion König, bin ich für die redaktionelle Unterstützung und die gewissenhafte drucktechnische Aufbereitung der Manuskripte sehr verbunden. Ferner gebührt mein Dank dem de Gruyter Verlag für die vertrauensvolle Zusammenarbeit.

Emmendingen, im Januar 1997   *Hans-Jürgen Seelos*

Anschriften der Autoren

Dipl.-Inform. Med. Simone Bürsner
Technische Hochschule Aachen
Institut für Medizinische Informatik und
Biometrie
Pauwelsstr. 30
52057 Aachen

Prof. Dr.-Ing. Hartmut Dickhaus
Universität Heidelberg /
Fachhochschule Heilbronn
Studiengang Medizinische Informatik
Max-Planck-Str. 39
74081 Heilbronn

Dr. med Bernd Graubner
Beauftragter der Kassenärztlichen Bundesvereinigung für medizinische Klassifikationen
Ludwig-Beck-Str. 5
37075 Göttingen

Prof. Dr. rer. nat. Dr. med.
Irene Guggenmoos-Holzmann
Universitätsklinikum Benjamin Franklin der
Freien Universität Berlin
Institut für Medizinische Statistik und
Informationsverarbeitung
Hindenburgdamm 30
12200 Berlin

Dr. rer. nat. Josef Ingenerf
GSF-MEDIS-Institut Neuherberg
Instituf für Medizinische Informatik und
Systemforschung – Arbeitsgruppe "Grundlagen
der künstlichen Intelligenz"
Postfach 11 29
85758 Oberschleißheim

Prof. Dr. rer. nat. Rüdiger Klar
Albert-Ludwig-Universität Freiburg
Institut für Medizinische Biometrie und
Informatik – Abteilung Medizinische Informatik
Stefan-Meier-Str. 26
79104 Freiburg i. Br.

Dr.-Ing. Erich Pelikan
Universitätklinikum Benjamin Franklin der
Freien Universität Berlin
Institut für Medizinische Statistik und
Informationsverarbeitung – Abteilung
Medizinische Informatik
Hindenburgdamm 30
12200 Berlin

Dipl.-Inform.-Med. Barbara Pietsch-Breitfeld
Universität Tübingen
Institut für Medizinische Informationsver-
arbeitung
Westbahnhofstr. 55
72070 Tübingen

Prof. Dr. Rudolf Repges
Technische Hochschule Aachen
Abteilung Medizinische Statistik und
Dokumentation
Pauwelsstr. 30
52074 Aachen

Prof. Dr. phil. nat. Berthold Schneider
Medizinische Hochschule Hannover
Institut für Biometrie
Konstanty-Gutschow-Str. 8
30625 Hannover

Prof. Dr. sc. hum. Dr. rer. pol. Hans-Jürgen
Seelos
Zentrum für Psychiatrie Emmendingen
Neubronnstr. 25
79312 Emmendingen

Prof. Dr. rer. biol.hum Hans Konrad
Selbmann
Universität Tübingen
Institut für Medizinische Informations-
verarbeitung
Westbahnhofstr. 55
72070 Tübingen

Prof. Dr. rer. nat. Dr. med. Klaus Spitzer
Technische Hochschule Aachen
Institut für Medizinische Statistik und Doku-
mentation
Pauwelsstr. 30
52074 Aachen

Dipl. Phys. Cord Spreckelsen
Technische Hochschule Aachen
Institut für Medizinische Statistik und Doku-
mentation
Pauwelsstr. 30
52074 Aachen

Prof. Dr. Thomas Tolxdorff
Universitätklinikum Benjamin Franklin der
Freien Universität Berlin
Institut für Medizinische Statistik und Infor-
mationsverarbeitung – Abteilung Medizinische
Informatik
Hindenburgdamm 30
12200 Berlin

Prof. Dr. rer. nat. Kurt Ulm
Technische Universität München
Klinikum Rechts der Isar
Institut für Medizinische Statistik und Epide-
miologie
Ismaninger Str. 22
81675 München

Inhalt

Einleitung

Hans-Jürgen Seelos

Für die Aufgaben der Informationsverarbeitung in der Medizin haben sich im Verlauf des durch Spezialisierung und Differenzierung geprägten wissenschaftlichen Erkenntnisprozesses verschiedene Disziplinen mit unterschiedlichen methodologischen Schwerpunkten und inhaltlicher Fokussierung herausgebildet:

□   die **Medizinische Informatik** als die Wissenschaft von der Informationsverarbeitung und der Gestaltung informationsverarbeitender Systeme in der Medizin und im Gesundheitswesen,

□   die **Medizinische Biometrie** als die Wissenschaft von der Theorie und Anwendung statistischer Methoden im medizinisch-biologischen Bereich und

□   die **Epidemiologie** als die Lehre von den Verteilungen von Krankheiten und deren Einflußfaktoren in menschlichen Bevölkerungsgrupen.

Die einzelnen "Zuständigkeiten" zwischen diesen historisch gewachsenen wissenschaftlichen Disziplinen scheinen nur auf den ersten Blick einigermaßen scharf abgegrenzt. Überschneidungen – etwa zwischen Medizinischer Informatik und Medizinischer Biometrie – kommen vor, sind aber wegen der unterschiedlichen Fragestellungen unschädlich oder vielmehr nützlich, weil einander ergänzend.

Gemeinsam ist den drei Disziplinen ihre gesundheitswissenschaftliche Ausrichtung und Zielsetzung: Ihr Bestreben ist es, durch die systematische Informationsverarbeitung in der Medizin einen Beitrag zu einer qualitativ hochwertigen Gesundheitsversorgung und zur Erkenntnisgewinnung in der Medizin zu leisten. Unterschiedliche Sichtweisen ergeben sich jedoch durch die Aspekt-Perspektivität der Wissenschaften, da jede der drei Disziplinen den realen Weltausschnitt "Medizin" unter den ihr eigenen problemrelevanten methodologischen Fragestellungen (Aspekten) beforscht. Von daher hat eine adäquate Aus-, Fort- und Weiterbildung auf dem Gebiet der Medizinischen Informatik auch die Medizinische Biometrie und Epidemiologie aspektrelativ, d. h. im Überschneidungsbereich mit der Medizinischen Informatik, zu berücksichtigen.

Ausweislich der Empfehlungen der *Deutschen Gesellschaft für Medizinische Informatik, Biometrie und Epidemiologie e. V. (GMDS)* zur Bildung und Ausbildung in Medizinischer Informatik sind derzeit verschiedene, im Sinne eines abgestuften Konzeptes strukturierte Ausbildungsgänge im Bereich der Medizinischen Informatik unterscheidbar (s. Abb. 1). Im einzelnen:

☐ auf Fachschulebene Ausbildungsgänge in **Medizinischer Dokumentation,**

☐ auf Fachhochschulebene Studiengänge in **Medizinischer Dokumentation und Informatik,**

☐ auf universitärer Ebene in Abhängigkeit der Ausbildungsziele

  – ein Studium der **Medizinischen Informatik** als eigenständiger Studiengang,
  – ein Studium der Medizinischen Informatik als Anwendungs- bzw. Neben-fach im Studiengang Informatik,
  – ein Studium der Grundlagen der Medizinischen Informatik im Studiengang Medizin sowie
  – Aufbaustudiengänge in Medizinischer Informatik für Universitätsabsolventen der Informatik mit einem anderen Neben- bzw. Anwendungsfach als Me-dizinische Informatik sowie für Hochschulabsolventen fachverwandter Stu-diengänge und für Ärzte, die eine Ausbildung mit Studienabschluß in Me-dizinischer Informatik absolvieren wollen.

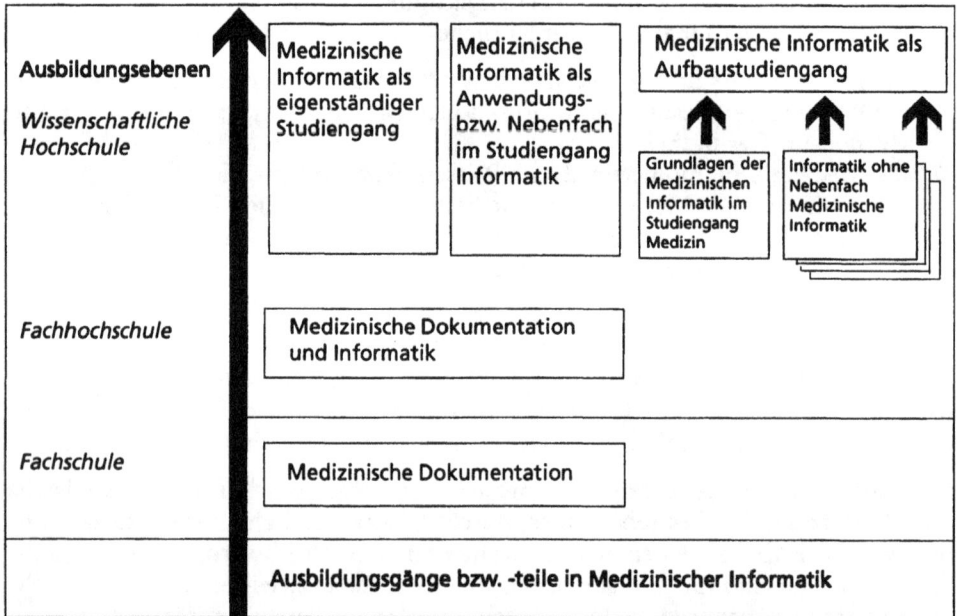

Abb. 1:   Von der Deutschen Gesellschaft für Medizinische Informatik, Biometrie und Epidemio-logie e. V. (GMDS) für die Neueinrichtung von Ausbildungsgängen empfohlene Struktur der Ausbil-dung in Medizinischer Informatik

Als Richtlinie für die postgraduierte Ausbildung und zur Förderung der berufli-chen Weiterqualifikation wurde das **Zertifikat "Medizinische Informatik"** ge-schaffen, welches gemeinsam von der *Deutschen Gesellschaft für Medizinische Informatik, Biometrie und Epidemiologie e. V. (GMDS)* und der *Gesellschaft für Informatik e. V. (GI)* vergeben wird. Das Zertifikat bescheinigt eine ausreichende Qualifikation in Medizinischer Informatik sowohl hinsichtlich der akademischen Aus- bzw. Weiterbildung als auch bezüglich einer mindestens 5-jährigen erfolgreichen einschlägigen beruflichen Tätigkeit (operationale Qualifikation). Als ausreichende akademische Ausbildung wird ein wissenschaftliches Hochschulstudium in Medizinischer Informatik, ein Studium der Informatik mit Neben- bzw. Anwendungsfach Medizinische Informatik oder ein Zusatzstudium in Medizinischer Informatik erachtet.

Für Ärzte besteht die Möglichkeit, über die zuständige Landesärztekammer auf Antrag die **ärztliche Zusatzbezeichnung "Medizinische Informatik"** zu erlangen. Die für den Erwerb notwendigen formalen Voraussetzungen sowie Inhalt, Ziel und Zeit der Weiterbildung sind in den einschlägigen Bestimmungen der ärztlichen Weiterbildungsordnung geregelt.

Ärzten, welche die Zusatzbezeichnung "Medizinische Informatik" erworben haben, wird empfohlen, auch das bezüglich ihrer Qualifikation einer Gebietsbezeichnung entsprechende Zertifikat "Medizinische Informatik" zu erwerben.

Als Handreichung für die medizininformatische Aus- und Weiterbildung faßt das vorliegende Lehrbuch *"Medizinische Informatik, Biometrie und Epidemiologie"* das in der aspektrelativen Sicht der Medizinischen Informatik relevante Basiswissen im Überblick zusammen. Es orientiert sich damit, nicht zuletzt auch aus didaktischen Gründen, sowohl inhaltlich als auch von seinem Aufbau an

- ☐ den Vorgaben des Abschnitts "Medizinische Statistik und Informatik" des Gegenstandskataloges für den zweiten Abschnitt der ärztlichen Prüfung,
- ☐ den Richtlinien über den Inhalt der ärztlichen Weiterbildung für die Zusatzbezeichnung "Medizinische Informatik" und
- ☐ den Inhalten "Medizinische Informatik" zum Erwerb des Zertifikates "Medizinische Informatik" der GMDS und GI.

Allgemeine Aspekte der angewandten Informatik, wie der Aufbau und die Funktionsweise von *Datenverarbeitungssystemen*, die *algorithmische Formulierung* von Anwendungsproblemen oder spezielle Aspekte der Medizinischen Informatik, wie etwa der Einsatz von *Chipkarten* im Gesundheitswesen, die *Telemedizin*, das *rechnerunterstützte Operieren* oder die *Architektur konkreter Anwendungssysteme*, konnten aus Platzgründen nicht behandelt werden.

I Medizinische Informatik

1 Paradigma der Medizinischen Informatik

Hans-Jürgen Seelos

Die nachfolgenden wissenschaftstheoretischen Aussagen resümiert das Wissenschaftsparadigma der Medizinischen Informatik:

> Medizinische Informatik ist die Wissenschaft von der Informationsverarbeitung und der Gestaltung informationsverarbeitender Systeme in der Medizin und im Gesundheitswesen.

1.1 Systemaspekte der Medizin

Medizin wird allgemein definiert als

☐ die Wissenschaft vom gesunden und kranken Lebewesen (Biosystem), von Ursachen, Erscheinungen und Wirkungen seiner Krankheiten, deren Erkennung, Behandlung und Verhütung (theoretische Medizin, experimentelle Medizin, klinische Forschung);

☐ die Ausübung der medizinischen Heilkunst in den verschiedenen Einrichtungen der Gesundheitsversorgung durch die unterschiedlichen Berufsklassen (praktische Medizin).

Humanmedizin (im Gegensatz zur Veterinär- und Phytomedizin) orientiert sich am Menschen und stellt ihn als Individuum in den Mittelpunkt ihres Handelns. Davon ausgehend, ist ihr Zielsystem ausgerichtet auf die Förderung, Erhaltung oder Wiederherstellung der individuellen (Individualmedizin) und kollektiven (Sozialmedizin) Gesundheit. Es wird realisiert durch die Funktionen der **Gesundheitsfürsorge** (Prävention), **Krankenversorgung** (Behandlung, Pflege, Rehabilitation) sowie die medizinische **Forschung und Lehre,** die, finanziert durch verschiedene Finanzierungsträger, in den einzelnen Sektoren des Systems der gesundheitlichen Sicherung, dem Gesundheitssystem, ausgeführt werden (s. Abbildung 1-1). So läßt sich formulieren:

> Medizin ist das institutionalisierte Ergebnis des Anspruchs, wissenschaftlich begründete und kompetente Hilfe zu gewährleisten, wo Gesundheit gestört oder in Gefahr ist.

Definiert man ein System als eine Gesamtheit von Elementen, die miteinander durch Beziehungen verbunden sind, dann differenziert das **Gesundheitssystem** diejenigen, die die Medizin sozusagen ausüben (**Subjektsysteme**) und diejenigen, welche als Objekte im Sinne der Ziele der medizinischen Versorgung aufgefaßt werden können (**Objektsysteme**). Die Gesundheitsökonomie qualifiziert erstere als Anbieter, die anderen als Verbraucher von Gesundheitsleistungen. So kann beispielsweise ein einzelnes Krankenhaus, eine Arztpraxis, ein Altenpflegeheim, ein Gesundheitsamt oder die Gesamtheit aller Medizinbetriebe einer Region oder Nation als Sub-

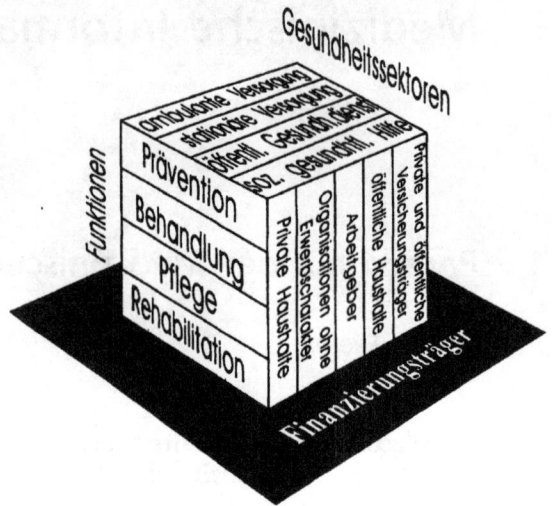

Abb. 1-1: Funktionen der medizinischen Versorgung im System der gesundheitlichen Sicherung

jektsystem aufgefaßt werden, ebenso wie ein Patient, eine Bevölkerung oder aber auch nur ein einzelnes Organ als Objektsystem betrachtet werden kann. Elemente des Gesundheitssystems sind nach diesen Vorstellungen aber auch solche Subjektsysteme, die im Sinne der Ziele der Humanmedizin überwiegend nur mittelbar auf das Objektsystem einwirken, etwa als Finanzierungs-, Planungs- und Entscheidungsträger (Träger) oder als Anbieter logistischer Unterstützung (Produzenten). Mithin gilt:

Das Gesundheitssystem umfaßt als Subjektsysteme Wirtschaftssubjekte, die Gesundheitsleistungen produzieren (Anbieter), diesbezügliche Vorleistungen erbringen oder die dazu erforderlichen Güter bereitstellen (Träger, Produzenten) und als Objektsysteme die Verbraucher von Gesundheitsleistungen. Gesundheitsleistungen sind für den fremden Bedarf bzw. den Absatz produzierte immaterielle Wirtschaftsgüter zur Förderung, Erhaltung oder Wiederherstellung der individuellen oder kollektiven Gesundheit.

Subjektsysteme (Wirtschaftssubjekte) werden repräsentiert durch **soziotechnische Systeme** oder private und öffentliche Unternehmungen (z. B. Krankenhäuser, Arztpraxen, Rettungsdienste), Vereinigungen (z. B. Kranken-, Renten-, Unfallversicherungen, Gesundheitsverbände) und öffentliche Verwaltungen (z. B. Gesundheitsfachverwaltung, Gesundheitsämter). Objektsysteme sind soziale oder **biologische Systeme**, deren Elemente menschliche Individuen, Organismen oder Teile (Gewebe, Zelle, Substrukturen) desselben sind.

1.2 Erfahrungsobjekt

Die Medizin in ihren institutionalisierten Einrichtungen zur Gesundheitsfürsorge, Krankenversorgung sowie zur medizinischen Forschung und Lehre ist eingebettet in die soziologischen Strukturen ihrer Umgebung und wird von ihr vielfältig beeinflußt, wie auch von ihr Einflüsse auf diese Umgebung ausgehen. Wie Abb. 1-2 zeigt, entwickelt sie sich nicht in einem freien Raum, sondern in ihr spiegeln sich die soziologischen, ökonomischen, rechtlichen, ökologischen, demographischen, (informations-)technologischen und anderen vielfältigen Einflüsse wieder, welche die menschliche Gesellschaft ausmachen.

Von daher ist es verständlich und konsequent, daß auch die Medizin oder das Gesundheitssystem von der **Informatik** nicht unbeeinflußt bleiben konnte; weder in der passiven Reaktion auf die vorgehenden Veränderungen, noch im Hinblick auf die aktive Einbeziehung der Informations- und Kommunikationstechnologie zur Bewältigung der vielfältigen Aufgaben der Informationsverarbeitung. So läßt sich folgern:

> Die Medizin erfährt zwangsläufig eine Berührung mit der Informatik, der Wissenschaft, Technik und Anwendung der computergestützten Informationsverarbeitung, weil sie Teil einer realen Welt ist, in der sich tiefgreifende Veränderungen durch die Informations- und Kommunikationstechnologie ereignen. Umgekehrt beeinflußt die Medizin die Informatik durch ihre spezifischen Anforderungen.

Weiterhin resultiert aus der oben beschriebenen Systemökologie der Medizin, daß die effiziente Anwendung der Informatik in der Medizin und im Gesundheitswesen vielfältige Implikationen hat. So ist etwa eine weitreichende Kenntnis der Relationen zwischen den einzelnen Elementen des Gesundheitssystems, der speziellen Konstellation interdisziplinär geprägter Zielkriterien zwischen Routineerfordernissen, methodisch-wissenschaftlichen Ansprüchen, ökonomischen und soziologischen Bedingungen sowie der jeweils verfügbaren informationstechnologischen Möglichkeiten erforderlich, um über eine reaktive Systemanalyse hinaus zu innovativen und in der Praxis tragfähigen Applikationen zu kommen. Dieses Wissen um die Systemökologie der Medizin und die spezifische Kombination aus unterschiedlichen Disziplinen anzuwendenden methodischen Verfahrensweisen begründen die Auffassung, daß die Anwendung der Informatik in der Medizin zur Lösung konkreter Probleme der Informationsverarbeitung weder von der Medizin noch von der Informatik her allein befriedigend zu lösen ist. Vielmehr bedarf es interdisziplinärer Kooperation oder eines polymethodischen Ansatzes unter Einbeziehung medizinischer, pflegerischer, informatischer, informationsrechtlicher, technischer, betriebswirtschaftlicher, soziologischer und gesundheitsökonomischer Aspekte. Ausdruck des Bestrebens, einen solchen Ansatz wissenschaftlich zu unterbauen und durch Ausbildungskonzepte zu konkretisieren, war die Entwicklung einer speziellen **anwendungsbereichsspezifischen Informatik** – der Medizinischen Informatik. Daraus folgt:

Die Medizinische Informatik ist eine anwendungsbereichsspezifische Informatik, die durch die besonderen Charakteristiken der Medizin begründet wird. Ziel der Medizinischen Informatik ist es, durch die Anwendung formaler Methoden und Konzepte der Informatik und Einsatz zeitgemäßer Informations- und Kommunikationstechnologien Struktur, Prozeß und Ergebnis der Gesundheitsversorgung sowohl in theoretischen als auch in praktischen Aspekten zu unterstützen.

So gesehen muß das Gesundheitssystem als Ganzes, also der Komplex aus (biologischem) Objektsystem und (soziotechnischem) Subjektsystem in der Medizin, als Objektsystem der Medizinischen Informatik aufgefaßt werden, oder wissenschaftstheoretisch formuliert:

Die Medizin oder das Gesundheitssystem als Ganzes ist Erfahrungsobjekt der Medizinischen Informatik, also der Ausschnitt der realen Welt, auf den sich das wissenschaftliche Interesse mehrerer gesundheitswissenschaftlicher Disziplinen richtet.

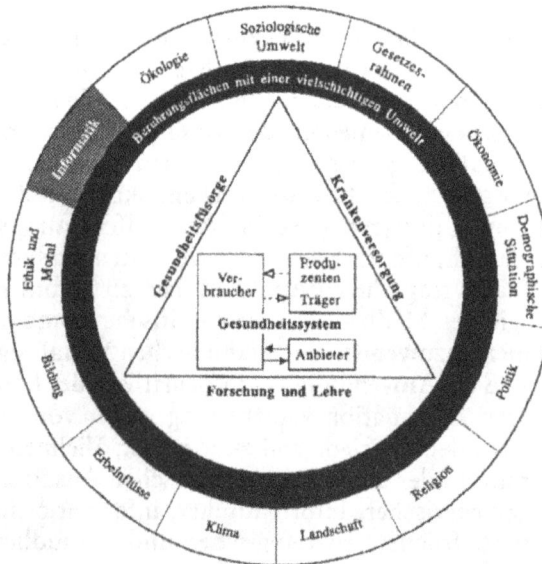

Abb. 1-2: Systemökologie der institutionalisierten Medizin. Die Medizin entwickelt sich nicht isoliert, sondern wird von den soziologischen Strukturen ihrer Umgebung vielfältig beeinflußt, ebenso wie sie auf diese einwirkt (mod. nach [Reichertz 1977])

1.3 Erkenntnisobjekte

Wie die Fachgebietsbezeichnung "Medizinische Informatik" ausdrückt, beruht ihre Existenz auf der Verknüpfung von zwei Wissenschaften (Medizin, Informatik) oder deren Erfahrungsobjekte. Davon ausgehend muß das Paradigma der Medizinischen Informatik sowohl aus dem Erfahrungsobjekt der Medizinwissenschaft (das menschliche Individuum oder das Gesundheitssystem als Ganzes) als auch aus dem Erfahrungsobjekt der Informatik (informationsverarbeitende Systeme) abgeleitet werden. Die Erkenntnisobjekte der Medizinischen Informatik stellen sich mithin dar als **informationsverarbeitende Systeme** in der Medizin und im Gesundheitswesen, die, abstrahiert aus ihrem Erfahrungsobjekt, biologischen Objektsystemen (biologische Informationssysteme) oder soziotechnischen Subjektsystemen (betriebliche Informationssysteme) inhärent sind (Tab. 1-1). Damit läßt sich definieren:

> Erkenntnisobjekte der Medizinischen Informatik sind die aus ihrem Erfahrungsobjekt aspektrelativ abstrahierten informationsverarbeitenden Systeme.

Tab. 1-1: Erfahrungsobjekt und Erkenntnisobjekte der Medizinischen Informatik

Erfahrungsobjekt	Gesundheitssystem	
	Soziotechnische (Subjekt)Systeme	Biologische (Objekt)Systeme
	Private oder öffentliche Unternehmungen, Vereinigungen, Verwaltungen	Menschliche Individuen, Organismen oder Teile (Gewebe, Zelle, Substrukturen)
Erkenntnisobjekte	Informationsverarbeitende Systeme	
	(Computergestützte) betriebliche Informationssysteme	(Computergestützte) biologische Informationssysteme

Entsprechend der Unterscheidung ihrer Erkenntnisobjekte in biologische und betriebliche Informationssysteme gliedert sich das Wissenschaftsgefüge der Medizinischen Informatik in die Teilbereiche "**Biologische Informatik**" und "**Health Informatics**" (Gesundheits(system)informatik), die sich, dem wissenschaftlichen Erkenntnisprozeß folgend, wiederum in verschiedene Teilgebiete verzweigen. In gleicher Weise lassen sich, wie Tab. 1-2 zeigt, auch die Disziplinen strukturieren, zu denen die Medizinische Informatik enge Bezüge hat.

Tab. 1-2: Wissenschaftsgefüge der Medizinischen Informatik

Erkenntnisobjekt	Betriebliche Informationssysteme	Biologische Informationssysteme
Teilgebiete	**Health informatics** • Krankenhausinformatik • Pflegeinformatik • Umweltinformatik	**Biologische Informatik** • Molekularbiologische Informatik • Dentalinformatik • Endoprothetik, Robotik
Nachbardisziplinen	• Wirtschaftsinformatik • Medizinbetriebslehre • „Public Health" (Gesundheitswissenschaften) • Gesundheitssystemforschung • Gesundheitsökonomie	• Biomedizinische Technik • Neuroinformatik

1.4 Erklärungs- und Gestaltungsaufgabe

Der Medizinischen Informatik als **Realwissenschaft** kommt sowohl eine Erklärungs-
als auch eine Gestaltungsaufgabe zu, die auf ihr Erkenntnisobjekt rekurriert;
konkret:

Ausgehend von den Zielen der Medizinischen Informatik, definiert sich ihre
Erklärungsaufgabe als die Analyse und Beschreibung informationsverarbeitender Systeme in der Medizin und im Gesundheitswesen; die Gestaltungsaufgabe umfaßt die Modellierung, Realisierung, Einführung, Anwendung und
Bewertung computergestützter biologischer und betrieblicher Informationssysteme zur Lösung der im Rahmen der Systemanalyse identifizierten Probleme
der Informationsverarbeitung.

Der methodische Zugang hierzu basiert auf der anwendungsbereichsspezifischen multidisziplinären Lehre von

☐ der Gestaltung konkreter Anwendungssysteme (information systems engineering) und
☐ dem Management des Produktionsfaktors "Information" (information management).

Entsprechend den spezifischen Problemen der Informationsverarbeitung in der Medizin bedarf es dazu insbesondere auch der Modellierung spezieller Algorithmen, wie sie die in den nachfolgenden Abschnitten beschriebenen methodologischen Aspekte der Medizinischen Informatik fokussieren.

2 Medizinische Dokumentation

Rüdiger Klar, Bernd Graubner

2.1 Definition, Ziele und Arten

> Medizinische Dokumentation ist das Erfassen, Speichern, Ordnen und Wiedergewinnen von medizinischen Informationen.

Sie ist sowohl für die Medizin als Wissenschaft notwendig, da jede wissenschaftliche Erkenntnis empirisch oder theoretisch dokumentiert herzuleiten ist, als auch für die Krankenversorgung, die das medizinische Dokument, besonders in Form der Krankengeschichte, schon immer benötigt hat: Das medizinische Dokument ist eine Urkunde.

In Anlehnung an das in den Grundlagen unverändert wichtige Handbuch von S. Koller und G. Wagner [1975] und an das moderne Lehrbuch der medizinischen Dokumentation von F. Leiner, W. Gaus und R. Haux [1995], das zur Ergänzung auch der folgenden Abschnitte empfohlen wird, sind die 3 Hauptbereiche der medizinischen Dokumentation:

- **patientenbezogene Dokumentation** von Einzelbeobachtungen und -maßnahmen, die als Krankengeschichte vor allem demographische Personendaten, anamnestische Angaben, Befunde, diagnostische und therapeutische Prozeduren, Diagnosen, Therapiehinweise und Prognosen des medizinischen Einzelfalls wiedergibt.
- **Dokumentation medizinischen Wissens** (Fachliteratur, Faktenbanken zu Arzneimitteln und Vergiftungen, Wissensbanken mit diagnostischen Regeln oder Therapieprotokollen) mit den zugehörigen Diensten zum Aufsuchen der gewünschten medizinischen Dokumente nach Schlagwörtern, Autoren, Publikationsjahr etc. Diese Wissensdokumentation wird primär patientenunabhängig angeboten.
- **Gesundheitsberichterstattung** mit sozialmedizinischem, epidemiologischem, gesundheitssystembeschreibendem, medizinal-statistischem und präventivmedizinischem Charakter. Diese Art der Dokumentation beruht zwar in vielen Teilen auf patientenbezogenen Angaben, wird aber immer so weit aggregiert, daß kein Bezug auf eine natürliche Person möglich wird.

Nebenbereiche der medizinischen Dokumentation sind:

☐ **Dokumentation in der medizinischen Forschung.** Sie ist wie in jedem anderen Wissenschaftsgebiet so zu führen, daß eine wissenschaftliche Messung, Beobachtung oder Erkenntnis mit denselben Ergebnissen nachvollziehbar (reliabel), mit der Wirklichkeit übereinstimmend (valide) und beobachterunabhängig (objektiv) ist.

☐ **Technische Dokumentationen** beschreiben medizinische Geräte und Einrichtungen in Form von Konstruktionsskizzen, Schaltplänen, Gebrauchsanleitungen, Funktions- und Strukturangaben, Wartungshandbüchern, Sicherheits- und Prüfvorschriften etc.

☐ Patientenunabhängige **Verwaltungsdokumentationen** (Dienstpläne, Medikamentenverwaltung etc.) sind für Administration, Management, Finanzierung und Planung der Gesundheitseinrichtungen notwendig.

Im folgenden sollen für die drei Hauptbereiche Ziele, Arten und Strukturen der medizinischen Dokumentation näher erläutert werden.

2.1.1 Ziele der patientenbezogenen medizinischen Dokumentation

Die medizinische Dokumentation hat unterschiedlichen Zielen gerecht zu werden, die sich zum Teil ergänzen, aber auch überlappen und zu Zielkonflikten führen können. Die hier genannten Ziele sind daher in einer Prioritätenreihung aufgeführt, die in der Regel der praktischen patientenbezogenen Bedeutung der Ziele entsprechen dürfte, die im Einzelfall aber auch anders gesehen werden kann.

Hilfestellung zur Krankenversorgung. Das primäre Ziel der medizinischen Dokumentation ist die Hilfestellung für eine möglichst gute Krankenversorgung. Diesem Ziel dienen nicht nur die patientenbezogene Dokumentation, sondern zumindest indirekt auch die meisten patientenunabhängigen Dokumentationen.

Das wichtigste medizinische Dokument, die Krankengeschichte (s. Absatz 2.2.1), ist so zu führen, daß es primär die individuelle Krankenbehandlung möglichst korrekt, zuverlässig, schnell und effizient unterstützt.

Gedächtnisstütze. Das medizinische Dokument dient dem behandelnden Arzt und dem medizinischen Personal als Gedächtnisstütze. Man kann sich nicht alles merken, sondern muß wichtige und notwendige Informationen in der Medizin nicht nur notieren, sondern dokumentieren.

Bis zu einem gewissen Grad sind für dieses Ziel individuelle Abkürzungen, Symbole, Farbkodierungen etc. als persönliche Memoranda erlaubt. Sie sollten im allgemeinen aber vermieden werden, da das medizinische Dokument in aller Regel noch weitere Aufgaben zu erfüllen hat und von mehreren Personen genutzt werden muß.

Kommunikationsmedium. Das medizinische Dokument dient als Medium (Übertragungsmittel von Informationen) zur Kommunikation zwischen den Beteiligten im Gesundheitswesen.

Die Medizin ist hochgradig arbeitsteilig organisiert und in viele Spezialgebiete und Berufe gegliedert, die alle zusammenwirken sollen. Dafür müssen sich alle Beteiligten mit Hilfe medizinischer Dokumente verständigen können, die in ihren inhaltlichen Strukturen und in ihrer äußeren Form abgestimmt sind.

Rechtfertigung. Das medizinische Dokument dient insbesondere dem Arzt als Rechtfertigung diagnostischer und therapeutischer Maßnahmen gegenüber dem Ärztestand, der in seiner Berufsordnung die ärztliche Dokumentationspflicht (s. Abschn. 2.4) festgeschrieben hat, aber auch gegenüber dem Patienten, der erwarten darf, daß sein Arzt über ihn eine hinreichend gute Dokumentation angelegt bzw. eine solche von den vor- oder mitbehandelnden Ärzten erhalten hat, mithin über ihn aus den Patientenunterlagen also gut informiert ist.

Rechtlicher Beleg. Neben der o. g. allgemeinen Rechtfertigung und der standesrechtlichen Dokumentationspflicht gibt es eine Fülle von Verordnungen und Gesetzen, die für verschiedenste Zwecke spezielle medizinische Dokumentationen regeln.

Beispiele: Todesbescheinigung, meldepflichtige Krankheiten, Krankenhausfälle, diagnostische und therapeutische Verordnungen.

Abrechnungs- und Verwaltungsbeleg. Das medizinische Dokument dient in wachsendem Umfang auch der Finanzierung, Planung und Verwaltung des Gesundheitswesens. Für diese administrativen Ziele werden nicht nur rein verwaltungstechnische bzw. demographische Daten und Leistungsziffern aus Gebührenordnungen benötigt, sondern auch patientenbezogene klassifizierte medizinische Angaben wie verschlüsselte Diagnosen und Operationen.

Solche medizinischen Dokumente haben für den niedergelassenen Vertragsarzt oder das Krankenhaus enorme wirtschaftliche Bedeutung bekommen.

Wissenschaftliche Aufzeichnung. Die medizinische Dokumentation dient in der Forschung und Lehre der Aufzeichnung von Erkenntnissen (Messungen, Beobachtungen, Versuchspläne, Rahmenbedingungen etc.).

Beispielhaft soll auf die Bedeutung der patientenbezogenen Forschung hingewiesen werden, für deren Dokumentation besondere Studienprotokolle und systematische Pläne entwickelt worden sind (s. Abschn. 11.1). Wissenschaft bedeutet nicht nur Forschung, sondern auch Lehre. Diese nutzt natürlich auch in kasuistischer, aggregierender und vielen weiteren Formen die medizinische Dokumentation zur Aus-, Fort- und Weiterbildung.

Aus Gründen der Praktikabilität kann oft nicht für jedes einzelne dieser Ziele, die in praxi ja noch regelmäßig weiter aufzugliedern sind, ein einzelnes Dokument geführt werden. Auch eine einfache Umsetzung jeder Einzeldokumentation in ein Einzelprogramm, z. B. auf einem Personalcomputer (PC), bringt kaum die wesentliche Erleichterung und Verbesserung in die ausufernde "Zettelwirtschaft". Erst eine gut koordinierte medizinische Dokumentation kann mehreren Zielen dienen und Synergie-Effekte auslösen. Hierzu werden im folgenden einige Dokumentationsarten und -methoden und praktisch wichtige Beispiele erläutert.

2.1.2 Arten der medizinischen Dokumentation

Um den Zielen der medizinischen Dokumentation gerecht zu werden, wurden Dokumentationsarten entwickelt, die sich nach der äußeren Form in 3 Haupttypen gliedern, nämlich den freien geschriebenen oder gesprochenen Text, die formatierte Aufzeichnung, auch mit Buchstaben und sonstigen Zeichen, und schließlich die Darstellung als Signal, Bild oder Muster. Diese Haupttypen können gemeinsam in einem Dokument auftreten (z. B. Röntgenbild mit unformatiertem Befundtext und formatierter Patientenidentifikation), benötigen aber unterschiedliche Bearbeitungsmethoden (s. Tab. 2-1).

Tab. 2-1: Nutzungsformen verschiedener Dokumentationstypen

Dokumentationstyp	Hauptformen der Nutzung
Freitextliche Dokumentation	1. *Textretrieval:* Aufsuchen einzelner Dokumente nach Suchwörtern 2. *Hypertextpräsentation:* Schnelle Verzweigung zu anderen Begriffen und Dokumenten 3. *Linguistische Analyse:* Inhaltserschließung von Texten
Standardisierte und formatierte Dokumentation	1. *Merkmalsretrieval:* Aufsuchen einzelner Dokumente nach Merkmalsausprägungen 2. *Aggregierende Auswertung:* biometrische und statistische Deskription und Analyse
Dokumentation von Bildern und Signalen	1. *Bildretrieval:* Aufsuchen und Präsentation einzelner Bilder (Signale) 2. *Bild- und Signalverarbeitung:* Ausmessung und Auswertung von Bild- und Signalkomponenten, Mustererkennung, Bild- und Signalmanipulation 3. *Multimedia:* Verknüpfung verschiedener Dokumentationssysteme und -medien

2.1.2.1 Freitextliche Dokumentation

Geschriebener Freitext bedeutet die unformatierte, nicht in einzelne Felder fester Länge gegliederte Darstellung von Wortfolgen. Solche Sätze variabler Länge können verschiedene Zeichenarten (numerische und alphanumerische Zeichen, mathematische Sonderzeichen etc.) enthalten und werden hand- oder maschinenschriftlich erstellt. Der **gesprochene Freitext** ist die natürlichste Art der differenzierteren Äußerung und der höher entwickelten menschlichen Kommunikation und wird z. B. bei bestimmten psychiatrischen Behandlungsformen auf Tonband (als Signal) dokumentiert. Mit Hilfe der Signalverarbeitung, die in Kap. 5 behandelt wird, lassen sich auch für die Medizin Spracherkennungssysteme konstruieren, die z. B. aus dem Diktat des Radiologen automatisch den geschriebenen Befundbericht generieren.

Freitextliche Dokumentationen in geschriebener Form werden besonders für Arztbriefe, radiologische, pathologische, endoskopische und viele weitere Befundtexte und Berichte sowie für die wissenschaftliche und fachliche Literatur in größtem Umfang genutzt.

Vorteil der freitextlichen patientenbezogenen Dokumentation ist die ungebunde-
ne, beliebige Formulierungen erlaubende und ganz individuell auf Patient und Arzt
orientierbare Aufzeichnung.

Diese Dokumentationsart kann also z. B. in den nicht direkt mit "harten" Daten (Laborwerte,
Messungen etc.) arbeitenden morphologischen Disziplinen wie der Radiologie oder der Pathologie
besonders gut die Beobachtungen und Interpretationen des Arztes wiedergeben. Sie kann auch den
einzelnen Patienten z. B. mit seinen anamnestischen Angaben oder in dessen Epikrise ganz persönlich
beschreiben.

Dieser Vorteil der sehr freien textlichen Ausdrucksmöglichkeiten wird natürlich
auch in der wissenschaftlichen Literaturdokumentation für die Medizin genutzt.
Mehr als Daten und Bilder, die zu einer wissenschaftlichen Publikation oder einem
medizinischen Fachartikel gehören, bildet der frei formulierte Text doch den
größten und auch den wichtigsten Teil einer Dokumentation, zumindest der
Beschreibungen und der interpretierten Ergebnisse.

Nachteil der freitextlichen Dokumentation ist die Schwierigkeit, diese unforma-
tierten Zeichenketten beliebiger Länge automatisch auszuwerten. Schon allein das
Wiederfinden (s. Abschn. 2.3.1) eines einzelnen Dokuments in einer großen Do-
kumentensammlung (ohne jede qualitative oder quantitative Auswertung des
Inhalts) macht Probleme, da hierzu mindestens ein formatiertes, eindeutig dokument-
identifizierendes Merkmal geführt werden muß oder mit den z. T. recht aufwen-
digen Verfahren der Freitextsuche zu arbeiten ist.

Die schönen beliebigen Formulierungsmöglichkeiten verführen auch zu Be-
liebigkeiten, ungenauer Dokumentation und Fehlern (und bedeuten damit den
Verzicht auf jegliche Standardisierung der Dokumentation).

Medizinische Freitexte sind meist nur an die Regeln der Umgangssprache (Ortho-
graphie, Grammatik) und der medizinischen Fachsprache (medizinische Nomenklaturen, Terminologien etc.) gebunden. Damit sind für die inhaltserschließende
Auswertung medizinischer Freitexte dieselben Probleme zu erkennen, wie sie bei
der Analyse von natürlichen Sprachen auftreten und in der Computerlinguistik
mehr auf dem Forschungs- und weniger auf dem Anwendungsniveau bearbeitet
werden (s. Kap. 3).

Übrigens ist zu bemerken, daß selbst mit einer künftig hochentwickelten Medizinlinguistik freitextliche Dokumentationen wichtige Rahmenbedingungen der sprachlichen Kommunikation kaum
berücksichtigen können, die im Sprechakt liegen und mit Gestik, Mimik, Körperhaltung, Sprech-
situation etc. verbunden sind.

Darstellungsformen von Freitexten im Computer. Üblicherweise werden Freitexte
auf PC mit Textverarbeitungsprogrammen erstellt und als Ketten von Einzelzeichen
(Buchstaben, Ziffern, Sonderzeichen) gespeichert und direkt weiterverarbeitet oder
auch nur ausgedruckt. Freitexte lassen sich aber auch als Bild per Computer verarbeiten und werden dazu meist per Laserscanner in hochaufgelösten Einzelpunkten
optisch abgetastet, die als Pixel mit ihrer Position und ihrem Farb- oder Grauwert
gespeichert werden. Die großen computergestützten Archivierungssysteme (s. Absatz 9.2.3) speichern Texte (aber auch Graphiken und Bilder) als Pixelmuster auf
optischen Platten und präsentieren sie wieder. Auch die in Praxen und Krankenhäusern viel genutzten Telefaxgeräte bieten als Grundfunktion immer das Einscannen
der zu versendenden Vorlage, die dann zeilenweise als Pixelfolge übertragen wird.

Während die Freitexte, als Zeichenfolge gespeichert und komprimiert, relativ wenig Platz brauchen, benötigt die unverdichtete Pixeldarstellung wesentlich größere Kapazitäten und erlaubt keine direkte Weiterverarbeitung. Die Pixelmuster müssen erst als sinntragende Buchstaben, Zahlen usw. erkannt werden, was bei Handschriften und nichtstandardisierten Schriften oder schlechter Schriftqualität große Probleme macht (s. Absatz 4.1.2). Selbst bei guter Schriftqualität und Technik werden in praxi 0,5 % - 1 % der Zeichen falsch erkannt, so daß aufwendig manuell kontrolliert und korrigiert werden muß. Andererseits können bildliche Texte aber auch handschriftliche Korrekturen und Anmerkungen, Bilder und Skizzen, Farben und Graustufen etc. umfassen und damit gerade in der Medizin die patientenbezogene Dokumentation sehr exakt wiedergeben – man verzichtet einfach auf Mustererkennung und Weiterverarbeitung. Es ist auch zu beachten, daß nicht jedes Fax- und Scannergerät und jede Software zur Kompression und sonstigen Bildverarbeitung und -übertragung die Dokumentenqualität einer beglaubigten Kopie oder gar des Originals liefert. Hier ist also besonders in der Medizin große Sorgfalt geboten und im Zweifel immer das Originaldokument als Urkunde, z. B. im Rechtsstreit, verfügbar zu halten.

Hypertext. Freitextliche medizinische Dokumente lassen sich auch als Hypertext darstellen, wobei dem Benutzer im Dialog am Computerbildschirm direkte, schnelle Verzweigungsmöglichkeiten zu Begriffserklärungen, ähnlichen Fällen, Zusatzbildern, Videosequenzen etc. geboten werden, ohne daß er im Schlagwortverzeichnis oder in anderen Dokumentationen suchen muß.

Beispiele: Inzwischen kann man mit Hilfe des World Wide Web medizinische Dokumente einfach erstellen, miteinander verknüpfen und abfragen. Dem Benutzer werden damit umfangreiche Informations- und Kommunikationsdienste (wie z. B. CancerNet für Krebsforschung und -therapie, EMBnet für den Zugang zu molekularbiologischen Datenbanken etc.) eröffnet. Einige medizinische Lehrbücher und viele Lernprogramme sind als Hypertext verfügbar, und auch die künftige elektronische Krankengeschichte (electronic patient record) in den USA wird als Hypertext konzipiert.

2.1.2.2 Standardisierte und formatierte Dokumentation in der Medizin

Aus den Nachteilen der freitextlichen Dokumentation wird sofort die Zweckmäßigkeit einer in den äußeren Formen stärker gebundenen Aufzeichnung medizinischer Informationen erkenntlich. Eine solche formatierte und standardisierte Dokumentation gliedert ihren Inhalt so, daß er besser ausgewertet und in seiner Vollständigkeit und Güte effizienter verwaltet werden kann.

Die Formalisierung und Standardisierung einer Dokumentation kann mit Ausdrücken der Dokumentationslehre beschrieben werden, die in gewissem Maße anderen Begriffen entsprechen, die in der Informatik (Datenstrukturen) oder der Biometrie üblich sind: Eine standardisierte Dokumentation besteht aus Dokumenten, die Daten über den dokumentierten Merkmalsträger (Gegenstand, Beobachtungseinheit, Objekt, Vorgang) enthält, so wie eine Datei aus einheitlich strukturierten Datensätzen besteht, die sich auf logisch zusammengehörende begriffliche Einheiten (Merkmale, Variable, Segmente/Felder) beziehen.

Die für einen **Merkmalsträger** (z. B. Patient, Laborprobe) zu dokumentierenden Merkmale (z. B. Patientennummer, -name, Diagnose / Probennummer, -art, Befunde) sind entsprechend ihrer Merkmalsart und Aufzeichnungsform sowie dem Auswertungswunsch mit festgelegten Merkmalsausprägungen aufzuzeichnen. Letztlich werden also nur diese Ausprägungen dokumentiert, deren Bedeutung und Bezug aber aus der vorher festgelegten und somit standardisierten Struktur des Dokuments (Format, Formular, Protokoll) hervorgehen muß.

Die **Merkmale** können in ihrer Art qualitativ oder quantitativ sein. Viele qualitative Merkmale lassen sich in ihren Ausprägungen nur mit Nominalskalen, die keine Rangfolge bilden (z. B. Untersuchungsart: Ultraschall, CT, MRT), beschreiben.

In diesem Sinne enthalten die in Abschn. 2.5 behandelten Ordnungssysteme für medizinische Begriffe (wie die ICD-9) nominalskalierte Merkmale. Für andere qualitative Methoden lassen sich Ordinalskalen konstruieren, die die Merkmals-ausprägungen in eine Rangfolge bringen (z. B. Blutdruck: hoch, normal, niedrig), aber die Unterschiede zwischen den Ausprägungen nicht definieren.

Quantitative Merkmale können direkte Ausprägungen in Form einer (Auf-)Zählung haben (z. B. die Anzahl der Geburten einer Frau: 0, 1, 2, 3, ...) oder stetige Ausprägungen aufweisen, die meistens aus Messungen stammen (z. B. Blutdruck, gemessen in mm Hg). Stetige Merkmale lassen sich aber auch, z. B. für eine vereinfachte Datenerfassung oder Auswertung, in gestuften Ausprägungen, d. h. skaliert, dokumentieren, wobei in gleichen Abständen (äquidistant, z. B. Alter: 0-4, 5-9, 10-14 etc. Jahre) oder in ungleichen Abständen (z. B. Alter: 0, 1-4, 5-14, 15-45 etc. Jahre) skaliert werden kann.

Dokumentationsstandards und Normung. Viele Formulare im Gesundheitswesen haben durch ihre zweckorientierte Struktur wichtige Eigenschaften einer standardisierten medizinischen Dokumentation. Oft ist der dabei benutzte Standard nur intern, z. B. für ein Krankenhaus oder eine Praxis, definiert, wie etwa der Befundbericht eines Labors. Viele andere Formulare, Erhebungsbögen oder Datenstrukturen sind extern in breitem Umfang bundesweit (z. B. die Basisdokumentationsdateien, mit denen die Krankenhäuser ihre Fälle an die Krankenkassen melden) oder weltweit standardisiert (z. B. internationale multizentrische Protokolle für kontrollierte klinische Studien).

In einer Anleitung zum Führen einer standardisierten Dokumentation oder in einem **Dokumentationsprotokoll** sind als Merkmalskatalog alle in diese Dokumentation aufzunehmenden Merkmale anzugeben und gegebenenfalls zu erläutern. Zu jedem Merkmal sind die Merkmalsausprägungen entsprechend ihrer quantitativen oder qualitativen Art mit ihren Skalen oder mit einem Verweis auf Schlüsselsysteme, wie z. B. die ICD-10, anzugeben. Außerdem sind die Erhebungsbedingungen, insbesondere die Bedingungen, unter denen die Merkmalsträger in die Dokumentation aufgenommen oder von ihr ausgeschlossen werden (Ein- und Ausschlußkriterien), festzulegen und damit zu standardisieren.

Norm. Wenn der Dokumentationsstandard gewisse formale Bedingungen und Abstimmungsverfahren erfüllt, kann er zur Norm erhoben werden.

In Deutschland ist dafür der Arbeitsausschuß Medizinische Informatik im Normenausschuß Medizin (NAMed) beim Deutschen Institut für Normung (DIN, Berlin) zuständig, der im Kontakt steht mit den entsprechenden Gremien der europäischen Normungsbehörde CEN (Comité Européen de Normalisation), mit denen der USA und mit anderen internationalen Behörden.

Viele nützliche Normen der Medizinischen Informatik liegen z. B. schon zur Dokumentation von Labordaten, EKGs, Medikationen und medizinischen Begriffen vor, werden weiterentwickelt und abgestimmt. Grundsätzlich ist für die medizinische Dokumentation eine Standardisierung zu empfehlen, auch wenn für selten auftretende Merkmale Freitexte zuzulassen sind.

Standards für patientenbezogene Dokumentation. Patientenbezogene Dokumentationen sind zumindest mit ihren patientenidentifizierenden Merkmalen so zu standardisieren, daß sie für die zwei Hauptnutzungsarten geeignet sind:

☐ patientenübergreifende Auswertung: Häufigkeit, Statistiken u. a.
☐ Zugriff auf Einzelfälle: kasuistische Nutzung, Fallretrieval. (s. Absatz 2.3.2).

Identifikation. Selbst bei einmaliger Querschnittserhebung und ausschließlich patientenübergreifender Nutzung sollte auf den Dokumenten immer die Patientenidentifikation (z. B. Patienten-Nr. oder Verkettung von Geburtsdatum und Namensteilen) angegeben werden, um bei Fehlern und Unplausibilitäten auf die Krankengeschichte oder andere Dokumente über den Patienten zurückgreifen zu können. Für große, langfristig angelegte Dokumentationen empfiehlt sich eine semantikfreie "bedeutungslose" Patientenidentifikation (z. B. eine laufende Patienten-Nr.), da sich bedeutungstragende Identifikationen, die z. B. vom Patientennamen abgeleitet sind, eher ändern können. Damit würden die zugehörigen Patienteninformationen nicht wiedergefunden. Dagegen kann der Zugriff auf die Patienten-Nr. kontrolliert über mehrere Merkmale aus den Patientenstammdaten erfolgen, falls die Patienten-Nr. nicht direkt verfügbar ist.

Ein zusätzlicher Grund für die Anwendung semantikfreier Patientenidentifikationen ergibt sich aus Datenschutzüberlegungen, denn derartige Angaben enthalten keine direkt entschlüsselbaren Informationen über einen Patienten.

Zur **Planung einer medizinischen Dokumentation** empfiehlt es sich, in einem Dokumentationsprotokoll die Ziele und Aufgaben zu fixieren. Dazu sind die konkreten Merkmalskataloge, Erhebungsabläufe, Verarbeitungs- und Speichertechniken sowie die Auswertungen festzulegen.

2.2 Wichtige medizinische Dokumentationen

Es sollen hier die praktisch wichtigsten Dokumentationen charakterisiert und mit Beispielen erläutert werden.

2.2.1 Krankengeschichte

Die Krankengeschichte (Krankenblatt, Patientenkartei, Patientenakte, Krankenakte u. ä.) ist die wichtigste Form der patientenbezogenen Dokumentation und wird zur Aufzeichnung über die ambulante und stationäre Versorgung eines Patienten vom Arzt geführt.

Die Krankengeschichte gliedert sich in der Regel in:

☐ *Patientenstammdaten:* Patientenidentifikation, Name, Geburtsname u. -datum, Adresse,
☐ *administrative Daten:* Fallidentifikation, Krankenkasse, Krankenversichertenkarten-Nr.,
☐ *Anamnese:* Symptome, Beschwerden, Untersuchungs-/Behandlungsanlaß,
☐ *Befunde:* Status praesens, Laborteste, andere diagnostische Verfahren,
☐ *Diagnosen:* Probleme, Hauptdiagnosen, weitere Diagnosen,
☐ *Therapien:* Medikationen, Operationen, Verordnungen,

☐ *Verlaufsdarstellung:* zeitliche Entwicklung von Befunden, diagnostische Änderungen, Therapieplan, -erfolg, Prognose,

☐ *Epikrise:* zusammenfassender Rückblick und Interpretation des gesamten Krankheitsgeschehens, oft in Form des *Arztbriefes*.

Chronologie, Quellenorientiertheit. In der Regel werden die Einzeldokumente einer Krankengeschichte chronologisch und z. T. quellenorientiert geführt, d. h., die Laborbefunde werden nach ihrer Herkunft und zeitlichen Folge zusammengestellt, die Röntgenbilder in einer Röntgenmappe.

Eine diagnosenbezogene (problemorientierte) Dokumentation empfiehlt sich besonders für die klinische Forschung bei multimorbiden Patienten, um alle Maßnahmen und Erkenntnisse direkt auf das jeweils untersuchte oder behandelte Problem (Diagnose) zu beziehen. Damit werden übersichtliche Dokumentationen für jedes Einzelproblem des multimorbiden Patienten geführt, die sich eindeutig diagnosenbezogen auswerten lassen. Ein gewisser Nachteil dieses Verfahrens ist, daß ein Teil der Dokumentation wegen der inhaltlichen Überschneidungen mehrfach geführt werden muß.

In der klinischen Dokumentation hat das Zusammenführen der aus verschiedenen Quellen zu unterschiedlichen Zeiten für einen Patienten anfallenden Dokumente in einer einzigen Krankengeschichte entscheidende Bedeutung. Jedes Einzeldokument einer Krankengeschichte muß dazu eine eindeutige Patientenidentifikation enthalten und im logisch (meist auch physisch) zentral geführten Stammdokument, z. B. in der Patientenstammdatei oder im Hauptarchiv, enthalten sein, oder es muß darauf verwiesen werden.

Krankenblattarchive (eigentlich sind das Krankenblattregistraturen, weil es sich um "lebende" Akten handelt) sind so zu organisieren, daß die Krankengeschichte eines Patienten zuverlässig abgelegt werden kann und schnell wiedergefunden wird. Für sehr viele Archive erfolgt heute der Zugriff computergestützt über eine Auswahl aus mehreren identifizierenden Merkmalen, wie Geburtsname oder Patientennummer.

Praxishinweis: In rein konventionell geführten und nicht zu großen Archiven hat sich die Ablage nach Geburtstag, -monat und -jahr bewährt, da das Geburtsdatum meist bekannt ist, nur bei fehlerhaften Dokumentationen verändert werden muß und eine gleichverteilte Raumauslastung bietet.

2.2.2 Klinische Basisdokumentation

Die klinische Basisdokumentation enthält die wichtigsten administrativen Angaben über einen stationären Fall wie Patientenidentifikation, Aufnahme- und Entlassungsdatum, Klinik/Stationen und als besonders wichtige medizinische Angaben die Diagnosen (Einweisungs-, Aufnahme-, Verlegungs-, Hauptdiagnosen, weitere Diagnosen) sowie Operationen und aufwendige ärztliche Maßnahmen.

Haupt- oder Entlassungsdiagnose ist die Diagnose, die hauptsächlich die Dauer der stationären Behandlung beeinflußt bzw. den größten Anteil an medizinischen Leistungen verursacht hat.

Diagnosen und Operationen sind klassifizierend zu verschlüsseln (s. Abschn. 2.5) und möglichst auch textlich genau anzugeben.

Die standardisierte Basisdokumentation dient der aggregierenden Auswertung für Übersichten über das gesamte stationäre Krankengeschehen und dem Zugriff auf einzelne Fälle, nicht nur nach dem Ablagekriterium des Archivs, sondern nach allen Merkmalen und Merkmalskombinationen dieser Dokumentation. Sie kann nur wenige Basisdaten liefern (sie heißt daher international auch Minimum Basic Data Set); dadurch läßt sie sich aber mit geringem Aufwand vollzählig in allen Merkmalen und für alle Patienten führen. Die Basisdokumentation bildet damit auch den Kern für ein Krankenhausinformationssystem, wie es in Abs. 9.2.2 näher beschrieben ist.

Klinische Basisdokumentationen werden in Deutschland in allen Krankenhäusern allein schon zur Erfüllung rechtlicher Anforderungen geführt (z. B. für die Datenübermittlung vom Krankenhaus an die Krankenkassen nach § 301 SGB V, für die Diagnosen- und Operationsstatistiken der Bundespflegesatzverordnung und für die Datenerhebungen der Krankenhausstatistik-Verordnung), aber auch für krankenhausinterne Zwecke, wie die Kurzinformation über frühere Krankenhausaufenthalte bei einer Wiederaufnahme, für die operations- und diagnosenbezogene Qualitätssicherung, für das Controlling, für den Nachweis durchgeführter Operationen nach der ärztlichen Weiterbildungsordnung etc.

Basisdokumentationen werden gern durch **Spezialdokumentationen** ergänzt, um für spezielle Aufgaben mehr Merkmale differenzierter aufzuzeichnen, wie z. B. bei der Tumorbasisdokumentation oder bei anderen Krankheitsregistern (s. Abschn. 2.6).

2.2.3 Arztbrief

Eine epikritische Zusammenfassung des stationären Aufenthalts, besonders für den weiterbehandelnden niedergelassenen Arzt, wird in nur grobstrukturierter oder wenig standardisierter Form als Arztbrief weitgehend freitextlich geschrieben. Die Angaben zur Person des Patienten und sonstige Merkmale der Basisdokumentation können als Kopfabschnitt vorangestellt werden, es folgen dann entsprechend der Gliederung der Krankengeschichte Anamnese, Befunde, Therapiehinweise etc. Die textliche Ausformulierung der Diagnosen im Arztbrief ist oft differenzierter und valider als in der Basisdokumentation. Die heutigen Arztbriefe werden fast nur noch mit Textverarbeitungsprogrammen auf PC geschrieben. Derartige Programme sind oft schon in Praxiscomputersysteme oder Abteilungssysteme von Krankenhäusern eingebunden.

2.2.4 Befunddokumentation

Die für einen Patienten anfallenden Befunde werden entsprechend der Untersuchungstechnik in unterschiedlichsten Formen dokumentiert, die jeweils für sich standardisiert sein können. Klinisch-chemische oder hämatologische Laborbefunde werden unter Angabe der gemessenen Parameter und evtl. ihrer Norm- oder Referenzwerte etc. patientenbezogen numerisch dokumentiert, radiologische Untersuchungen werden als Bild- und Befundtexte dokumentiert, EKGs als Linienzug und Befundtexte etc. Eine generelle Standardisierung für alle Befundformen kann es nicht geben. Jedoch ist nochmals zu betonen, daß eine eindeutige Patientenidentifikation und die anfordernde Stelle auf jeden Befund gehören und daß eine Verlaufsdokumentation als zeitliche Verlaufskurve (z. B. Fieberkurve) oder Tabelle (z. B. Kumulativbefund des Zentrallabors) für die meisten quantitativen und viele qualitative Befundarten sehr nützlich ist.

Klinische Befunddokumentationen werden heute vielfach per Computer in den leistungserbringenden Stellen (z. B. Labor, EKG-Abteilung) erstellt, aber die für den behandelnden Arzt besonders wichtige schnelle, zuverlässige und wiederholbare Befundübertragung per Computer ist noch nicht so weit verbreitet. Da sich ein Arzt nicht für jede Befundart einen eigenen Drucker oder Abfrage-PC hinstellen kann, werden **Standards** der Datenkommunikation für klinische und weitere Bereiche des Gesundheitswesens benötigt. Diese entwickeln sich nur langsam und sind nur aufwendig einzuführen.

2.2.5 Computergestützte Dokumentation

Es wurde schon mehrfach der Computereinsatz für die medizinische Dokumentation erwähnt, und es sollen hier nur die wichtigsten Vor- und Nachteile gegenüber der konventionellen Dokumentation verdeutlicht werden.

Vorteile der computergestützten Dokumentation:

- *Höhere Verfügbarkeit.* Das elektronische Dokument kann schnell, wiederholbar und in Datennetzen gleichzeitig an verschiedenen Stellen bereitgestellt werden.
- *Bessere Datenqualität.* Prüfprogramme, Dialogerfassung, Datenintegritätsroutinen in Datenbanken etc. sichern eine hohe Richtigkeit, Zuverlässigkeit und Konsistenz der Dokumente.
- *Bessere Nutzung.* Auswertungs- und Abfrage- sowie Weiterverarbeitungssysteme bieten eine sehr gute und große Nutzungsvielfalt.

Nachteile der computergestützten Dokumentation:

- *Höhere Kosten.* Vordergründig ist ein Computer immer teurer als ein Stück Papier. Kosten-Nutzen-Betrachtungen können vage und aufwendig werden.
- *EDV-Qualifikation.* Ein Minimum an DV-Kenntnis ist selbst für einfache Systeme nötig, die Abhängigkeit von DV-Fachkräften kann groß werden.
- *Strengere Formalisierung.* Standards und DV-Technik schränken die freie Dokumentation ein.
- *Rechtlicher Urkundencharakter.* Fraglich.

Zusammenfassend betrachtet überwiegen heute die Vorteile in der Regel die Nachteile des Computers, die sich auch dadurch reduzieren lassen, daß nicht alle Aspekte einer Dokumentation computerisiert werden müssen und z. B. schwierig formalisierbare Merkmale noch konventionell geführt werden.

2.3 Wiederfinden von Dokumenten durch Retrievalverfahren

Retrieval. Der Zugriff auf Einzeldokumente ist eine der Hauptnutzungsarten medizinischer Dokumentationen, insbesondere bei patientenbezogener Dokumentation, die auf diese Weise kasuistisch genutzt wird, und bei der Literaturdokumentation. Für diesen Suchvorgang nach Einzeldokumenten wurde der Begriff Retrieval geprägt.

2.3.1 Literaturdatenbanken und Retrieval

Die **Literaturdokumentation** speichert Kurz- oder Langfassungen von Publikationen in riesigen Datenbanken, die auf Datenträgern verfügbar gemacht werden oder auf die man online (direkt per Computer) zugreifen kann.

Die wichtigste medizinische Literaturdatenbank ist *MEDLINE* (Medical Literature Online). Sie wird von der National Library of Medicine (NLM) in den USA erstellt und laufend gepflegt und enthält aus über 3.000 Zeitschriften die Einzelpublikationen (Dokumente) in der Kurzform von Autorenangabe, Titel, Quelle, Erscheinungsdatum und Abstract und vor allem mit den dieses Dokument charakterisierenden Schlagwörtern (Deskriptoren, Keywords).

Die Schlagwortvergabe wird **Indexierung** genannt und benutzt als Schlagwortkatalog einen **Thesaurus** (kontrolliertes Vokabular), der jeden Eintrag sorgfältig kontrolliert in die Hierarchie von Ober- und Unterbegriffen, Beziehungen zu Synonymen, verwandten Begriffen etc. einfügt. Der NLM-Thesaurus von MEDLINE heißt MeSH (Medical Subject Headings) und ist polyhierarchisch strukturiert. Damit wird eine Bezeichnung in mehrere Ober-Unterbegriffsbeziehungen gesetzt.

So ist z. B. der Burkitt-Tumor sowohl unter den B-Zell-Lymphomen als auch unabhängig davon unter dem High-Grade-Lymphoma zu finden.

Der MeSH-Thesaurus wird primär per Computer genutzt. Er enthält 18.000 Vorzugsbegriffe (main headings) und 33.000 Synonyme (entry terms). Grundkenntnisse zu Inhalt und Struktur von MeSH verbessern ganz wesentlich die Ergebnisse eines MEDLINE-Retrievals, da eine **Schlagwortsuche** (keyword retrieval), bei der Schlagwörter als Suchbegriffe benutzt werden, nur die im MeSH-Thesaurus enthaltenen Begriffe berücksichtigt.

Eine **Freitextsuche** (fulltext retrieval), die sich mit frei gewählten Suchwörtern über alle Wörter aller Dokumente erstreckt, kann je nach Organisation und Größe der Datenbank zu unerträglich langen Suchzeiten und, da die tatsächlich in den Dokumenten benutzen Wörter, Schreibvarianten, Synonyme etc. nicht voll bekannt sind, zu schlechten Trefferquoten führen. Nur mit speziellen Voraussetzungen und Methoden, z. B. dem Vektorraum-Modell und probabilistischen Ähnlichkeits- und Relevanzschätzern, lassen sich große Datenbanken im Freitextretrieval sinnvoll nutzen (s. Abs. 2.1.2.1).

Zur Formulierung der Suchfrage sind spezielle Retrievalsprachen entwickelt worden, die mit Booleschen Operatoren wie "und", "oder" und "nicht" Schlagwörter miteinander verknüpfen, den Schlagwortthesaurus geschickt präsentieren und nutzen, den Suchprozeß durch spezielle Datenbanktechniken beschleunigen und die gefundenen Dokumente relevanzsortiert und nutzerfreundlich anzeigen. Für MEDLINE werden verschiedene Retrievalsprachen mit recht unterschiedlicher Syntax und Qualität angeboten, ebenso für die diversen, weniger verbreiteten Literatur- oder auch Faktendatenbanken in der Medizin.

2.3.2 Fallretrieval

Das Wiederfinden von Dokumenten in der patientenbezogenen Dokumentation geschieht als Fallretrieval prinzipiell ähnlich wie in der Literaturdokumentation, nur daß es hier keine weltweite Quasinorm gibt. Die kasuistische Suche dient in der Krankenversorgung z. B. dem Auffinden ähnlicher Fälle zu einem Problemfall und in der wissenschaftlichen Medizin dem Auflisten aller Fälle, die bestimmte Merkmalsausprägungen aufweisen. Es wird also nicht nach Schlagwörtern, sondern nach Ausprägungen von Merkmalen und deren Kombinationen gesucht, und die zugehörigen Dokumente werden angezeigt. Abfrage- und Retrievalsprachen bieten für die numerischen Merkmale neben den Booleschen Operatoren auch Rechenoperatoren an, wie +, -, <, =, > etc., oder arbeiten mit Suchbefehlen der Programmiersprachen wie Find, Search, Select etc.

Während Literaturdatenbanken in aller Regel unveränderbar sein müssen und deshalb von den Nutzern, abgesehen von den wenigen Bearbeitern der Datenbanken, nur lesend verarbeitet werden dürfen, erfahren die meisten patientenbezogenen Dokumentationen vielfältige Änderungen, besonders bei den aktuellen Daten, was bei der Suche zu berücksichtigen ist.

2.3.3 Retrievalqualität

Die Qualität des Retrievals im Sinne einer Vollständigkeit, Richtigkeit oder Relevanz und Genauigkeit der gefundenen Dokumente bezieht auch die Güte der Datenbank, in der gesucht wird, und der Thesauren, die die Suchwörter enthalten, ein. Die Retrievalqualität wird üblicherweise in einem Validierungsexperiment gemessen, bei dem die im Retrieval gefundenen oder nicht gefundenen Dokumente mit einem davon unabhängigen Relevanzkriterium (z. B. Expertenmeinung) in tatsächlich gesuchte und in nicht gewünschte Dokumente eingeteilt werden. Die Retrievalqualität bestimmen besonders die Kenngrößen Recall (Vollständigkeitsmaß) und Präzision (Genauigkeitsmaß), gelegentlich auch die Ausfallrate. Diese Qualitätsmaße werden aus den absoluten Häufigkeiten a bis d einer Vierfeldertafel (Kontingenztafel) bestimmt, die die binäre Selektionsvariable "Dokument in Datenbank gefunden: ja/nein" mit der binären Relevanzvariablen "Dokument ist einschlägig: ja/nein" kreuzklassifizierend verknüpft:

		Dokument gefunden ?		
		ja	nein	Σ
Dokument relevant?	ja	a	b	a + b
	nein	c	d	c + d
	Σ	a + c	b + d	

Recall   = a/(a+b) = Anzahl der gefundenen relevanten Dokumente durch die Anzahl aller relevanten Dokumente

Präzision = a/(a+c) = Anzahl der gefundenen relevanten Dokumente durch die Anzahl aller gefundenen Dokumente

Ausfallrate = c/(c+d) = Anzahl der gefundenen nicht relevanten Dokumente durch die Anzahl aller nicht relevanten Dokumente

Der **Recall** beschreibt für eine Abfrage den Anteil der gefundenen und auch relevanten Dokumente an allen relevanten Dokumenten, die **Präzision** bezieht diesen Anteil auf alle gefundenen Dokumente.

Werden Relevanz und Selektion als Zufallsvariable aufgefaßt, können Recall und Präzision als bedingte Wahrscheinlichkeiten betrachtet werden, die aus den Häufigkeiten der o. g. Vierfeldertafel zu schätzen sind; es kann dann mit den üblichen probabilistischen Verfahren (Bayes'sche Formel, siehe Abs. 11.2.2) weitergearbeitet und eine Analogie zur Güte von Diagnosetests hergestellt werden. Wird die Retrievalqualität in analoger Weise zur Validierung diagnostischer Tests bestimmt, entspricht dem Recall die Sensitivität, der Präzision entspricht der prädiktive Wert des positiven Resultates und die Ausfallrate wäre das Komplement der Spezifität. Der Recall ist demnach prävalenzunabhängig, also keine Funktion der Häufigkeit relevanter Dokumente in der Dokumentation, während die Präzision prävalenzabhängig wie der prädikative Wert zu sehen ist.

Recall-Präzision-Beziehung. Die Präzision ist in der Regel einfach zu ermitteln, da nur die gefundenen Dokumente auf Relevanz untersucht werden müssen. Zur Berechnung des Recalls muß b, also die Anzahl der nicht gefundenen, aber relevanten Dokumente bestimmt werden, was bei den in praxi sehr großen Datenbanken (Dokumentationen) zu enormen Problemen führen kann, da jeder Datenbanksatz (jedes Dokument) auf Relevanz zu prüfen ist. Zur Lösung dieses Problems werden Stichprobenverfahren und differenzierte Selektionsstrategien genutzt. In der Praxis ist bei wachsenden Datenbanken mit sinkendem Recall und konstant hoher Präzision zu rechnen. In der Regel ist eine Maßnahme zur Steigerung des Recalls (z. B. durch breitere Selektionsabfragen, mehr Oder-Verknüpfungen der Deskriptoren, grobstrukturierte und kleine Thesauren) mit einer verringerten Präzision verbunden. Umgekehrt führt eine Präzisionssteigerung meistens zu einem sinkenden Recall.

2.4 Vorschriften zur medizinischen Dokumentation

Die medizinische Dokumentation ist schon immer Aufgabe des Arztes gewesen und wird für unterschiedliche Zwecke, teils sehr genau, teils vage standardisiert, durch eine Fülle von rechtlichen Vorschriften geregelt, von denen die wichtigsten im folgenden erwähnt werden.

Ärztliche Dokumentationspflicht. Nach der ärztlichen Berufsordnung der jeweiligen Landesärztekammer hat der Arzt über seine Feststellungen und Maßnahmen die erforderlichen Aufzeichnungen zu machen, die nicht nur ihm als Gedächtnisstütze, sondern auch dem Interesse des Patienten an einer ordnungsgemäßen Dokumentation dienen. Ärztliche Aufzeichnungen sind mindestens 10 Jahre lang aufzubewahren und, wenn es andere gesetzliche Vorschriften oder die ärztliche Erfahrung gebieten, auch länger (s. u.). Aufzeichnungen auf elektronischen oder anderen Speichermedien sind besonders zu sichern und zu schützen. Diese Regelungen der ärztlichen Dokumentationspflicht sind so umzusetzen, daß sie dem Arzt als Rechtfertigung seiner Maßnahmen dienen, die sonst z. B. als Körperverletzung angesehen werden können. Außerdem können nicht oder nur unzureichend dokumentierte Behandlungen, Untersuchungen etc. nicht abgerechnet werden. Die fehlende Dokumentation einer Aufklärung über risikoreiche Maßnahmen kann sich im Schadensersatz- oder Behandlungsfehlerprozeß äußerst negativ für Arzt oder Krankenhaus auswirken.

Der Behandlungsvertrag, den der ambulante Patient meist nur implizit mit dem Arzt und der stationäre Patient normalerweise explizit per Unterschrift mit dem Krankenhaus schließt, regelt auch die Speicherung und Weitergabe von medizinischen Daten an Dritte. Grundsätzlich sind nur die medizinischen Daten zu dokumentieren, die zur Erfüllung des Behandlungsvertrages benötigt werden. Eine Weitergabe dieser Daten nach außen ist in der Regel nur mit Einwilligung des Patienten erlaubt. Allerdings gibt es viele Ausnahmen von dieser Regel, besonders zu den für die Verwaltung und Abrechnung im Gesundheitswesen benötigten Leistungsdaten (Fünftes und Zehntes Buch Sozialgesetzbuch [SGB V und SGB X]), für meldepflichtige Erkrankungen nach dem Gesetz zur Bekämpfung der Geschlechtskrankheiten und dem Bundesseuchengesetz, für die Todesbescheinigung, die Qualitätssicherung und die medizinische Forschung.

Da das Gesundheitswesen volkswirtschaftlich mit über 8 % am Bruttosozialprodukt beteiligt und z. B. ein Krankenhaus der Maximalversorgung (Freiburger Klinikum: 6.500 Beschäftigte, Haushaltsvolumen 750 Mio. DM/Jahr) als Großbetrieb zu führen ist, werden in die rechtlichen Vorschriften zur Finanzierung, Planung und Kontrolle des Gesundheitswesens vermehrt medizinische Dokumentationen einbezogen, die die eigentlichen Ursachen für die hohen Aufwendungen, nämlich die Diagnosen und ggf. die Operationen, aufführen.

In der vertragsärztlichen Versorgung des ambulanten Gesundheitswesens sind nach § 295 SGB V die Diagnosen ab 1998 nach ICD-10 verschlüsselt (s. Abs. 2.5.4.2) auf den Abrechnungsunterlagen und Arbeitsunfähigkeitsbescheinigungen neben den Stammdaten des Patienten und den Arztdaten maschinenlesbar zu dokumentieren und quartalsweise an die jeweilige Kassenärztliche Vereinigung (KV) zu übermitteln.

In der stationären Versorgung sind nach § 301 SGB V die Einweisungs-, Aufnahme-, Verlegungs- und Entlassungsdiagnosen nach ICD-9 (ab 1998 nach ICD-10) und die Operationen nach dem amtlichen Operationenschlüssel OPS-301 (s. Abs. 2.5.4.4) in einer maschinenlesbaren Basisdokumentation zu führen, an die Krankenkassen zu übermitteln, für die Definition von Fallpauschalen und Sonderentgelten zu nutzen und in speziellen Diagnosen- und Operationsstatistiken für die Leistungs- und Kalkulationsaufstellung nach der Bundespflegesatzverordnung darzustellen. Weiterhin zählt zu diesen Regelungen die Krankenhausstatistik-Verordnung, die auch für stationäre Morbiditätsstatistiken und andere epidemiologische Zwecke zu nutzen ist.

Mit diesen Regelungen soll den Krankenkassen und den für das Gesundheitswesen verantwortlichen Behörden, aber auch den Leistungserbringern selbst mehr Transparenz, Übersicht und Vergleichbarkeit geboten werden, damit höhere Wirtschaftlichkeit und Qualität im gesamten medizinischen Leistungsgeschehen erzielt werden.

Datenschutz. Landeskrankenhausgesetze und -archivgesetze regeln bezüglich der medizinischen Dokumentation z. T. recht unterschiedlich die Datenschutzvorkehrungen, das Einsichtsrecht des Patienten in die Unterlagen über ihn und vor allem die Aufbewahrungszeiten. Generell ist zu empfehlen, medizinische Dokumente im Krankenhaus nach der Entlassung des Patienten mindestens 30 Jahre lang aufzubewahren.

Im vertraulichen Teil des **Totenscheines** (Leichenschauschein, Todesbescheinigung o. ä.; man versucht, die unterschiedlichen Landesregelungen zu vereinheitlichen) trägt der Arzt u. a. die Krankheiten, Verletzungen und Grundleiden als Todesursachen textlich ein. Diese Meldung geht an das zuständige Statistische Landesamt, das das Grundleiden gegenwärtig noch nach der ICD-9 verschlüsselt und daraus in Verbindung mit dem Statistischen Bundesamt anonymisierte **Mortalitätsstatistiken** erstellt.

Diverse weitere Gesetze, Verordnungen und sonstige Vorschriften regeln spezielle medizinische Dokumentationen. Genannt seien die Strahlenschutzverordnung, die Röntgenverordnung, die Abrechnungs- und Verwaltungsvorschriften der Kassenärztlichen Vereinigungen für ärztliche Leistungen, Verordnungen und Krankenhauseinweisungen. Die weitgehend standardisierten medizinischen Dokumentationen für Verkehrsunfälle, für Unfallpatienten im Durchgangsarztverfahren, für Rehabilitation und Frühberentung, für schul-, amts- oder betriebsärztliche Untersuchungen sollen nur als Beispiele für die z. T. sehr großen finanziellen und persönlichen Auswirkungen solcher medizinischen Aufzeichnungen angegeben sein.

2.5 Ordnungssysteme für medizinische Begriffe

Begriffliche Ordnungssysteme werden in der standardisierten medizinischen Dokumentation und Linguistik (s. Kapitel 3) besonders als Klassifikationen und Nomenklaturen für Krankheitsarten und ärztliche Maßnahmen vielfältig genutzt.

2.5.1 Struktur begrifflicher Ordnungssysteme

Wesentliche Aspekte der medizinischen Begriffswelt lassen sich durch eine systematische Ordnung ihrer Begriffseinheiten (z. B. Begriffsklassen, Bezeichnungen etc.) darstellen.

Medizinische Aussagen lassen sich in **Begriffseinheiten** zerlegen, die bevorzugt nach semantischen, d. h. begrifflich systematischen **Achsen** (Dimensionen/Facetten) geordnet werden. Achsen in Begriffsordnungen repräsentieren voneinander unabhängige **semantische Bezugssysteme**, wie z. B. Topographie, Ätiologie und Morphologie, aber z. B. auch Kosten. Ein Beispiel soll dies erläutern:

Eine Aussage wie "Verdacht auf Hiatushernie als Ösophagoskopiebefund" kann in Begriffseinheiten wie "Zwerchfell", "Endoskopie" etc. gegliedert werden. "Zwerchfell" läßt sich in die hierarchisch strukturierte Achse eines topographisch-anatomischen Bezugssystems einordnen, "Endoskopie" in zwei Bezugssysteme ärztlicher Prozeduren, in denen die Ösophagoskopie in einem Abrechnungskatalog (Achse) als bewertete Leistung und auf einer anderen Achse als spezielle diagnostische Maßnahme ausgewiesen ist.

Uniaxiale Systeme ordnen jeder Begriffseinheit nur eine Achse zu, **multiaxiale** Systeme mehrere Achsen. Innerhalb einer Achse werden die Begriffseinheiten meistens in einer mehrstufigen Hierarchie aus Ober- und Unterbegriffen angeordnet. Uniaxiale Systeme mit nur einer Hierarchie werden auch als monohierarchische Begriffsordnungen bezeichnet.

Begriffshierarchien in der Medizin sind bevorzugt **partitiv** konstruiert, d. h. mit "Teil-von-Beziehungen" (z. B. Finger ist Teil von Hand), oder **generisch**, d. h. mit "ist-ein-Beziehungen" (z. B. Daumen ist ein Finger). Viele weitere Beziehungstypen wie "bewirkt", "behandelt-mit" oder "untersucht-durch" werden für medizinische Begriffsordnungen benutzt.

Die Darstellung medizinischer Begriffe mit Hilfe von Achsen ermöglicht es, sie unabhängig voneinander auf mehrere semantische Bezugssysteme und somit in unterschiedlichen Hierarchiearten und -stufen abzubilden.

2.5.2 Klassifikationen, Nomenklaturen

Klassifikationen. Ist eine Begriffseinheit eine **Klasse** von Begriffen, also ein Sammeltopf ähnlicher Begriffe, die mindestens ein klassenbildendes Merkmal gemeinsam haben, und lassen sich diese Klassen systematisch ordnen, spricht man von einer **Klassifikation**. Die Klassen, Unterklassen und weiteren Untergruppen einer Klassifikation sollen im Idealfall das betreffende Begriffsgebiet vollständig (es darf nichts fehlen) und disjunkt (überlappungsfrei) aufteilen, so daß jeder zu klassierende Begriff in eine und nur eine Klasse eineindeutig eingeordnet werden kann. Klassifikationen sind in der Regel hierarchisch mehrstufig in Ober- und Unterklassen strukturiert (z. B. Kapitel, Gruppen, Kategorien und Subkategorien der ICD). Jede Klasse und Unterklasse etc. trägt neben der textlichen Begriffsausprägung eine (alpha-)numerische Schlüsselnummer (Notation), einen Positionskode o. ä., der die Hierarchie widerspiegelt. Klassifikationen heißen daher auch Schlüsselsysteme, und das Klassieren (Klassifizieren) als Zuordnen eines Begriffs zu einer Klasse wird Verschlüsseln genannt. Klassifikationen können uniaxial sein, wie die unten näher behandelte Internationale Klassifikation der Krankheiten (ICD), die zudem mehrfach auch noch das Bezugssystem (Achse) von Klasse zu Klasse wechselt (in der Regel unterschiedlich bei den einzelnen Kapiteln). Klassifikationen werden andererseits auch multiaxial konstruiert, wie z. B. die TNM-Klassifikation für die Stadieneinteilung von Tumoren mit drei Achsen, die mit T den Primärtumor, mit N die regionalen Lymphknoten und mit M die Fernmetastasen in Größe und Ausbreitung beschreiben (s. Abs. 2.5.4.3).

Die Klassen und deren Untergliederungen dienen besonders als Zähleinheiten für eine die Häufigkeit von Ausprägungen repräsentierende tabellarische oder statistische Darstellung. Eine Begriffsklasse soll also nicht unbedingt den Einzelfall möglichst genau wiedergeben, sondern eine Menge logisch zusammengehöriger Begriffe repräsentieren. Klassifikationen werden in der Medizin daher besonders für die Medizinalstatistik, für Abrechnungszwecke, für die Epidemiologie, für die Sicherung der medizinischen Strukturqualität u. ä. genutzt.

Nomenklaturen. Ordnungssysteme, bei denen als Begriffseinheiten die verschiedenen Bezeichnungen (Namen = nomen) eines Anwendungsgebietes in einer systematischen Struktur stehen, werden Nomenklaturen genannt. Mit Nomenklaturen werden Begriffseinheiten terminologisch gekennzeichnet und in ihrer Vielfalt umfassend mit allen Formulierungsvarianten, Synonymen und Beziehungen zueinander geordnet und strukturiert. Im Gegensatz zu Klassifikationen, die die Begriffseinheiten in Klassen zusammenfassen, sollen Nomenklaturen möglichst vollständig alle einzelnen Begriffseinheiten darstellen und in die Systematik der Nomenklatur einordnen.

Eine Nomenklatur wird daher vorzugsweise als strukturiertes Schlagwortverzeichnis (Deskriptorsammlung) genutzt, das dann Thesaurus heißt. In der freitextlichen konventionellen oder elektronischen Dokumentation, z. B. bei großen Lehrbüchern, der Literaturdokumentation und dem Retrieval aus Arztbriefen und Befundberichten, kommen Nomenklaturen vielfach zum Einsatz.

Die wichtigste und umfassendste Nomenklatur in der Medizin ist die *SNOMED* (Systematisierte Nomenklatur der Human- und Veterinärmedizin, s. Abs. 2.5.4.6).

Eine typische, nur z. B. auf die Anatomie bezogene Nomenklatur ist die PNA (Pariser Nomina Anatomica).

Einfache Nomenklaturen sind meistens direkt monohierarchisch in einer einzigen Achse, also in nur einem Bezugssystem strukturiert. Komplexe Nomenklaturen wie SNOMED, mit der längere medizinische Aussagen mit verschiedenen semantischen Bezügen abgebildet werden können, benutzen mehrere Achsen mit mehrstufigen Hierarchien, denen numerische oder alphanumerische Notationen (Schlüssel[-nummern], Indizes, Kodes) als Kürzel zugeordnet sind.

Nomenklaturen dienen der Standardisierung der Begriffswelt eines Fachgebietes und weisen auf Vorzugsbegriffe (Deskriptoren) hin, die sie den weniger empfohlenen, aber auch gebräuchlichen synonymen Bezeichnungen gegenüberstellen, auf die jedoch stets verwiesen wird (z. B. Ulkus statt Geschwür). Medizinische Nomenklaturen strukturieren die Bezeichnungen, die mehrere Aspekte beschreiben, in Leitbegriffe und Modifizierer. Bei einer Diagnosennomenklatur ist der Leitbegriff die Krankheitsbezeichnung oder der pathologische Zustand, z. B. ist beim "perforierten Magenulkus" das "Ulkus" der Leitbegriff und "perforiert" und "Magen" sind Modifizierer. Alphabetische Verzeichnisse sind meist nur nach Leitbegriffen sortiert, so daß das Magenulkus nur unter Ulkus zu finden ist.

Nomenklaturen dienen in ihrer strukturierten Vielfalt von Bezeichnungen auch der Freitextanalyse und dem Schlagwortretrieval. Schlagwortthesauren wie MeSH (siehe oben) haben daher einen wesentlichen nomenklatorischen Charakter. Die formale Abbildung oder Rekonstruktion einer Begriffseinheit mit einer Nomenklatur wird Indexierung genannt. Manchmal wird das Aufführen der zugehörigen Notationen oder Indizes als getrennter Vorgang betrachtet und als Verschlüsseln oder Kodieren bezeichnet. Für das Literatur-Retrieval ist die inhaltliche Einordnung eines Begriffs in den nomenklatorischen Schlagwortthesaurus weniger als Abbildung zu verstehen, sondern mehr als Kennzeichnung durch Schlagwort oder Schlagwörter und wird Verschlagwortung genannt.

Beziehungen zwischen Klassifikationen und Nomenklaturen. Klassifikationen und Nomenklaturen haben in der Praxis enge Beziehungen zueinander und ergänzen sich gegenseitig. So hat das alphabetische Verzeichnis einer Klassifikation, wie z. B. bei der ICD, einen stark nomenklatorischen Charakter, und zumindest die Begriffseinheiten einer Nomenklatur, die nicht auf der untersten Hierarchiestufe liegen, haben Klasseneigenschaften, die als "Sammeltopf" für die unter ihnen liegenden Bezeichnungen dienen. Weiter gibt es Verweistabellen zwischen der Klassifikation ICD und der Nomenklatur SNOMED.

Ein komplexes Hypertextsystem mit semantischen Netzen und riesigen Metathesauren ist *UMLS* (Unified Medical Language System), in dem alle wichtigen medizinischen Klassifikationen und Nomenklaturen der USA als "ordered vocabularies" miteinander verknüpft werden.

Trotz aller Ähnlichkeiten und Beziehungen zwischen den verschiedenen begrifflichen Ordnungssystemen in der Medizin muß betont werden, daß es wohl nie ein einheitliches, allen Anforderungen gerecht werdendes Ordnungssystem geben wird und je nach Nutzungsart immer recht unterschiedliche Strukturen innerhalb und zwischen den Ordnungssystemen benötigt werden.

2.5.3 Kriterien von Ordnungssystemen

Begriffsordnungen haben im wesentlichen drei Kriterien oder Eigenschaften zu genügen:

Vollständigkeit. Begriffliche Ordnungssysteme sollen das Fachgebiet, auf das sie sich beziehen, vollständig mit allen Begriffseinheiten umfassen. Es sollte kein Begriff fehlen, und neue Begriffe müssen laufend eingefügt werden können. Begriffsordnungen für Diagnosen sind relativ einfach vollständig zu führen, da der jährliche Wissenszuwachs relativ gering ist; und doch hatte es z. B. mehrere Jahre gedauert, bis die neue Diagnose AIDS in die Internationale Klassifikation der Krankheiten (ICD) aufgenommen worden ist. (Für die ICD-10 hat die WHO ein kontinuierliches Update-Verfahren angekündigt.)

Prozedurenklassifikationen sind dagegen nur mit beträchtlichem Aufwand vollständig zu halten, da laufend neue medizinische Leistungen, Maßnahmen, Operationstechniken usw. entwickelt werden.

Disjunktheit. Die Begriffseinheiten sollten möglichst überschneidungsfrei (disjunkt, überlappungsfrei) in ein Ordnungssystem aufgenommen werden, was bei Klassifikationen essentiell ist und bei Nomenklaturen für neue Fachgebiete auch angestrebt werden muß. Nomenklaturen mit praktischem Bezug auf historisch gewachsene medizinische Gebiete müssen andererseits aber die sich vielfältig überlappenden und sogar synonymen Begriffe vollständig wiedergeben. Zwar ist in einem Ordnungssystem Redundanzfreiheit anzustreben, aber wenn mehrere Bezeichnungen für einen Begriff nötig oder üblich sind (z. B. Ulkus, ulcus, Geschwür), müssen eine Vorzugsbezeichnung (z. B. Ulkus) und Synonymverknüpfungen mit den anderen Bezeichnungen eingefügt werden. Begriffe sind zur Wahrung ihrer Disjunktheit auch genau abzugrenzen und intentional zu beschreiben, so daß ihre Begriffsgenauigkeit hinreichend präzise und umfassend gegeben ist. Insbesondere ist Eindeutigkeit zu wahren, mehrdeutige Bezeichnungen (Homonyme) und alle Ambiguitäten sind zu vermeiden. Falls dennoch Homonyme auftreten, sind sie mit Zusatzkennungen eindeutig aufzulösen (z. B. "Bruch": Bruch [Knochen] = Fraktur oder Bruch [Eingeweide] = Hernie; oder bei Abkürzungen z. B. HWI: HWI [Urologie] = Harnwegsinfekt oder HWI [Kardiologie] = Hinterwandinfarkt).

Systematik des Ordnungssystems. Das Ordnungssystem muß nach einer wissenschaftlich oder praktisch anerkannten Systematik konstruiert sein, die in sich konsistent und widerspruchsfrei und für den Nutzer transparent ist. Wenn eine einzige Systematik nicht ausreicht, sind auch mehrere zuzulassen. So sind z. B. Krankheiten nach anerkannten Nosologien zu ordnen und Operationen eher nach topographischen Gesichtspunkten als nach Fachgebieten zu gliedern. – Für den

Nutzer eines Ordnungssystems müssen Hilfen zur korrekten und effizienten Anwendung dieses Systems bereitgestellt werden, z. B. Sortierungen der Begriffe, unabhängig von der systematischen Ordnung, oder richtige Suchprogramme.

2.5.4 Wichtige Schlüsselsysteme für die medizinische Dokumentation

Begriffliche Ordnungssysteme in der Medizin werden oft als Schlüsselsysteme bezeichnet und sollen hier in Form der wichtigsten Klassifikationen und Nomenklaturen skizziert werden. Dabei werden die von der WHO betreuten Ordnungssysteme etwas ausführlicher behandelt.

2.5.4.1 WHO-Familie der krankheits- und gesundheitsrelevanten Klassifikationen

Die Weltgesundheitsorganisation (WHO) hat das Konzept der "Familie der krankheits- und gesundheitsrelevanten Klassifikationen" aus der Erkenntnis entwickelt, daß man keine einheitliche Klassifikation für die gesamte Medizin konstruieren kann, sondern für die verschiedenen Einsatzgebiete spezielle Klassifikationen entwickeln muß, die auch unterschiedliche Strukturen haben. In diesem Schema (s. Abb. 2-1) ist die **Internationale Klassifikation der Krankheiten (ICD)**

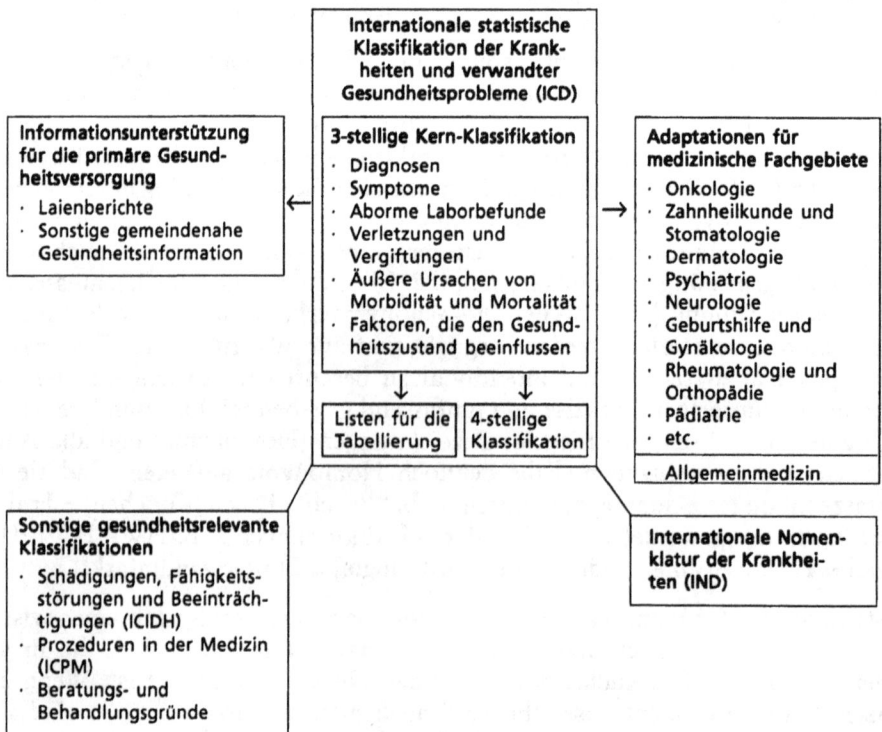

Abb. 2-1: WHO-Konzept der Familie der krankheits- und gesundheitsrelevanten Klassifikationen

die Kernklassifikation (Core Classification), um die sich die anderen Klassifikationen gruppieren. Aus ihr unmittelbar abgeleitet sind die Adaptationen für medizinische Fachgebiete, die fast immer fachbezogene, detaillierter gegliederte Teilmengen der ICD enthalten und für die sonstigen, im jeweiligen Fach weniger wichtigen Krankheiten zum Teil zusammenfassende Schlüsselnummern vorsehen.

Lediglich die **International Classification of Primary Care (ICPC)** für die Allgemeinmedizin stellt eine eigenständigere Klassifikation dar und bietet generelle Zusammenfassungen der Diagnosen auf der allgemeinmedizinischen Ebene. Außerdem enthält sie neben den Diagnosen bzw. medizinischen Problemen auch Gründe für die Kontakte zwischen den kranken oder gesunden Personen und den Gesundheitseinrichtungen sowie die Maßnahmen während des Behandlungsprozesses und bildet damit in einer einzigen Klassifikation verschiedene Aspekte der medizinischen Betreuung ab. Eine eigenständige deutschsprachige ICPC ist noch nicht verfügbar, allerdings eine multilinguale Ausgabe in den Sprachen der Europäischen Union.

Als "sonstige gesundheitsrelevante Klassifikation" führt das WHO-Schema als erste die Internationale Klassifikation der Schädigungen, Fähigkeitsstörungen und Beeinträchtigungen auf (**ICIDH: International Classifikation of Impairments, Disabilities and Handicaps**), weil sie sich mit den Folgen der Krankheiten beschäftigt, die in der ICD wenig berücksichtigt sind (s. Abs. 2.5.4.5).

An zweiter Stelle nennt das WHO-Schema in diesem Zusammenhang die Klassifikation für Prozeduren, die im Gesundheitswesen neben der für Krankheiten die wichtigste ist und als **Internationale Klassifikation der Prozeduren in der Medizin (ICPM)** 1978, ebenfalls testweise, veröffentlicht worden ist. Vorläufig allerdings hat die WHO ihre Entwicklung nahezu gänzlich eingestellt. In Deutschland wurde im Oktober 1994 eine im wesentlichen auf die Operationen beschränkte amtliche Version der ICPM herausgegeben [DIMDI 1994] (s. Abs. 2.5.4.4).

Für die im WHO-Schema schließlich noch aufgeführten Behandlungsanlässe gibt es bisher keine international verbindliche Klassifikation. Sie sind gegenwärtig am besten in den Klassifikationen für die medizinische Grundversorgung enthalten, von denen die ICPC noch einmal genannt sei.

Die **Internationale Nomenklatur der Krankheiten** (*IND: International Nomenclature of Diseases*) sollte eigentlich für die ICD-10 international gebräuchliche Vorzugsbenennungen und Synonyme definieren, damit dann neben die klassifikatorische auch die terminologische Standardisierung tritt. Von der IND konnten bisher erst einige Bände fertiggestellt werden; sie soll dann bei der ICD-11 umfassend berücksichtigt werden.

2.5.4.2 Internationale Klassifikation der Krankheiten (ICD)

Die Internationale Klassifikation der Krankheiten, Verletzungen und Todesursachen (*ICD: International Statistical Classification of Diseases, Injuries and Causes of Death* [IKK war die in der DDR benutzte Abkürzung der deutschen Bezeichnung]) ist die umfassendste, weltweit akzeptierte und verwendete medizinische Klassifikation und betrifft im wesentlichen Diagnosen, Symptome und Verletzungen.

Sie ist 1893 als Internationales Todesursachenverzeichnis entstanden, das seit seiner 6. Revision von der WHO weiterentwickelt wird (1948: ICD-6). Seitdem ist die ICD zunehmend auch für die Dokumentation und Statistik der Morbidität geeignet, was sich in der Namenserweiterung ausdrückte: Internationales Verzeichnis der Krankheiten und Todesursachen. Die 1976 beschlossene **9. Revision (ICD-9)** [WHO 1978], die noch heute für viele gesetzliche Dokumentationen in Deutschland vorgeschrieben ist, brachte eine beträchtliche Erweiterung und die Einführung des Systems der Doppelklassifizierung nach Ätiologie und Manifestation (Kreuz-Stern-Klassifizierung). Die 17 Kapitel der seit 1979 gültigen ICD-9 entsprechen der historisch gewachsenen Klassifikationsstruktur.

Für einige medizinische Fachgebiete gibt es deutschsprachige **Spezialausgaben der ICD-9**, die z. T. wichtige Fachbegriffe und Erläuterungen enthalten und für das jeweilige Fachgebiet einfacher als die vollständigen ICD-9-Ausgaben zu handhaben sind. Das gilt z. B. für die Dermatologie, Kinderchirurgie, Neonatologie, Neurologie, Onkologie, Orthopädie, Pädiatrie, Psychiatrie, Rheumatologie und Urologie. Für den Kliniker sind daneben die Einteilungen von Krankheiten in Stadien, Schweregrade, Klassen, Typen oder ähnliches von großer Wichtigkeit, die in der ICD nur selten ihre Entsprechung finden. Die TNM-Klassifikation der Onkologie ist die wohl bekannteste dieser Einteilungen.

In Deutschland gibt es bisher keine entsprechend den Bedürfnissen der klinischen Dokumentation bearbeiteten und allgemein eingeführten ICD-Ausgaben. Das klassische Beispiel für eine derartige Bearbeitung ist die US-amerikanische **ICD-9-CM** (Clinical Modification), die vielfach in der internationalen Fachliteratur benutzt wird und im 3. Band auch eine Prozedurenklassifikation enthält.

Die ICD-9 ist nach Struktur und Inhalt dem heutigen Stand der Medizin nicht mehr adäquat. Die WHO hat daher 1990 die Ergebnisse der 10. Revisionskonferenz (1989) angenommen und eine neue, weiterhin nach topographischen, ätiologischen, altersmäßigen und anderen Gesichtspunkten gegliederte ICD-10 beschlossen, die gegenüber der ICD-9 einige wesentliche inhaltliche und formale Änderungen enthält (s. Tab. 2-2) . Sie wurde 1992/94 veröffentlicht. Die größte Änderung für den Benutzer ist die Ablösung der numerischen durch alphanumerische Schlüsselnummern, indem die erste Stelle der Codes in der ICD-10 durch einen Buchstaben gebildet wird.

Äußerlich drückt sich die inhaltliche Erweiterung im Namen aus: "**Internationale statistische Klassifikation der Krankheiten und verwandter Gesundheitsprobleme**, 10. Revision (ICD-10)" (International Statistical Classification of Diseases and Related Health Problems). Die Zahl der Kapitel ist von 17 auf 21 erhöht worden, indem ein Kapitel auf drei aufgeteilt und zwei bisherige Zusatzklassifikationen als neue Kapitel eingeordnet worden sind: Das ICD-9-Kapitel "VI. Krankheiten des Nervensystems und der Sinnesorgane" wurde in die drei Kapitel der Nerven-, Augen- und Ohrenkrankheiten aufgeteilt; die bisherige "Zusatzklassifikation der äußeren Ursachen bei Verletzungen und Vergiftungen", die sogenannte E-Klassifikation (Codes E800 - E999), wurde durch das Kapitel "XX. Äußere Ursachen von Morbidität und Mortalität" ersetzt, und die bisherige "Zusatzklassifikation für Faktoren, die den Gesundheitszustand und die Inanspruchnahme von Einrichtungen des Gesundheitswesen beeinflussen", die sog. V-Klassifikation (Codes V01-V82), bildet in der ICD-10 das Schlußkapitel XXI.

Struktur der ICD. Die ICD-9 und die ICD-10 sind im Prinzip monohierarchische vier- bis fünfstellige Klassifikationen (d. h. mit vier und z. T. fünf Hierarchiestufen), deren einziges Bezugssystem (Achse) von Kapitel zu Kapitel und gelegentlich auch innerhalb eines Kapitels wechseln kann. So sind einige Kapitel vorzugsweise nach der Topographie, andere nach der Nosologie oder Ätiologie und wieder andere nach dem Alter gegliedert. Die Klassen und Subklassen werden nach medizinisch-wissenschaftlichen Kriterien, aber auch nach Krankheitshäufigkeiten gebildet, indem Krankheiten geringer Prävalenz zusammengefaßt werden und bei hohen Prävalenzen, wie z. B. dem Diabetes mellitus, in der ICD-9 sogar bis zur 5. Stufe fein untergliedert wird. Um die Klassifikationskriterien einzuhalten, sind diverse Klassifikationsregeln, wie z. B. Ein- und Ausschlußhinweise, und Sammelklassen, wie "... ohne nähere Angabe" und "... an sonstigen nicht näher bezeichneten Lokalisationen", in die ICD eingebracht worden.

Da die ICD als monoaxiales Ordnungssystem nicht mehrere Bezugssysteme zugleich repräsentieren kann, wurde für wichtige Diagnosen, insbesondere für Infektionskrankheiten mit lokaler Manifestation, die Möglichkeit der Kreuz-Stern-Doppelklassifikation als spezielle Regel eingeführt, wobei die ätiologiebezogene Notation ein Kreuz (+) und die lokalisationsbezogene Notation einen Stern (*) angefügt bekommt und beide Klassen in der Regel aufeinander verweisen. Falls nur eine einzige Notation für eine derartige Krankheit mit der Möglichkeit zur Doppelklassifikation angegeben werden kann, ist die ätiologieorientierte Kreuznotation zu wählen.

Demnach ist z. B. eine tuberkulöse Meningitis in der ICD-10 als Infektionskrankheit mit A17.0+ und nicht bei den entzündlichen ZNS-Erkrankungen als G01* zu verschlüsseln, wo sie ebenfalls aufgeführt ist.

Tab. 2-2: Grobstruktur und Umfang der ICD-9 und ICD-10

ICD-9	ICD-10
4stufige Monohierarchie mit wenigen 5stelligen Notationen; numerische und alphanumerische Notationen	**4stufige Monohierarchie,** mit wenigen 5stelligen Notationen; alphanumerische Notationen
17 Kapitel (mit numerischen Notationen): I = Infektiöse und parasitäre Erkrankungen, II = Neubildungen, ..., VI = Krankheiten des Nervensystems und der Sinnesorgane, ..., XVII = Verletzungen und Vergiftungen **2 Zusatzklassifikationen** (mit alphanumerischen Notationen): – Zusatzklassifikation für Faktoren, die den Gesundheitszustand und die Inanspruchnahme von Einrichtungen des Gesundheitswesens beeinflussen (»V-Klassifikation«) – Zusatzklassifikation der äußeren Ursachen bei Verletzungen und Vergiftungen (»E-Klassifikation«)	**21 Kapitel:** I = Bestimmte infektiöse u. parasitäre Erkrankungen, II = Neubildungen, ..., VI = Krankheiten des Nervensystems, VII = Krankheiten des Auges und der Augenanhangsgebilde, VIII = Krankheiten des Ohres und des Warzenfortsatzes,..., XIX = Verletzungen, Vergiftungen und bestimmte andere Folgen äußerer Ursachen, XX = Äußere Ursachen von Mortalität und Morbidität (= bisherige E-Klassifikation). XXI = Faktoren, die den Gesundheitszustand beeinflussen u. zur Inanspruchnahme des Gesundheitswesens führen (= bisherige V-Klassifikation)
119 Gruppen [ohne E-Klassifikation]: z.B. 360-379 Affektionen des Auges und seiner Anhangsgebilde	**261 Gruppen** z. B. H25-H28 Affektionen der Linse
988 dreistellige Kategorien [ohne E-Klassifikation] z. B. 366.- Katarakt	**2.035 dreistellige Kategorien:** z. B. H25.- Cataracta senilis
5.712 vierstellige Subkategorien [ohne E-Klassifikation]: z. B. 366.0 Infantile, juvenile und präsenile Katarakt, 366.1 Cataracta senilis, 366.2 Traumatische Katarakt, usw.	**12.160 vierstellige Subkategorien:** z. B. H25.0 Cataracta senilis incipiens, H25.1 Cataracta nuclearis senilis, H25.2 Cataracta senilis, Morgagni-Typ, usw.
ca. 55.000 (ausformulierte) Einträge im alphabetischen Verzeichnis	**ca. 90.000 (ausformulierte) Einträge im alphabetischen Verzeichnis**

Die ICD-9 und ICD-10 bestehen jeweils nicht nur aus einem systematischen Verzeichnis (Band I) mit den Vorzugsbezeichnungen der Krankheiten und ihren Notationen in hierarchischer Anordnung, sondern auch aus einem alphabetischen Verzeichnis (Band III bei der ICD-10, Band II bei der ICD-9), das neben den Vorzugsbezeichnungen auch Synonyme und verwandte Bezeichnungen alphabetisch sortiert und mit Notationen versehen enthält. Dieser alphabetische Teil der Klassifikation hat nomenklatorische und terminologische Funktionen und erleichtert (trotz diverser Mängel und fehlender Einträge einiger klinisch wichtiger Krankheitsbezeichnungen) wesentlich die praktische Kodierarbeit, wobei aber immer der systematische Teil zur Kontrolle herangezogen werden sollte. Weiter gehören zur ICD ausführliche Regeln zur Kodierung (in der ICD-10 als separater Band II), besonders zur Auswahl des Grundleidens für die unikausale Todesursachenstatistik (bei Multimorbidität) und zur Morbiditätskodierung.

Die **deutschsprachige Ausgabe** der ICD-10 lag erst Ende 1995 vollständig vor [DIMDI 1994/95]. Eine fachbezogene Spezialausgabe gibt es bisher (Anfang 1996) erst für die Psychiatrie. Das Zentralinstitut für die kassenärztliche Versorgung in der Bundesrepublik Deutschland (ZI) hat zur Unterstützung der ICD-10-Einführung fachgruppenbezogene Kataloge herausgegeben.

Für die **EDV-Verarbeitung** sind die vom DIMDI zur Verfügung gestellten Dateien in der Regel wenig geeignet, da sie den Buchversionen entsprechen. So fehlen beispielsweise die vierstelligen Schlüsselnummern von Subkategorien, die sich erst aus der Kombination von Kategorien und den für mehrere Kategorien in gleicher Formulierung aufgeführten vierstelligen Erweiterungen ergeben (vgl. E10-E14 in der ICD-10). Außerdem enthalten sie nicht für alle Schlüsselnummern, insbesondere die Subkategorien, vollständig formulierte Texte, die für sich allein aussagekräftig sind (vgl. "C38.0 Herz" anstatt "C38.0 Bösartige Neubildung des Herzens"). Die entsprechenden Dateien sind für ICD-9, ICD-10 und OPS-301 inzwischen erarbeitet worden. – Überleitungstabellen zwischen ICD-9 und ICD-10 (und umgekehrt) stehen in Buch- und EDV-Form zur Verfügung, so daß bisher nach der ICD-9 verschlüsselte Datenbestände weitgehend automatisch zusätzlich nach der ICD-10 verschlüsselt werden und dadurch als einheitliche Datenbestände gemeinsam mit den neu nach der ICD-10 verschlüsselten Daten weiterbenutzt werden können.

2.5.4.3 Internationale Klassifikation der Krankheiten für die Onkologie (ICD-O)

In der Onkologie gibt es seit vielen Jahren auf internationaler und nationaler Ebene erfolgreiche Bemühungen um eine standardisierte Basisdokumentation für Tumorkranke (s. Abs. 2.2.2), denn gerade hier hat man frühzeitig erkannt, daß ohne eine kontrollierte, qualitativ hochwertige und international vergleichbare Befunderfassung mit einheitlichen Terminologien und Klassifikationen kaum valide Studienresultate erzielt werden können. Es ist dementsprechend eine Reihe verschlüsselnder Nomenklaturen bzw. Klassifikationen veröffentlicht worden. Dazu hat als wichtigstes Ordnungssystem die WHO ab 1976 die International Classification of Diseases for Oncology (ICD-O) publiziert, die jetzt in der mit der ICD-10 kompatiblen 2. Auflage vorliegt.

Die deutsche bearbeitete Ausgabe wird, wie schon für die ICD-9-Fassung, in zwei Bänden herausgegeben: Der **Tumorlokalisationsschlüssel** basiert auf Notationen des Kapitels "II. Neubildungen" der ICD-10. Mit ihm kann die Lokalisation jeder Neubildung, unabhängig von ihrem dem Kapitel II zugrundeliegenden Verhalten (bösartig, Carcinoma in situ, gutartig, unsicher bzw. unbekannt), mit einer vier- oder fünfstelligen numerischen Notation kodiert werden. Instruktive graphische Darstellungen erleichtern die Einordnung. Der **Tumor-Histologie-Schlüssel** basiert auf der M-Klassifikation der ICD-10 und diese wiederum auf dem Neubildungskapitel der Morphologie-Dimension der SNOMED. Dabei kennzeichnen die ersten vier numerischen Stellen die histologischen Befunde, während die 5. Stelle als eine zusätzliche dritte Klassifikationsachse der ICD-O den Malignitätsgrad bezeichnet (Charakter, biologisches Verhalten, Dignität).

TNM-Klassifikation maligner Tumoren. Zur Dokumentation und Verschlüsselung der malignen Tumoren gehört die Stadieneinteilung (staging) mit Angaben über Tumorgröße, Lymphknotenbefall und Metastasierung.

Die TNM-Klassifikation maligner Tumoren beschreibt einen Tumor mit drei Achsen: Größe und Ausbreitung des Primärtumors mit der **T-Achse** (Topographie: T0-T4), Befall der regionalen Lymphknoten mit der **N-Achse** (Noduli: N0-N3) und Auftreten von Fernmetastasen mit der **M-Achse** (Metastasen: M0-M1).

Diese Klassifikation, zu der es als TNM-Atlas auch einen illustrierten Leitfaden gibt, unterscheidet nach klinischer und pathologisch-anatomischer Beurteilung (TNM [oder cTNM] und pTNM) und stellt noch einige weitere Beschreibungsmerkmale zur Verfügung.

Mit den genannten drei Achsen der ICD-O (Topographie, Morphologie, Verhalten) und mit der TNM-Klassifikation lassen sich alle Neubildungen sehr detailliert und international standardisiert verschlüsseln. In der Praxis geschieht das bevorzugt in pathologischen Instituten, Tumorzentren und Krebsregistern.

2.5.4.4 Internationale Klassifikation der Prozeduren in der Medizin (ICPM)

Eine gesetzliche Regelung für die Anwendung einer Operationenklassifikation wurde in Deutschland erst mit dem Gesundheitsstrukturgesetz von 1992 getroffen. Sie gilt ab 1995. Für die Anwendung einer allgemeineren Klassifikation (nichtoperativer) ärztlicher Maßnahmen oder Prozeduren gibt es bisher keine Vorschriften.

Die für die Prozeduren in der Medizin von den niedergelassenen Ärzten und in den Krankenhäusern genutzten Verzeichnisse, wie z. B. die Gebührenordnung für Ärzte (GOÄ), der Einheitliche Bewertungsmaßstab (EBM) oder das Tarifwerk der Deutschen Krankenhausgesellschaft DKG-NT, sind für Abrechnungszwecke entwickelt worden und werden dafür erfolgreich eingesetzt. Eine weitergehende medizinische Nutzung ist durch abrechnungstechnisch bedingte und damit oft nicht medizingerechte Zusammenfassungen erschwert (z. B. keine Unterscheidung zwischen Fingern und Zehen bei DKG-NT Nr. 150100 = Strahlendiagnostik: eine Röntgenaufnahme von Fingern oder Zehen).

Der amtliche "**Operationenschlüssel nach § 301 SGB V**" (OPS-301), der im DIMDI vor allem auf der Grundlage der von der Friedrich-Wingert-Stiftung übersetzten und bearbeiteten niederländischen Version der International Classification of Procedures in Medicine (ICPM) (siehe oben) und unter Beteiligung des Zentrums für Medizinische Informatik der Universität Frankfurt/Main erstellt worden ist [DIMDI 1994], enthält vor allem chirurgische operative Prozeduren und soll nicht nur administrativen, sondern auch klinischen und wissenschaftlichen Zwecken genügen.

Die Klassen dieses OPS-301 wurden daher nach wissenschaftlichen und praktisch-chirurgischen Kriterien, aber auch wesentlich nach dem Operationsaufwand gebildet, um Leistungs- und Kostentransparenz zu erzielen. Als Struktur wurde eine fünf- und, seit der Version 1.1 vom September 1995, z. T. sechsstufige Mono-hierarchie nach dem primär topographisch-anatomischen Bezugssystem auf den oberen Hierarchiestufen und nach der OP-Technik und differenzierteren Topographie auf den tiefen Stufen gebildet. Diese Erweiterung wurde nötig, um mit diesem Schlüssel ausreichend differenziert die Definition der Fallpauschalen und Sonderentgelte vornehmen zu können, die zur pauschalierten Abrechnung eines wichtigen Teils der Krankenhausbehandlungsfälle ab 1996 verbindlich vorgeschrieben sind.

Als Grundprinzip der Kodierung soll eine Operation durch eine Schlüsselnummer (Notation) abgebildet werden; Mehrfachkodierungen wurden für komplexe Operationen in besonderen Hinweisen festgelegt und durch obligate und fakultative Zusatzkodes, z. B. für Mikrochirurgie, Mehrfachverletzungen, Re-Operation oder Transplantatart, ermöglicht. Weitere Kodierregeln, besonders die Inklusiv- und Exklusiv-Hinweise auf allen Ebenen, sind zu beachten. Die Notationen sind in den ersten vier Stellen rein numerisch und an fünfter und sechster Stelle alphanumerisch (an der fünften Stelle u. a. ziemlich regelmäßig mit den Sammelklassen "x" = "Sonstige" und "y" = "Nicht näher bezeichnet"). Tab. 2-3 zeigt beispielhaft die Grundstruktur dieses Schlüssels.

Tab. 2-3: Hierarchischer Aufbau des ICPM-basierten Operationenschlüssels OPS-301
Beispiel: (Totale) Gastrektomie (der fettgedruckte Teil des Beispieltextes entspricht 5-443.-)

Kapitel	5	Operationen
Gruppe	5-42...5-54	Operationen am Verdauungstrakt
3-Steller	5-43	Inzision, Exzision und Resektion am Magen
4-Steller	5-437	(Totale) Gastrektomie
5-Steller	5-437.0	... mit Ösophagojejunostomie analog Billroth II und ohne Reservoirbildung
6-Steller	5-437.02	... und mit Exzision einzelner Lymphknoten des Kompartimentes II oder III
Beispieltext:	5-443.0	**Erweiterte Gastrektomie** mit Ösophagojejunostomie analog Billroth II und ohne Reservoirbildung und **mit systematischer Lymphadenektomie**

Für die Nutzung des ICPM-basierten Operationenschlüssels empfiehlt sich neben dem wichtigsten Teil, nämlich dem systematischen, auch ein alphabetisches Verzeichnis, das bisher allerdings nur in einer nichtamtlichen Verlagsausgabe vorliegt [Deutscher Ärzteverlag 1996].

Prozedurenklassifikationen müssen wegen der schnellen Weiterentwicklung medizinischer Techniken und Maßnahmen zentral organisiert und aktuell in enger Zusammenarbeit mit den wissenschaftlichen medizinischen Gesellschaften gepflegt werden, wozu eine kooperationsbereite, fachlich kompetente und anerkannte Institution zu schaffen ist. Auch andere medizinische Klassifikationen sind von einem solchen **medizinischen Klassifikationszentrum** zu betreuen, wie es die GMDS bereits 1991 vorgeschlagen hat. Ein erster Schritt in diese Richtung kann die 1995 durch das Bundesministerium für Gesundheit erfolgte Berufung des "Kuratoriums für Fragen der Klassifikation im Gesundheitswesen" (KKG) sein.

2.5.4.5 Internationale Klassifikation der Schädigungen, Fähigkeitsstörungen und Beeinträchtigungen (ICIDH)

Die Internationale Klassifikation der Schädigungen, Fähigkeitsstörungen und Beeinträchtigungen *(ICIDH: International Classification of Impairments, Disabilities, and Handicaps)* wurde von der WHO erstmals 1980 zu Testzwecken veröffentlicht. Sie klassifiziert die **Folgen von Krankheiten**, die in der ICD wenig berücksichtigt sind. Das der ICD zugrundeliegende, von den Infektionskrankheiten abgeleitete Krankheitsmodell kann durch die Sequenz "Ätiologie >> Pathologie >> Manifestation" beschrieben werden und sieht im wesentlichen die Konsequenzen Heilung oder Tod vor. Man erkannte, daß vor allem für die chronischen, progressiven und irreversiblen Gesundheitsstörungen folgende Erweiterung des Modells nötig ist: "Krankheit >> Schädigung >> Fähigkeitsstörung >> Beeinträchtigung".

Die WHO hat daher mit der ICIDH eine andersartige Klassifikation entwickelt, die in drei getrennten Achsen die Verschlüsselung der Schädigungen, Fähigkeitsstörungen und Beeinträchtigungen erlaubt.

Beispielsweise sind die Schädigungen in neun Kapiteln unterteilt in intellektuelle, andere psychische, sprachliche, Ohr-, Augen-, viszerale, Skelett- und entstellende Schädigungen sowie generalisierte, sensorische und andere Schädigungen.

Die vollständige Verschlüsselung erfordert die Berücksichtigung aller drei Achsen und dabei größtenteils auch aller Kapitel (= mehrfacettige Verschlüsselung), die bis zu vier Stufen tief gegliedert sind.

Die zweite deutsche Ausgabe dieser Klassifikation ist 1995 erschienen. Sie ist umfassend aktualisiert, enthält ein nützliches alphabetisches Verzeichnis und Aufsätze zur Bedeutung und Nutzung speziell für die Rehabilitationsmedizin sowie über alle medizinischen Klassifikationen (mit einer ausführlichen Bibliographie).

2.5.4.6 Systematisierte Nomenklatur der Medizin (SNOMED)

Die Systematisierte Nomenklatur der Medizin *(SNOMED: Systematized Nomenclature of Medicine)* erschien zuerst 1975 in einer Testversion (SNOMED I) in den USA und wurde in einer wesentlich erweiterten Form auf der Grundlage der SNOMED II (1979, Update 1982) von F. Wingert 1984 in deutscher Sprache herausgegeben. Mit ihr wurde erstmals eine "geordnete mehrdimensionale medizinische Nomenklatur" vorgelegt. Die in der Medizin benutzten Begriffe sind darin in den sieben Dimensionen Topographie (T), Morphologie (M), Ätiologie (E [Etiology]), Funktion (F), Krankheit (D [Disease]), Prozedur (P) und Beruf (J [Job]) angeordnet. Die Dimensionen oder Achsen sind weitgehend hierarchisch aufgebaut und mit alphanumerischen SNOMED-Codes von bis zu sechs Stellen versehen.

Beispiel: X-Chromosom = TYX12X. Das den semantischen Bezugssystemen in Form von Achsen der SNOMED zugrundeliegende Aussagemodell lautet: Prozedur (P) wegen morphologischer Veränderungen (M) mit Funktionsstörung (F), bedingt durch ein ätiologisches Agens (E) an einer Lokalisation (T) und verursacht durch Ausübung eines Berufs (J), zusammenfassend bezeichnet als Krankheit (D).

Die manuelle Benutzung der SNOMED ist wegen der komplexen Indizes trotz der vier alphabetischen Register nicht ganz einfach (Beispiele: Appendizitis T66000 M0000, Verdacht auf perforierende Appendizitis SD T66000 M46300, Krankheiten der Appendix D62700, Virusenzephalitis bei einem Waldarbeiter TX2000 M40000 E30000 J63230 bzw. TX2000 M40000 D03500 J63230). Computerverfahren bieten hierzu aber wesentliche Hilfen.

Die SNOMED-Ausgabe Wingerts umfaßt in den sieben Achsen ca. 81000 Bezeichnungen mit Synonymverknüpfungen und Hilfen zur Homonymauflösung. In den zunächst disjunkt nebeneinander zu führenden Achsen können die Bezeichnungen mit 17 verschiedenen syntaktischen Links verknüpft werden, z. B.: DT = infolge, FO = Folge von, FB = gefolgt von. Es können auch Informationsqualifikatoren, z. T. dimensionsspezifisch, den Eintragungen beigefügt werden (z. B. PH = Patientenvorgeschichte von, NE = kein Anzeichen für, EO = Anzeichen für).

Die SNOMED ist **vor allem für wissenschaftliche Auswertungen** hervorragend geeignet. Aufgrund ihrer multiaxialen Struktur ist es beispielsweise leicht möglich, in einer mittels der SNOMED indexierten Patientendatenbank alle Entzündungen, Neubildungen und/oder Operationen eines bestimmten Organs zu selektieren. Die detaillierte Verschlüsselung nach der SNOMED stellt deshalb für klinische Dokumentationen eine ideale Ergänzung zu den klassifizierenden Verschlüsselungen nach ICD, OPS-301 u. ä. dar.

Nach jahrelangen Vorarbeiten konnte 1993 die vierbändige *SNOMED International* (SNOMED III) publiziert werden [Côté, Rothwell et al.]. Sie bezieht nun auch die Veterinärmedizin ein *("The Systematized Nomenclature of Human and Veterinary Medicine")*. Für diese Neuausgabe wurden die aktuellen Auflagen der wichtigsten (US-amerikanischen) medizinischen Klassifikationen und Nomenklaturen berücksichtigt. Die bisherige Achse E = Ätiologie ist in drei Achsen geteilt worden: C = Chemikalien, Medikamente und biologische Produkte, A = physikalische Agenzien, Kräfte und Tätigkeiten, L = lebende Organismen. Die Informationsqualifikatoren, syntaktischen Links und Zeitmodifikatoren wurden in der neuen Dimension "Modifikatoren" zusammengefaßt, und für den "sozialen Kontext" wurde eine eigene Achse eingerichtet, so daß die SNOMED nun elf Dimensionen oder Achsen hat. Die Notationen bestehen jetzt aus den Zeichen 0-9 und A-F. Die Krankheitsdimension (D) ist nunmehr als Klassifikation angelegt und enthält eine nahezu komplette Kreuzverweisung zur ICD-9-CM. Der Umfang wurde auf 133000 Begriffe erweitert. Eine deutsche Ausgabe ist in Arbeit.

2.6 Medizinische Register

Ein medizinisches Register entsteht oft auf der Grundlage einer standardisierten Basisdokumentation bei einer Totalerhebung eines medizinisch abgegrenzten Untersuchungs- oder Behandlungskollektivs (z. B. Tumorpatienten). Es sollen damit in der Regel patientenübergreifende quantitative und qualitative Aussagen zur Epidemiologie bzw. zur Symptomatik und zum Verlauf von Krankheiten ("Klinik") des speziellen Kollektivs gewonnen werden. Die meisten dieser Register sind **Krankheitsregister** zur Status- und Verlaufsbeschreibung eines bestimmten Krankheitsbildes. Sie werden für einige seltenere Erkrankungen (z. B. Knochensarkome, Mukoviszidose) bundes- und sogar weltweit hochstandardisiert und zentral geführt. Tumorregister und andere große Krankheitsregister werden per Computer gepflegt und mit Datenbankmanagementsystemen verwaltet.

In einem **klinischen Register** werden bestimmte Patienten eines Krankenhauses erfaßt. Es erlaubt nur Aussagen über dieses klinische Kollektiv, während ein **epidemiologisches Register** alle Patienten einer Region dokumentieren soll und epidemiologische Kenngrößen wie Inzidenz und Prävalenz einer Krankheit liefern kann. Klinische Register dienen auch der Nachsorgeorganisation, der Betriebsablaufsteuerung, der Fallkostenkalkulation und ähnlichen administrativen Belangen.

Die **Tumorregister** sind besonders weit verbreitete klinische oder epidemiologische Register. Sie bauen auf einer Tumorbasisdokumentation auf, die für die Ersterhebung des Tumorfalls, für die Folgeerhebungen während des Krankheitsverlaufs und für die Abschlußerhebung jeweils einen speziellen Datensatz bereitstellt. In Deutschland ist die Tumorbasisdokumentation von der Arbeitsgemeinschaft Deutscher Tumorzentren (ADT) standardisiert worden und erlaubt, sofern die zugehörigen Register damit korrekt und vollständig gefüllt werden, Schätzungen zu Inzidenz, Prävalenz, Überlebenszeit etc., gegliedert nach Tumorart, -lokalisation, -stadium und -grad, dem Alter bei Diagnose etc. Einige Tumorregister haben einen speziellen Charakter:

Zum Beispiel ist das dänische Krebsregister ein reines Inzidenzregister. Das Kinderkrebsregister in Mainz erlaubt Inzidenz- und Überlebenszeitschätzungen kindlicher Malignome in Deutschland. Die Krebs-Nachsorgeregister einiger Kassenärztlicher Vereinigungen sollen die Nachsorge besser organisieren und haben nur geringe epidemiologische Ziele.

Bei der Nutzung medizinischer Register sind deren Grenzen zu beachten. Diese Register können in aller Regel nicht wie bei klinischen Studien unter sorgfältig kontrollierten Bedingungen Ziel- und Einflußvariable mit definierten Ein- und Ausschlußkriterien erfassen und über lange Zeiten konstant halten. Dementsprechend sind keine Ursache-Wirkungsaussagen aus Registern herzuleiten. Allerdings lassen sich Hinweise dazu gewinnen und diese Hypothesen dann in sorgfältig geplanten klinischen oder epidemiologischen Studien prüfen.

Medizinische Register können wichtige Planungsdaten für wissenschaftliche Studien liefern, insbesondere zu Fallzahlen, Follow-up-Häufigkeiten, Überlebensdauer, Altersverteilung, Multimorbidität, Verlegungsfrequenz etc.

Register können meistens keine Kontrollgruppe für eine kontrollierte klinische Studie im nachhinein liefern, da diese sogenannten historischen Kontrollen in aller

Regel nicht beobachtungs-, struktur- und behandlungsgleich zu den Patienten der eigentlichen Beobachtungsgruppe gewählt werden können. Medizinische Register können aber das Krankheitsgeschehen insgesamt in einer Klinik oder Bevölkerungsgruppe besser repräsentieren als hochselektive Studien, die z. B. alle Patienten mit Nebendiagnosen oder Vorbehandlungen ausschließen.

3 Medizinische Linguistik

Josef Ingenerf

Die Medizinische Linguistik identifiziert und beschreibt Prinzipien zur Sprachverarbeitung in der Medizin. Sie verwendet (formale) Methoden und Werkzeuge, insbesondere der Informationslinguistik, zur Modellierung sprachverarbeitender Systeme mit dem Ziel, diese zu beschreiben, zu analysieren, zu bewerten und zu konstruieren.

Medizinisch-linguistische Methoden werden in verschiedensten Anwendungsszenarien eingesetzt: Spracherkennung, Inhaltserschließung, Rekonstruktion begrifflicher Ordnungssysteme, Wissensakquisition, Textgenerierung, Erstellung von klinischen und Literatur-(Hypertext)-Dokumenten, Hypertextsysteme, Lernsysteme und maschinelles Lernen.

Dieser Beitrag diskutiert die Medizinische Linguistik im Dienste der Medizinischen Dokumentation (s. Kap. 2). Neben einigen linguistischen Grundlagen werden insbesondere die Aufgabenstellungen und Probleme der medizinischen Anwendung identifiziert sowie Methoden, Werkzeuge und Anwendungssysteme zu ihrer Bewältigung aufgezeigt.

3.1 Erfordernis einer differenzierten Sicht medizinischer Dokumentation

Daten zur Beschreibung von Objekten liegen in unterschiedlicher Form vor. Demgemäß gibt es z. B. für die Diagnose eines "Karpaltunnelsyndroms" mehrere Beschreibungsvarianten (Tab. 3-1).

Es handelt sich um **einzelfallorientierte Beschreibungen** wie beim Befund-Freitext, beim strukturierten Befund, beim Bild, bei der Kurzdiagnose sowie bei dessen Kodierung gemäß der SNOMED (Systematische Nomenklatur der Medizin). Sie enthalten Angaben zu Werten bestimmter Merkmale eines Patienten. Sie sind frei umschrieben, explizit vordefiniert, implizit in Form eines Bildes vermittelt, kurzgefaßt oder standardisiert. Schwierigkeiten bereiten Zeitabhängigkeiten (z. B. Stadiumangaben), Unsicherheiten (Was sind brennende Schmerzen?) sowie Umstände der Erfassung (Wer hat mit welchen Methoden diagnostiziert?).

Tab. 3-2: Beschreibungsvarianten eines Karpaltunnelsyndroms

Befund-Freitext	Am 22.9.1994 wurde der Patient (Nr. 35744) mit brennenden Schmerzen im Medianusbereich der Hand eingeliefert. Es wurde ein Engpasssyndrom des Nervus medianus der rechten Handwurzel diagnostiziert.
Strukturierter Befund	*Titel:* Hauptdiagnose *Organobjekt:* Nervus medianus *Typ:* Diagnose *Pathologie:* Kompressionssyndrom *Pat.-Nr.:* 35744 *Fall-Nr.:* 1 *Grad:* 2 *Datum:* 22.9.1994 *Region:* Carpus *Organsystem:* Nervensystem *Überregion:* obere Extremität *Untersystem:* peripheres Nervensystem *Lok.transversal:* palmar *Lateralisation:* rechts
Bild	
Kurzdiagnose	KTS, N medianus, carpal, palmar, rechts
SNOMED-International	**DA-43020** Carpal tunnel syndrome (**is_a** peripheral nerve disorder) → Die SNOMED-International wurde noch nicht ins Deutsche übersetzt.
ICD-9	**354.0** Karpaltunnelsyndrom (**ist_eine** Mononeuropathie oberer Gliedmaßen)
Duden: Wörterbuch medizinischer Fachausdrücke.	Karpaltunnelsyndrom: Schädigung des Endastes des Nervus medianus in Höhe des Karpaltunnels, vor allem durch Druckwirkung, mit anschließendem Schwund der Daumenballenmuskulatur.
Pschyrembel	*Karpaltunnelsyndrom:* **syn.** Medianuskompressionssyndrom, genuine Daumenballenatrophie; durch mechan. Kompression des N. medianus im Karpaltunnel hervorgerufene Atrophie der von ihm innervierten Daumenballenmuskulatur sowie Sensibilitätsstörung der Hohlhand u. Finger 1-3 einschließlich der radialen Seite des 4. Fingers. **Vork.:** insbes. bei Frauen zw. 40 u. 50 Lebensjahr. → weitere Angaben über **Diagnostik, Differentialdiagnose, Therapie.**

Weiterhin handelt es sich bei der Kodierung gemäß der ICD um eine **einzelfallüber-
greifende Beschreibung.** Schließlich beschreiben der "Duden" und der "Pschy-
rembel" sowie die SNOMED und die ICD als begriffsorientierte Vokabularien
einzelfallunabhängiges Wissen bzgl. eines Karpaltunnelsyndroms.

Neben den in Abschn. 3.3 präzisierten sprachlichen Phänomenen sind zunächst
diese Beschreibungsvarianten u. a. hinsichtlich ihrer Mehrfachverwendung zu
berücksichtigen. Insbesondere die Medizin als empirische Wissenschaft verlangt
eine Sicherstellung der Vergleichbarkeit dokumentierter Sachverhalte: einerseits
einzelfallorientiert bzw. kasuistisch, um ähnliche Sachverhalte wiederzufinden,
andererseits einzelfallübergreifend bzw. kategorisiert für eine valide Erkenntnisgewinnung mittels statistischer Auswertungen. Typisch für die Medizin, aber
gleichzeitig methodisch schwierig ist die Tatsache, daß ein Großteil der im klinischen Alltag für die konkrete Patientenversorgung kasuistisch erhobenen und
dokumentierten Sachverhalte für spätere statistische Auswertungen wiederver-
wendet werden soll (und oft aus ethischen Gründen auch muß). Der Nutzen und
die Interpretierbarkeit solcher retrospektiven Auswertungen hängt von der Art
und Güte der Dokumentation ab. Wichtig sind möglichst sorgfältige prospektive
Festlegungen der gewünschten Fragestellungen, denn nur so kann die Vergleichbarkeit und Reproduzierbarkeit zur Ableitung interessierender Aussagen sichergestellt werden. Schließlich geht derart gesichertes Wissen in die Literatur und in für
rechnergestützte Entscheidungsunterstützung aufbereitete Wissensbanken ein. Alle
diese Anwendungen werden nicht unabhängig voneinander durchgeführt, sondern
hängen notwendigerweise miteinander zusammen (s. Abb. 3-1).

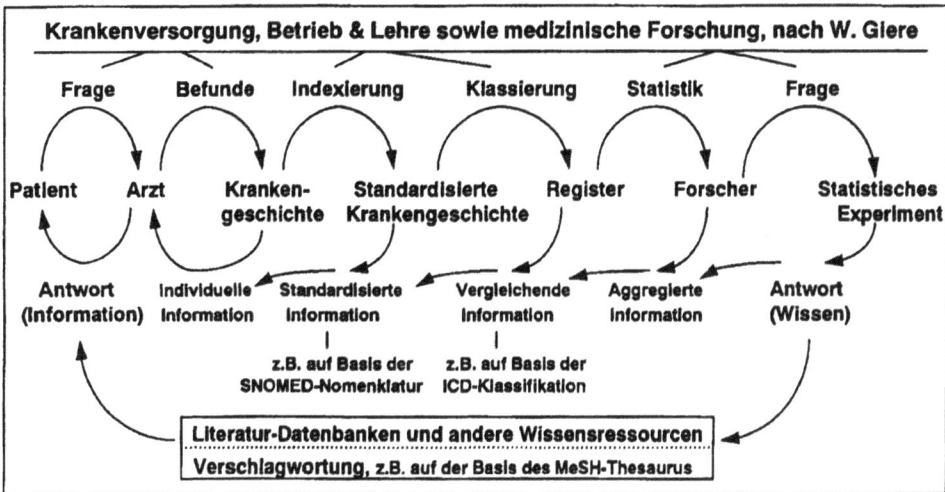

Abb. 3-1:   Dokumentation in medizinischer Versorgung und Forschung

Warum ist nun eine differenzierte Sicht medizinischer Dokumentation für die Medizinische Linguistik so wichtig? Die verwendete Terminologie sowie die formulierten Texte in allen Anwendungen (z. B. in Tab. 3-1) sind jeweils die gleichen. Jedoch bedingen die spezifischen Randbedingungen den Einsatz verschiedener medizinisch-linguistischer Methoden. Legt man etwa das Augenmerk auf die verwendeten Ordnungssysteme zur Standardisierung der Terminologie, so zeigt sich nicht zufällig eine Verwendung verschiedener Systeme. Für die patientenspezifische Standardisierung wird die Systematische Nomenklatur der Medizin (SNOMED) und für die patientenübergreifende Klassierung die Internationale Klassifikation der Krankheiten (ICD) verwandt. Für klinische Studien werden spezifische Systeme entwickelt. Für die Verschlagwortung von medizinischer Literatur (MEDLINE-Datenbank) werden die Medical Subheadings (MeSH) eingesetzt und für die Repräsentation von Wissensbasen arbeitet man momentan an geeigneten Wissensrepräsentationsformalismen. Schließlich führt der Wunsch nach Austausch und Wiederverwendung von Daten und Wissen zu einer der ambitioniertesten Anstrengungen in diesem Bereich, nämlich dem Unified Medical Language System (UMLS)-Projekt in der National Library of Medicine in USA.

3.2 Allgemeine begriffliche Grundlagen

Nachfolgend werden für das Verständnis der Medizinischen Linguistik wesentliche linguistische Grundlagen erläutert.

3.2.1 Beteiligte Disziplinen

Die Medizinische Linguistik verwendet die Methoden und Werkzeuge der **Informationslinguistik**. Die Informationslinguistik verbindet Anwendungen und Methoden der Linguistik bzw. der Computerlinguistik mit Verfahren und Erkenntnissen der Informatik und Informationswissenschaft. Während die Informatik den Computer als Instrument der Daten- bzw. Informationsverarbeitung in den Vordergrund stellt, untersucht die Informationswissenschaft Fragen der bedürfnisadäquaten Sammlung, Verarbeitung und Nutzung von Wissen; genauer dessen informationeller Erarbeitung und Verwertung in praktischen Situationen der Fachkommunikation.

Es ist in diesem Zusammenhang nützlich, zwischen der Kommunikation mittels Sprache in Form von Nachrichten, der syntaktischen Kodierung von Sprache als Daten, der semantischen Repräsentation bzw. Bedeutung von Sprache als Wissen und der pragmatischen Interpretation von Sprache als Information zu unterscheiden. Während also Wissen eher auf einen statisch gesicherten Bestand an Fakten und Modellen über einen Gegenstandsbereich hinweist, wird unter Information dessen Verwendung in kommunikativen Kontexten verstanden.

Die (theoretische) **Linguistik** wiederum entwickelt Theorien zur Beschreibung und Erklärung von Mechanismen, die (menschliches) Sprechen und Verstehen einer Sprache ermöglichen. Die **Computerlinguistik** dagegen beschäftigt sich mit gegebenenfalls sprachtheorieunabhängigen, algorithmisierbaren Sprachbeschreibungen und Verarbeitungsmodellen.

Zum besseren Verständnis ist es dabei hilfreich, auf das von Chomsky eingeführte Begriffspaar Kompetenz / Performanz zu rekurrieren. Während man hier unter Performanz die tatsächliche sprachliche Leistung versteht, meint Kompetenz die potentielle Verfügung über einen Mechanismus zur Erzeugung unendlich vieler sprachlicher Ausdrücke bei Kenntnis eines endlichen Alphabetes und endlich vieler Ersetzungsregeln. In diesem Sinne orientiert sich die Informationslinguistik im Gegensatz zur Computerlinguistik eher an performanzorientierten Ansätzen.

Als Extreme seien ferner noch die **linguistische Datenverarbeitung,** die sich mit der performanz-orientierten Sammlung und statistischen Auswertung von Sprachdaten beschäftigt und die sprach-orientierte Künstliche Intelligenz erwähnt, die Sprachverarbeitung als einen wissensbasierten Prozeß versteht und als ihr wesentliches Forschungsziel kompetenzorientiertes Sprachverstehen definiert.

Schlagwortartig lassen sich **medizinisch-linguistische Ansätze** kennzeichnen durch einen

□ Kompromiß zwischen dem Wunsch nach Flexibilität und Ausdrucksmächtigkeit der Sprache des Benutzers einerseits und dem Wunsch nach standardisierter Beschreibung, einfacher Verarbeitung sowie valider Auswertung andererseits – sowie der These:
□ Mit der Mächtigkeit linguistischer Methoden steigt die Präzision der inhaltlichen Rekonstruktion und Repräsentation von Texten. Die im einzelnen erforderliche Präzision hängt von den Anforderungen bzgl. der gewünschten Nutzung und Weiterverarbeitung ab.

Selbstverständlich sind es nicht gänzlich andere Methoden und Techniken, die hier zum Einsatz kommen. Soweit möglich, sollten etablierte Instrumente genutzt werden. Es ist im Einzelfall zu prüfen, inwieweit Anpassungen oder gar Neuentwicklungen erforderlich sind. Dabei steht das Verhältnis zwischen Aufwand und Nutzen bezüglich des zu bearbeitenden Problems sowie der vorhandenen Ressourcen im Vordergrund. Hinzu treten allgemeine Kriterien des Software Engineerings wie Benutzerfreundlichkeit, Robustheit und Verläßlichkeit, Portabilität und Anpaßbarkeit, Effizienz und Korrektheit, Evaluierbarkeit und Wartbarkeit.

3.2.2 Medizinische Fachsprache

Sprache ganz allgemein ist definiert als ein System von gesprochenen bzw. geschriebenen Zeichen zum Zwecke der Kommunikation, die nach festgelegten Gesetzmäßigkeiten zu größeren Einheiten wie etwa Silben, Wörtern, Phrasen, Sätzen oder ganzen Texten kombiniert werden. **Natürliche Sprachen,** wie z. B. die deutsche Sprache, sind historisch gewachsene offene Sprachen, deren Regeln den Gebrauch widerspiegeln, ohne notwendigerweise bekannt zu sein. **Künstliche Sprachen,** wie z. B. Programmier-sprachen, dagegen sind konstruierte Systeme, die mittels eines Vokabulars und einer festgelegten Menge von grammatikalischen Regeln als festgelegte Menge von Sätzen ableitbar sind.

Medizinische Fachsprachen lassen sich zwischen den natürlichen und formalen Sprachen ansiedeln. Sie teilen einerseits wichtige Struktureigenschaften von im allgemeinen mehreren natürlichen Sprachen (z. B. Deutsch, Latein) und zeichnen sich andererseits wie die formalen Sprachen durch eine höhere, im allgemeinen nichtredundante Kompaktheit sowie einer aufwendigeren und präziseren Begriffssemantik aus. Die kompakte, nüchterne Form der sprachlichen Beschreibung von Sachverhalten ist symptomatisch für Fachsprachen. Sie haben üblicherweise eine substantivierte Form passivistischer Sätze und das Subjekt der jeweiligen Aktiv-Form bleibt ungenannt. Verben fehlen also im allgemeinen.

Beispiel: "Der Patient hat/leidet unter ..."
         "vordere Kreuzbandruptur, rechtes Kniegelenk"
         "Das Zellbild zeigt" (bei Gutachten in der Pathologie)
         "Adenokarzinom des Ovars mit Stenosierung des Sigmas und intraabdominaler
         Metastasierung".

Die starke Tendenz zur Nominalisierung äußert sich in zum Teil grammatikalisch
falschen Strukturen (Telegrammstil) sowie in den für das Deutsche sehr typischen
Wortzusammensetzungen, insbesondere den Komposita. Kennzeichnend ist auch
die starke Dominanz von semantischen gegenüber syntaktischen Strukturen.

3.2.3 Linguistische Beschreibungsebenen mit beteiligten Phänomenen

Phonologie. Die Phonologie beschäftigt sich mit Gesetzmäßigkeiten des Aufbaus
von Phonemen bzw. Lauten als kleinste Grundeinheit gesprochener Sprache.
Entsprechend untersucht die Graphematik die Gesetzmäßigkeiten von Graphemen
bzw. Zeichen als kleinste Grundeinheit geschriebener Sprache. Varianten von
Aussprache und Schreibweise gilt es zu erkennen, um im nächsten Schritt ausgehen
zu können von Wörtern als Einheiten, die als selbständige Bedeutungsträger
anzusehen sind. Zwischen gesprochenen Wörtern wird i. a. eine Sprechpause
gemacht und zwischen geschriebenen Wörtern befindet sich i. a. ein Leerzeichen.

Morphologie. Wörter sind zusammengesetzt aus kleineren sprachlichen Einheiten,
den Morphemen (z. B. Ver-bind-ung-s-linie-n). Man unterscheidet bedeutungstragende Grundmorpheme (z. B. bind, linie), Präfixe (Ver-), Derivationsmorpheme
(z. B. ung), Fugenmorpheme (z. B. s) und Flexionsmorpheme (z. B. n). Die Morphologie im linguistischen Sinne untersucht die Konstruktionsmechanismen von
Wörtern aus solchen Morphemen. Sie kann als die Syntax auf Wortebene betrachtet werden. Die wichtigsten Wortbildungsprinzipien sind Komposition (Bedeutungs-
zusammensetzung), Präfigierung (Bedeutungsmodifikation), Derivation (Wortart-
modifikation, z. B. das Verb "bind-en", das Substantiv "Bind-ung") und die
Flexion (Modifikation der syntaktischen Eigenschaften Kasus, Genus und Numerus eines Wortstammes wie "linie", z. B. "Linie" mit Nominativ-, Femininum-,
Singularendung, "Linien" mit Pluralendung). Man unterscheidet Konjugation von
Verben und Deklination von Substantiven und Adjektiven. Derivation und Flexion
beeinflussen den syntaktisch korrekten Aufbau größerer sprachlicher Einheiten.

Insbesondere durch die enorme Häufigkeit von Komposita in der kompakten
medizinischen Fachsprache kommt der morphologischen Analyse eine sehr große
Bedeutung zu. Man kann nicht davon ausgehen, daß ein zugrundeliegendes Lexikon alle möglichen Komposita und auch Flexionen eines Wortstammes enthält, da
das seinen Umfang sprengen würde. Alternativ zu einem solchen Vollformen-
lexikon legt man deshalb ein Stammformenlexikon zugrunde. Der Nachteil des
letzteren ist allerdings, daß vom Lexikon nicht bekannte Komposita und Flexionen
algorithmisch erkannt werden müssen. Eine entsprechende Zerlegung von Komposita wird auch Dekomposition genannt, eine Abbildung einer flektierten Wort-
form auf ihren Wortstamm nennt man Lemmatisierung. Schwierigkeiten auf der
morphologischen Ebene bereitet das zur Lemmatisierung notwendige linguistische
Wissen bzgl. der Regeln, nach denen Wörter flektieren (mit zugehörigen Angaben

zu Kasus, Genus und Numerus) sowie unregelmäßige lautliche Veränderungen (z. B. Haut, Häute) sowie uneindeutige Wortzerlegungen (Blut-erguß, Bluter-guß) bzw. unmögliche Wortzerlegungen (Hühner-auge) im Falle von Idiomen.

Lexikologie. Im Gegensatz zu verschiedenen Wortformen als wahrnehmbare Einheiten eines Textes spricht man von Lexemen als bedeutungtragende Bezugseinheiten eines Wortschatzes. Nicht bedeutungtragende Einheiten eines Wortschatzes werden als Funktionswörter bezeichnet (z. B. Präpositionen "nach", Konjunktionen "und", Artikel "die"). Ein Lexem kann in Form eines Wortes (z. B. "Haut") oder einer ganzen Phrase (z. B. "Diabetes mellitus") bezeichnet sein. Die Lexikologie beschäftigt sich mit dem Bestand und der Strukturierung eines Wortschatzes bzw. des Lexikons einer Sprache. Sie kann als Semantik auf Wortebene betrachtet werden. Hier müssen insbesondere zwei Bedeutungsaspekte – nämlich Aussagen und Begriffe – unterschieden werden. In einer deskriptiven Aussage wie einem Befundbericht wird etwas über ein bestimmtes Individuum oder einer Gruppe von Individuen als Referenten ausgesagt. Das Verhältnis zwischen dem verwendeten lexikalischen Ausdruck und den Referenten bezeichnet man als Referenz (z. B. die individuelle Haut). Eine solche referentielle Bedeutung ist äußerungsabhängig. Bei erfolgreicher Referenz wird der Ausdruck für den Hörer das Individuum korrekt identifizieren (s. Abs. 3.4.5). Die Lexikologie im engeren Sinne beschäftigt sich mit dem zweiten Bedeutungsaspekt. Der lexikalische Ausdruck wird verstanden als Begriff mit einer prädikativen Funktion, der bestimmte Eigenschaften vermittelt (z. B. die allgemeine Haut). Die begriffliche Bedeutung läßt sich einerseits als Gesamtheit der individuellen Gegenstände auffassen, die unter den Begriff fallen. Man spricht auch von Begriffsumfang oder von extensionaler Begriffsbedeutung bzw. von der aufzählenden Definition von Begriffen (z. B. alle Quadrate, Rhomben und Rechtecke für den Begriff "Parallelogramm"). Andererseits läßt sie sich als Gesamtheit der Merkmale eines Begriffes auffassen, die dem Begriff zukommen. Man spricht auch von Begriffsinhalt, Sinn oder von intensionaler Begriffsbedeutung bzw. von der beschreibenden Definition von Begriffen (z. B. die Merkmale "viereckig" und "parallele gegenüberliegende Seiten" für den Begriff "Parallelogramm"). Intensionale Begriffsbedeutungen werden zur Strukturierung eines Wortschatzes herangezogen und momentan als Grundlage von wissensbasierten Systemen (wozu auch das Sprachverstehen gehört) intensiv erforscht. Dazu ist es erforderlich, Beziehungen zwischen Lexemen einerseits und Beziehungen zwischen Lexem und seiner Bedeutung, dem Begriff, andererseits zu studieren. Bei der Homonymie bezeichnet ein Lexem zwei verschiedene Begriffe, z. B. "Schnekke" für einen Teil des Innenohres und für das Tier. Existiert ein gemeinsamer Bedeutungskern, spricht man von Polysemie, z. B. "Amputation" als Operation und als Unfall. Im Falle der Synonymie wird ein Begriff durch zwei verschiedene Lexeme bezeichnet, z. B. "Nephritis" und "Entzündung der Niere" für die Nierenentzündung. Leider besteht zwischen zwei Lexemen häufig nur eine Quasi-Synonymie, z. B. "Karzinom" und "Krebs". Umgekehrt bezeichnet die Antonymie entgegengesetzte Lexembedeutungen, z. B. "alt" und "jung". Weiterhin bezeichnet die Hyponymie eine hierarchische Ober-/Unterbegriffsbeziehung zwischen zwei Lexembedeutungen. Man unterscheidet die generische hierarchische Beziehung (z. B. die Niere ist ein Organ) und die partitative hierarchische Beziehung (z. B. Niere ist Teil des Urogenitalsystems). Schließlich bezeichnet die Assoziation Zusammenhänge zwischen Begriffen gemäß Ursache und Wirkung oder Krankheit und Ort. Insbesondere durch die Hyponomie-Relation erhält man eine hierarchische bzw. taxonomische Gliederung des Wortschatzes.

Terminologie. Die Beschäftigung mit Sprache im Rahmen von dokumentarischen Anwendungen erfordert über die linguistische Betrachtungsebene hinaus die Einbeziehung von Aspekten wie Standardisierung und Ordnung von Lexemen. Dazu bedient man sich gewisser Definitionstechniken sowie ganz massiv der obengenannten Relationen zwischen Lexembedeutungen. Statt von Lexemen zur Bezeichnung von Begriffen spricht man von Termen, wenn es speziell um die terminologische Bedeutung von Begriffen geht. Die Terminologie beschäftigt sich mit der Menge von Termen und ihren begrifflichen Definitionen eines speziellen Fachgebietes. Eine Menge von Termdefinitionen wird als Vokabular oder Glossar bezeichnet. Eine standardisierte Terminologie wird erschwert durch historische Krankheitsbezeichnungen (z. B. "Lymphdrüsen", die keine sind), Eigennamen bzw. Eponyme (z. B. SIEMENS-Syndrom) und die vielfältigen Vorstellungen, was zu einer Definition gehören soll (s. Duden- und Pschyrembel-Definitionen in Tab. 3-1). Insbesondere für Dokumentationszwecke (hier vor allem für Information-Retrieval-Anwendungen) werden sogenannte kontrollierte, begriffliche Ordnungssysteme entwickelt. Kontrolle meint die Sicherstellung, daß zur Dokumentation genau die (Vorzugs-)Termini eines solchen Ordnungssystems verwendet werden. Solche Termini werden auch als Deskriptoren bezeichnet. Das gewährleistet dem Nutzer der dokumentierten Sachverhalte einen zuverlässigeren Zugriff. Man unterscheidet die Klassifikation als statistisch motivierte streng hierarchische Begriffsordnung, in der es um die eindeutige Zuordnung von Sachverhalten zu einer und genau einer Klasse geht.

Ein Beispiel ist die ICD-Klassifikation. Zusammenfassungen von Sachverhalten unter eine Klasse orientieren sich eher an pragmatischen Gesichtspunkten (z. B. nach Kostenäquivalenz).

Eine Nomenklatur, wie etwa die Nomina anatomica, ist eine systematische Ordnung vorzugsweise von Namen (Individualbezeichnungen), die sich primär an der sprachlichen Bedeutung orientiert. Sie enthält ausführliche Begriffsbeziehungen und verweist auf zulässige Benennungen.

Ein Beispiel ist die SNOMED-Nomenklatur, deren Deskriptoren außerdem nach verschiedenen sogenannten Achsen wie die Topographie, Morphologie, Ätiologie usw. gegliedert sind.

Schließlich enthält ein Thesaurus eine begriffsorientierte Systematik von Deskriptoren und auch in Fachtexten genannte Nicht-Deskriptoren, die in der Regel eher thematisch organisiert sind. Kennzeichnend ist eine massive Verweistechnik von Nicht-Deskriptoren auf zu nutzende Deskriptoren, von denen erwartet wird, daß ein späterer Nutzer nach ihnen sucht.

Beispiel ist der in der Literaturdokumentation verwendete MeSH-Thesaurus zur Verschlagwortung der Literatur in der MEDLINE-Datenbank.

Alle drei Typen von Ordnungssystemen ähneln sich stark in ihrem taxonomischen Aufbau. Sie unterscheiden sich allerdings in wesentlichen Struktureigenschaften wie die jeweils spezifischen Hierarchiebildungen und Verweistechniken (s. Abb. 3-1).

Syntax. Die Syntax beschäftigt sich mit Regeln zum Aufbau größerer sprachlicher Einheiten (etwa Sätzen) aus kleineren Einheiten (etwa Worten). Sie geht aus von

Worten mit bestimmten morpho-syntaktischen Merkmalen wie die Wortart (Substantiv, Adjektiv, Artikel, Präposition, ...), Kasus (Nominativ, Genitiv, Dativ, Akkusativ), Genus (Maskulinum, Femininum, Neutrum) und Numerus (Singular, Plural). Eine Grammatik beschreibt dann Regeln zur sinnvollen und korrekten Kombination dieser Einheiten zu größeren Einheiten zum Zwecke der grammatikalischen Generierung und Analyse von Texten. Eine grammatikalische Analyse eines sprachlichen Ausdrucks auf syntaktische Korrektheit und der Ermittlung der syntaktischen Struktur wird als Parsing bezeichnet. Zum Beispiel sind die Ausdrücke "Niere die und Lunge" und "in das linker Niere" syntaktisch falsch und die Ausdrücke "die Niere und Lunge" und "in der linken Niere" syntaktisch korrekt.

Semantik. Die Semantik untersucht, ausgehend von den Lexemen mit ihrer Basisbedeutung, die Bedeutung von größeren sprachlichen Einheiten und orientiert sich dabei an deren syntaktischen Struktur. Im Gegensatz zu der begriffsorientierten Bedeutungsermittlung im Rahmen der Lexikologie geht es hier primär um die Referenzsemantik. In einem Ausdruck wie "Das Zellbild entspricht einem Mammakarzinom. Es metastasiert." referiert das Pronomen "Es" auf das konkrete Zellbild, auf das durch den Ausdruck "Das Zellbild" verwiesen wird. Im allgemeinen wird durch definite Nominalphrasen ("das Bild"), Eigennamen ("Patient Müller") sowie Pronomen ("der", "es" usw.) referiert. Eine weitere wichtige Aufgabe der Semantik ist die Sicherstellung von sinnvollen, syntaktisch korrekten Ausdrücken. Zum Beispiel ist der Ausdruck "metastasierende Haare" syntaktisch korrekt aber semantisch sinnlos. Eine der wichtigsten Aufgaben ist die Auflösung von Mehrdeutigkeiten, auch Ambiguitäten genannt.

So folgert eine semantische Betrachtung im Ausdruck "Entzündung an (Hand und Fuß)" die korrekte angedeutete Klammerung im Gegensatz zum Ausdruck "(Entzündung an Hand) und Fußpilz" durch Kenntnis der jeweiligen Bedeutungskategorien (z. B. sind Hand und Fuß topographische Angaben).

Schließlich wird der semantisch analysierte Ausdruck in eine oder im Falle der Mehrdeutigkeit in mehrere Bedeutungsrepräsentationen überführt. Das schließt die Offenlegung der sprachlich nur implizit mitgelieferten Bedeutungsanteile ein. Zum Beispiel kann mit dem Ausdruck "Lebermetastase" eine Metastase in der Leber bzw. aus der Leber oder aber eine Metastasierung in die Leber gemeint sein. Besondere Schwierigkeiten für eine solche Bedeutungsrepräsentation bereiten Negationen, Quantoren (z. B. alle, einige, zwei), modale Ausdrücke (möglicherweise, Verdacht auf) und zeitliche Ausdrücke (z. B. erstes, früheres). Deshalb bedient man sich in diesen Fällen geeigneter Repräsentationsformalismen wie der Prädikatenlogik, die insbesondere in der Künstlichen Intelligenz erforscht werden. Eines der sehr häufig verwendeten Prinzipien bei der semantischen Analyse der Bedeutung eines sprachlichen Ausdrucks ist das semantische Kompositionalitätsprinzip. Die Bedeutung von komplexen, nicht lexikalisierten Ausdrücken wird alleine aus der Bedeutung der Teilausdrücke sowie ihrer syntaktischen Verknüpfung in möglichst allgemeingültiger Weise ermittelt.

Pragmatik. Bisher behandelten alle genannten Beschreibungsebenen ausschließlich sprachinterne Phänomene, die alleine am Textmaterial ausgerichtet sind. Die Pragmatik beschäftigt sich mit dem Umfeld, in dem Sachverhalte geäußert und beschrieben werden. Erst die Berücksichtigung von Aspekten wie Äußerungssituation und Sprecherabsicht ermöglicht eine Bewertung der Relevanz für mögliche Schlußfolgerungen und Handlungen. So veranlaßt eine von einem Pathologen getätigte Äußerung bzgl. einer Gewebeprobe eine bestimmte Handlung des einsendenden Operateurs mit entsprechenden Konsequenzen für den Patienten.

3.2.4 Verarbeitung sprachlich formulierter Texte

Oberflächen- und Tiefenstrukturen. Eine Verarbeitung sprachlich formulierter Texte kann sich einerseits an linear organisierten Zeichenketten orientieren, wie sie sich unmittelbar an der Oberfläche darstellen, oder an den darunter verborgenen Strukturen, wie sie sich mittelbar durch syntaktische und semantische Analysen aufdecken lassen. Man spricht beim ersteren von Oberflächenstrukturen, die durch einfache Prozeduren wie die Suche nach Zeichenketten oder Kombinationen von ihnen, Reduktionen und Normalisierungen von Zeichenketten, Ermittlung von Abständen und Reihenfolgen von Zeichenketten sowie Permutation von letzteren und zahlreichen heuristischen und statistischen Betrachtungen bearbeitet werden. Sucht man mit diesem Ansatz nach der Diagnose "Mammakarzinom", so findet man fälschlicherweise auch "Kein Hinweis auf Mammakarzinom". Schließt man Diagnosen, die eine Negation enthalten aus, so verhindert man fälschlicherweise die Diagnose "kein Hinweis für eine Metastase eines Mammakarzinoms". Diese Probleme versucht man bei einem an Tiefenstrukturen orientierten Vorgehen zu vermeiden, indem man möglichst sämtliche in Abs. 3.2.3 genannten Beschreibungsebenen für eine Analyse mit in Betracht zieht.

Inhaltserschließung. Unter Nutzung von Ansätzen der genannten zwei Kategorien gibt es spezielle Anwendungen der Inhaltserschließung von Texten. Die für die Medizin wichtigsten Anwendungen stützen sich auf die obengenannten begrifflichen Ordnungssysteme. Bei Zugrundelegung einer Klassifikation spricht man von einer Klassierung oder einer eindeutigen Zuordnung eines Sachverhaltes zu genau einer vordefinierten Klasse. Im Falle einer Nomenklatur spricht man von einer Indexierung eines Sachverhaltes als eine möglichst getreue Rekonstruktion mit verfügbaren Deskriptoren. Unter Verwendung eines Thesaurus geht es vielmehr um Verschlagwortung i. a. von größeren Texteinheiten wie Literatur als eine voraussehbare Kennzeichnung mit verfügbaren Schlagworten.

Bei allen Varianten wird i. a. den vergebenen Begriffsordnungseinträgen ein systematischer Schlüssel oder Kode vergeben, weshalb man auch von Verschlüsselung oder Kodierung redet. Mit diesen Verfahren werden nur kleine Teile von Texten erschlossen. Aus diesem Grunde und aufgrund von bestimmten strukturellen Mängeln der klassischen Ordnungssysteme wird immer häufiger eine sehr viel ambitioniertere Wissensrepräsentationssprache zur präziseren Modellierung größerer Texteinheiten verwendet. Eine entsprechende inhaltliche Erschließung von Textteilen oder ganzen Texten wird auch **Wissensrekonstruktion** genannt.

Retrieval. Schließlich werden die so aufbereiteten Texte genutzt, insbesondere für eine Suche nach interessierenden Sachverhalten, dem Information-Retrieval. Eine alleine auf einer Oberflächenstrukturierung sich stützende Suche bezeichnet man als Daten-Retrieval. Bei einer Unterstützung durch eine syntaktische und semantische Aufbereitung der Texte spricht man vom Fakten-Retrieval. Erst die Berücksichtigung pragmatischer Aspekte rechtfertigt den Begriff Information-Retrieval im engeren Sinne. Das Suchergebnis soll für den Fragenden gemäß seiner Fragestellung informativ sein. Häufig referieren die untersuchten Textteile wie Titel oder

Diagnosen auf die eigentlichen Ur-Dokumente. Dieses sind Artikel und Bücher im Falle des Literatur-Retrieval und Krankengeschichten im Falle des (Patienten-) Fall-Retrieval.

Beispiel: Das System könnte auf die Frage "Bitte alle unsere Schlaganfälle" Befundberichte oder Bilder mit Titeln wie "Hirnthrombosen" aus der Neurologie-Abteilung oder auf die Frage "Alles mit Schlaganfällen" Literatur mit Titeln wie "Aphasiker lernen zu sprechen" liefern.

Qualitätsmaße. Für die Güte solcher Suchverfahren gibt es Qualitätsmaße. Der Recall bzw. das Vollständigkeitsmaß gibt für eine gegebene Auswertungsfrage den Anteil der gefundenen relevanten Dokumente an den insgesamt im System vorhandenen relevanten Dokumente an. Die Präzision bzw. das Korrektheitsmaß bestimmt für eine gegebene Auswertungsfrage den Anteil der gefundenen relevanten Dokumente, bezogen auf die Anzahl aller gefundenen Dokumente.

3.3 Spezielle linguistische Grundlagen

Aufbauend auf den in Abschn. 3.2 eingeführten allgemeinen begrifflichen Grundlagen werden nunmehr spezielle linguistische Fragestellungen diskutiert.

3.3.1 Wie sagt bzw. schreibt man, was man meint?

Die in Absatz 3.2.3 näher ausgeführten Beschreibungsebenen spiegeln die Mechanismen wider, die dem Sprechen und Schreiben zugrunde liegen und in Tab. 3-2 zusammengefaßt sind.

Tab. 3-2: Beschreibungsebenen und Verarbeitungsschritte von Sprache

Ebene	Eingabe	Verarbeitung	Ausgabe	Bemerkung
Phonologie	Signalmuster	Mustererkennung	Zeichenkette	Äußerung als statistische Einheit
Graphematik	Zeichenkette	Mustererkennung	Wörter	Äußerung als statistische Einheit
Morphologie	Wort	Lemmatisierung, Dekomposition	Morpheme	Wie wurde geäußert?
Lexikologie	Morphem	Lexikonzugriff	lexikalische Kategorien	Was wurde geäußert?
Syntax	lexikalische Kategorien	Parsing	syntaktische Struktur	Wie wurde geäußert?
Semantik	syntaktische Struktur	Interpretation	Bedeutungs-repräsentation	Was wurde geäußert?
Pragmatik	Bedeutungs-repräsentation	Bewertung	Bedeutungs-repräsentation	Warum wurde geäußert ?

3.3.2 Was meint man, wenn man etwas sagt bzw. schreibt?

Ein sprachlich formulierter Sachverhalt oder Begriff liegt im allgemeinen in einer linearisierten gesprochenen bzw. geschriebenen Form vor.

Leider gibt es keine Eins-zu-Eins-Beziehung zwischen solchen Oberflächenstrukturen und ihrer Bedeutung. Auf allen Beschreibungsebenen wird die Erkennung der zugrundeliegenden Tiefenstrukturen durch einige Phänomene gestört:

Mehrdeutigkeit bzw. Ambiguität eines sprachlichen Ausdrucks. Zunächst gibt es Homophone auf phonologischer Ebene (z. B. "sehen", "Seen") und Homographe auf graphematischer Ebene (z. B. "rasen", "Rasen"). Man unterscheidet auf lexikalischer Ebene die Homonymie ohne gemeinsamen Bedeutungskern (z. B. "Herd" für "Küchen-herd" und "Entzündungs-herd") und die Polysemie mit gemeinsamem Bedeutungskern (z. B. "Bruch" für "Knochen-bruch" bzw. "Fraktur" und "Leisten-bruch" bzw. "Hernie"). Besonders problematisch sind metaphorisch gebrauchte Bezeichnungen wie "Hals" in "Schenkel-hals". Der Ausdruck "Entzündung an Hand und Fuß[-pilz]" ist syntaktisch ambig. Der Ausdruck "Das Zellbild entspricht einer Lebermetastase des bekannten duktalen Mammakarzinoms. Es bleibt abzusichern." ist semantisch ambig, da "Mammakarzinom" generisch attributiv zur Charakterisierung oder als referentieller Bezug gebraucht sein kann. Weiterhin enthält er eine referentielle Ambiguität, da "Es" sich auf "Zellbild" oder "Mammakarzinom" beziehen kann. Pragmatisch ambig bleibt es, ob die Aussage für den Operateur Anlaß zur Handlung sein soll oder zunächst weitere Punktate abgewartet werden sollen.

Mehrfache Umschreibungsmöglichkeiten eines Inhaltes. Auf der graphematischen Ebene existieren verschiedene Schreibweisen (z. B. "Fuß", "Fuss" bzw. "Blaeschenbildung", "Bläschen-Bildung"). Morphologisch bedingte Varianten entstehen durch Flektionen ("Kopf", "Köpfe", "Kopfes" bzw. "metastasieren", "metastasiert", "Metastasierung") sowie durch Wortzusammensetzungen ("Laryng-o-trache-o-bronch-itis" aus "Larynx", "Trachea" und "Entzündung" bzw. "Lähmung-s-erscheinung"). Besondere Schwierigkeiten entstehen hier durch Umlautbildung, Fugenmorpheme sowie weitere Modifikationen der Stammform mit Besonderheiten bei lateinischen und griechischen Wortbildungen. Auf lexikalischer Ebene existiert eine Vielzahl u. a. mehrsprachlicher Synonyme (z. B. "Tumor", "Geschwulst", "oma", "Neubildung"). Syntaktisch bedingte Varianten entstehen insbesondere durch Permutation von Wiederholgruppen sowie durch Aktiv- bzw. Passivformen eines Satzes (Paraphrasen). Paraphrasen gibt es auch auf semantischer Ebene (z. B. "Hauptschlagader des Beins", "Oberschenkelarterie") und auf pragmatischer Ebene (z. B. "Kein Anhalt auf Malignität", "Ohne Befund").

Kontextabhängigkeit. Zu den kontextabhängigen Phänomenen zählen diskontinuierliche Strukturen ("Es ist ein ... zu sehen.") auf syntaktischer Ebene und der aufzulösende Skopus von Quantoren und Negationen ("[kein metastasierendes] Karzinom", "[kein metastasierendes Karzinom]") auf semantischer Ebene. Zur letzteren zählen insbesondere die referentiellen Verweise auf bereits eingeführte Objekte (Anaphora) bzw. auf noch einzuführende Objekte (Kataphora) (z. B. "Es [das Mammakarzinom] bleibt abzusichern"), auf Sachverhalte (z. B. "Es ist bekannt, daß ..."), auf Raum (z. B. "hier") und auf Zeit (z. B. "gestern"). Neben

Pronomen gibt es auch andere sprachliche Mittel für einen Verweis (z. B. definite Nominalphrasen "Die Krankheit bleibt abzusichern"), die im übrigen auch satz-übergreifend benutzt werden. Selbstverständlich sind gerade pragmatische Phäno-mene nur mit Annahmen über den textuellen und kommunikativen Kontext lösbar.

Implizitheit. Bereits auf morphologischer Ebene liefern Komposita keine Informa-tionen über die Art der begrifflichen Beziehung zwischen den Teilbegriffen, wie sie durch Präpositionen in der paraphrasierten Version ausgedrückt werden ("Virus-entzündung", "Entzündung wegen Viren"). Auf syntaktischer und semantischer Ebene sind es vor allem die Koordinationen ("Entzündung an Hand und Fuß") und die Ellipsen (z. B. "Ulnarisdurchtrennung", des Nervs oder der Arterie?). Auf pragmatischer Ebene liefern vor allem die Kohäsion (textkonstitutive Relation zur Bindung eines Satzes an den Vortext), die Kohärenz (thematischer Zusammen-hang) sowie Präsuppositionen (z. B. "die Verschattung auf Röntgenbild ist eine pathologische Veränderung") implizites Wissen; s. oben unter Kontextabhängigkeit.

3.3.3 Kann ein Rechner Sprache überhaupt verarbeiten?

Eine Mißachtung all dieser obengenannten Phänomene führt zu Ergebnissen, wie sie bereits in den fünfziger Jahren im Rahmen der maschinellen Übersetzung resultierten. Mit einem im nächsten Absatz unter Punkt a. (einfacher Ansatz) eingestuften Vorgehen, nämlich einer Wort-zu-Wort-Übersetzung, erzielte man den Satz "The vodka is strong but the meat is rotten" als Rückübersetzung des automatisch ins Russische übertragenen Bibelsatzes "The spirit is willing but the flesh is weak".

Nach diesen Erfahrungen ist man sich in der Computerlinguistik einig, daß eine Bewältigung all der Phänomene nur gelingt, wenn man die folgenden Erkenntnisse zur Regelhaftigkeit von Sprache in optimaler Weise computergerecht umsetzt.

Auf phonologischer und graphematischer Ebene liefern statistische Zusammen-hänge solches Wissen (z. B. die Sequenz "tgs" kommt im Deutschen nicht vor). Die morphologischen Merkmale "Kasus", "Genus" und "Numerus" verbieten unzu-lässige Flexionen (z. B. "Eisen" für "Eis"). Sie verlangen auf syntaktischer Ebene Übereinstimmung zwischen grammatikalischen Konstituenten (z. B. "akutes Ent-zündung" ist falsch). Das Verb "entspricht" regiert den Kasus der Folgekategorie ("einer Lebermetastase" im Dativ, s. oben unter Mehrdeutigkeit) und die Referenz-auflösung kann unterstützt werden (z. B. "Es" kann nicht auf "Lebermetastase" verweisen). Eine "Metastasierung des Karzinoms in der Leber" und eine "Meta-stasierung des Karzinoms in die Leber" kann unterschieden werden. Grammati-kalisches Wissen beschreibt zulässige syntaktische Strukturen. Begriffliches Wissen bzgl. der Lexeme und Valenzeigenschaften von Verben und Präpositionen (Kasus-rahmen) erlauben auf semantischer Ebene die Formulierung von Selektions-restriktionen zur Vermeidung von "Leisten-fraktur", "gemischtes Auge", "schwer-höriges Blut" und "Infektion am Fußpilz". Auf pragmatischer Ebene existiert in der Regel Domain- und Diskurswissen, z. B. daß der Neurologe an Ursachen von Lähmungen interessiert ist.

3.3.4 Wie verarbeitet ein Rechner Sprache?

Wie bereits in Abs. 3.2.4 angedeutet wurde, gibt es einerseits die Ebene der Oberflächenstrukturen und andererseits die Ebene der Tiefenstrukturen, von denen eine rechnergestützte Verarbeitung von Sprache ausgehen kann. Bezüglich der verwendeten Theorien und Verarbeitungsmodelle lassen sich unterscheiden:

a. **einfache informationslinguistische Ansätze**, d. h.

   – Schwerpunkt auf phonetischer, graphematischer, morphologischer und lexikalischer Ebene,
   – eher orientiert an der linearen Oberflächenstruktur,
   – eher performanzorientierte, heuristische Methoden zur Mustererkennung, Ähnlichkeitsbewertung, Relevanzbewertung, Text-Transformation (Reduktion, Normalisierung, ...),
   – entspricht dem Zeichenketten- bzw. Mengen-Ansatz nach.

b. **differenzierte informationslinguistische Ansätze**, d. h.

   – Schwerpunkt auf syntaktische, semantische und pragmatische Ebene,
   – eher orientiert an der strukturierten Tiefenstruktur,
   – eher kompetenzorientierte, linguistische Methoden zur grammatikalischen und wissensbasierten Sprachbeschreibung, nutzen i. a. das semantische Kompositionalitätsprinzip,
   – entspricht dem Struktur-Ansatz bei.

Die unter b. aufgeführten differenzierten Ansätze sollen an dieser Stelle kurz skizziert werden. Zur syntaktischen Analyse verwendet man im allgemeinen Grammatiken als Regelsysteme, die den Aufbau von korrekten sprachlichen Ausdrücken erlauben.

Für eine semantische Analyse notiert man insbesondere die Hyponymie-Relation ("<"), die Synonymie-Relation ("=") und weitere Relationen zwischen Begriffen (z. B. hat_Subjekt). Unter Verwendung der Grammatik-Regeln aus Tabelle 3-3 läßt sich der Ausdruck "das Mammakarzinom wächst infiltrativ" mit dem Subjekt "das Mammakarzinom" und dem Prädikat "wächst infiltrativ" ableiten. Die Kategorien der linken Seite müssen jeweils ersetzt werden durch eine Aneinanderreihung der Kategorien der rechten Seite solange, bis der gewünschte Satz abgeleitet ist. Die zu ersetzenden Kategorien der Grammatik-Regeln heißen auch Nonterminals und die schließlich am Ende ersetzten Worte aus dem Lexikon heißen auch Terminals einer Grammatik. Die Sätze "der Patient nennt einen stark stechenden Schmerz" oder "das Zellbild zeigt ein duktales Mammakarzinom" lassen sich ebenso ableiten. Die Syntax verbietet Sätze wie "das Mammakarzinom wächst einen Schmerz" aber auch von Sätzen wie "der Patient zeigt Schmerzen". Beim letzteren muß sukzessive die Grammatik ausgebaut werden. Die semantische Repräsentation verhindert die fälschliche Ableitung von Ausdrücken wie "der Patient verspürt einen infiltrativ brennenden Schmerz", "das Tier nennt einen Schmerz" oder "das Zellbild verspürt ein brennendes Mammakarzinom", da die syntaktischen Partner in der jeweiligen Relation semantisch nicht erlaubt sind.

3.3.5 Weitere semantische Beschreibungsformalismen

Zum Teil ist eine Inhaltserschließung auf der Basis von Ordnungssystemen vom Gesetzgeber vorgeschrieben, z. B. wird mit dem Gesundheitsstrukturgesetz die Kodierung von Diagnosen nach der 4-stelligen ICD-Klassifikation und der Prozeduren nach der Internationalen Klassifikation der Prozeduren und Maßnahmen (ICPM) vorgeschrieben. Damit eröffnet sich ein breites Anwendungsfeld für die Medizinische Linguistik (s. Abschn. 3.5).

Tab. 3-3: Beispiel von Grammatik-Regeln, Lexikon und einer semantischen Repräsentation

Grammatik-regeln	SATZ	→	SUBJEKT + PRÄDIKAT
	PRÄDIKAT	→	VERB (transitiv) + OBJEKT
	PRÄDIKAT	→	VERB (intransitiv) + ADVERB
	SUBJEKT	→	NOMINALPHRASE
	OBJEKT	→	NOMINALPHRASE
	NOMINALPHRASE	→	ARTIKEL + ADJEKTIV + NOMEN
	NOMINALPHRASE	→	ARTIKEL + NOMEN
	ADJEKTIV	→	ADVERB + ADJEKTIV
Vollformen-Lexikon der Grammatik	NOMEN	→	Mammakarzinom, Patient, Schmerz, Zerrbild, ...
	VERB (transitiv)	→	nennt, verspürt, zeigt, ...
	VERB (intransitiv)	→	wächst, ...
	ADJEKTIV	→	brennenden, duktalen, stechenden, ...
	ADVERB	→	infiltrativ, stark, enorm, ...
	ARTIKEL	→	das, der, die, ein, eine, einen, keinen, ...
Semantische Repräsentation	LEBEWESEN	<	TOP
	GEGENSTAND	<	TOP
	ZUSTAND	<	TOP
	TIER	<	LEBEWESEN
	PATIENT	<	LEBEWESEN
	ZELLBILD	<	GEGENSTAND
	MAMMAKARZ.	<	ZUSTAND / hat_Adjektiv DUKTAL
	SCHMERZ	<	ZUSTAND / hat_Adj. STECHEND, BRENNEND
	...		
	STECHEND / hat_Adverb STARK		
	BRENNEND / hat_Adverb STARK		
	STARK	=	ENORM
	...		
	NENNT / hat_Subjekt PATIENT		
	VERSPÜRT / hat_Subjekt LEBEWESEN		
	WÄCHST / hat_Adverb INFILTRATIV		
	ZEIGT / hat_Subjekt TOP		

Aufgrund von Mängeln dieser bislang hauptsächlich manuell benutzten existierenden Ordnungssysteme für Zwecke, die über das bloße Retrieval hinausgehen, arbeitet man momentan an Transformationen in geeignete semantische Repräsentationssprachen.

☐ Befreiung von den Defiziten der natürlichen Sprache, in der sie üblicherweise verfaßt sind, z. B. das Notieren der Relationen "hat_Subjekt" oder "hat_Adjektiv in Tab. 3-3".
☐ Trennung von generischer und partitativer Relation, z. B. GELENKKOPF ist_Teil_von GELENK; GELENKKOPFFRAKTUR ist_eine FRAKTUR.
☐ Automatische Prüfbarkeit von Redundanzfreiheit und Konsistenz, z. B. existiert NIERENENTZÜNDUNG als auch ENTZÜNDUNG und NIERE alleine.
☐ Ausnutzung der Möglichkeit einer Vererbung von semantischen Merkmalen, z. B. VERSPÜRT / hat_Subjekt LEBEWESEN, d. h. es gilt auch: VERSPÜRT / hat_Subjekt PATIENT.
☐ Formulierung von Schlußfolgerungsregeln, z. B. ZWERCHFELL-KONTUR / hat_Adjektiv GLATT, dann gilt auch: ZWERCHFELL-KONTUR / hat_Adjektiv NORMAL.
☐ Möglichkeit des automatischen Einordnens von neuen komplexen Begriffen in eine Taxonomie aufgrund der Konzeptdefinition, formuliert in einer Repräsentationssprache.

Eine solche für medizinische Zwecke entwickelte terminologische Wissensrepräsentationssprache ist die GRAIL-Sprache.

Sie wird im EG-geförderten Projekt "GALEN" (Generalized Architecture for Language Encyclopaedias and Nomenclatures in Medicine) für verschiedenste Anwendungen wie multilinguale Sprachverarbeitung, formulargestützte Dokumentation und wissensbasierte Entscheidungsunterstützung eingesetzt. Das Hauptziel besteht in der rechnergestützten Antwort auf die Frage "What is sensible to say?"

Einen anderen Weg geht das sehr ambitionierte UMLS (Unified Medical Language System)-Projekt, das von der National Library of Medicine (NLM) 1986 initiiert wurde. Es geht um eine rechnergestützte Integration und Bereitstellung von Daten und Wissen verschiedenster Quellen. Insbesondere die "Cross-Referenzierung" zwischen den meisten gängigen begrifflichen Ordnungssystemen sowie der Zugang zu Information über einen sogenannten "Metathesaurus" sind für die Praxis sehr wichtige Aufgabenstellungen.

Beispiel: "Gesucht wird die zur ICD-Klasse 170.7 relevante Literatur aus der MEDLINE-Datenbank". Das gesamte, sehr komplexe Informationssystem ist auf CD-ROM lauffähig und wird momentan erprobt.

3.4 Ausgewählte Ansätze für die medizinische Sprachverarbeitung

Die eingesetzten Methoden zur Sprachverarbeitung in der Medizin orientieren sich, wie bereits in Abschnitt 3.1 ausgeführt, an der Weiterverarbeitung und Nutzung der bearbeiteten Dokumente. Von zunehmender Wichtigkeit ist dabei auch eine Qualitätskontrolle der Dokumentation, die sich im wesentlichen auf Plausibilitätskontrollen stützt. Es lassen sich zwei Prinzipien der Erstellung und Aufbereitung von Texten unterscheiden mit jeweils spezifischen Vor- und Nachteilen. Das ist zum einen die strukturierte Dateneingabe mit sofort möglicher Kodierung, Plausibilitätskontrolle und möglicher Sprachgenerierung und zum anderen die freitextliche Eingabe mit anschließend notwendiger Sprachanalyse für den Fall, daß eine Erschließung basierend auf kontrollierten Begriffsordnungssystemen sowie darauf basierenden Plausibilitätskontrollen durchgeführt werden sollen.

Die in beiden Fällen eingesetzten Methoden zur Sprachverarbeitung werden im folgenden für alle linguistischen Beschreibungsebenen kurz skizziert. Dabei werden die Methoden gemäß Absatz 3.3.4 in einfache (a.) und differenzierte (b.) Ansätze differenziert.

3.4.1 Phonologie

a. Einsatz von Methoden zur Signalerkennung, probabilistische und statistische Methoden, u. a. Markov-Prozesse, n-Gramm-Analyse (Häufigkeit von Phonemfolgen).

b. Zusätzlicher Einsatz von semantischem und pragmatischem Wissen, um die Perplexität (Anzahl von Worthypothesen) zu verringern.

3.4.2 Graphematik

a. Freitext-Retrievalsysteme, i. a. einfache Algorithmen auf morphologischer Ebene (Wortstandardisierung, Wortreduktion durch Trunkierung), auf syntaktischer Ebene (Kontextoperatoren, d. h. metrische Kriterien von Textabständen; numerische Abfolge- und Abstandsbedingungen bzw. Adjacentsmaße spiegeln jedoch keineswegs strukturelle Beziehungen zwischen Zeichenketten wider) und auf semantischer Ebene durch Vorgabe von Vokabularien inkl. Synonymringen und Stoppwortlisten, evtl. auch Einsatz von statistischen Methoden, um "relevante" Dokumente zu finden.

Kodiersysteme, d. h. Abbildung von Texten in Texte eines kontrollierten Vokabulars, i. a. erstens Einsatz von Methoden wie bei Freitext-Retrievalsystemen, zweitens probabilistische und statistische Methoden (n-Gramm-Analyse über Häufigkeit von Buchstabenfolgen) und konnektionistische Methoden und drittens Suche des adäquatesten Eintrages über die Vokabular-Systematik (Baumsuche). Alle Verfahren arbeiten zwangsweise interaktiv, d. h. liefern (gewichtete) Treffermengen.

Schreibfehlerkorrektur, i. a. n-Gramm-Analyse oder Verwendung des Baskin-Selfridge-Algorithmus sowie der Soundex-Methode.

b. Bestenfalls Methoden zur Schreibfehler-Korrektur aus a. werden auch hier benötigt (s. auch Absatz 3.4.1 unter b.)

3.4.3 Morphologie

Man unterscheidet i. a. zu schnell wachsende Vollformenlexika (enthalten alle flektierten und zusammengesetzten Wortformen) und Grundformenlexika. Letztere erfordern Algorithmen zur Reduktion von flektierten Wortformen auf ihre Grundform (Lemmatisierung) sowie die Zerlegung von Komposita (Dekomposition).

a. Ohne Kenntnis der morphosyntaktischen Merkmale von Grundformen (Kasus, Genus, Numerus) wird durch heuristische Mustererkennungsmethoden nach Mengen von normierten Morphemen gesucht, die den Eingabestring "überdekken".

Beispiel: Das Prinzip der längsten Übereinstimmung mit gültiger Endung. Probleme ergeben sich bei "Blut-erguss" versus "Bluter-guss", "Beckennieren" versus "Nierenbecken", Idiomen wie "Hühner-auge" und Eponymen wie "Röntgen-strahlen".

Häufig berücksichtigt man semantische Regularitäten. Diese dienen auch u. a. zur Wortklassenbestimmung bzw. -transformation. Der große Umfang realistischer Lexika macht diese Automatisierung der Bestimmung des für die syntaktische Analyse wichtigsten Merkmals "Wortklasse" so bedeutsam.

b. Für existierende Familien regelmäßig endungsflektierender Grundformen beschreiben Endungsbäume die potentiellen Flektionen mit den zugehörigen morphosyntaktischen Informationen. Entsprechende Algorithmen (i. a. endliche Automaten mit Zusätzen für Umlaute usw.) dienen zur Lemmatisierung. Die flexionsreiche deutsche Sprache mit hoher Neigung zu Komposita macht Zerlegungsalgorithmus von Worten sehr wertvoll, der zu den ausgereiftesten Ansätzen zählt.

3.4.4 Lexikologie

a. Es existieren zahlreiche begriffliche Ordnungssysteme und daraus generierte Lexika für die Sprachverarbeitung.

Bemerkung: Aufgrund der Nachteile (Redundanz, Inkonsistenz, Kontextabhängigkeit) werden sie auf der semantischen Ebene i. a. formal rekonstruiert. Einachsige, nicht-kombinatorische Vokabularien sind eine ungeeignete lexikalische Basis für differenzierte, generative informationslinguistische Ansätze. Sie implizieren Mustererkennungsalgorithmen mit Zwang zur interaktiven Beurteilung und Auswahl durch den Benutzer.

b. Rekonstruktion begrifflicher Ordnungssysteme.

Bemerkung: Mehrachsige, kombinatorische bzw. kompositionelle Vokabularien, sind geeignet für differenziertere Ansätze, die dem Kompositionalitätsprinzip genügen, d. h. die Bedeutung von nicht-lexikalisierten Ausdrücken kann alleine aus der Bedeutung der Teilausdrücke und ihrer syntaktischen Verknüpfung ermittelt werden.

3.4.5 Syntax

a. Extraktion sinntragender Phrasen und partielles Parsing, Benutzung der Begrenzermethode (durch Funktionswörter o. ä. werden Nominalgruppen eingeleitet bzw. abgeschlossen) und einiger Zusatzkriterien; partielles Parsing durch syntaktisches Pattern-Matching. Einsatz von Kodiersystemen, d. h. von mengen-theoretischen, heuristischen Ansätzen zur Suche maximaler Überdeckungen der eingegebenen Lexemmenge mit solchen des Vokabulars. Nachteilig ist die Abhängigkeit der Methode vom Indexierungsalgorithmus sowie vom Inhalt des Lexikons (z. B. Redundanz). Das Ähnlichkeitsmaß ist nicht-semantischer Natur.

b. Nutzung von besser einschätzbaren Methoden zur Textanalyse auf der Basis von etablierten grammatikalischen Ansätzen.

3.4.6 Semantik

a. Im allgemeinen werden semantische Regularitäten ausgenutzt, u. a. in Form einer semantischen Grammatik, d. h. semantische Kategorien sind grammatikalische Nonterminals. Ohne eine vorteilhafte Trennung von syntaktischer und semantischer Beschreibung werden sie direkt mit Bezug auf eine Anwendung verkettet, z. B. "Diagnose Krankheit + Lokalisation".

b. Nutzung von in anderen Disziplinen etablierten und damit besser einschätzbaren Methoden zur Textanalyse und Inhaltsrepräsentation, die i. a. dem semantischen Kompositionalitätsprinzip genügen, z. B. Terminologische Logik und conceptual graphs.

3.4.7 Pragmatik

a. In einfacheren Ansätzen wird i. a. kein pragmatisches Wissen berücksichtigt.
b. Einsatz von Methoden zur Ausnutzung von domänenabhängigem Wissen (z. B. typische Dokumentstrukturen) bzw. von Benutzermodellen (z. B. typischer Informationsbedarf) finden sich bisher selten.

Es sei bemerkt, daß es alternativ zur linearen Abarbeitung der linguistischen Beschreibungsebenen andere, i. a. verschränkte Architekturen sprachverarbeitender Systeme gibt.

3.5 Diagnosen- und Prozedurenverschlüsselung

Ein dominierendes praktisches Einsatzgebiet medizinisch-linguistischer Methoden ist momentan die vom Gesetzgeber geforderte Kodierung von Diagnosen und medizinischen Prozeduren zum Zwecke eines Leistungsnachweises sowie der statistischen Ermittlung von Kennzahlen für Qualitätssicherung und Wirtschaftlichkeitsbetrachtungen im Gesundheitswesen. Eine manuelle Kodierung gemäß der sehr umfangreichen ICD- und ICPM-Klassifikation inklusive ihrer ausführlichen Regelwerke bezüglich der Kodierung in Zweifelsfällen wird trotz des Angebots von fachgruppenbezogenen Teilübersichten durch das Zentralinstitut der Kassenärztlichen Vereinigung häufig nicht mehr möglich sein. Neben den bereits in den Abschnitten 3.1 und 3.2 dargelegten Konflikten bzgl. der einzelfallorientierten versus einzelfallübergreifenden Sichtweise sowie der flexiblen Texteingabe versus der strukturierten Dateneingabe tritt hier ein weiterer Konflikt auf. Gemeint ist das Spannungsfeld zwischen Qualitätsanforderung und Wirtschaftlichkeit des eingesetzten Verfahrens. Sowohl die zugrundegelegten Lexika (Aussagekraft und Repräsentativität der Texte, Berücksichtigung von Ein-/Ausschlußkriterien und Kreuz-/Sternnotationen, usw.) als auch die eingesetzten Algorithmen (Mächtigkeit von strukturorientierten und textorientierten Suchalgorithmen, ihre flexible, effiziente und bedienerfreundliche Implementierung, ihre Integrierbarkeit in andere Anwendungen) und schließlich die Korrektheit der Ergebnisse (Fehlerraten der Kodierung, Validierung von Lexika und Programm) bedingen hauptsächlich die Qualität eines solchen rechnergestützten Kodier-Systems. Diese Kodierergebnisse sind immerhin die Grundlage, auf der in Zukunft jeder Kliniker und niedergelassene Arzt mit den Krankenkassen abrechnet. Für eine Entscheidung einer Verschlüsselungssoftware sind letztlich zahlreiche zusätzliche Informationen wie Profil der Herstellerinstitution, Support, Wartung, Kosten, Anzahl von Referenzinstallationen usw. relevant.

Zip-Gesetz, 90/10-Regel. Eine hochwertige Kodierung durch solche Systeme erfordert i. a. die Interaktion mit dem Benutzer, der gegebenenfalls eine Auswahl aus mehreren Möglichkeiten treffen bzw. das komplexe Regelwerk interpretieren muß. Deshalb macht man sich für eine Kodierung großer Mengen von Diagnose- und Prozedurtexten eine Beobachtung zunutze, die auch als Zip'sches Gesetz oder als 90/10-Regel bekannt ist. Die Texte als Zeichenketten von ungefähr 90 % aller vorliegenden Diagnosen und Prozeduren als Fallbeschreibungen machen ungefähr 10 % aller vorliegenden Texte aus. Das heißt, daß mit hoher Wahrscheinlichkeit ein neuer Text bereits einmal "im Hause" kodiert wurde. Nur die seltenen Fälle müssen neu kodiert werden. Die folgenden Ansätze stützen sich auf diese Häufigkeitsüberlegung:

□ Aufbau eines Textkorpus (auch Thesaurus o. ä. genannt) mit bereits manuell oder rechnergestützt vorkodierten Praxisdiagnosen. Dabei lassen sich folgende Varianten unterscheiden:

  – einmalige Ergänzung des ICD-Korpus um Synonyme, z. B. um eigenverständliche Texte.
  – offizielle einmalige Ergänzung, z. B. die ZI-Ausgaben.

- beliebige Ergänzung durch Texte, die laut Benutzer zur gleichen ICD-Klasse gehören.
- kontrollierte Ergänzung durch Texte, deren ICD-Zuordnung zentral geregelt wird.
☐ Einsatz von häufigkeitsorientierten Minimalkatalogen, z. B. Kürzel, Barcodes, Ankreuzlisten.

Die Nutzung einer solchen im voraus festgelegten repräsentativen Menge von Texten eröffnet die Möglichkeit, diese mit Sekundärinformationen zu versorgen. Zum einen können alle Texte auf der Basis alternativer begrifflicher Ordnungssysteme wie SNOMED kodiert werden. Damit ermöglicht man mannigfaltige Auswertungen des damit kodierten Datenbestandes, die über den ICD-Rahmen hinausgehen. Zum anderen kann man Texte mit Verweisen in verschiedenen auf Datenträgern verfügbaren Literaturdokumenten versehen. Damit erhält man in einem geeignet integrierten System (auch Hypertextsystem genannt) die Möglichkeit, diagnosebezogen und rechnergestützt auf relevante Textstellen in Lehrbüchern zur Unterstützung von vorliegender Diagnostik und Therapie zu referieren.

Bei der Verwendung eines häufigkeitsorientierten Minimalkataloges ist allerdings zu beachten, daß dieser zu einer Reduktion des Diagnosen- und Leistungsspektrums auf die präsentierte Liste verführt. Hingegen führt die Nutzung eines Textkorpus bei einem unkontrollierten Ergänzen und schlechten Suchalgorithmen zu einem raschen Anstieg von Umschreibungsvarianten der gleichen Diagnose und Leistung. Die Tauglichkeit des Vorgehens ist ferner abhängig von der Güte der existierenden Text-Schlüssel-Zuordnungen. Vorhandene Fehler multiplizieren sich. Schließlich kann ein reiner String-Abgleich mit einem Textkorpus nicht das aufwendige ICD-Regelwerk ersetzen.

Beispiel: Der Kodierer muß sich des Textes "Morbus hämolyticus neonatorum" (ICD-773.2) die Frage nach Antikörper gefallen lassen, da z. B. ABO-Antikörper (ICD-773.1) und Rh-Antikörper (ICD-773.0) unterschiedliche Kodierungen ergeben.

Die Reaktionen auf diese Einwände bestehen in einer möglichst zentralen Kontrolle der Aufnahme von Texten im Textkorpus, im Einsatz intelligenterer linguistischer Verfahren bzgl. der Suchalgorithmen sowie im Einsatz von möglichst vollautomatischen Plausibilitätskontrollen.

4 Medizinische Bildverarbeitung

Erich Pelikan und Thomas Tolxdorff

Gegenstand der medizinischen Bildverarbeitung ist die Entwicklung von Algorithmen, die aus bildlichem Material oder Meßwerten neue Bilder erzeugen, welche die für die medizinische Diagnostik relevanten Aspekte verdeutlichen und damit zur Individualisierung von Diagnostik und Therapie beitragen. Abzugrenzen ist die Bildverarbeitung einerseits vom Bildverstehen (Computer-Vision), das sich mit Algorithmen befaßt, die symbolische Beschreibungen aus Bildern erzeugen, andererseits von der Computer-Graphik, die sich mit der Erzeugung von Bildern aus formalen Beschreibungen beschäftigt.

Die Anwendung bildgebender Verfahren in der Medizin geht zurück auf die Entdeckung der Röntgenstrahlen im Jahre 1895. Die bildgebenden Verfahren haben seither eine rasante Entwicklung erfahren und nehmen heute einen beachtlichen Stellenwert im diagnostischen Prozeß ein. Betrachtet man nur die bilderzeugenden Verfahren für makroskopische Strukturen, so dienten lange Zeit nur die Röntgenstrahlen zur bildlichen Erfassung morphologischer Informationen.

Heute finden Magnetfelder, Ultraschall, Gammastrahlen, aber auch Positronenemitter Anwendung zur Darstellung von Knochen und Weichteilen, zur Visualisierung der Durchblutung sowie zur Sichtbarmachung biochemischer Prozesse. Weiterentwicklungen der Röntgentechnik selbst gipfelten in der Röntgencomputertomographie, der digitalen Radiographie und Subtraktionsangiographie. Alle diese Verfahren sind heute ohne den Einsatz eines Rechners nicht mehr durchführbar. Ziel einer computergestützten Weiterverarbeitung der Bilder ist es, im Rahmen einer Individualisierung von Diagnostik und Therapie, dem Arzt diejenigen Informationen aus dem gewonnenen Bildmaterial zu extrahieren, die eine sinnvolle Planung der weiteren diagnostischen Vorgehensweise und der daraus resultierenden therapeutischen Strategie erlauben. Mit welchen Methoden die digitale Bildverarbeitung Diagnostik und Therapie unterstützen kann, wird im folgenden dargestellt. Grundbegriffe der medizinischen Bildverarbeitung und die Teilbereiche Bildrekonstruktion, Bildverbesserung, Bildanalyse, Bildinterpretation bis hin zur dreidimensionalen Darstellung werden erörtert und ihre klinischen Einsatzgebiete exemplarisch diskutiert.

4.1 Methoden

Gerade in der Medizin – einem Fachgebiet, in dem das Bild als Informationsträger der menschlichen Anatomie eine besondere Bedeutung hat – ergab sich durch die rasante Geräteentwicklung der letzten 20 Jahre ein steigender Bedarf für den Einsatz von rechnergestützten Verarbeitungsmethoden. So hat sich die digitale Bildverarbeitung in jüngster Zeit innerhalb der medizinischen Informatik zu einer eigenständigen wissenschaftlichen Disziplin entwickelt, in der insbesondere Verfahren der Mustererkennung, Computervision und Computergraphik Anwendung finden. Eine mögliche Gliederung des **Methodenspektrums** der digitalen Bildverarbeitung in der Medizin läßt sich dabei folgendermaßen aufstellen:

☐ Bilderzeugung und Bildrekonstruktion,
☐ Bildverarbeitung und Bildverbesserung,
☐ Bildrepräsentation und Visualisierungstechniken,
☐ Bildanalyse und Bildinterpretation,
☐ Bildübertragung und Bildspeicherung.

4.1.1 Bilderzeugung und Bildrekonstruktion

Ein Großteil der medizinischen Bilder entsteht heute noch durch die konventionelle Röntgentechnik und liegt somit in **analoger** Form als Röntgenfilm vor. Diese Form der Bildrepräsentation entzieht sich einer direkten Weiterverarbeitung im Rechner; es ist eine Digitalisierung des Bildmaterials notwendig. Diese digitale "rechnerverständliche" Form der Bilddarstellung kann durch Einscannen des Röntgenfilmes erzeugt werden, wobei Qualitätsverluste zwangsläufig sind. Viele in jüngerer Zeit entstandene bildgebende Verfahren wie die Computertomographie, die Single-Photon-Emissiontomographie (SPECT), die Positronenemissionstomographie (PET), die Kernspintomographie (MRT), die digitale Subtraktionsangiographie (DSA) und die digitale Lumineszenzradiographie (DLR) benötigen diesen Zwischenschritt nicht mehr; sie stellen das Bild direkt **digital** zur Verfügung. Abbildung 4-1 gibt eine Übersicht über die wichtigsten in der Medizin eingesetzten analogen und digitalen bildgebenden Verfahren.

Allen digitalen Verfahren ist die Repräsentation des Bildes als **Matrix** mit n Zeilen und m Spalten gemeinsam. Die Anzahl der Bildpunkte (**Pixel** = Picture element), also letztendlich die **Auflösung** des Bildes, wird durch diese Matrix bestimmt. Typische Matrixgrößen sind 128^2, 256^2, 512^2, 1024^2, 2048^2, wobei die ersten beiden Auflösungsstufen vornehmlich in der Nuklearmedizin angewandt werden, die Auflösungen 256^2 und 512^2 in der MRT, die Auflösungen 512^2 und 1024^2 in der CT und DSA und schließlich die Auflösungsstufe 2048^2 oder größer der DLR vorbehalten ist. Eine weitere Kenngröße ist der **Grauwertumfang**, der auch als Speichertiefe bezeichnet und in Bit angegeben wird. Im Unterschied zu analogen Bildern ist dieser Parameter im digitalen System vorgegeben. Der Grauwertumfang wird in der Anzahl der je Bildpunkt codierbaren Graustufen angegeben. Für Grauwertbilder werden typischerweise zwischen 256 (entsprechend 8 Bit, da 2^8 = 256) und 4096 Graustufen (12 Bit) verwendet.

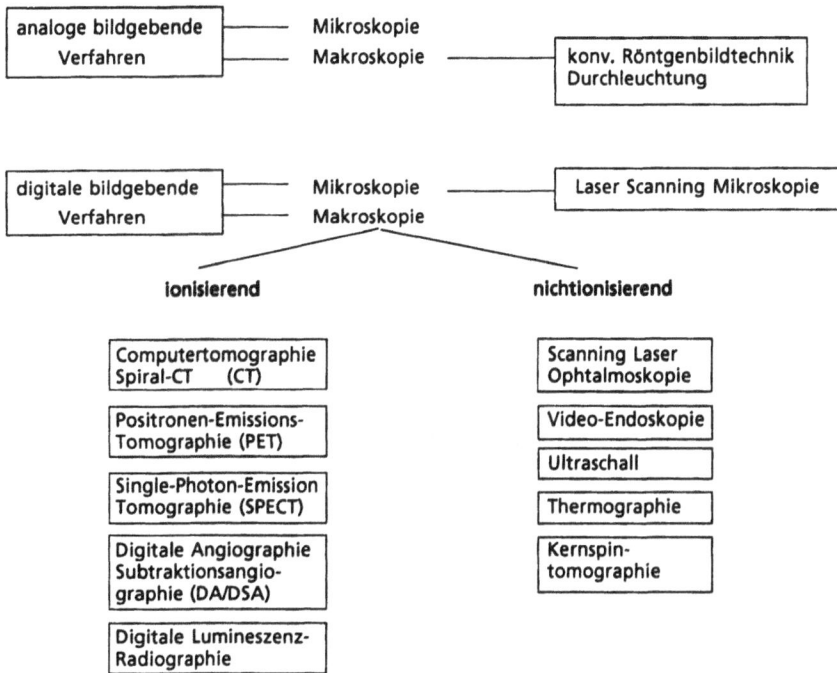

Abb. 4-1: Übersicht über die wichtigsten in der Medizin eingesetzten analogen und digitalen bildgebenden Verfahren

Auf der Speicherung in Matrixform bauen praktisch alle weiteren Schritte der Bildverarbeitung auf. Zuvor muß jedoch das digitale Bild mit geeigneten Geräten erfaßt werden. Stellvertretend für die Vielzahl der bildgebenden Methoden wird im folgenden anhand der CT, der Kernspintomographie und der DSA der Prozeß der Bilderzeugung beschrieben.

4.1.1.1 Computertomographie (CT)

Die CT liefert als Schnittbilder oder Slices bezeichnete Abbildungen des menschlichen Körpers. Im Unterschied zum konventionellen Röntgenbild ist das CT-Bild kein Überlagerungsbild mehr, obwohl beide Verfahren auf das gleiche physikalische Grundprinzip – die Absorption von Röntgenstrahlung – zurückgreifen. Vielmehr repräsentiert das CT-Bild eine lokale physikalische Eigenschaft des untersuchten Gewebes (das Schwächungsvermögen) als Grauwertmatrix. Das Verfahren liefert Transversalschnitte, also Bilder, die senkrecht zur Körperlängsachse angeordnet sind. Das Bildaufnahmesystem besteht aus einer Röntgenröhre und einem Detektorarray. Beide Komponenten sind auf einem drehbaren Träger einander gegenüberliegend montiert. Zur Bildaufnahme umfahren die Röntgenröhre und das gegenüberliegende Detektorarray das Objekt in einem Winkelbereich von 180 Grad (Abb. 4-2). Dabei werden für feste Winkelpositionen Einzelaquisitionen der Absorption aufgezeichnet, die zu einem Satz von eindimensionalen Absorptionsprofilen führen. Nach der eigentlichen Bildaufzeichnung liegen also für n Winkelpositionen zwischen 0 und 180 Grad n einzelne Absorptionsprofile vor. Mit Hilfe der sogenannten gefilterten Rückprojektion kann aus diesen eindimensionalen Profilen ein zweidimensionales Schnittbild rekonstruiert werden. Dabei sind Fehler in der Abbildung, die unter anderem durch die heute übliche Verwendung des Fächerstrahlprinzips auftreten, durch geeignete Filterung zu korrigieren. Heute finden dazu abbildungsfehlerkorrigierende Faltungsrückprojektionsverfahren auf Basis der Fouriertransformation Verwendung, die die langsameren algebraischen Rekonstruktionsverfahren ersetzt haben. Vor Einführung des Fächerstrahlprinzips (Abb. 4-2) waren neben der Drehbewegung zusätzliche Translationsbewegungen von Röhre und Detektorarray notwendig, was zu erheblichen Aufnahmezeiten führte. Durch die Beschleunigung der Geräte und der Bildrekonstruktionstechnik gelingen heute sogar Volumen-Scans mit der Spiral-CT. Durch die kontinuierliche Röhren- und Detektorrotation, Datenaquisition und Tischverschiebung gelingt die lückenlose Erfassung von ganzen Körperabschnitten in einer Atemphase. Durch den ergänzenden Einsatz von Röntgenkontrastmitteln ist zusätzlich die Darstellung von Gefäßen möglich.

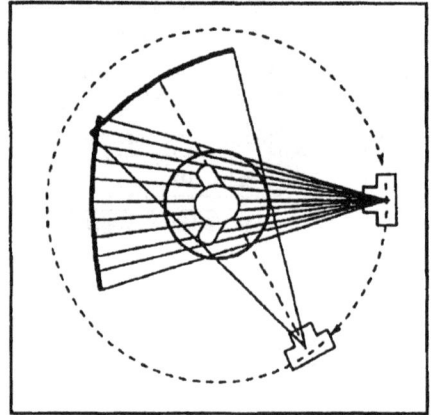

Abb. 4-2: Schematische Darstellung eines CT-Abtastsystems nach dem Fächerstrahlprinzip

4.1.1.2 Digitale Subtraktionsangiographie (DSA)

Ziel der angiographischen Verfahren ist die Darstellung von Gefäßen. Zumeist erfolgt dies mit Hilfe von konventioneller Röntgentechnik und Röntgenkontrastmitteln, die in die betreffenden Gefäße eingespritzt werden. Die digitale Subtraktionsangiographie stellt hier ein nicht nur vollkommen akzeptiertes, sondern auch ein bereits etabliertes Verfahren dar. Während anfänglich vor allem die transvenöse Darstellung der Gefäße propagiert wurde, wird die DSA seit einigen Jahren größtenteils mittels arterieller Kathetertechnik durchgeführt. Prinzipiell existieren heute zwei verschiedene Verfahren zur DSA:

☐ Standserien werden angefertigt, um eine begrenzte anatomische Region zu untersuchen.

☐ Des weiteren existieren für die Untersuchung von peripheren Gefäßen Verfahren zur automatischen Schrittverschiebung des C-Bogen-Systems (halbkreisförmiger Träger von Röntgenquelle und gegenüberliegendem Detektor der DSA-Anlage). Damit gelingt dann die komplette Abbildung peripherer Gefäßabschnitte.

Zu Beginn der Untersuchung erfolgt die Aufnahme des Maskenbildes, beziehungsweise der Maskenbilder im Fall der peripheren DSA. Diese Bilder geben die "statische Röntgenanatomie" mit allen überlagernden Strukturen (beispielsweise den Rippenbögen) wieder und bilden das Ausgangsmaterial für die nachfolgende Subtraktion. Nach Injektion des Kontrastmittels können dann bei ausreichender Füllung der Gefäße die Angiographiebilder angefertigt werden (s. Abb. 4-3 unten). Zur Erhöhung des Kontrastes und insbesondere zur Eliminierung störender Überlagerungen (beispielsweise Knochenstrukturen) werden dann Füllungsbild(er) und Maskenbild(er) voneinander subtrahiert (s. Abb. 4-3 oben). Die Matrixgröße der digitalen Bilder beträgt dabei zumeist 1024^2 Bildpunkte.

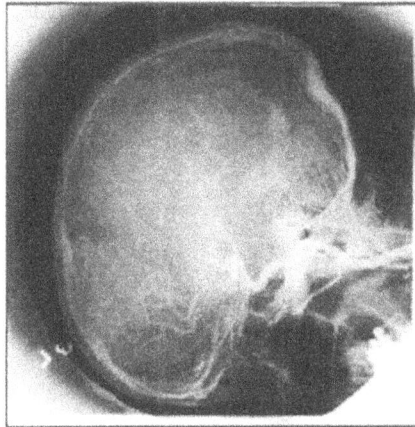

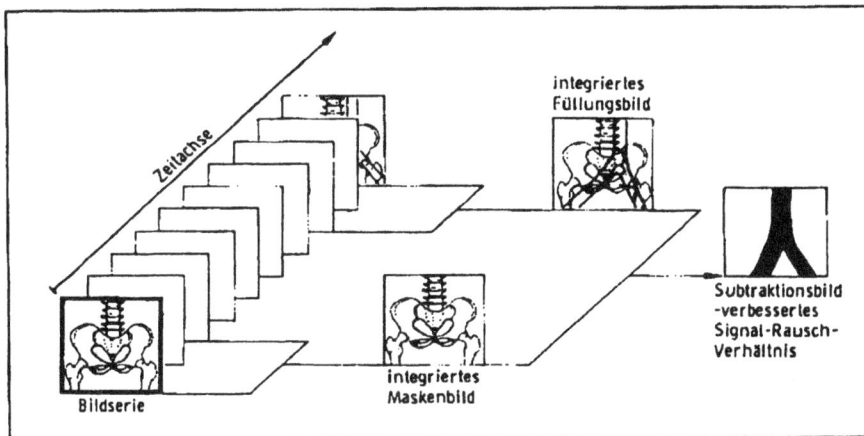

Abb. 4-3: unten: Prinzip der DSA; oben: mit DSA erzeugte Gefäßdarstellung

4.1.1.3 Magnetresonanztomographie (MRT)

Bei der MRT (synonym Kernspintomographie, NMR) wird die Tatsache ausgenutzt, daß bestimmte Atome, bedingt durch eine sogenannte Kernspinbewegung, ein magnetisches Gesamtmoment ungleich Null haben. Dieser Effekt entsteht durch geringe Ladungsungleichgewichte, besonders bei Kernen, die aus einer ungeraden Anzahl von Protonen und Neutronen zusammengesetzt sind. Die Ausrichtung dieser Atome kann durch ein äußeres Gleichfeld beeinflußt werden. Die Kernspins des betrachteten Elements (meistens Wasserstoff) orientieren sich parallel zu den Feldlinien des statischen Magnetfeldes. Die Einstrahlung eines Hochfrequenzimpulses lenkt die Kernspins kurzfristig aus ihrer Lage ab. Die Kerne nehmen dabei durch einen Resonanzprozeß kurzfristig eine definierte und vom äußeren statischen Magnetfeld abhängige Energiemenge auf. Ist der Impuls beendet, bewegen sich die Kerne unter Energieabgabe zurück in ihre Ausgangsposition (parallel zum statischen Feld). Während dieser Relaxationszeit senden sie ein typisches Hochfrequenzsignal aus, das registriert werden kann und das ebenfalls von der Stärke des statischen Magnetfeldes abhängt.

Wenn der Verlauf des statischen Magnetfeldes bekannt ist, kann man jedem Raumpunkt eindeutig eine bestimmte Magnetfeldstärke zuordnen; aufgrund der Resonanzfrequenz des Antwortsignals läßt sich dann der Ort der Signalentstehung ermitteln. Nach der Signalerfassung erhält man also Rohdaten, deren Elemente die Signalantwortcharakteristik definierter Ortskoordinaten beinhalten. Dies wird nun dazu verwendet, um ein digitales Bild der räumlichen Anordnung der Signalantwortcharakteristiken zu rekonstruieren. Mit Hilfe der zweidimensionalen Fouriertransformation wird aus der Funktion, die den Zusammenhang zwischen Signalintensität und der Zeit wiedergibt, eine Funktion erstellt, die die Abhängigkeit zwischen der Signalintensität und Resonanzfrequenz darstellt. Da die Resonanzfrequenzen der Kernspins über die Feldgradienten räumlich aufgeschlüsselt werden, kann dann mit Hilfe der diskreten zweidimensionalen Fouriertransformation die Abhängigkeit zwischen Gewebeeigenschaft und der räumlichen Verteilung hergestellt werden. Da das statische Magnetfeld in seiner Richtung vorgegeben werden kann, können mit der Kernspintomographie im Unterschied zur CT nicht nur axiale, sondern auch koronare und sagittale Bildschnitte aufgezeichnet werden. Derzeit werden Bildmatrizen des Umfangs 256^2 bis hin zu 512^2 Bildpunkten erzeugt. Da mittels der MRT eine differenzierte Darstellung von Weichteilen möglich ist, bildet sie keine Alternative, sondern eine diagnostische Ergänzung zur CT (Abb. 4-4).

4.1.1.4 Digitale Radiographie (DR)

Die digitale Radiographie entspricht in der prinzipiellen Anordnung der konventionellen Röntgentechnik. Anstelle des Röntgenfilmes, der zumeist zur Reduktion der Strahlenbelastung mit zusätzlichen Verstärkerfolien (sogenannte Film-Folien-Kombination) eingesetzt wird, findet jedoch eine Speicherfolie Verwendung. Die auf die Speicherfolie aufgebrachten Atome haben die Eigenschaft, daß bei Bestrahlung mit Gamma-Quanten (Röntgenstrahlen) ein Elektron ihrer Hülle in einen höheren, aber stabilen Zwischenzustand gehoben wird. Der Rücksprung aus diesem Zustand muß von außen durch Anregung mit sichtbarem Licht (beispielsweise einem Laserstrahl) angestoßen werden. Die dabei frei werdende Energie kann als Lichtemission registriert werden. Damit ist eine sukzessive Abtastung der gesamten Folie möglich, wobei direkt ein digitales Bild erzeugt wird. Der Vorteil dieses Verfahrens liegt einerseits in der hohen Auflösung und andererseits in der Wiederverwendbarkeit der Speicherfolien.

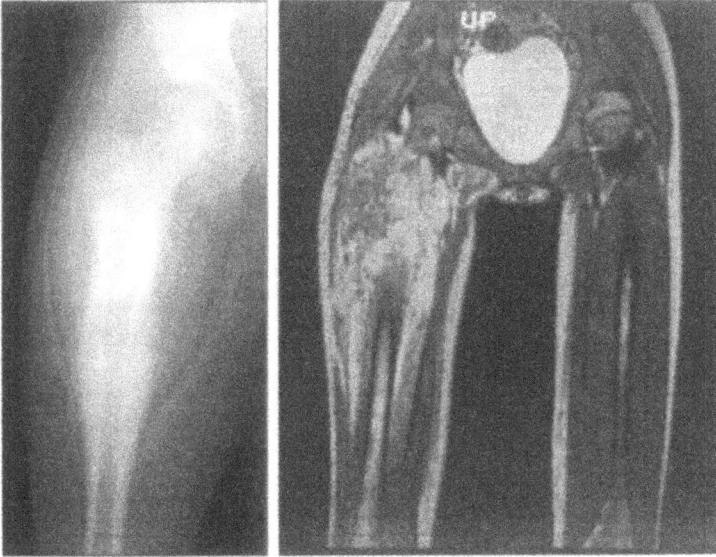

Abb. 4-4: Konventionelle Röntgenaufnahme (links) und Kernspintomogramm im Vergleich. Im MRT-Bild wird das gesamte Ausmaß der Weichteilveränderung sichtbar.

4.1.1.5 Biomagnetismus

Eine ganz andere Form der Signalerfassung stellt die Aufzeichnung schwächster Magnetfelder des Körpers dar. Sie werden erzeugt durch den Fluß von Ladungen, da jede bewegte Ladung ein Magnetfeld induziert. Beispiele für solche Ladungsbewegungen sind beispielsweise von Nerven weitergeleitete Impulse oder die Erregungsausbreitung im Herzmuskel. Die Aquisition der Signale erfolgt mit supraleitenden Spulen, die zu einem flächigen Detektorarray angeordnet werden. Im Falle der Herzaktion erhält man je Einzeldetektor ein lokales Magnetokardiogramm (MKG). Setzt man die Werte aller MKGs der Detektorfläche zu einem Zeitpunkt zusammen und trägt sie entsprechend ihrer räumlichen Lage über der Fläche auf, kann man einen Eindruck von der Verteilung der Magnetisierung auf dem Brustkorb zum betrachteten Zeitpunkt bekommen. Abbildung 4-5 zeigt ein Beispiel für eine derartige Darstellung. Der Vorteil dieses Verfahrens liegt in der Lösbarkeit des "inversen Problems". Während mit der Elektrokardiographie ein Rückschluß auf den Erregungsablauf im Herzmuskel aufgrund der elektrischen Inhomogenitäten des Brustkorbes nicht möglich ist, können diese Informationen aus dem MKG jedoch prinzipiell gewonnen werden.

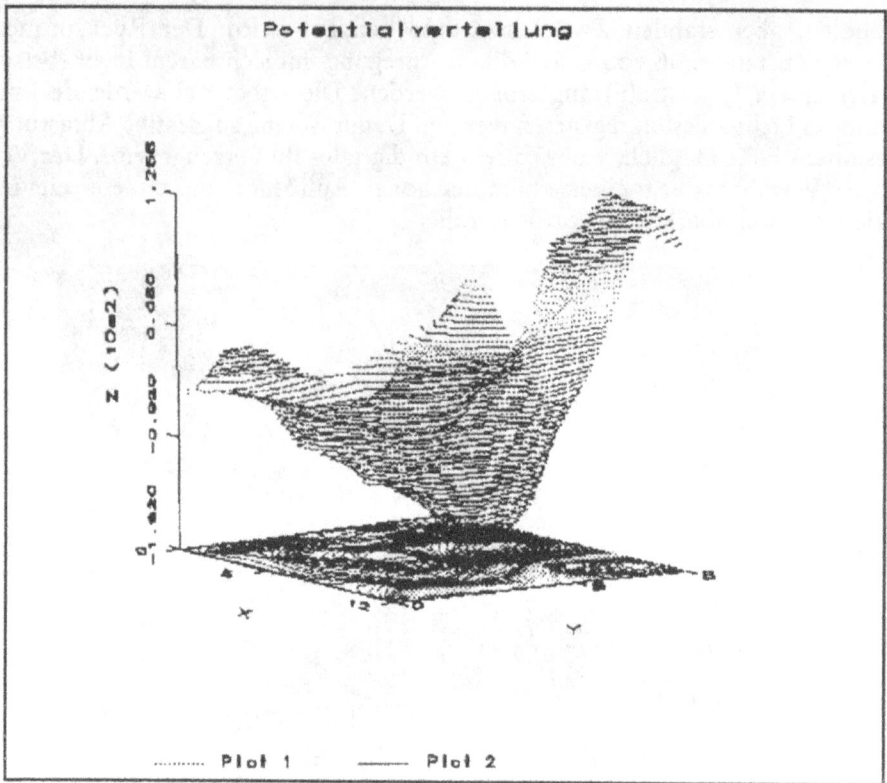

Abb. 4-5: Beispiel für Darstellung einer Potentialverteilung über dem Thorax auf Basis von Mappingdaten

4.1.2   Bildverarbeitung und Bildverbesserung

Nach der Bilderzeugung ist meistens die Qualität des Bildes durch Rauschen, Unschärfe, Kontrastarmut und Geometrieverzerrungen gestört. Ziel der Vorverarbeitung und Verbesserung ist es nun, diese Störungen weitgehend zu beheben oder wenigstens zu minimieren. Unterschieden wird dabei in deterministische und nicht-deterministische Störungen. In die erste Kategorie fallen beispielsweise Verzerrungen durch das abbildende System. Die Art, wie ein System einen Punkt abbildet oder ein rechtwinkliges Gitter verzerrt, kann durch eine Abbildungsfunktion, die beispielsweise durch Messung ermittelt wird, beschrieben werden. Die Fehlerkorrektur kann dann durch Filterung mit der Inversen der ermittelten Abbildungsfunktion erfolgen. Schwieriger ist die Sachlage bei nicht-deterministischen Störungen, beispielsweise dem Quantenrauschen von Verstärkern in der Abbildungskette. Hier findet das Methodenspektrum der Signaltheorie Verwendung, die bestimmte Annahmen über die Eigenschaften der Störsignale macht und daraus eine problemspezifische Vorgehensweise ableitet. In den meisten Fällen sind nicht-deterministische Störungen nur zu reduzieren, nicht aber zu beseitigen.

Das im Sinne der Störungsreduktion vorverarbeitete Bild ist dann entweder für eine visuelle Auswertung oder für eine Weiterverarbeitung im Hinblick auf eine folgende Bildanalyse und -interpretation vorgesehen. Aufgrund ihrer Komplexität lassen sich die angewandten Verfahren in Punktoperatoren und lokale Operatoren einteilen.

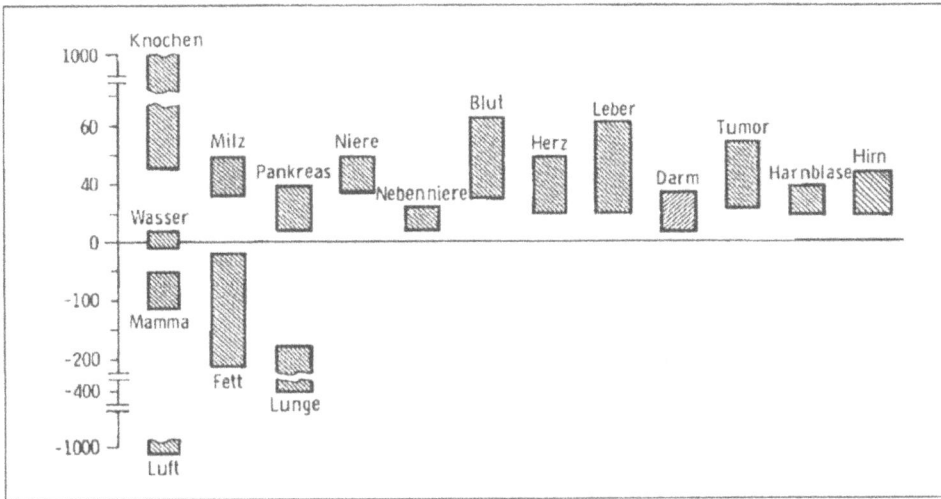

Abb. 4-6: Einteilung der Gewebearten nach Hounsfields-Units

Punktoperatoren beziehen sich auf den Grauwert des aktuell zu bearbeitenden Bildpunktes, nicht jedoch auf die benachbarten Bildpunkte. Punktoperatoren sind somit Transformationen der Grauwertskala oder auch Kennlinienmodifikationen. Wichtig sind diese Transformationen beispielsweise bei der visuellen Auswertung von CT-Bildern. CT-Transversalschnitte repräsentieren die Dichteinformation, gemessen in Hounsfields-Einheiten (HU), deren Wertebereich bei $-1000 \leq HU \leq 1000$ liegt (s. Abb. 4-6). Gängige Visualisierungssysteme können jedoch nur 256 Grauwerte darstellen. Der Vorgang der Fensterung stellt dem Betrachter dann einen definierten Ausschnitt aus dem Dichtebereich dar, beispielsweise ein Weichteil- oder Knochenfenster, indem dieser Wertebereich auf die Grauwerte 0 - 255 linear abgebildet wird.

Lokale Operatoren zielen einerseits auf eine Bildverbesserung, andererseits auf eine Extraktion von Informationen als Grundlage einer Bildanalyse und Interpretation. Das Ergebnis ihrer Anwendung ist abhängig von den benachbarten Bildpunkten und der Größe des Operatorfensters um den zentralen Bildpunkt. Es existiert eine Vielzahl von lokalen Operatoren, die mit unterschiedlichsten Zielsetzungen zur Bildverarbeitung entwickelt wurden. Eingeteilt werden diese Operatoren wiederum in lineare und nichtlineare. Beispiele dafür sind Gradienten, um Kanten im Bild anzuheben, oder das Filterdesign im Ortsfrequenzraum, wie Bandpaß, Tiefpaß, Hochpaß mit geeigneten Fensterfunktionen. Zur Beseitigung von Störungen finden Mittelwertfilter und Tiefpaßfilter (s. Abb. 4-7) ihre Anwendung. Ein wichtiger

Repräsentant nichtlinearer Operatoren ist der Medianfilter, der häufig zur kanten-
erhaltenden Glättung herangezogen wird.

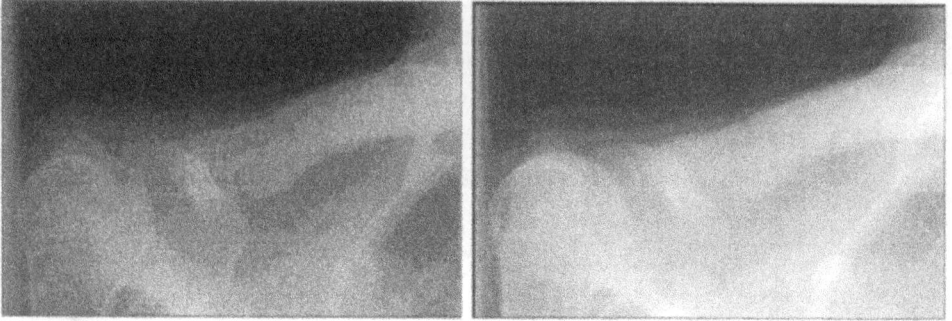

Abb. 4-7: Beispiel für die Titelpaßfilterung eines verrauschten Röntgenbildes

Die Klasse der lokalen Operatoren bildet aber nur einen Teilschritt im Prozeß der
Bildverarbeitung mit dem Ziel einer Bildinterpretation. Gerade der Übergang von
der subsymbolischen Repräsentation in Form einer zweidimensionalen Grauwert-
verteilung hin zu einer symbolischen Darstellung, die Rückschlüsse über den
Bildinhalt erlaubt, ist nach wie vor Gegenstand intensivster Forschung.

4.1.3   Bildrepräsentation und Visualisierungstechniken

Die Visualisierung medizinischer Bilddaten geschieht in der Regel an den Steuer-
und Auswerteeinheiten des bildgebenden Systems. Dazu gehören hauptsächlich
Übersichtsdarstellungen von räumlichen Bildfolgen aus CT und MRT mit spezifischen Weiterverarbeitungsmöglichkeiten, beispielsweise punktorientierte Vorverar-
beitungs- und Analyseprozesse, Vergrößerung von Einzelbildern und morpho-
metrische Auswertungen. Einfache dreidimensionale Darstellungen sind heute in
der Regel ebenfalls an der Auswerteeinheit selbst möglich. Für weiterführende
Analysen ist jedoch der Einsatz von zusätzlichen Arbeitsplatzrechnern und geeigneten Methoden erforderlich. Zwei Verfahren sind in diesem Zusammenhang zu
nennen:

☐   dreidimensionale Darstellungen,
☐   die Visualisierung multimodaler Bildinformationen (vgl. Abb. 4-10)

4.1.3.1 Dreidimensionale Darstellungen

Um dem Benutzer die Darstellung ausgewählter Körperabschnitte mit entsprechen-
dem Tiefeneindruck zu ermöglichen, wurden in der Medizin dreidimensionale
Visualisierungstechniken entwickelt. Die Abgrenzung zur dreidimensionalen
Computergraphik ist dabei eindeutig: während dreidimensionale Verfahren in der
Medizin genaue geometrische Repräsentationen erzeugen, ist es das Ziel der
Computergraphik, möglichst realitätsnahe Abbildungen aus geometrischen Szenen-

beschreibungen zu erzeugen. Gemeinsam ist beiden Bereichen jedoch, daß
dreidimensionale geometrische Datensätze wie beispielsweise ein 3D-Flächen-
stück oder andere Volumendarstellun-
gen auf eine zweidimensionale Fläche
(Bildebene) abgebildet werden (s. Abb.
4-8).

Basierend auf den verschiedenen Daten-
typen (räumliche Bildfolge, Bilddaten-
volumen), wie sie in der bildgebenden
Diagnostik entstehen, existieren zur Zeit
folgende Methoden zur dreidimensionalen Darstellung:

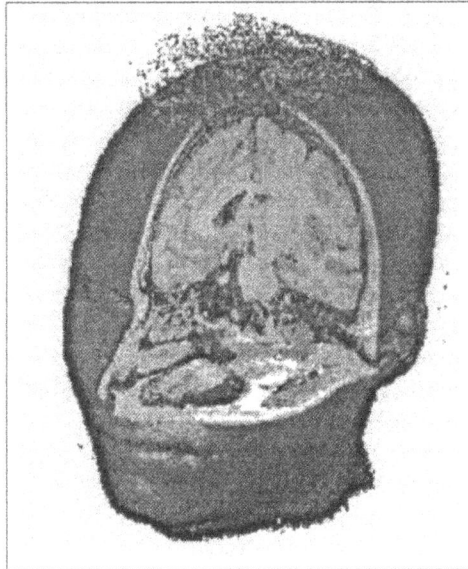

□ volumenorientiert,
□ oberflächenvoxelorientiert,
□ oberflächenorientiert,
□ Beschreibung durch eine Menge von
  Polygonen,
□ Beschreibung durch die Gleichung
  einer algebraischen Oberfläche,
□ Beschreibung durch Freiform-
  flächen.

Abb. 4-8: 3D-Darstellung

Wie bereits oben erwähnt, können Rekonstruktionen von Schnittebenen durch
eine dreidimensionale Szene, aber auch einfache oberflächenvoxel- und volumenorientierte Darstellungsverfahren bereits am Steuerungsrechner von CT- und MRT-
Geräten durchgeführt werden. Dagegen benötigen oberflächenorientierte Darstellungsverfahren eine Weiterverarbeitung im Sinne einer Filterung, Segmentierung
und Konturdefinition, damit die Daten in entsprechender Form für die Darstellung
der dreidimensionalen Szene zur Verfügung gestellt werden können. Zur Gewährleistung eines störungsfreien Ablaufes bei der Bilderzeugung müssen solche wei-
terführenden Auswertungen allerdings auf gesonderten Arbeitsplatzrechnern durchgeführt werden.

Volumenorientierte Darstellungsverfahren eignen sich hauptsächlich zur Darstellung von Datensätzen aus der Kernspintomographie, die aus isotropen Volumen-
elementen aufgebaut sind. Bei räumlichen Bildfolgen aus der Computertomographie muß zum Zweck der Visualisierung zunächst eine Grauwertinterpolation
durchgeführt werden. Direkt nach der Segmentierung können dann auf das Binär-
volumen **back-to-front-** oder **front-to-back-Algorithmen** angewendet werden. Sie
sind als oberflächenvoxelorientierte Darstellungsverfahren einzustufen, weil sie bei
der Projektion die beobachterfernen mit den beobachternahen Voxeln überschrei-
ben.

Oberflächenorientierte Verfahren setzen voraus, daß die darzustellende Szene
durch eine Menge von Polygonen (meistens Dreiecke) beschrieben wird. Eine
Möglichkeit, diese Objektrepräsentation aus einer CT oder MRT abzuleiten,

besteht darin, die interessierenden Bereiche zu segmentieren, davon die Konturen zu bestimmen, um daraus in einem beispielsweise hierarchischen Prozeß einerseits festzulegen, welche Konturen in geometrischer Beziehung stehen, und andererseits diese Konturen mit Dreiecken zu verbinden. Diese Objektrepräsentation kann jedoch keinen realistischen Eindruck der Szene erzeugen, auch wenn die Abbildung mit Hidden-Line-Removement-Verfahren produziert wird. Auch die Darstellung verschiedener, sich überlappender Objekte gelingt damit nicht. Hierfür eignen sich Methoden, die mit geometrischen Transformationen, Licht- und Schattierungs-verfahren auf der Basis der durch die Triangulation entstandenen Datenstruktur Bilder der 3D-Szene synthetisieren (Abb. 4-8).

Dazu werden die darzustellenden Objekte mit Attributen wie etwa Farbe, Transparenz, Reflexion und Textur ausgestattet, die dann modifiziert und der Szene entsprechend angepaßt werden kön-nen. Vorteilhaft bei diesen oberflächenorientierten Verfahren ist, daß sie Standardmethoden zur Schattierung und Beleuchtung verwenden, wie etwa Gouraud-Shading und Phong-Beleuchtungs-modelle, so daß sie leicht auf Graphikarbeits-platzrechnern zu implementieren sind und meist schnell mit Hardwareunterstützung ablaufen (s. Abb. 4-9).

Da für oberflächenorientierte Verfahren eine Seg-mentierung der interessierenden Objekte notwen-dig ist, können nach der Triangulation die notwen-digen Daten für die Therapieplanung beispielsweise im Bereich der Implantatkonstruktion oder Strah-lentherapie zur Verfügung gestellt werden.

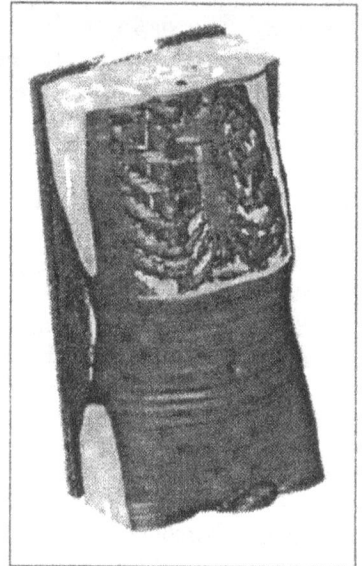

Abb. 4-9: Beispiel für eine 3D-Darstellung mit Verwendung eines Beleuchtungsmodells

4.1.3.2 Visualisierung multimodaler Bildinformationen

Die Fusion multimodaler Bildinformationen ist ein seit längerem angewandtes Verfahren zur Zuordnung von Funktion und Anatomie aus unterschiedlichen Bildern. Ziel ist dabei die deckungsgleiche Abbildung von Bildern unterschiedli-cher bildgebender Verfahren, die entweder über externe oder anatomische **Mar-kerpositionen** erreicht wird. Bei dem hier gezeigten System für die Überlagerung von digitalen Radiogrammen und Szintigrammen werden Marker eingesetzt, die durch ihren Gehalt von Blei und Technetium bei beiden Modalitäten sichtbar sind (Abb. 4-10). Voraussetzung ist, daß bei der Bilderfassung die Patientenpositionierung immer gleich sein muß. Nach Darstellung der multimodalen Bilder am Bildschirm werden interaktiv die Markerpositionen festgelegt, die dazu dienen, über ein Gleichungssystem eine Koordinatentransformationsmatrix zu bestimmen, welche die Skalierungsfaktoren, Rotationswinkel und Translationen beinhaltet.

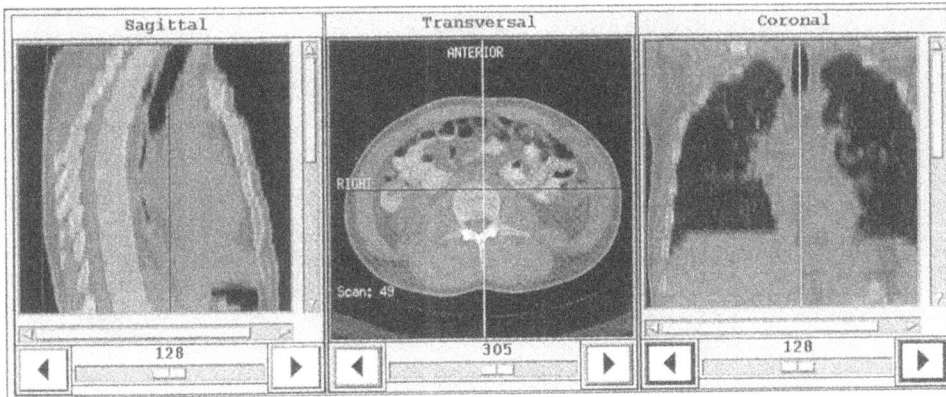

Abb. 4-10: Beispiel für die Darstellung orthogonaler Schnitte durch einen Volumendatensatz

Zur simultanen Visualisierung beider Bilder wird dann das Szintigramm als transparente Fläche interpretiert, dessen Transmissionsfaktor in Abhängigkeit vom gespeicherten Technetium-Uptake im betreffenden Bildpunkt verändert wird. Das heißt, in pathologisch veränderten Gebieten, also dort, wo der Uptake besonders hoch ist, wird das Szintigramm transparenter als in der übrigen Umgebung dargestellt. Das Szintigramm gestattet somit eine verbesserte Darstellung des Röntgenbildes innerhalb des pathologisch veränderten Bezirkes (Abb. 4-11). Ein weiteres Beispiel für die multimodale Darstellung ist die Kombination von PET- und SPECT-Bildern des Myokards, mit denen eine parallele Darstellung von Durchblutung und Stoffwechselfunktionen einzelner Herzareale möglich ist.

4.1.4 Bildanalyse und Bildinterpretation

Sollen digitale Bilder nicht nur für die Diagnosefindung verwendet, also im wesentlichen einem Visualisierungsprozeß unterzogen werden, sondern weiterführende maschinelle Auswertungen, wie etwa Morphometrie oder dreidimensionale Darstellungen für eine Therapieplanung in der Strahlenbehandlung, Implantatkonstruktion und in der Chirurgie, insbesondere der Neuro- oder Gesichtschirurgie, erfolgen, ist eine Verarbeitung der Bilder im Sinne einer Segmentierung und Bildinterpretation erforderlich.

Gegenstand der **Segmentierung** ist es, ein Bild auf der Basis zu definierender Merkmale in homogene oder besser inhaltlich zusammengehörige Regionen zu unterteilen. Ziel ist es außerdem, diese Definition "interessierender Bereiche" (Regions of Interest, kurz ROI) weitgehend zu automatisieren. Durch die Segmentierung wird das Grauwertbild in eine Indexmatrix überführt, in dem die Objektpixel mit einem bestimmten Wert, die Hintergrundpixel mit Null aufgefüllt werden (Abb. 4-11). Der Segmentierungsschritt bildet quasi die Brücke von der subsymbolischen zur symbolischen Ebene der Bildbehandlung.

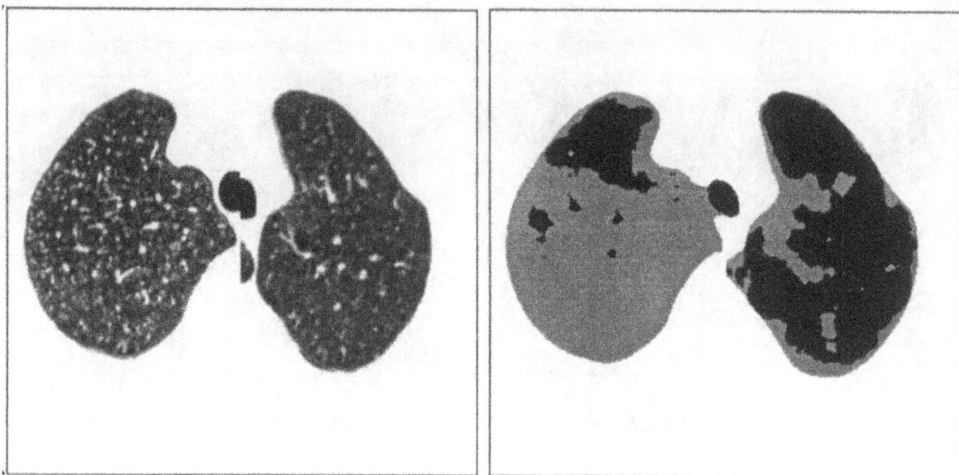

Abb. 4-11: Beispiel für die Segmentierung einer synthetischen CT-Aufnahme der Lunge, zusammengesetzt aus zwei Lungenflügeln. Hellgraue Areale werden als gesund eingestuft, dunkel markierte Bereiche als pathologisch verändert.

Wie bereits bei der Bildvorverarbeitung und Filterung angedeutet, bietet sich auch im Bereich der Segmentierung die Einteilung in punkt- und regionenorientierte Methoden an. **Punktorientierte Verfahren** richten sich bei der Objektklassifikation nur nach dem Grauwert des betreffenden Bildpunktes. Die Methode beschränkt sich in der Regel darauf, geeignete Schwellen für die Bestimmung von Objekten zu finden. Ein Beispiel für die punktorientierte Segmentierung ist die Erkennung knöcherner Strukturen in CT-Bildern. Aufgrund ihrer hohen Dichte lassen sich Knochen im CT relativ gut von Weichteilen abgrenzen. Das Segmentierungskriterium läßt sich in diesem speziellen Fall wie folgt formulieren: Als Objektpixel sind diejenigen zu berücksichtigen, deren Meßwert größer als 150 HU ist.

Regionenorientierte Operatoren verwenden den Aspekt der Nachbarschaftsbeziehung. Hierzu gehören Verfahren wie "region growing", die Auswertung von Texturen (beispielsweise Cooccurrence-Matrizen) in einer Umgebung definierter Größe oder eben die Anfertigung von Grauwertstatistiken mit anschließender Objektklassifikation.

Für viele Anwendungsgebiete ist nach der Segmentierung von ROIs mit anschließender morphometrischer Beschreibung die digitale Bildanalyse beendet, bei anderen schließt eine Klassifikation an. Hierfür gibt es – ein Blick in die Literatur bestätigt dies – heute eine Vielzahl von Verfahren aus dem Bereich der Statistik, künstlichen Intelligenz, Fuzzy Logic und neuronaler Netze. Deutlich wird allerdings durch die Vielzahl von Methoden, daß das Problem der Segmentierung und Bildinterpretation in medizinischen Bildern noch längst nicht zufriedenstellend gelöst ist. Einen Kompromiß aus Sicht der Bildverarbeitung stellen heute Verfahren dar, die mit Hilfe geringer interaktiver Eingriffe durch den Benutzer zu einem korrekten Ergebnis bei der Segmentierung verhelfen (Abb. 4-12). Solche Ansätze haben aber den Vorteil der Transparenz für den Benutzer und zeichnen sich derzeit aus durch eine höhere Akzeptanz, als dies vollautomatische Verfahren erfahren.

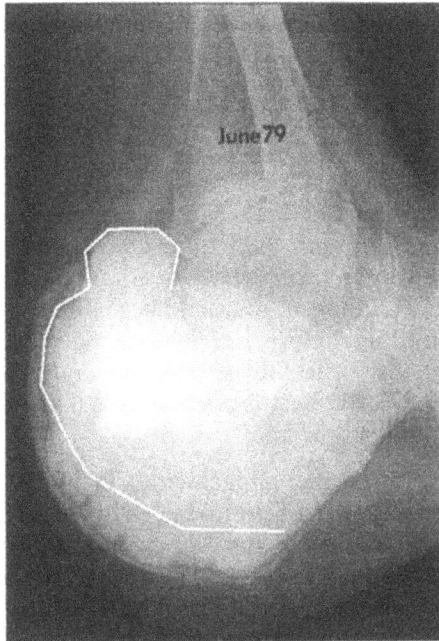

Abb. 4-12: Beispiel für die manuelle Eingabe einer Kontur zur interaktiven Segmentierung

4.1.5 Bildübertragung und Bildspeicherung

Ein digitales Bild besteht aus einer diskreten Anzahl von in Matrixform angeordneten Punkten, so daß ein Bild als zweidimensionales Feld von $n*m$ Grauwerten interpretiert werden kann. Zu beachten ist, daß im Rahmen der medizinischen Bildverarbeitung verschiedene Arten der **Bilddatenrepräsentation** vorkommen:

☐ Digitale Röntgenbilder oder Szintigramme können als **Einzelbilder** repräsentiert sein,

☐ DSA oder Funktionsanalysebilder in der Nuklearmedizin werden als **Zeitreihenbilder** des untersuchten Körperabschnittes aufgefaßt,

☐ Röntgencomputer- und Kernspintomogramme sind **räumliche Bildfolgen** beziehungsweise **Volumendatensätze**, wenn die Auflösung in x-, y- und z-Richtung gleich ist,

☐ Kontrastmitteluntersuchungen mit der Kernspintomographie oder Spiral-CT sind als Spezialfall zu werten, wobei **vierdimensionale Datensätze** in Abhängigkeit von der Zeit entstehen.

Gerade im Zuge von Bildarchivierungs- und Kommunikationssystemen ist man bemüht, Bilder und die ihnen zugeordneten Begleitdaten in einem einheitlichen Format zu speichern. Für den radiologischen Bereich ist dies der Standard aus dem American College of Radiology (ACR) und der National Electrical Manufacturers Association (NEMA), der die Möglichkeit bietet, die Vielfalt radiologischer, digital erfaßbarer Bilder in einem einheitlichen Format abzuspeichern und zu übertragen.

Die offizielle Version des ACR-NEMA Standards ist heute DICOM 3.0, in dem auch die Beiträge anderer Organisationen Berücksichtigung fanden.

4.2 Ausblick

Die digitale Bildverarbeitung hat im Fachgebiet der Medizinischen Informatik einen festen Stellenwert erhalten. Während zu Beginn hauptsächlich die Bilderzeugungstechniken verbessert und damit neue Möglichkeiten der bildgebenden Diagnostik erschlossen wurden (beispielsweise CT, Funktionsszintigraphie, DSA), ist es das Ziel neuer Entwicklungen, mit den Ergebnissen einer rechnergestützten, möglichst automatischen Bildanalyse die Therapie zu individualisieren und damit zu verbessern. Dazu gehören die Bildverbesserung mit Methoden der digitalen Filterung sowie interaktive Auswertungen wie beispielsweise für die Clearance-Untersuchung in der Nuklearmedizin.

Die Einführung überlagerungsfreier bildgebender Techniken mit der CT und MRT ermöglicht die Rekonstruktion von Schnittebenen in frei wählbaren Ebenen bis hin zu dreidimensionalen Darstellungen von Knochen und Organen. Damit stieg der Bedarf an automatischen Bildanalysemethoden, da einerseits die Anzahl der Schnitte in räumlichen Bildfolgen stieg und daher eben der Auswertungsaufwand, andererseits können heute die Ergebnisse einer Bildanalyse und -interpretation für die Morphometrie und Spezialauswertungen (beispielsweise die Bestimmung des Kalkmineralgehaltes an Wirbelkörpern) herangezogen werden.

Die Entwicklung neuer Technologien stützt sich im wesentlichen auf die Bildanalyse räumlicher Bildfolgen, um chirurgische Eingriffe und Strahlenbehandlungen besser zu planen. Hervorzuheben sind derzeit Bereiche der virtuellen Realität und der Multimediasysteme, wobei folgende Einsatzgebiete exemplarischen Charakter haben:

- Planung und intraoperative Unterstützung stereotaktischer Eingriffe,
- Ultraschall in der Gynäkologie und Geburtshilfe mit dreidimensionaler Rekonstruktion,
- Telemedizin und Teleradiologie,
- Bildgebende Diagnostik: wie zum Beispiel die Darstellung von Strömungsverhältnissen,
- Manipulation großer dreidimensionaler Datenbestände.

Blickt man zurück auf den kurzen Zeitraum, der seit der Einführung der CT oder MRT vergangen ist und hält man die rasante Entwicklung dagegen, die das Gebiet der medizinischen Bildverarbeitung seither durchlebt hat, so ist es schwer, Prognosen über weitere Entwicklungstendenzen zu geben. Klar ist aber, daß der Bereich der dreidimensionalen Darstellung, Planung und Manipulation zunehmend einen wesentlichen Entwicklungsschwerpunkt darstellen wird.

4.3 Lernsoftware

In den letzten Jahren ist verstärkt kommerziell vertriebene Software aus dem Bereich der Bildverarbeitung auf den Markt gekommen. Im Fachhandel sind verschiedene Pakete erhältlich, die wie beispielsweise *Ad Oculus* unter Microsoft Windows ablaufen. Daneben gibt es als Public-Domain-Software oder Shareware für Macintosh-Rechner das von Wayne Rusband entwickelte *NIH-Image*. Es zeichnet sich durch eine enorme Leistungsfähigkeit aus und ist ausgesprochen bedienerfreundlich. Für komplexere Anwendungen gibt es das zumeist im wissenschaftlichen Sektor eingesetzte und unter Unix ablauffähige *Khoros*-System der KRI-Group mit dem kommerziell vertriebenen Pendant *AVS*. Die beiden letztgenannten Systeme sind aber für Anfänger aufgrund ihrer Mächtigkeit nicht zu empfehlen.

5 Biomedizinische Signalverarbeitung

Hartmut Dickhaus

> Die biomedizinische Signalverarbeitung befaßt sich mit der computergestütz-
> ten Erfassung und Analyse von biologischen Signalen zur Unterstützung von
> Diagnostik und Therapie.
> Biologische Signale sind physikalische, zeitabhängige Größen, deren Verlauf,
> Verhalten und Struktur Aussagen über Funktionen und Eigenschaften von
> Organen und deren komplexes Wechselspiel ermöglichen.

Beispiele sind das EKG, der arterielle oder venöse Blutdruckverlauf oder das EEG.

Neben der Erfassung bzw. Speicherung der Signalverläufe besteht die weitere
Analyse in einer Verdichtung und Transformation der Daten auf wenige relevante
Merkmale und einer Verknüpfung dieser Merkmale verschiedener Signalmuster zu
diagnostischen Aussagen. Diese müssen auf dem Hintergrund von Erfahrung und
ärztlichem Wissen kontextgerecht interpretiert werden.

Im Abschn. 5.1 werden die verschiedenen Signale hinsichtlich ihres zeitlichen
Verhaltens grob eingeteilt und anschließend einige wichtige Aspekte der Signalerfassung und Diskretisierung dargestellt. Danach erfolgt in Abschn. 5.2 und 5.3
eine Beschreibung häufig verwendeter computergestützter Methoden zur Extraktion charakteristischer Merkmale. In Abschn. 5.4 werden verschiedene typische
Verfahren zur Klassifikation angesprochen.

5.1 Signalerfassung

Biosignale können elektrischer, mechanischer, magnetischer oder chemischer Natur
sein. Zur Erfassung dieser Vorgänge sind jeweils spezielle Elektroden, Sensoren
oder Meßwandler notwendig. Diese transformieren unterschiedliche physikalische
Signalqualitäten in ein einheitliches elektrisches Signal. Durch zusätzliche Verstär-
ker wird die teilweise sehr geringe registrierte Signalspannung an der Elektrode
oder am Ausgang des Sensors bzw. Meßwandlers in den Bereich von einigen Volt
angehoben. Die weitere Verarbeitung der Signale geschieht häufig mit Hilfe von
Personal Computern (PC), die aufgrund ihrer beachtlichen Leistungsfähigkeit
inzwischen dafür verwendet werden können. Bei höheren Anforderungen werden
sogenannte Workstation-Rechner eingesetzt.

5.1.1   Signaleigenschaften

In Tab. 5-1 sind die wichtigsten Biosignale mit ihrer Meßmethode und dem typischen Meß- und Frequenzbereich zusammengestellt.

Tab. 5-1: Meßmethode, Meßbereich und Bandbreite häufig registrierter Biosignale

	Meßgröße/Signal	Meßmethode/Transducer	physikalischer Meßbereich	Frequenz-bereich
elektrische Signale	Elektrokardiogramm EKG	Hautelektrode	1 - 4000 μV	0,01 - 250 Hz
	Elektroenzephalogramm EEG	Skalpelektrode	1 - 100 μV	0,01 - 100 Hz
	Evozierte Potentiale EP	Skalpelektrode	0,1 - 20 μV	1 - 5000 Hz
	Elektromyogramm EMG	Nadelelektrode	0,1 - 5 mV	1 - 5000 Hz
	Elektrookulogramm EOG	Hautelektrode	0,05 - 4 mV	0,01 - 100 Hz
	Elektroneurogramm ENG	Nadelelektrode	0,01 - 3 mV	0 - 10000 Hz
	Nervenaktionspotentiale	Mikroelektrode	0,01 - 100 mV	0 - 10000 Hz
	Galvanischer Hautwiderstand	Hautelektrode	1 - 500 kΩ	0,01 - 1 Hz
magnet. Signale	Magnetokardiogramm MKG	SQUID	$< 5 \cdot 10^{-11}$ T	0,01 - 250 Hz
	Magnetoenzephalogramm MEG	SQUID	$< 1 \cdot 10^{-12}$ T	0,01 - 100 Hz
sonstige Signale	Phonokardiogramm PCG	Mikrofon	Dynamik: 80 dB	5 - 2000 Hz
	Blutdruck, arteriell	Kathetertipmanometer Dehnungsmeßstreifen Auskultation/Mikrofon	10 - 200 mmHg	0 - 50 Hz
	Blutfluß	Laserdoppler Ultraschalldoppler Elektromagn. Prinzip	1 - 300 ml/s	0 - 20 Hz
	Herzminutenvolumen HMV	Indikatorverd.-Prinzip	4 - 25 l/min	0 - 20 Hz
	Partial- O2 drucke CO2	Polarograf. Verfahren Astrup - Verfahren	40 - 120 mmHg 20 - 100 mmHg	0 - 2 Hz 0 - 2 Hz
	Atemstrom	Differenzdruckverfahren	0 - 200 l/min	0 - 40 Hz
	Atemzugvolumen	Differenzdruckverfahren	50 - 1000 ml	0 - 10 Hz

Anhand des zeitlichen Verlaufs der registrierten Größen teilt man die Signale in drei Klassen ein:

☐   periodische Signale,
☐   transiente Signale,
☐   stochastische Signale.

Periodische Signale erkennt man an der sich wiederholenden Signalkurvenform innerhalb eines Periodenintervalls T. Der Kehrwert der Periodendauer T wird Grundfrequenz f_0 genannt. Im Ruhezustand eines Patienten können i. a. die

Atmung oder die Herztätigkeit und damit in Beziehung stehende Signale in erster Näherung als periodisch oder wenigstens quasiperiodisch bezeichnet werden.

Periodische Signale lassen sich in einer **Fourier-Reihendarstellung (FR)** als Überlagerung unendlich vieler harmonischer Schwingungen mit unterschiedlicher Amplitude und ganzzahlig vielfacher Grundfrequenz darstellen:

$$x(t) = \alpha_0 + \sum_{q=1}^{\infty} \left(\alpha_q \cos(\omega_0 qt) + \beta_q \sin(\omega_0 qt) \right) = A_0 + \sum_{q=1}^{\infty} A_q \cos(\omega_0 qt + \phi_q)$$

$$\text{mit} \quad \omega_0 = 2\pi f_0 \quad \text{und} \quad f_0 = \frac{1}{T}$$

Die beschreibenden Fourierkoeffizienten α_q und β_q berechnen sich aus dem Signalverlauf $x(t)$ zu:

$$\alpha_0 = A_0 = \frac{1}{T} \int_{-\frac{T}{2}}^{\frac{T}{2}} x(t)\, dt, \quad \alpha_q = \frac{2}{T} \int_{-\frac{T}{2}}^{\frac{T}{2}} x(t) \cos(\omega_0 qt)\, dt, \quad \beta_q = \frac{2}{T} \int_{-\frac{T}{2}}^{\frac{T}{2}} x(t) \sin(\omega_0 qt)\, dt$$

Die Darstellung der Amplituden A_q und der Phasenwinkel f_q in Abhängigkeit von q oder den Frequenzen f_q wird üblicherweise als diskretes Amplituden- und Phasenspektrum bezeichnet.

$$\text{Amplitudenspektrum:} \quad A_q = \sqrt{\alpha_q{}^2 + \beta_q{}^2} \quad \text{Phasenspektrum:} \quad \phi_q = -\arctan\left(\frac{\beta_q}{\alpha_q}\right)$$

Häufig wird die Fourier-Reihendarstellung eines reellen Signals auch in der kompakten komplexen Schreibweise angegeben:

$$x(t) = \sum_{q=-\infty}^{\infty} a_q e^{j2\pi f_0 qt} \quad \text{mit den komplexen Fourierkoeffizienten} \quad a_q = \frac{1}{T} \int_{-\frac{T}{2}}^{\frac{T}{2}} x(t) e^{-j2\pi f_0 qt}\, dt$$

Zwischen den reellen und komplexen Fourierkoeffizienten bestehen die einfachen Beziehungen:

$$\alpha_q = 2\,\mathrm{Re}\{a_q\} \quad \text{und} \quad \beta_q = -2\,\mathrm{Im}\{a_q\},$$

so daß schnell eine Darstellung in die andere überführt werden kann.

Transiente Signale charakterisieren i. a. den Übergang eines Systems in einen anderen Zustand. Häufig findet man dabei ein abklingendes Zeitverhalten oder nur zeitlich begrenzt auftretende Signalmuster.

Beispiele hierfür sind das evozierte elektrische Potential auf der Kopfoberfläche oder der Spannungsverlauf im Myogramm einer motorischen Einheit eines Muskels bei kurzzeitiger Kontraktion.

Neben der Beschreibung der Signaleigenschaften im Zeitbereich kann durch die Fourier-Transformation (FT) des Signals in den Frequenzbereich zusätzliche Einsicht in Struktur und Charakter des Signals gewonnen werden. Unter der FT einer Zeitfunktion versteht man die Berechnung des untengenannten uneigentlichen Fourier-Integrals. Das Ergebnis ist eine i. a. komplexe Funktion der Frequenz, die **spektrale Dichtefunktion** oder kurz **Spektrum** genannt wird. Durch inverse Fourier-Transformation gelangt man vom komplexen Spektrum wieder zurück zum Zeitsignal. Die FT ist somit eine eineindeutige Transformation. Das Spektrum repräsentiert den gesamten Informationsgehalt, den auch das Zeitsignal beinhaltet, lediglich in anderer Form.

Fourier-Transformation:

$$X(f) = \int_{-\infty}^{\infty} x(t)e^{-j2\pi ft}dt$$

Inverse Fourier-Transformation:

$$x(t) = \int_{-\infty}^{\infty} X(f)e^{j2\pi ft}df$$

Die spektrale Darstellung eines zeitabhängigen Vorgangs ermöglicht die Bestimmung des relevanten Frequenzbereichs bzw. der oberen Grenzfrequenz f_{max} dieses Signals. Siehe hierzu die letzte Spalte von Tab. 5-1. Bei annähernd periodischen Signalen, wie z. B. dem Ruhe-EKG, muß die Grenzfrequenz der Signalkurvenform von ca. 250 Hz von der mittleren Frequenz der Herzzyklen von 70 bis 80 pro Minute unterschieden werden.

Bei **stochastischen Signalen** kann der zeitliche Verlauf der Werte nicht eindeutig anhand einer Gesetzmäßigkeit vorherbestimmt werden, wie das bei den schon erwähnten periodischen und transienten Signalen der Fall ist.

Die Signalwerte ändern sich zufällig. Solche Signale werden durch Maßzahlen der Wahrscheinlichkeitstheorie gekennzeichnet, wie z. B. die Verteilung und Varianz der Signalwerte oder durch ihre zeitliche Korrelation untereinander. Typische Vertreter dieser Signalgruppe sind die Rauschspannungen, die bei jedem gemessenen Signal aufgrund der Registrierelektronik oder z. B. in Form von Elektrodenpotentialen überlagert sind. Aber auch manche Biosignale, wie z. B. das EEG, weisen mehr oder weniger deutlich stochastische Signaleigenschaften auf.

Die **Stationarität** ist eine wichtige Eigenschaft stochastischer Signale, die für viele Verarbeitungsverfahren vorausgesetzt wird. Ein Signal gilt als stationär, wenn sich seine beschreibenden Maßzahlen nicht als Funktion der Zeit ändern. Diese Eigenschaft ist bei den meisten Biosignalen allerdings nur eingeschränkt oder nur für kürzere Beobachtungsdauern gegeben.

In Abb. 5-1 werden einige typische Vertreter der drei verschiedenen Signalgruppen vorgestellt. In Bildausschnitt A und B sind transiente Signale am Beispiel der schon erwähnten evozierten Potentiale und der Elektromyogrammableitungen eines Muskels gezeigt. Bildausschnitt C enthält periodische Signalverläufe in Form des

EKGs, der Herztöne und des arteriellen Blutdrucksignals. Ihre gleichzeitige Registrierung erlaubt eine gute Beurteilung der Funktion des Herzens. Schließlich lassen sich am EEG für verschiedene Stadien der Aufmerksamkeit stochastische Signalverläufe demonstrieren, siehe Bildausschnitt D.

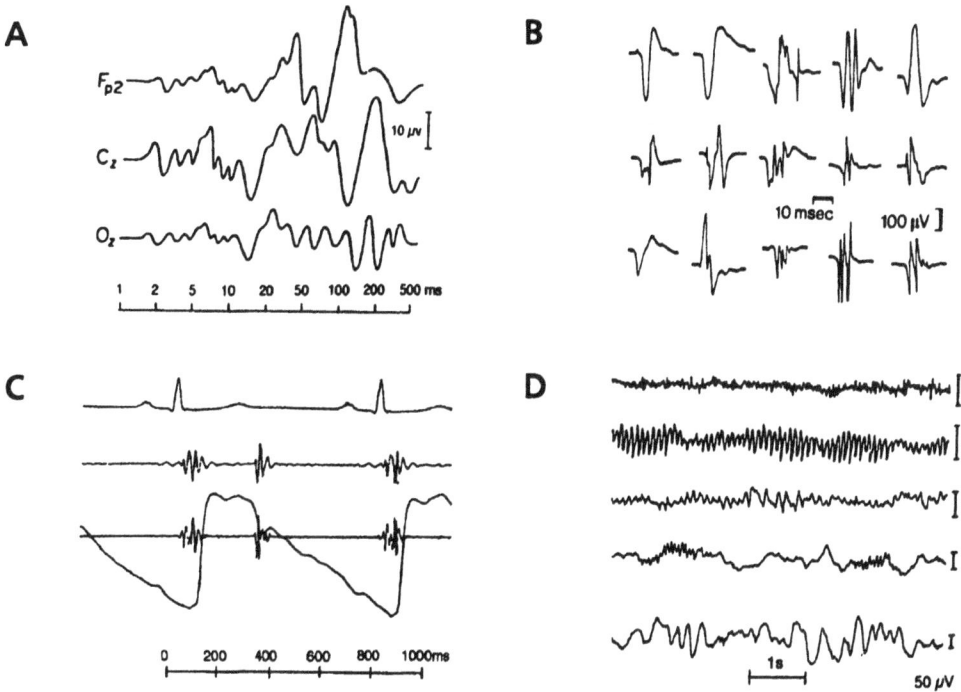

Abb. 5-1: Typische Beispiele für verschiedene Biosignale mit unterschiedlichen Eigenschaften im Zeitbereich. A: Akustisch evozierte Potentiale (AEP), die an verschiedenen Positionen der Kopfhaut registriert wurden; B: Elektromyogrammableitungen (EMG) motorischer Einheiten bei neurogener Läsion aus [Ludin 1977]; C: Elektrokardiogramm (EKG), Phonokardiogramm (PKG) und Karotispulskurve gleichzeitig vom selben Patienten abgeleitet, nach [Schischmanov 1984]; D: Elektroenzephalogrammregistrierungen (EEG) eines Probanden bei verschiedenen Stadien der Aufmerksamkeit, während hoher Konzentration (oberste Zeile) bis zum Tiefschlaf (unterste Zeile)

5.1.2 Zeit- und Wertdiskretisierung

Die rechnergestützte Verarbeitung eines Signals erfordert eine Zeit- und Wertdiskretisierung des kontinuierlich erfaßten elektrischen Spannungsverlaufs. Ein zeitdiskretes Signal besitzt zu äquidistanten Zeitpunkten t_i Abtastwerte $x(t_i)$. Das Zeitintervall zwischen zwei aufeinanderfolgenden Werten wird Abtastintervall h und der Kehrwert Abtastfrequenz f_a genannt. Anhand von Abb. 5-2 soll kurz erläutert werden, wie hoch die Abtastfrequenz f_a bezüglich des abtastenden Signals mindestens sein sollte, damit das Signal durch die Abtastpunkte noch ausreichend korrekt repräsentiert wird.

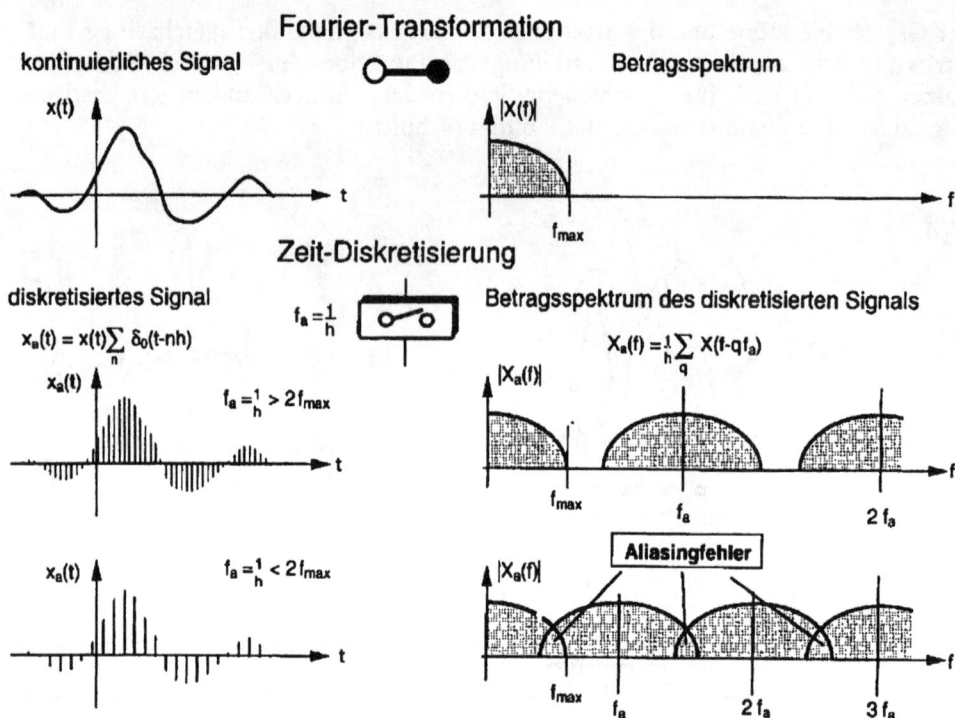

Abb. 5-2: Schematische Darstellung von Zeitsignal und Betragsspektrum vor und nach der Zeit-Diskretisierung (Abtastvorgang)

Es wird angenommen, daß ein registriertes analoges Signal $x(t)$ das Betragsspektrum $|X(f)|$ besitzt. Durch Abtasten des kontinuierlichen Signals mit der Frequenz f_a ergibt sich das diskrete Zeitsignal $x_a(t)$. Das zu diesem Signal berechnete Frequenzspektrum $X_a(f)$ zeigt zusätzlich zu dem bekannten Verlauf periodische Wiederholungen von $|X(f)|$ bei Vielfachen der Abtastfrequenz.

$$x_a(t) = \sum_n x_n \delta_0(t - nh) \qquad \circ\!\!-\!\!\bullet \qquad X_a(f) = \frac{1}{h}\sum_q X(f - qf_a)$$

mit dem Dirac-Impuls:

$$\delta_0(t) = \begin{cases} 1 \text{ für } t = 0 \\ 0 \text{ für } t \neq 0 \end{cases} \qquad f_a = \frac{1}{h}$$

Man merke sich: Die **Diskretisierung** eines Vorgangs im Zeitbereich hat stets die Periodisierung des zugehörigen Frequenzspektrums zur Folge und umgekehrt.

Wird die Abtastfrequenz für das vorliegende Signalbeispiel verringert, verschieben sich auch auf der Frequenzachse die sich periodisch wiederholenden Spektren entsprechend der geringeren Abtastfrequenz. Dabei kann es zu Überlagerungen der Spektren kommen. Dieser als **Aliasing** bezeichnete Vorgang bedeutet nun eine Verfälschung des ursprünglichen Signals. Wie in Abb. 5-2 unten rechts kann dieser Fehler nur dadurch vermieden werden, daß die Abtastfrequenz mindestens doppelt so groß wie die höchste im Signal enthaltene Frequenz f_{max} gewählt wird. Dieser Sachverhalt ist als **Theorem von Shannon** bekannt:

$$f_a = \frac{1}{h} > 2f_{max}$$

Allerdings sollte die tatsächlich gewählte Abtastfrequenz aus praktischen Gründen noch deutlich höher liegen. Dies gilt besonders dann, wenn aus den Abtastwerten zeitliche Abstände zwischen markanten Ereignissen innerhalb des Signals genau bestimmt werden müssen oder wenn z. B. ein Signalmaximum mit hoher Präzision lokalisiert werden soll. In der Praxis verwendet man als Abtastfrequenz häufig den 5- bis 10fachen Wert der Frequenz f_{max}.

Aufgrund der Zeitdiskretisierung ist die Genauigkeit, mit der man Auftrittzeitpunkte bestimmter Ereignisse oder Zeitintervalle anhand der Abtastwerte bestimmen kann, begrenzt.

Die Genauigkeit ermittelter Zeitintervalle aus dem diskretisierten Signal ist stets mit einem maximalen Fehler der Größe eines halben **Abtastintervalls** behaftet.

Um sicher zu sein, daß keine weiteren störenden Signalanteile mit höheren Frequenzen als die angenommene Frequenz f_{max} im registrierten Signal enthalten sind, wird prinzipiell vor die Signalabtastung noch ein aktives Tiefpaßfilter mit steil abfallender Flanke geschaltet, das häufig als **Anti-Aliasingfilter** bezeichnet wird.

Technisch wird der Abtastvorgang durch ein **Sample-und-Hold-Glied** realisiert. Der anschließende Codierungsschritt mit Hilfe eines Analog-Digitalwandlers (AD-Wandler) kann als Wertdiskretisierung verstanden werden. Je nach Anzahl der möglichen Stufen eines Wandlers wird der analog vorliegende Spannungswert unterschiedlich genau auf einen digitalen Wert abgebildet. Besitzt z. B. der Wandler 12 Bit, so stehen 2^{12} = 4096 verschiedene Stufen zur Verfügung, das entspricht einem Dynamikbereich von 20 dB log(4096) = 72 dB.

Bei einem Eingangsspannungsbereich von ± 5 V würde die technisch mögliche Auflösung bzw. darstellbare Genauigkeit der Signalwerte ca. 2,5 mV betragen.

Registrierte Biosignale besitzen häufig einen **Signal-Störspannungsabstand** von ca. 60 dB, d. h. der Effektivwert der überlagerten Störspannung beträgt ca. 1/1000 des Nutzsignals. AD-Wandler mit mehr als 12 Bit sind also nur dann sinnvoll, wenn auch die Signalqualität, d. h. der Signal-Störspannungsabstand deutlich oberhalb von 60 - 70 dB liegt, andernfalls sind die letzten Stellen des digital codierten Signals durch ihre zufälligen Werte bedeutungslos.

Nach der AD-Wandlung liegt eine Folge diskreter Zahlenwerte x_n vor, die auch als **Zeitreihe** bezeichnet wird.

5.1.3   Mehrkanalregistrierung

Bislang bezieht sich das erläuterte Konzept der Signalerfassung lediglich auf einen Kanal. In den meisten praktischen Anwendungen müssen mehrere Signale gleichzeitig registriert und auch verarbeitet werden, wie z. B. bei der Überwachung auf der Intensivstation der Blutdruck, das EKG, das EEG und der respiratorische CO_2-Gehalt. Dazu wird ein weiterer Funktionsbaustein, der **Multiplexer**, benötigt. Er wird zweckmäßigerweise zwischen Sample-und-Hold-Glieder und AD-Wandler geschaltet. Mehrere parallel angeordnete Signalkanäle werden zeitsynchron abgetastet und anschließend sequentiell vom Multiplexer auf den AD-Wandler geschaltet. Die digitalisierten Werte liegen kanalverschachtelt am Ausgang des Wandlers vor. Dem Nachteil einer verbindlichen Abtastrate für alle Kanäle kann dadurch begegnet werden, daß man vor dem Abspeichern der Werte kanalindividuell ein Unterabtasten durch Ausblenden von Werten vornimmt oder aufwendigere prozessorgesteuerte Multiplexer mit asynchroner Kanalabtastrate wählt. Die parallele Realisierung getrennter AD-Wandler wird meistens aus Kostengründen nicht erwogen.

5.1.4   Realisierungsaspekte

Das technische Konzept der Signalerfassung und Signalausgabe wird in der Praxis in wenige Bausteine integriert, die miniaturisiert vorliegen oder schon auf einem Bruchteil einer Rechnerplatine mit weiteren nützlichen Funktionen zusammengefaßt sind. Vom Benutzer sind lediglich noch Verstärkungsfaktoren, Filtergrenzfrequenzen, Abtastraten, usw. zu programmieren. Signalprozessorkarten mit optimierter Hardwarestruktur und Speicherbausteinen für Signaldaten und Programmcode zum Einbau in Workstations oder PC bieten die gesamte Signalerfassung bis zum integrierten Telefonmodem mit an.

In der Rehabilitations- und Sportmedizin können selbst bei mobilen Patienten oder Probanden durch flexibel einsetzbare Telemetriestrecken in einem begrenzten Umkreis zwischen Sender und Empfänger mehrere Signale gleichzeitig übertragen werden. Für den Fall größerer Entfernungen zwischen dem Patienten und der Auswerteeinheit spielt die Signalübertragung über Telefonnetze mittels Modem eine immer größere Rolle. Durch die zunehmende Vernetzung von Krankenhäusern und diagnostischen Zentren wird im Rahmen der sogenannten **Telemedizin** die Übertragung medizinischer Bild- und Signaldaten immer bedeutsamer.

5.2 Detektion und Restauration von Signalen und Mustern

Zur genaueren Beschreibung charakteristischer Signalmuster als auch zur Analyse ihrer Reihenfolge müssen zuerst aus einem kontinuierlich registrierten Signal die einzelnen Ereignisse erkannt und in ihrer zeitlichen Folge markiert werden, z. B. die aufeinanderfolgenden QRS-Komplexe eines EKG-Signals, evozierte Potentiale in einer EEG-Ableitung oder Lidschläge im Okulogramm (EOG). Eine Folge markierter Ereignisse, die allein durch die Auftrittszeitpunkte der Ereignisse bzw. durch die Zeitintervalle zwischen aufeinanderfolgenden Ereignissen definiert ist, wird **Punktprozeß** genannt.

5.2.1 Signaldetektion

Die Detektion der Signalmuster oder Ereignisse geschieht meistens durch Schwellwertüberschreitung eines spezifischen Signalparameters. Dabei ist häufig das gesuchte Signal in einen gleichzeitig vorhandenen Rauschprozeß eingebettet. Generell gilt: Je geringer der **Signalstörabstand** zwischen Signal und Rauschen ist, um so höher sollte die relative Detektionsschwelle gelegt werden.

Im einfachsten Fall kann die Folge der Abtastwerte x_i selbst bezüglich einer Schwellwertüberschreitung verwandt werden.

Sicherere Entscheidungen erhält man durch Abfrage speziell dazu berechneter Größen, in denen sich typische Eigenschaften des Signals ausdrücken. Als solche kann z. B. die gleitende Berechnung der Signalenergie über eine begrenzte Anzahl von 2N+1 Abtastpunkten gewertet werden.

$$E_i = \sum_{i=-N}^{N}|x_i|^2$$

Mit jedem Verschiebungsschritt i fällt ein alter Wert aus der Summe heraus und ein neuer wird integriert. Tritt das gesuchte Ereignis auf, wird die Signalenergie deutlich ansteigen. Das detektierte Maximum markiert den Schätzwert für den Auftrittszeitpunkt.

Weiterhin werden gerne die zeitlichen Differentiationen bzw. die Steigungen der Signalverläufe verwendet.

Beispielsweise wird der QRS-Komplex des EKG-Signals in den meisten computergestützten EKG-Auswerteprogrammen durch den **räumlichen Geschwindigkeitsvektor** SV_i detektiert, der die Steigungen der drei gemeinsam registrierten orthogonalen Ableitungen x, y, und z zusammenfaßt. Der zum Zeitpunkt t_i definierte EKG-Vektor V_i lautet:

$$V_i = x_i e_x + y_i e_y + z_i e_z$$

Der davon abgeleitete räumliche Geschwindigkeitsvektor SV_i berechnet sich in seinem Betrag zu:

$$SV_i = \frac{1}{2}\sqrt{\left(x_{i+1} - x_{i-1}\right)^2 + \left(y_{i+1} - y_{i-1}\right)^2 + \left(z_{i+1} - z_{i-1}\right)^2}$$

Abb. 5-3 zeigt schematisch die Ortskurve, die der Vektor V_i des aus drei Ableitungen zusammengesetzten EKG-Signals im Raum beschreibt und den Verlauf eines real berechneten Geschwindigkeits-Betragsvektors.

Im abfallenden Teil der QRS-Komplexe aller drei Ableitungen x, y und z treten betragsmäßig die größten Steigungen auf, so daß auch in diesem Zeitabschnitt SV_i seinen größten Wert annimmt. Mit Hilfe einer Abfrage $|SV_i| > SV_{Schwelle}$ für die Folge der berechneten SV_i-Werte bestimmt man die Auftrittszeitpunkte t_i der QRS-Komplexe innerhalb eines diskreten EKG-Signals.

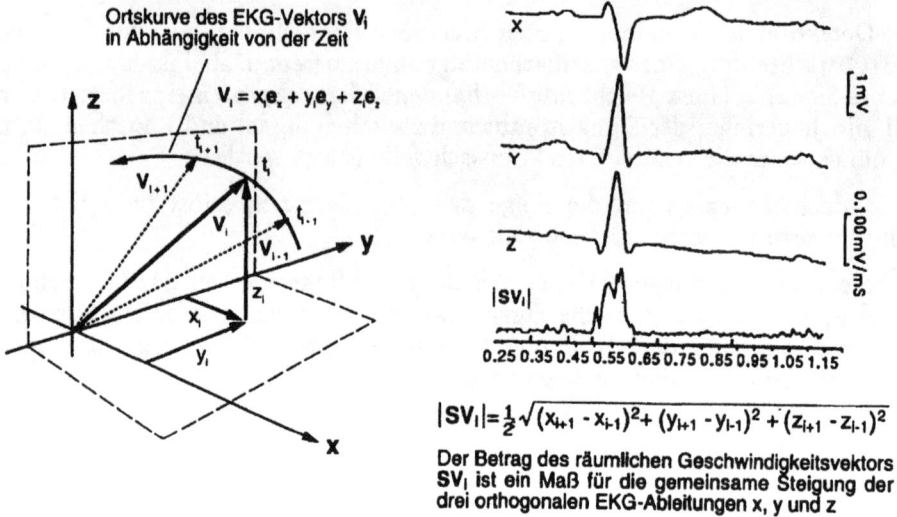

Der Betrag des räumlichen Geschwindigkeitsvektors
SV_i ist ein Maß für die gemeinsame Steigung der
drei orthogonalen EKG-Ableitungen x, y und z

$$|SV_i| = \tfrac{1}{2}\sqrt{(x_{i+1}-x_{i-1})^2 + (y_{i+1}-y_{i-1})^2 + (z_{i+1}-z_{i-1})^2}$$

Abb. 5-3: Links: Schematische Darstellung zur Bestimmung des räumlichen Geschwindigkeitsvektors SV_i aus der Folge der EKG-Vektoren V_i einer orthogonalen EKG-Ableitung. Rechts: 3 orthogonale EKG-Ableitungen x, y und z und Betrag des zugehörigen räumlichen Geschwindigkeitsvektors, modifiziert nach [Arnaud 1990]

Die Berechnung der **gleitenden Kreuz-Korrelation** erlaubt gute Detektionsergebnisse, wenn die Form des zu detektierenden Signalmusters bekannt ist. Das Ereignis wird dann als erkannt bewertet, wenn ein bestimmtes Maß an Ähnlichkeit zwischen den N Abtastpunkten des zu findenden Musters x_i und einer Folge von N Abtastpunkten des zu untersuchenden Signals y_i vorliegt. Der Korrelationswert wird fortlaufend oder gleitend für jeden neuen y_i-Wert berechnet, indem das Muster x_i schrittweise über y_i geschoben wird. Die normierte Korrelation in Abhängigkeit vom Verschiebungsschritt k, mit dem das Muster über y_i verschoben wird, lautet:

$$COR(k) = \frac{\displaystyle\sum_{i=1}^{N}(x_i - \overline{x})(y_{i+k} - \overline{y}_k)}{\sqrt{NS_x^2 \displaystyle\sum_{i=1}^{N}(y_{i+k} - \overline{y}_k)^2}}$$

mit: $\overline{x} = \dfrac{1}{N}\displaystyle\sum_{i=1}^{N}x_i$, $\overline{y}_k = \dfrac{1}{N}\displaystyle\sum_{i=1}^{N}y_{i+k}$ und $S_x^{\,2} = \dfrac{1}{N}\displaystyle\sum_{i=1}^{N}\left(x_i - \overline{x}\right)^2$

Um den Einfluß der absoluten Signalamplitude in der Ähnlichkeitsbewertung zu eliminieren, wird die Korrelation normiert, so daß ihre Werte nur noch zwischen -1 und 1 schwanken können.

Aus den vorangegangenen Beispielen wird deutlich: Je besser der abzufragende Parameter die Individualität, also z. B. die Form des Musters widerspiegelt, um so treffsicherer wird die Detektion sein. Ist das Wissen über das zu detektierende Muster nicht vorhanden, kann eine Verbindung von Signaldetektion und Signalrestauration zu guten Ergebnissen führen.

5.2.2 Signalrestauration

Signalrestaurierende Maßnahmen versuchen, Gestalt oder Form eines in Rauschen oder Störungen eingebetteten Signalmusters wiederherzustellen bzw. zu verbessern. Diese Aufgabe kann natürlich nur durchgeführt werden, wenn Wissen über das zerstörte oder verborgene Signal bzw. über den Störprozeß in irgendeiner Form vorliegt. Das können Parameter über die Signalform, der Auftrittszeitpunkt, der charakteristische Frequenzbereich, ein Signalmodell o. ä. sein.

Durch ein gekoppeltes Verfahren von Detektion und Restauration können der Detektionszeitpunkt als auch Kenntnisse über das zu restaurierende Signal iterativ verbessert werden. In einem ersten Schritt wird ohne große Kenntnis über die Form des Musters ein grober Auftrittszeitpunkt ermittelt. Dieser ermöglicht eine erste Schätzung des Musters, indem man um diesen Zeitpunkt den Signalverlauf ausschneidet. Daraus gewonnene Parameter können in einem weiteren Schritt dazu verwendet werden, die zeitliche Detektionsgenauigkeit zu erhöhen. Das wiederum kann zur weiteren Verbesserung der Musterform genutzt werden usw.

Ein typisches Restaurationsverfahren im Zeitbereich ist die **Scharmittelwertbildung**. Im Frequenzbereich sind verschiedene lineare und nichtlineare Filterverfahren üblich.

5.2.3 Scharmittelwertbildung

Bei der Scharmittelwertbildung geht man von einem häufig auftretenden Signalmuster s_{ij} aus, dessen Form unabhängig von der Realisierung i stets identisch ist, d. h. $s_{ij} = s_j$. Die jeweiligen Muster sind jedoch durch Störungen n_{ij} mit zufälligem Charakter linear überlagert. Störungen und Muster sollen nicht miteinander korreliert sein.

$$x_{ij} = s_{ij} + n_{ij}$$

wobei für das stochastische Rauschen n_{ij} gilt:

$$VAR\{n_{ij}\} = \sigma^2, \qquad E\{n_{ij}\} = 0 .$$

Ein typisches Anwendungsbeispiel für die Scharmittelwertbildung sind die reizevozierten Potentiale im registrierten EEG. Ein Schätzwert s_j für das evozierte Potential (EP) ergibt sich aus der reizsynchronen Mittelung vieler EEG-Abschnitte mit eingebettetem EP.

$$\hat{s}_j = \frac{1}{N}\sum_{i=1}^{N} x_{ij} = \frac{1}{N}\sum_{i=1}^{N}\left(s_{ij} + n_{ij}\right) = s_j + \frac{1}{N}\sum_{i=1}^{N} n_{ij}$$

Es läßt sich einfach zeigen, daß bei N Mittelungsschritten die Varianz des Mittelwertes, also des geschätzten EPs nur noch den N-ten Teil der Varianz des störenden EEG ausmacht.

$$\text{VAR}\{\hat{s}_j\} = \frac{1}{N}\sigma^2$$

Die Qualität dieser restaurierenden Maßnahme wird häufig durch den Quotienten der Effektivwerte von EP und EEG angegeben. Da sich die Varianz quadratisch zum Effektivwert verhält, gilt: Mit zunehmender Mittelungszahl N vergrößert sich der Quotient der Effektivwerte von Signal und Rauschen als Maß für den Signalstörabstand um den Faktor $\sqrt{N}$

Die notwendigen Bedingungen für diesen Sachverhalt, nämlich konstante Reizantwort, starre zeitliche Kopplung zum synchronisierenden Reiz, Unabhängigkeit zwischen den hier als stochastisches Rauschsignal verstandenen EEG-Abschnitten, sind leider häufig in der Praxis nicht erfüllt. **Latenzkorrigierende Maßnahmen** oder **selektives Mitteln** kontrollierter Muster führen dann zu besseren Schätzwerten.

Das Verfahren der Mittelwertbildung ist jedoch keineswegs auf den Zeitbereich beschränkt, sondern wird z. B. auch, wie später noch gezeigt wird, bei der Schätzung spektraler Leistungsdichtewerte im Frequenzbereich angewendet.

5.2.4   Filterverfahren

Frequenzbandfilter beschränken ein Signal auf einen bestimmten Frequenzbereich. Liegen Störungen oder Rauschen außerhalb des Bandes, in dem sich das interessierende Signal befindet, bzw. ist die Überlappung nicht allzu groß, kann durch Filterung eine Trennung der Signalanteile vom Rauschen oder mindestens eine Verbesserung der Qualität des Signalmusters erzielt werden. Je nach Lage des Paßbandes und des Sperrbandes auf der Frequenzachse unterscheidet man zwischen Tiefpaß, Hochpaß, Bandpaß oder Bandsperre. Kombinationen davon sind auch möglich.

Durch Fouriertransformation der Impulsantwort eines Filters erhält man den **komplexen Frequenzgang** des Filters, dessen Betrag als Amplitudengang und dessen Winkel als Phasengang in Abhängigkeit von der Frequenz bezeichnet werden. Durch beide reellen Funktionen wird das Übertragungsverhalten des Filters bezüglich der verschiedenen Signalfrequenzen eindeutig beschrieben. Die folgende Gleichung beschreibt den allgemeinen Fall eines linearen zeitinvarianten Filters.

$$y_n = \sum_{i=0}^{M} b_i x_{n-i} \; - \; \sum_{j=1}^{N} a_j y_{n-j}$$

nichtrekursiver Teil   rekursiver Teil

Ein Wert y_n am Ausgang des Filters hängt von allen Eingangswerten x_{n-i} und den Ausgangswerten der Vergangenheit y_{n-j} ab.

Man nennt diese Struktur auch **rekursives Filter**. Wenn alle Koeffizienten a_j, $j > 0$ zu null werden, spricht man von **nichtrekursiven Filtern**. Sie lassen sich zwar mit linearem Phasengang und damit ohne Signalverzerrungen realisieren, sind jedoch bei ähnlichem Übertragungsverhalten wegen der größeren Anzahl von Multiplikationen und Additionen rechenintensiver als rekursive Filter.

Die gleitende Mittelwertbildung über 2m benachbarte Signalwerte kann z. B. als einfaches nichtrekursives Filter mit 2m+1 konstanten Filterkoeffizienten der Werte 1/(2m+1) verstanden werden.

$$y_n = \frac{1}{2m+1} \sum_{i=-m}^{m} x_{n-i}$$

Um N Abtastpunkte zu filtern, sind 2Nm Additionen nötig.

Ist man an der Lokalisation bzw. Hervorhebung spezieller Ereignisse innerhalb eines Signalmusters interessiert, wie z. B. der Inzisur im Verlauf des arteriellen Drucksignals, läßt sich durch spezielle **Bandpaßfilterung** dieses kurzzeitig mit geringer Amplitude auftretende Ereignis gegenüber dem Verlauf des Drucksignals hervorheben. Der einfache nichtrekursive Filteroperator lautet:

$$y_i = x_{i+2} + x_{i+1} - x_{i-1} - x_{i-2}$$

Die Übertragungseigenschaften des Filters werden durch den folgenden Ausdruck beschrieben:

$$|H(f)| = 2\left|\left(\sin\left(2\pi \frac{f}{f_a}\right) + \sin\left(4\pi \frac{f}{f_a}\right)\right)\right|$$

Man kann leicht zeigen, daß bei einer Abtastfrequenz $f_a = 100$ Hz das wesentliche Durchlaßband zwischen 7 Hz und 23 Hz liegt.

Die gleichen Filtereigenschaften, die mit dem oben besprochenen gleitenden Mittelwertfilter als nichtrekursivem Operator erzielt werden, können durch ein rekursives Filter mit deutlich weniger Operationen erreicht werden. Um N Abtastpunkte zu filtern, sind in diesem Fall nur 2N Additionen nötig, unabhängig von m.

$$y_n = y_{n-1} + \frac{1}{2m+1}\left(x_{n+m} - x_{n-m-1}\right)$$

Allerdings weisen rekursive Filter den Nachteil möglicher Instabilitäten auf. Zum Entwurf digitaler Filter nach vorgegebenen Eigenschaften benutzt man die z-Transformation, mit deren Hilfe eine diskrete Folge von Signalwerten in eine komplexe Funktion einer kontinuierlichen Variablen z überführt werden kann.

$$X(z) = \sum_{n=-\infty}^{\infty} x_n z^{-n}$$

Neben der Klasse der linearen zeitinvarianten Filter haben noch adaptive und nichtlineare Filter für die Signalerkennung und Parameterschätzung in der biomedizinischen Signalverarbeitung Bedeutung.

5.3 Merkmalsgewinnung

Zur Unterscheidung bzw. Klassifikation von Zuständen eines Systems, eines Patienten oder verschiedener Patienten untereinander werden aus den registrierten Signalen oder Signalmustern charakteristische bzw. diagnostisch relevante Merkmale bestimmt. Man unterscheidet häufig zwischen Strukturmerkmalen im Zeitbereich, Merkmalen im Frequenzbereich oder solchen, die durch Parameter der beiden Beschreibungsräume charakterisiert sind.

5.3.1 Merkmale im Zeitbereich

Strukturmerkmale im Zeitbereich bestehen vornehmlich in einer Auswahl besonders ausgezeichneter Signalwerte, wie z. B. Maxima und Minima, Mittelwerte, Umkehrpunkte, Nulldurchgänge usw. Aber auch Zeitintervalle zwischen markanten Wellen und Zacken, Steigungsmaße, Winkelgeschwindigkeiten oder Flächenwerte unter Signalabschnitten können als beschreibende Parameter genutzt werden. Ein typisches Signalbeispiel für die Bestimmung derartiger Strukturmerkmale ist der Zeitverlauf der EKG-Kurve, der in Abbildung 5-4 Bild A mit den wichtigsten Zeit- und Amplitudenparametern schematisch skizziert ist.

Um diese Merkmale quantifizieren zu können, müssen häufig zusätzliche Hilfsfunktionen berechnet werden.

Nachdem beispielsweise im EKG der QRS-Komplex eines Zyklus erkannt wurde, wird man vom Maximum der R-Zacke ausgehend in bestimmten zeitlichen Erwartungsintervallen vor und nach der R-Zacke die P-Welle und die T-Welle suchen.

Lage und Größe dieser Intervalle sind zusätzliches Wissen, das vom Experten in das Verfahren eingebracht werden muß. Beginn und Ende einer Welle wird mit Hilfe einer normierten zeitlichen Differentiation des Signalverlaufs in diesem Intervall gesucht. Dabei wird auch wieder eine Schwellenbedingung abgefragt, bei der die aktuellen Steigungswerte mit einem ermittelten Referenzwert aus einem Testdatensatz verglichen werden.

Im Falle kleiner Wellenamplituden kann dieses Verfahren durch das stets vorhandene Rauschsignal zu ungenauen Ergebnissen führen. Hier müssen dann mit aufwendigeren Verfahren die Wellengrenzen ermittelt werden. Eine Methode besteht darin, daß aus einem Signalabschnitt beispielsweise vor der P-Welle, jeweils ein Schätzwert für die Varianz des überlagerten stochastischen Rauschens berechnet wird. Dieser an den jeweiligen Störungsgrad angepaßte Wert wird dann bei der Schwellenbedingung mitberücksichtigt.

Bei Wellenformen, die mit besonders geringer Steigung beginnen oder enden, wie z. B. die T-Welle im EKG, kann der Endpunkt durch den Schnittpunkt der an die

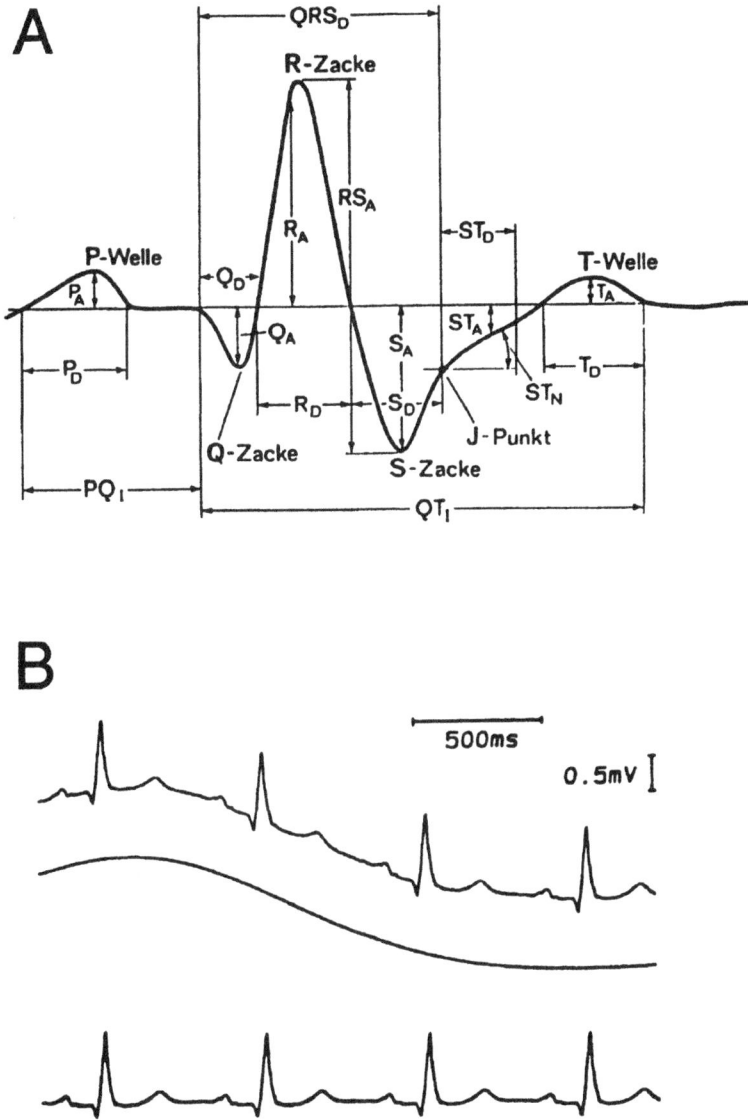

Abb. 5-4: A: Strukturmerkmale eines skizzierten EKG-Signals. Indizes A = Amplituden, D = Dauer, I = Intervall; aus [Silny 1991]. B: Beispiel einer Grundlinienkorrektur eines EKG-Signals mit Hilfe einer Polynomapproximation 6. Ordnung aus [Neubert 1986]

Welle berechneten Tangente mit der Nullinie festgelegt werden. Nullinien-schwankungen aufgrund von Elektrodenpotentialen erschweren häufig die Bestimmung korrekter Signalamplituden. In solchen Fällen muß durch eine approximierte Nullinie, die vom tatsächlichen Signalverlauf subtrahiert wird, eine **Nullinienkorrektur** durchgeführt werden. In Abbildung 5-4 Bild B ist ein Beispiel für die Korrektur der EKG-Grundlinie mit Hilfe von Polynomen 6. Ordnung gezeigt. Die unterste Kurve zeigt den korrigierten Verlauf des EKG-Signals. Zur Approximation werden auch Spline-Funktionen verwendet. In einfachen Fällen genügt eine Sehne zwischen Beginn und Ende einer Welle als Bezugspotentiallinie für die Signalamplituden.

Bei stochastisch schwankenden Signalverläufen, wie beispielsweise dem EEG oder zufälligen Zeitreihen, eignen sich Häufigkeits-Histogramme zur einfachen Merkmalsextraktion im Zeitbereich. Sie beschreiben die Verteilung der Signalwerte, der Zeitintervalle zwischen benachbarten Nulldurchgängen oder die zeitlichen Abstände zwischen aufeinanderfolgenden Ereignissen. Für letzteren Fall gilt z. B., daß die relative Häufigkeit der Abstände T_i, in den Klassen Δt_k, sich nach folgender Formel berechnet:

$$h(\Delta t_k) = \frac{1}{N} \sum_{i=1}^{N} \Psi(\Delta t_k, T_i)$$

mit

$$\Psi(\Delta t_k, T_i) = \begin{cases} 1 \text{ für } \Delta t_{k-1} < T_i \leq \Delta t_k \\ 0 \text{ sonst} \end{cases}$$

Anhand einfach zu berechnender Maßzahlen aus den Histogrammen, wie Mittelwerte, Varianzen und Schiefe, können aussagekräftige Merkmale gewonnen werden. Rhythmusanalysen quasiperiodischer Signale, wie sie häufig bei der Auswertung des Langzeit-EKGs üblich sind, werden anhand der zugehörigen Punktprozesse durchgeführt. Auch hier eignen sich Histogramme zur Beschreibung der Variabiliät aufeinanderfolgender Intervalle.

Für manche Fragestellungen ist die Bewertung der Ähnlichkeit zwischen verschiedenen Signalverläufen wichtig, z. B. bei der Differenzierung unterschiedlicher motorischer Einheiten in der Neurologie oder bei der Unterscheidung von Extrasystolen bzw. verschiedenen Kammerkomplexen des EKGs in der Kardiologie.

Zur Bewertung der Ähnlichkeit zwischen zwei verschiedenen Signalmustern bzw. ähnlichen Signalabschnitten innerhalb desselben Signals können **Korrelationsfunktionen** verwendet werden. Die entsprechenden Schätzfunktionen für die Auto- und Kreuzkorrelation lauten für die zyklische Wiederholung des aus N Abtastpunkten bestehenden Signals x_n und y_n:

Autokorrelation $$\hat{R}_{xx}(r) = \frac{1}{N} \sum_{r=0}^{N-1} x_n x_{n+r}$$

$$x_n = x_{n+N}$$

Kreuzkorrelation $$\hat{R}_{xy}(r) = \frac{1}{N} \sum_{r=0}^{N-1} x_n y_{n+r}$$

$$y_n = y_{n+N}$$

Man beachte, daß die Formel für die Kreuzkorrelation große Ähnlichkeit mit der schon in Abs. 5.2.1 erwähnten Beziehung für die gleitende normierte Korrelation hat.

Abb.5-5 zeigt, wie mit Hilfe der Kreuzkorrelation verschiedene Typen von QRS-Komplexen, die von einem Schrittmacher-Patienten stammen, hinsichtlich ihrer Form in verschiedene Klassen sortiert werden können. Ähnlich vorgehen wird man bei der automatischen Arrhythmieanalyse bzw. bei der Identifikation von Extrasystolen.

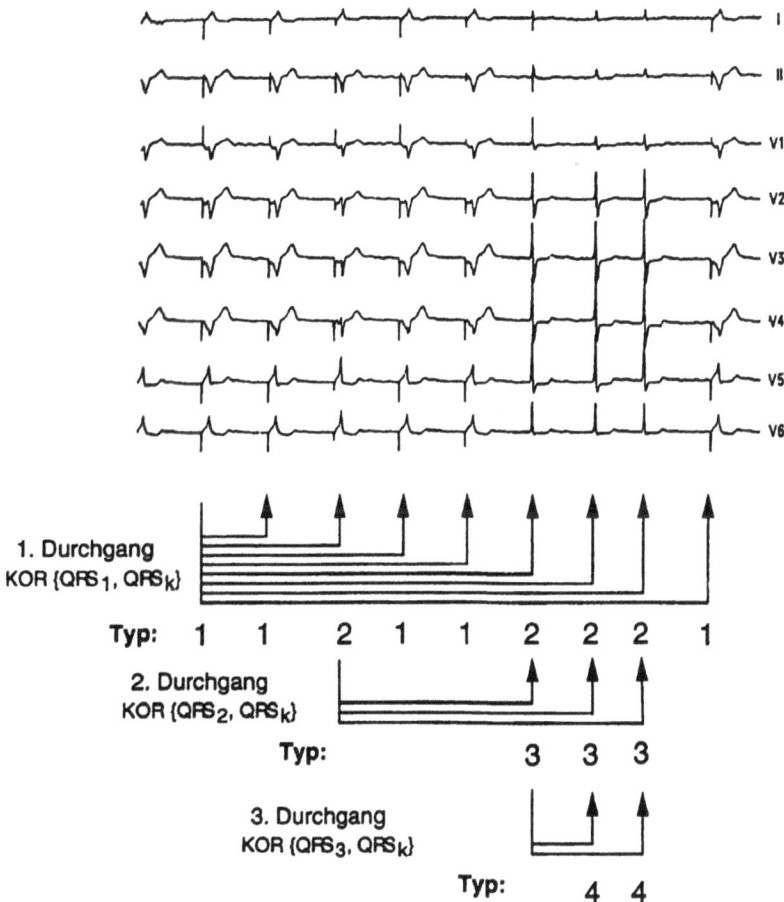

Ähnlichkeitsmaß:

$$\widehat{R}_{x_j x_k}(n) = \frac{1}{N} \sum_{i=0}^{N-1} x_{j,\,i}\, y_{k,\,i+n}$$

i = 0....N -1   QRS Dauer
n = Verschiebung
j, k: zwei zu vergleichende
       verschiedene Komplexe

Abb. 5-5: Klassifizierung verschiedener QRS-Komplexe einer 8-Kanal EKG-Registrierung aus [MacFarlane 1984] in vier verschiedene Typen mittels Kreuzkorrelation

Da quasiperiodische Biosignale sich in aufeinanderfolgenden Periodenintervallen praktisch wiederholen, sich also sehr ähnlich sind, eignet sich die Autokorrelationsfunktion sehr gut, um die Periodendauer selbst bei stark durch Rauschen maskierten Signalen als Merkmal zu ermitteln.

Die Autokorrelation periodischer Signale ist selbst wieder periodisch mit derselben Periodendauer wie das Signal.

Da die diskrete Berechnung aufwendig ist – pro Korrelationswert N Multiplikationen – benutzt man gerne zur praktischen Berechnung das **Wiener-Khintchine-Theorem**, das einen Zusammenhang zwischen den Leistungsdichtespektren und den Korrelationsfunktionen über die Fouriertransformation herstellt.

5.3.2 Merkmale im Frequenzbereich

Eine weitere Gruppe von Merkmalen erhält man durch Transformationen der Zeitsignale. Besondere Bedeutung hat neben der Cosinus-, Haar- und Walsh-Transformation die schon in Abs. 5.1.1 erwähnte Fourier-Transformation. Mit ihrer Hilfe können für stationäre deterministische Signale komplexwertige Spektren berechnet werden bzw. für Signale mit stochastischem Charakter Leistungsdichtespektren in Abhängigkeit von der Frequenz geschätzt werden.

5.3.2.1 Leistungsdichtespektren

Als **spektrale Leistungsdichte** eines Signals bezeichnet man die Verteilung der mittleren Leistung des Signals in Abhängigkeit von der Frequenz.

Man unterscheidet zwischen den **Auto-Leistungsdichtespektren** eines Signals oder Prozesses und den **Kreuzleistungsdichtespektren** von zwei gemeinsam registrierten Signalverläufen.

Für ein abgetastetes Signal x_n der Dauer $T = Nh$ werden aus der Folge der N Abtastwerte mittels Diskreter Fourier-Transformation (DFT) die komplexen spektralen Schätzwerte X_q für $q = 0,1...$ bis $N/2$ berechnet. Der Index q bzw. die diskrete Variable markiert eine Frequenz f_q, die sich aus Vielfachen der Grundfrequenz $f_0 = 1/T$ ergibt.

Diskrete Fouriertransformation:
$$X(q) = \sum_{n=0}^{N-1} x_n e^{-j\frac{2\pi n}{N}q}$$

Inverse Diskrete Fouriertransformation:
$$x(n) = \frac{1}{N}\sum_{q=0}^{N-1} X_q e^{j\frac{2\pi q}{N}n}$$

$$f_q = f_0 q = \frac{1}{Nh}q \quad \text{für } q = 0, 1 \dots \text{ bis } N/2$$

Die **spektrale Auflösung**, d. h. der Frequenzabstand zwischen zwei nebeneinander-liegenden Frequenzkomponenten, beträgt 1/T und ist somit ausschließlich abhängig von der Signalsegmentdauer.

Aus den Werten X_q ergeben sich durch Betragsquadratbildung und Normierung Schätzwerte für die Leistungsdichte:

$$\hat{G}_x(q) = \frac{1}{N}\left|X_q\right|^2$$

Um diese Schätzwerte für stochastische Signale im statistischen Sinne robust zu machen, empfiehlt sich, aus einer größeren Zahl sukzessiv berechneter Spektren ein mittleres Spektrum zu bestimmen.

$$\tilde{G}_x(q) = \frac{1}{K}\sum_{i=1}^{K}\hat{G}_x^i(q) \qquad \hat{G}_x^i(q) \text{ ist das Spektrum des i-ten Segmentes.}$$

Auch hier gilt, wie bei der Scharmittelwertbildung in Abs. 5.2.3, daß die Varianz der geschätzten Spektralwerte nach der Mittelung nur noch 1/K der Varianz der ungemittelten Spektralwerte beträgt. In Abb. 5-6 sind die einzelnen methodischen Schritte schematisch angedeutet.

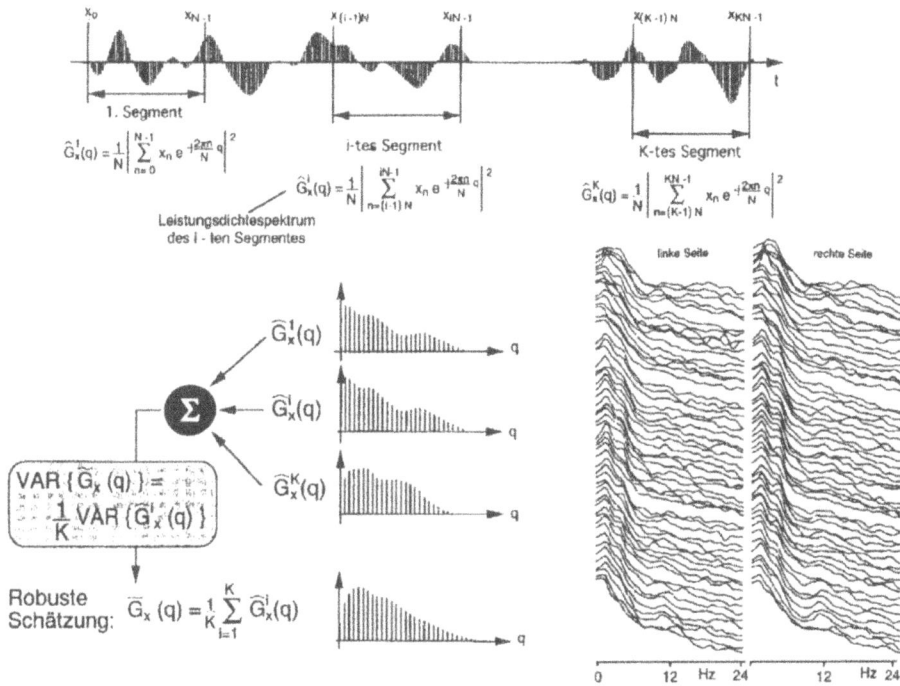

Abb. 5-6: Robuste Schätzung der Leistungsdichte eines Signals durch Mittelung von Teilspektren segmentierter Signalabschnitte. Rechts unten: EEG-Leistungsspektren der linken und rechten Hemisphäre einer 12 Jahre alten Patientin mit Schädelhirntrauma, modifiziert nach [Litscher 1994].

Wird beispielsweise ein EEG-Abschnitt mit 100 Hz abgetastet und aus 512 Abtastwerten eines Segmentes jeweils mittels DFT ein Spektrum $\hat{G}^i_x(q)$ ermittelt, ergeben sich 257 Schätzwerte für die Leistungsdichte im Abstand von ca. 0,2 Hz. Für 50 gemittelte Spektren ist dann ein stationäres EEG-Signal von einer Dauer T = 512 · 0,01s · 50 entsprechend 4,2 min notwendig.

Bei dieser Methode wird die Signalinformation aus 25600 Abtastpunkten auf 257 Spektralwerte verdichtet; das entspricht einer Kompression auf ca. 1/100. Spezifische Änderungen, wie z. B. das Auftreten eines Spikes im EEG, werden natürlich damit nicht erfaßt. Allerdings läßt sich durch die fortlaufende Berechnung derartiger Spektren und ihrer Darstellung mit einem Hidden-Line-Algorithmus der Verlauf des neurologischen Status eines Patienten gut verfolgen; siehe Abb. 5-6 rechts unten.

Bei manchen Anwendungen ist es ratsam, ein stark zerklüftetes Spektrum noch zu glätten. Dies kann im einfachsten Fall durch eine gleitende Mittelwertbildung über 2m benachbarte Spektralkomponenten durchgeführt werden.

$$\overline{\overline{G}}_x(q) = \frac{1}{2m+1} \sum_{i=-m}^{m} \tilde{G}_x(q-i)$$

Dieser anschauliche Vorgang läßt sich auch als Tiefpaßfilterung im Frequenzbereich deuten. Zur Erklärung sei auf Abs. 5.2.4 Filterverfahren verwiesen.

Zur Extraktion von Merkmalen kann man die EEG-Spektren in verschiedene Frequenzbänder δ, ϑ, α, β aufteilen und die darin enthaltene jeweilige Leistung berechnen. Ebenfalls können auch einzelne ausgeprägte Gipfel durch verschiedene Parameter charakterisiert werden. Dazu bieten sich die Gipfelfrequenz, die max. Leistung des Gipfels, die Halbwertsbreite o. ä. an.

Von besonderem Interesse ist häufig eine vergleichende Analyse korrespondierender Signale, z. B. zwischen zwei symmetrischen EEG-Ableitungen der beiden Hirn-Hemisphären. In solchen Fällen berechnet man komplexe **Kreuzleistungsdichtespektren** $\hat{G}_{xy}(q)$ und versucht, diese zu parametrisieren.

$$\hat{G}_{xy}(q) = \frac{1}{N}\left(X^*_q Y_q\right) \qquad X^*_q \text{ ist das konjugierte Spektrum zu } X_q.$$

Das Betragsspektrum weist dann erhöhte Leistungswerte auf, wenn eine Frequenzkomponente f_q sowohl in Kanal x als auch in Kanal y im Beobachtungszeitraum im Mittel um mit deutlich von null verschiedener Leistung auftritt. Häufig normiert man das Betragsspektrum mittels Division durch die Leistungsdichtespektren der einzelnen Kanäle und spricht dann von der **Kohärenzfunktion** $\gamma^2(q)$, die Werte zwischen null und eins annimmt.

$$\gamma^2(q) = \frac{\left|X^*_q Y_q\right|^2}{\left|X_q\right|^2 \left|Y_q\right|^2}$$

Die Kohärenzfunktion bewertet die lineare Abhängigkeit, die zwischen den Signalen x und y besteht. Für $\gamma^2(q) = 0$ besteht keine lineare Beziehung zwischen den Signalkomponenten der Frequenz f_q während dies für den Wert $\gamma^2(q) = 1$ der Fall ist.

Bei der diskreten Berechnung ist darauf zu achten, daß für γ^2 nur dann vernünftige Werte ermittelt werden, wenn die Real- und Imaginärteile der komplexen Spektren aus mehreren Signalabschnitten gemittelt werden.

Wie im letzten Kapitel schon erwähnt, ist das **Wiener-Khintchine-Theorem** von besonderer Bedeutung für praktische Berechnungen von Korrelationsfunktionen. Seine Aussage lautet:

Die spektrale Leistungsdichte eines stochastischen Signals ist gleich der Fourier-transformierten der zugehörigen Korrelationsfunktion.

$$\hat{R}_{xy}(n) = \frac{1}{N} \sum_{q=0}^{N-1} \left(X_q^* Y_q \right) e^{j\frac{2\pi q}{N}n}$$

Da der **Fast-Fourier-Transformationsalgorithmus** (FFT) mit $N \cdot ld(N)$ Multiplikationen auskommt, ist die Berechnung des Leistungsdichtespektrums via Diskreter Fourier Transformation (DFT) und anschließender inverser DFT immer noch effizienter als die direkte Berechnung der Korrelationsfunktion.

Die Variabilität von Punktprozessen kann bei quasiperiodischen Vorgängen, wie z. B. der Herzfrequenz oder der Atmung, ebenfalls durch spektrale Merkmale gekennzeichnet werden. Hier ist allerdings zu berücksichtigen, daß die vorliegenden Zeitintervalle nicht gleichermaßen wie äquidistante Abtastwerte betrachtet werden dürfen. Wenn dennoch häufig die bekannte DFT angewendet wird, bezieht sich die Zuordnung der spektralen Schätzwerte auf eine mittlere Frequenz, die dem Kehrwert des Mittelwertes aller Intervalle entspricht. Alternative Verfahren, die meistens aufwendiger sind, unterscheiden sich jedoch wenig im Ergebnis von der oben erläuterten einfachen Transformation der Intervalle.

5.3.2.2 Parametrische Spektralschätzung

Bei kurz andauernden Signalabschnitten ist die Berechnung spektraler Merkmale über die DFT nicht vorteilhaft, da die maximale spektrale Auflösung über die Unschärferelation direkt durch die Segmentdauer des Signals begrenzt wird.

Beispiele für derartige Signale sind die Herztöne oder die evozierten Potentiale.

In solchen Fällen empfiehlt sich die Schätzung spektraler Merkmale über den parametrischen Ansatz eines **autoregressiven (AR)-Modells**. Die beschreibende Modellgleichung lautet allgemein:

$$y_n = \sum_{i=1}^{p} a_i y_{n-i} + \varepsilon_n \qquad \text{mit} \qquad \text{VAR}\{\varepsilon_n\} = \sigma_\varepsilon^2 \text{ und } E\{\varepsilon_n\} = 0$$

Anhand der Modellgleichung läßt sich ein AR-Prozeß y_n als Filterung eines stochastischen Rauschprozesses mit einem linearen zeitinvarianten rekursiven Filter interpretieren. Die Filterkoeffizienten sind die Modellparameter. Von entscheidender Bedeutung ist die Ordnung p des Prozesses bzw. die Anzahl der Modellparameter.

Mit Hilfe der linearen Systemtheorie läßt sich leicht das Leistungsdichtespektrum $G_y(f)$ am Ausgang des Filters berechnen. $G_y(f)$ entspricht bis auf den konstanten Faktor σ_ϵ^2 dem Betragsquadrat der Übertragungsfunktion des AR-Filters.

$$G_y(f) = \frac{\sigma_\epsilon^2}{\left| 1 - \sum_{i=1}^p a_i e^{-j2\pi fi} \right|^2}$$

Das AR-Spektrum ist durch verschiedene Gipfel charakterisiert, deren Parameter sich aus den Nullstellen der z-Transformierten des Nenners N(z) der Übertragungsfunktion ergeben und häufig als Merkmale Verwendung finden.

$$N(z) = 1 - a_1 z^{-1} - a_2 z^{-2} - \,.... \, - a_p z^{-p}$$

Jedem Paar konjugiert komplexer Nullstellen und jeder reellen Nullstelle entspricht ein Gipfel im Spektrum.

Mit Hilfe der Polarkoordinatendarstellung ergeben sich für die Lage und die 3-dB-Bandbreite eines Gipfels folgende Beziehungen:

$$z_i = \alpha_i + j\beta_i = r_i e^{j\phi_i}$$

Lage des Gipfels: $f_i = f_a \dfrac{\phi_i}{2\pi}$,   Bandbreite: $B_i = -\dfrac{\ln(r_i)}{\pi}$

wobei f_a die Abtastfrequenz darstellt. Die Hauptaufgabe zur Berechnung der Merkmale eines AR-Spektrums besteht in der Schätzung der Modellparameter und der geeigneten Modellordnung. Hierzu werden in der Literatur verschiedene Verfahren angeboten. Neben den AR-Modellen finden noch andere verwandte Beschreibungen wie der MA- oder der ARMA-Prozeß zur Modellierung Verwendung.

5.3.2.3 Merkmale im Zeit-Frequenzbereich

Die bislang angesprochenen Verfahren der Merkmalsextraktion erfordern, mindestens für kurze Segmentdauern, ein stationäres Signalverhalten, d. h. die Struktur des Signalmusters bzw. ihre beschreibenden statistischen Kenngrößen müssen für den betrachteten Zeitabschnitt invariant sein. Viele Biosignale erfüllen diese Bedingung nicht. Um in diesen Fällen eine zeitabhängige spektrale Verteilung der

mittleren Leistung oder Energie eines Signalmusters zu bestimmen, aus der wiederum charakteristische Merkmale gewonnen werden können, berechnet man sogenannte **Spektrogramme**. Für überlappende Zeitsegmente, die durch ein Fenster
konstanter Dauer g(t) aus einem instationären Signal ausgeschnitten werden,
ermittelt man eine **Short-Time-Fourier-Transformation (STFT)** nach folgender
Formel:

$$S(t,f) = \int_{-\infty}^{\infty} s(\tau)g^*(\tau-t)\, e^{-j2\pi f\tau}\, d\tau$$

Die zweidimensionale Anordnung des Betragsquadrats von $S(t_i,f)$ entlang der
Zeitachse an den Stellen t_i wird als Spektrogramm bezeichnet.

Mit Hilfe sogenannter **Zeit-Frequenz-Transformationen**, wie z. B. der **Wavelet-
Transformation**, kann eine Darstellung im Zeit-Frequenzbereich mit unterschiedlich hoher Auflösung erreicht werden. Dieses Verfahren eignet sich besonders, um
nichtstationäre höherfrequente Signalanteile mit hoher zeitlicher Genauigkeit zu
lokalisieren.

$$WT(t,a) = \frac{1}{\sqrt{a}} \int_{-\infty}^{\infty} s(\tau)g^*\left(\frac{\tau-t}{a}\right) d\tau = \sqrt{a} \int_{-\infty}^{\infty} S(f)G^*(af)\, e^{j2\pi ft}\, df$$

$$g(t) = e^{\frac{-t^2}{2}+j2\pi f_0 t}, \qquad 2\pi f0 = 5,33$$

Das Zeichen * bedeutet die Konjugation der jeweiligen Funktion. Anschaulich
kann die Wavelet-Transformation als Filterbank interpretiert werden, bei der die
Bandbreite der Bandpaßfilter sich proportional zur jeweilig betrachteten Frequenz
verhält. Der Scale-Parameter a steht in umgekehrter Beziehung zur Frequenz f. Die
Funktion g(t) wird als Wavelet bezeichnet und dient bei der Transformation als
frequenzabhängiges Fenster bzw. kann als variable Impulsantwort des jeweiligen
Bandpaßfilters betrachtet werden.

In der Literatur werden die Eigenschaften verschiedener Wavelet-Funktionen
vorgestellt. Häufig benutzt man das Morlet-Wavelet, eine modulierte Gaußfunktion.
Das Betragsquadrat der Wavelet-Transformierten für verschiedene Werte a und t
stellt die Verteilung der Energie des Signals über der Zeit-Frequenzebene dar. Die
als **Scalogramm** bezeichnete Darstellung eignet sich aufgrund ihrer guten Auf-
lösungseigenschaften zur Charakterisierung instationären Signalverhaltens.

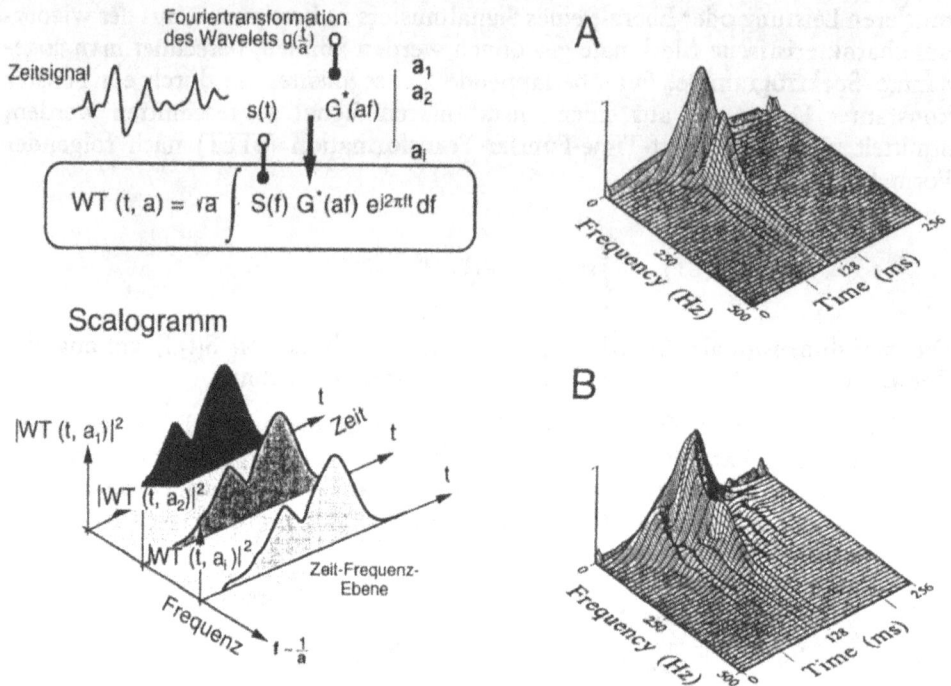

Abb. 5-7: Links: Berechnungsschema eines Scalogramms in der Zeit-Frequenzebene mit Hilfe der Wavelet-Transformation. Rechts: Beispiel für zwei Scalogrammdarstellungen von gemittelten QRS-Komplexen; A: herzgesunder Proband, B: Patient mit ventrikulärer Tachykardie.

Abb. 5-7 (linke Seite) verdeutlicht schematisch, wie ein Scalogramm mittels der Wavelet-Transformation im Frequenzbereich durch Multiplikation der Fourier-transformierten von s(t) und g(t/a) ermittelt werden kann. Auf der rechten Seite ist ein Beispiel für zwei verschiedene Scalogrammdarstellungen von gemittelten QRS-Komplexen gezeigt, Teil A von einer gesunden Kontrollperson und Teil B von einem Patienten mit ventrikulären Tachykardien. Deutlich ist die veränderte breitere Verteilung der Energie bei Frequenzen bis 250 Hz in der unteren Darstellung B zu erkennen. Dieser Effekt entspricht der Verlängerung des QRS-Komplexes bei diesen Patienten und zusätzlichen höherfrequenten Schwingungen während dieser Zeit.

5.4 Klassifikation

Häufig werden zwei verschiedene Problemstellungen unter dem Begriff der Klassifikation zusammengefaßt: Das **Klassifikationsproblem 1. Art** besteht in der Zuordnung von Mustern anhand spezifischer Merkmale in ein Repertoire bekannter Klassen. Beim **Klassifikationsproblem 2. Art** werden Muster aufgrund ihrer spezifischen Merkmalsausprägungen in Klassen ähnlicher Muster zusammengefaßt. Während bei der zuerst genannten Problemstellung Anzahl und Art der verschiedenen möglichen Klassen a priori bekannt sind, hängt die Gruppierung und Anzahl der Gruppen im zweiten Fall deutlich von den Merkmalsausprägungen der beteiligten Muster ab. Verfahren zur Lösung der zweiten Problemstellung werden allgemein **Clusterverfahren** genannt.

Klassifikationsmethoden im Sinne der obengenannten ersten Problemstellung können in der biomedizinischen Signalverarbeitung allgemein als Vorschriften oder Verfahren verstanden werden, die einen charakteristischen Merkmalssatz eines individuell registrierten Musters auf einen bestimmten Zustand oder eine definierte diagnostische Aussage abbilden.

Mit den Verfahren der Merkmalsextraktion, die in Absch. 5.3 skizziert wurden, lassen sich meistens eine größere Anzahl beschreibender Merkmale einfach erzeugen. Für den Entscheidungsprozeß bzw. die Klassifizierung der Muster sind nur solche Merkmale von Bedeutung, die im Sinne der diagnostischen Zielvorstellung diskriminierend sind. Die Auswahl der Merkmale richtet sich deshalb nicht primär nach ihrer Anschaulichkeit oder dem Berechnungsaufwand, sondern vielmehr nach der physiologischen oder klinischen Bedeutung für den Patienten oder für das zu untersuchende System. Um die Kosten im weitesten Sinne so niedrig wie nötig zu halten, wird angestrebt, mit einer möglichst geringen Anzahl aussagekräftiger Merkmale die Klassifikation mit hoher Güte zu ermöglichen.

Zur Auswahl geeigneter Merkmale kann immer die **Reklassifikation** bekannter Signalmuster anhand ihrer einzelnen Merkmale verwendet werden. Dabei wird man eine schrittweise Selektion durch Bewertung des jeweiligen Klassifikationsfehlers verschiedener Merkmalskombinationen durchführen.

Bei statistischen Verfahren empfiehlt es sich, solche Merkmale auszuwählen, die geringe Kovarianzen besitzen. Da dies jedoch häufig nicht der Fall ist, müssen die Eigenwerte der Kovarianzmatrix bestimmt und durch Hauptachsentransformation die Dimension der Merkmalsvektoren reduziert werden. Einzelheiten hierzu und weitere Verfahren werden in der Literatur beschrieben.

Die Klassifikationsverfahren können schematisch entsprechend ihren unterschiedlichen Eigenschaften und Techniken gegliedert werden. Allen Verfahren ist gemeinsam, daß in einer initialen **Trainings-** oder **Lernphase** der Klassifikator bzw. das Verfahren das für seine Aufgabe notwendige Wissen erlernen muß. Dies geschieht anhand einer repräsentativen, validierten Musterstichprobe. Je nach der gewählten Art der Merkmale und ihrer Repräsentationsform wird dieses Wissen auf Strukturen, Koeffizienten, Grammatiken, Funktionen oder statistische Verteilungen abgebildet.

Im folgenden sollen drei Verfahren kurz erläutert werden: Entscheidungsbäume, Diskriminanzanalyse, syntaktischer Ansatz.

5.4.1 Entscheidungsbaumverfahren

Diagnostische Entscheidungsprozesse basieren i. a. auf empirisch gewonnenem Wissen vieler Experten. Um den Prozeß der dabei üblichen sukzessiven Schlußfolgerungen abzubilden, benutzt man gerne **Entscheidungsbäume**. Sie bestehen aus Entscheidungsknoten, die durch Zweige miteinander verbunden sind.

Entscheidungsbaum-Verfahren bilden eine Hierachie von Entscheidungen ab, die durch zunehmende Verzweigungen zu der Menge der möglichen Klassen bzw. diagnostischen Aussagen führt.

Ob eine bestimmte Entscheidung getroffen werden muß, hängt vom Ergebnis der unmittelbar vorher durchlaufenden Entscheidung ab. Beim Entwurf eines Baumes wird man die Reihenfolge der Entscheidungssequenzen dem Erfahrungswissen über eine bestimmte Problemstellung entsprechend anordnen. Die Priorität der hierarchisch angeordneten Entscheidungsebenen nimmt von oben nach unten ab. Abb. 5-8 zeigt im unteren Teil einen Ausschnitt eines Entscheidungsbaums, der in der computergestützten EKG-Diagnostik verwendet wird.

Die Entscheidungen erfolgen häufig binär, indem Variable bezüglich eines vorge-

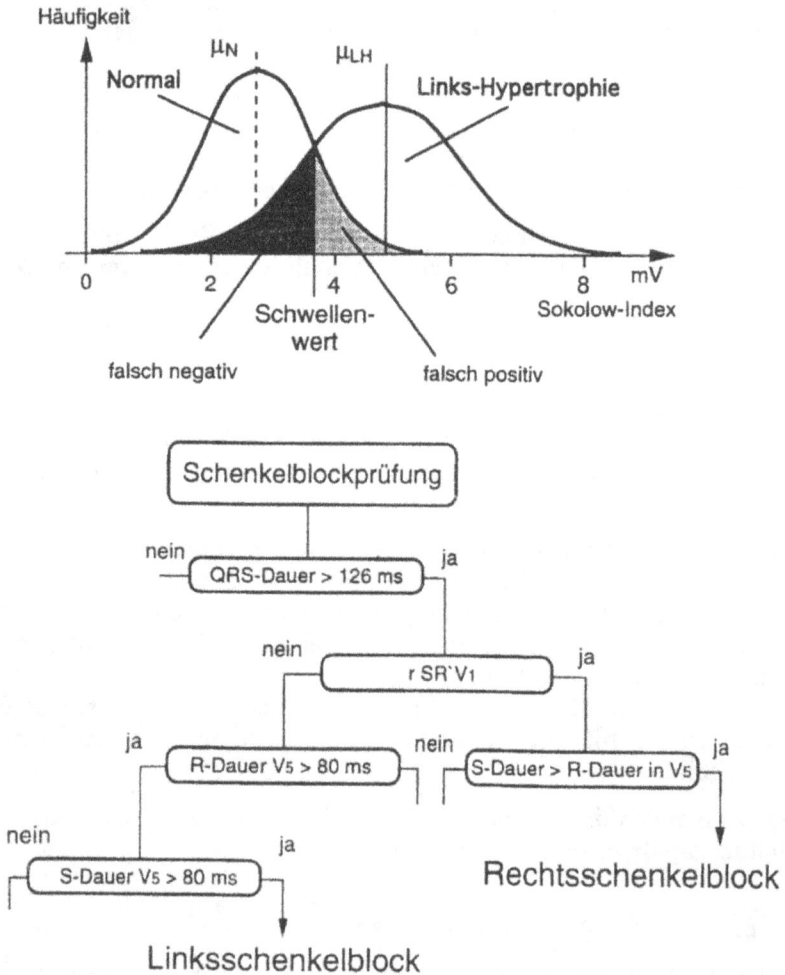

Abb. 5-8: Oben: Problematik einer Entscheidung im Zweiklassenfall verdeutlicht durch die zugehörigen Häufigkeitsverteilungen; modifiziert nach [Zywietz 1989]. Unten: Ausschnitt aus einem Entscheidungsbaum zur computergestützten EKG-Diagnostik von Patienten mit Schenkelblock.

gebenen Referenz- oder Schwellenwertes abgefragt werden. Als Abfragekriterien eignen sich die im vorangegangenen Kapitel beschriebenen Merkmale der verschiedenen Signalmuster. Ob es sich dabei um logische, numerische oder ordinale Variable handelt, ist grundsätzlich nicht vorgeschrieben. Es können auch mehrere Abfragen verschiedener Variablen durch logische Relationen zu einem neuen Merkmal verknüpft werden.

Das prinzipielle Problem einer solchen Entscheidung anhand eines Schwellenwertes wird in Abb. 5-8 obere Bildhälfte beispielhaft dargestellt. Anhand des Sokolow-Indexes als Merkmalsvariable soll zwischen Herzgesunden bzw. Normalen (N) und Patienten mit Linkshypertrophie (LH) unterschieden werden. Eine Vielzahl untersuchter Fälle führt auf die beiden Verteilungen, die sich zwar in ihren Mittelwerten μ_N und μ_{LH} unterscheiden, jedoch auch jeweils stärkere überlappende Anteile besitzen. Abhängig von der Lage des Schwellenwertes relativ zu den Verteilungen wird man Fehlentscheidungen treffen, die bei geringem Schwellenwert mehr zur falschen Einordnung von Normalen führen – falsch Positive – und bei höheren Indexwerten die Herzkranken häufiger falsch zuordnen – falsch Negative.

Im Kontext eines Entscheidungsbaums kann jedoch eine Verschiebung des Schwellenwertes in die eine oder andere Richtung sinnvoll sein, wenn mit der darauffolgenden Abfrage die Selektion der beiden Gruppen trennschärfer möglich ist.

Schließlich kann eine getroffene Entscheidung auch zusätzlich durch eine qualitative Unsicherheitsaussage, wie z. B. "wahrscheinlich" oder durch nur "möglich", qualifiziert werden.

Um ein Entscheidungsverfahren zu bewerten, werden üblicherweise zwei Maßzahlen bestimmt, die Sensitivität und die Spezifität. Für unseren einfachen Zwei-Klassenfall gilt:

$$\text{Sensitivität: Se} = \frac{\#n_{LH}}{\sum n_{LH}} \qquad \text{Spezifität: Sp} = \frac{\#n_N}{\sum n_N}$$

mit $\#n_{LH}$ = Zahl der Patienten, die aufgrund des Verfahrens mit LH eingeteilt wurden

$\sum n_{LH}$ = Summe aller Patienten mit LH

$\#n_N$ = Zahl der Normalen, die aufgrund des Verfahrens als N eingeteilt wurden

$\sum n_N$ = Summe aller Normalen.

Natürlich wird man i. a. daran interessiert sein, die Zahl der Fehlentscheidungen (falsch Positive = $[\sum n_{LH} - \#n_{LH}]$ und falsch Negative = $[\sum n_N - \#n_N]$) niedrig zu halten, d.h. Sensitivität und Spezifität sollen möglichst Werte nahe bei 1 annehmen. Wie jedoch aus Abb. 5-8 ersichtlich, wird eine Veränderung des Schwellenwertes immer nur eine Maßzahl optimieren und dabei gleichzeitig die andere verschlechtern. Berechnet man darum den Mittelwert aus Sensitivität und Spezifität (Se+Sp)/2 als Gütemaß für den Anteil korrekter Entscheidungen, wird dieser Wert in unserem Beispiel maximal, wenn man den Schwellwert in das Tal zwischen beiden Verteilungen legt.

In diesem Zusammenhang soll noch auf die **Receiver-Operating-Characteristics (ROC-Kurven)** verwiesen werden, bei denen die Sensitivität über die Spezifität bei jeweils unterschiedlichen Schwellenwerten aufgetragen wird. Die Fläche unter der ROC-Kurve ist wiederum ein aussagefähiger Parameter zur Evaluation diagnostischer Entscheidungsverfahren.

Der Vorteil der beschriebenen Baumverfahren liegt in der Transparenz des Entscheidungspfades, der bei einer bestimmten Problemstellung zu dem entsprechenden Ergebnis führt. Außerdem lassen sich die Verfahren flexibel an neue Gegebenheiten anpassen. Die verwendeten Kriterien oder Merkmale, ihre Anordnung und Relationen innerhalb der Baumstruktur und schließlich die gewählten Schwellenwerte bestimmen zusammen die Güte des heuristischen Verfahrens. Nachteile liegen häufig in einer unbefriedigenden Treffsicherheit. Dies läßt sich durch den sequentiellen Ablauf der einzelnen Entscheidungen erklären. Erfolgt z. B. relativ früh im Baum eine Fehlentscheidung, kann u. U. der weitere Entscheidungsprozeß in eine falsche Richtung gehen.

5.4.2   Diskriminanzanalyse

Als Beispiel eines statistischen Klassifikationsverfahrens wird die **multivariate Diskriminanzanalyse** kurz erläutert. Dieses Verfahren erfordert Kenntnis über die Verteilungen der Merkmalsvariablen und ihre statistischen Maßzahlen. Zum heuristischen Entscheidungsbaumverfahren besteht ein entscheidender Unterschied in der gleichzeitigen Bewertung der verschiedenen Merkmale. Dieser Einfluß soll qualitativ am schon bekannten Beispiel der Klassifikation von Normalen und Herzkranken durch zusätzliche Berücksichtigung eines weiteren Merkmals gezeigt werden.

Neben dem Sokolow-Index wird noch die Amplitude der T-Welle verwendet. In Abbildung 5-9 wird deutlich, daß für jedes einzelne Merkmal hinsichtlich der beiden Gruppen eine starke Überlappung zwischen den jeweiligen Verteilungen existiert. Betrachtet man jedoch die beiden Verteilungen jeweils einer Gruppe im Bereich ihrer Standardabweichungen gleichzeitig, so zeigt sich der nunmehr flächenhafte Bereich der gemeinsamen Verteilungen für jede diagnostische Gruppe getrennt. Eine **Diskriminanz- oder Trennfunktion** wäre in diesem Fall durch eine einfache Gerade innerhalb der Merkmalsebene möglich.

Das Verfahren läßt sich allgemein für mehrere Variablen bei Kenntnis der zugehörigen Verteilungsfunktionen aus dem Ansatz nach Bayes entwickeln.

Sind die Verteilung der Merkmalsvektoren $\mathbf{x}$ in N Klassen K_i und die Wahrscheinlichkeit für das Vorliegen der Klassen $P(K_i)$ bekannt, so ergibt sich die bedingte Wahrscheinlichkeit $P(K_i|x)$ dafür, daß der Merkmalsvektor $\mathbf{x}$ aus der Klasse i stammt, zu:

$$P(K_i|\mathbf{x}) = \frac{p(\mathbf{x}|K_i)P(K_i)}{\sum_{j=1}^{N} p(\mathbf{x}|K_j)P(K_j)}$$

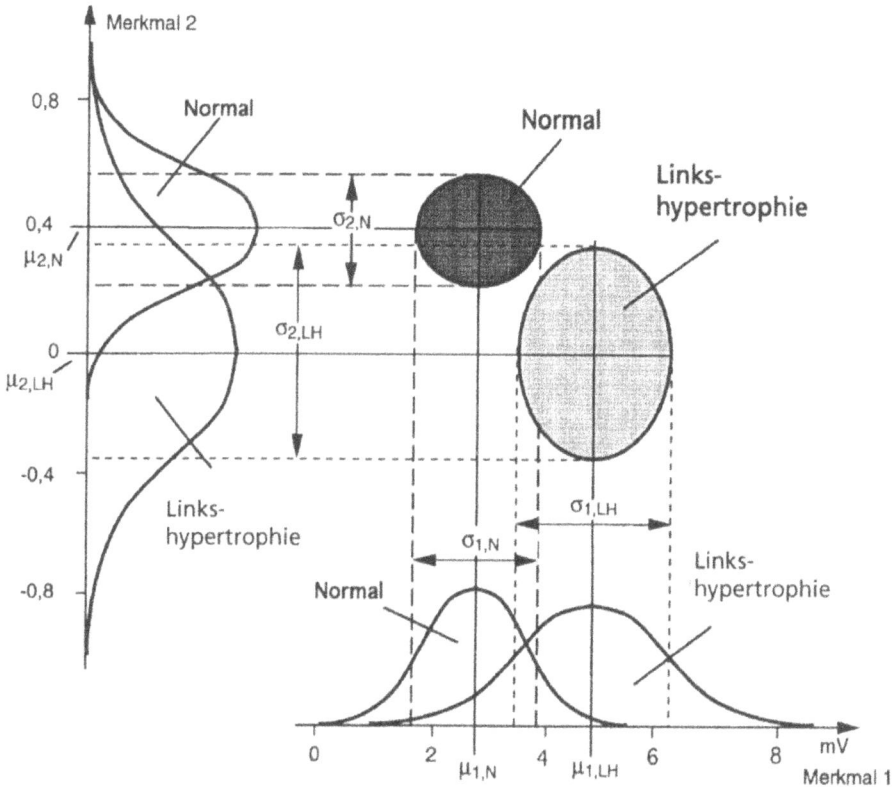

Abb. 5-9: Darstellung der Entscheidungsproblematik eines Zweiklassenfalls im zweidimensionalen Merkmalsraum, modifiziert nach [Zywietz 1989]

Man nennt diesen Wert auch die zugehörige **a posteriori Wahrscheinlichkeit.** Wählt man in jeder Entscheidungssituation die Klasse mit der höchsten a posteriori Wahrscheinlichkeit, so ist dieser Klassifikator optimal in dem Sinne, daß die Anzahl der Fehlentscheidungen minimiert wird.

Einfache Entscheidungs- oder Diskriminanzfunktionen ergeben sich, wenn für die Verteilung der Merkmale eine multivariate Normalverteilung angenommen wird:

$$p(\mathbf{x}|K_i) = \frac{1}{(2\pi)^{\frac{M}{2}} |\overline{\mathbf{C}}_i|^{\frac{1}{2}}} e^{-\left[\frac{1}{2}(\mathbf{x}-\mu_i)^T \overline{\mathbf{C}}_i^{-1}(\mathbf{x}-\mu_i)\right]}$$

Parameter dieser Verteilungen sind die Mittelwertsvektoren μ_i und die Kovarianz-matrix $\overline{C}_i$. Ein Merkmalsvektor x möge aus M verschiedenen Merkmalen bestehen. Duch Einsetzen der klassenbedingten Wahrscheinlichkeitsdichte $p(x|K_i)$ in die Formel der a posteriori Wahrscheinlichkeit $p(K_i|x)$ und einigen Umformungen erhält man die klassenbezogenen Diskriminanzfunktionen:

$$d_i(x) = -\frac{1}{2}(x-\mu_i)^T \overline{C}_i^{-1}(x-\mu_i) - \frac{M}{2}\ln(2\pi) - \frac{1}{2}\ln(|\overline{C}_i|) + \ln(P(K_i))$$

Man entscheidet sich für die Klasse K_i, deren zugehörige Diskriminanzfunktion unter allen Funktionen den größten Wert für den beobachteten Merkmalsvektor x liefert.

Ein System von N Diskriminanzfunktionen wird an ein vorliegendes Problem angepaßt, indem die unbekannten Parameter μ_i und $\overline{C}_i$ der klassenbedingten Wahrscheinlichkeitsverteilungen sowie die a priori Wahrscheinlichkeiten $P(K_i)$ geschätzt werden. Der Klassifikator liefert bei nicht allzu großen Abweichungen von der angenommenen Normalverteilung immer noch gute Ergebnisse. Für den Fall, daß die Kovarianzmatrizen unabhängig von der jeweiligen Klasse relativ ähnlich sind, vereinfacht sich das Verfahren zur sogenannten **linearen Diskriminanz-analyse**.

Bei dem Problem der computergestützten EKG-Befundung werden z. B. in den heute verfügbaren Systemen problemangepaßt sowohl Entscheidungsbaumstrategien als auch multivariate Verfahren eingesetzt.

5.4.3 Syntaktische Verfahren

Als letztes Beispiel für Klassifikationsverfahren sollen kurz die syntaktischen Ansätze erwähnt werden. Es werden vornehmlich Signalkurvenformen bestimmter Gestalt als Strings oder Symbolketten repräsentiert. Unter einem **String** versteht man eine Liste von Symbolen, welche Basiselemente, die auch **Primitive** genannt werden, im einfachsten Fall in der Reihenfolge ihres zeitlichen Auftretens während des Signalverlaufs verkettet.

Mögliche Primitive sind z. B. Liniensegmente konstanter Länge und Steigung, Bögen oder Spitzen usw. Die Symbole können noch durch Attribute ergänzt werden, die den numerischen Charakter des Primitivs beschreiben. Die Produktions-regeln und Symbole, die Strings bestimmter Muster generieren, nennt man **Gram-matik**.

Während eindimensionale Stringrepräsentationen einfache Signalverläufe als Folge von Bergen und Tälern abbilden, können durch Baumstrukturen auch komplizier-tere Morphologien, z. B. eingebettete Gipfel, analysiert werden. Abb. 5-10 zeigt am Beispiel des Blutdrucksignals, wie die Struktur der Kurve durch einen Baum repräsentiert werden kann. Die zugehörige Grammatik könnte wie folgt lauten:

Grammatik $G = \{ V_T, V_N, P, S \}$

mit : V_T : Abschlußsymbole

V_N : Nichtabschlußsymbole

P : Produktionsregeln

S : Startsymbol

+ = Verkettung mit

→ = ersetzt werden durch

V_T =   { flache Flanke, steile Flanke, Gipfel, Inzisur,

Rückstoß, Reflektion 1, Reflektion 2 }

V_N = { Systole, Diastole, Anstieg, Abklingen }

P = { S →   Systole + Diastole,

Systole   →   Anstieg + Gipfel + Inzisur,

Anstieg   →   flache Flanke + steile Flanke,

Diastole   →   Rückstoß + Abklingen,

Abklingen   →   Reflektion 1 + Reflektion 2 }

Bei der Methode des **String-matchings** werden die zu klassifizierenden Muster mit dem Prototyp einer Musterklasse verglichen. Dieses Verfahren zur Identifikation erfordert jedoch i. a. einen hohen Aufwand. Ein effizienteres Verfahren besteht in der Syntaxanalyse oder dem Parsing eines Strings. Für jede Musterklasse wird eine Grammatik entwickelt, die diese Klasse repräsentiert. Nach der Identifikation der Primitive wird eine Syntaxanalyse ausgeführt, die überprüft, ob das Muster syntaktisch korrekt ist und damit zu der entsprechenden Klasse gehört. Andernfalls wird das Muster verworfen und kann erneut mit der Grammatik einer anderen Klasse untersucht werden.

Syntaktische Verfahren haben durch ihre unmittelbare Erfassung der Signalstruktur Ähnlichkeit mit dem visuellen Erkennungsprozeß des Menschen. In der Literatur wird von einigen Anwendungen bei der EKG- und EEG-Analyse berichtet.

Abschließend sei noch erwähnt, daß auch andere Klassifikationsverfahren bei Mustererkennungsaufgaben bzw. zur Entscheidungsunterstützung bei diagnostischen Fragestellungen ihren spezifischen Anwendungsbereich haben. Es zeichnet sich ab, daß für medizinisch-biologische Problemstellungen die **Neuronalen Netze** und die **Fuzzy-Methoden**, die unscharf formuliertes Wissen berücksichtigen, zunehmend eingesetzt werden.

Blutdruckkurve

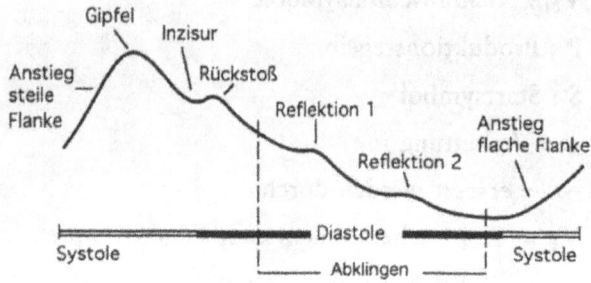

Baumstruktur

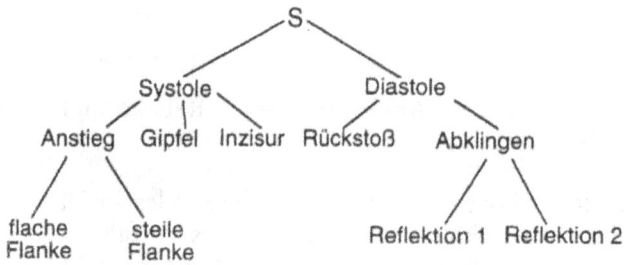

Abb. 5-10: Schematischer Verlauf der Blutdruckkurve während der Systole und Diastole mit entsprechender Baumstruktur, modifiziert nach [Ciaccio 1994]

6 Wissensbasierte Methoden und Systeme in der Medizin

Klaus Spitzer, Simone Bürsner und Cord Spreckelsen

Die Entwicklung wissensbasierter Methoden war eine Folge der teilweise enttäuschenden Erfahrungen mit frühen Expertensystemen in der Medizin.

Die frühen Expertensysteme stellten den Versuch dar, als Programme das kognitive Verhalten oder die Entscheidungsfähigkeit menschlicher Experten zu simulieren. Hierzu wurde versucht, einen Satz von Regeln, von dem angenommen wurde, daß er den Entscheidungen des menschlichen Experten zugrunde läge, weitgehend unstrukturiert auf dem Rechner zu operationalisieren.

Im Gegensatz dazu geht die wissensbasierte Methodik davon aus, daß es notwendig ist, einen Ausschnitt der Realität in einem Modell zu rekonstruieren und ein solches Modell insgesamt als Grundlage problemlösender Methoden auf dem Rechner abzubilden. Daher stellen wissensbasierte Systeme in der Medizin einen Ansatz dar, medizinisches Wissen selbst zu modellieren und es für einen Rechner interpretierbar zu machen. Die Perspektive wissensbasierter Systeme ist geprägt von ihrer Integration in den Prozeß der klinischen Informations- und Wissensverarbeitung.

Während seiner frühen Phase zielte der Einsatz informatischer Methoden in der Medizin auf die Unterstützung diagnostischer oder therapeutischer Aufgabenstellungen. So galt vor etwa zwanzig Jahren das Hauptinteresse der Entwicklung von Expertensystemen. Inzwischen hat sich die leitende Intention geändert.

Heute wird angestrebt, aktuelles medizinisches Spezialwissen zugänglich zu machen, unterschiedliche Formen medizinischer Informationsvermittlung zu kombinieren und zu beschleunigen. Angesichts der immensen Zunahme klinischer Daten und der rasanten Entwicklung von Hardware und Software spielt auch die Assistenz bei der Nutzung medizinischer Datenbanken und rechnergestützter klinischer Informationssysteme eine immer größere Rolle. Als Konsequenz verlagerte sich der Forschungsschwerpunkt des "Medical Knowledge Engineering" von der Entwicklung klassischer Expertensysteme zur Entwicklung sogenannter wissensbasierter Systeme.

Zum Verständnis wissensbasierter Systeme ist es notwendig, zunächst die Strukturen der klassischen Expertensysteme in der Medizin und anschließend die Evolution der Motive, Methoden und Techniken zu ihrer Konstruktion zu analysieren, welche schließlich zur Entwicklung wissensbasierter Systeme führte. Daneben liegt es nahe, die in vorhandenen medizinischen Datenbanken und rechnergestützten klinischen Informationssystemen gespeicherten Informationen zu strukturieren und im Rahmen klinischer wissensbasierter Systeme zugänglich zu machen.

6.1 Expertensysteme in der Medizin

Wegen steigender Anforderungen an die Qualität medizinischer Dienstleistungen, dem hohen Innovationsgrad der medizinischen Wissenschaft und der begrenzten Verfügbarkeit medizinischer Experten lag es nahe, Methoden der Künstlichen Intelligenz, insbesondere Expertensysteme, zur Unterstützung des Arztes bei diagnostischen und therapeutischen Problemen einzusetzen.

Expertensysteme sind Programme, mit denen das Spezialwissen und die Schlußfolgerungsfähigkeit qualifizierter Fachleute auf eng begrenzten Aufgabengebieten nachgebildet werden soll.

In den amerikanischen KI-Forschungszentren (MIT, Rutgers, Carnegie-Mellon University und University of Stanford) wurden die frühen Expertensysteme für die Medizin entwickelt: MYCIN, Present Illness Program, CASNET und INTERNIST. Diese erste Generation wurde jedoch den in sie gesetzten Erwartungen als maschinelle Experten nicht gerecht. Der Reifegrad der Techniken der Informatik, insbesondere der Künstlichen Intelligenz, erwies sich für die Lösung von Problemen in Diagnostik und Therapie als nicht ausreichend.

Die Architektur eines Expertensystems besteht aus Programm-Moduln und ihren Beziehungen zueinander. Programm-Module sind im einzelnen:

☐ Das **Problemlösungsmodul** interpretiert die dem Expertensystem zugrundeliegende Wissensbasis und berechnet die Lösung des aktuellen Problems.

☐ Die **Benutzeroberfläche** steuert die Interaktion mit dem Anwender, erhebt die für das aktuelle Problem notwendigen Daten vom Anwender und gibt die Lösung des Problems aus.

☐ Das **Erklärungsmodul** vermittelt die zur Problemlösung verwendete Vorgehensweise und macht die Schlußweise des Systems für den Anwender transparent.

☐ Das **Wissenserwerbsmodul** ermöglicht das Auffüllen und die Abfrage der Wissensbasis und unterstützt unter Verwendung der zugrundeliegenden Wissensstrukturen die Akquisition des Expertenwissens.

Das an der Universität von Stanford entwickelte und 1976 von Shortliffe publizierte Expertensystem MYCIN wurde zur Diagnose und Therapie von bakteriellen Infektionen eingesetzt. Die bei der Entwicklung von MYCIN gemachten Erfahrungen in der Strukturierung und Repräsentation von Wissen erwiesen sich langfristig bedeutungsvoller als die diagnostische Potenz und die klinische Anwendbarkeit dieses Expertensystems. So entstanden die Expertensystem-Shell EMYCIN und weitere Expertensysteme wie zum Beispiel ONCOCIN.

Das 1976 vorgestellte Expertensystem CASNET wurde zunächst in der Diagnostik von Glaukomen eingesetzt, später unter dem Namen EXPERT auf weitere medizinische Arbeitsgebiete verallgemeinert. Die Wissensrepräsentation von CASNET basiert auf einem assoziativen kausalen Netz, in dem die Ebene der Diagnosen von der Ebene der Symptome und der Ebene der pathophysiologischen Zustände unterschieden wird.

INTERNIST-I sollte den Arzt in der Diagnostik von 75 Prozent aller internistischen Erkrankungen unterstützen. Die in der Diagnoseunterstützung nachteilige breite Anwendbarkeit des Systems wurde zur Entwicklung eines elektronischen Nachschlagewerks QMR (quick medical reference) ausgenutzt.

6.1.1 Modelle zur Entscheidungsunterstützung

Historisch lag der Ansatzpunkt entscheidungsunterstützender Systeme in der Medizin in der Quantifizierung der Symptom-Diagnose-Beziehungen. In ihrer einfachsten Form läßt sich diese Beziehung in einer Entscheidungstabelle darstellen, in der Symptome gegen Diagnosen aufgetragen sind und deren Felder Bewertungen spezifischer Beziehungen enthalten. Durch eine getrennte Bewertung von Selektivität (Wie stark spricht ein Symptom für eine Diagnose?) und Häufigkeit (Wie häufig tritt ein Symptom bei einer Diagnose auf?) im INTERNIST-Modell wurde die Entscheidungstabelle zu einer **Diagnose-Symptom-Matrix** verfeinert.

Diagnostische Unsicherheiten der beschriebenen Systeme liegen in der Symptomerhebung (Feststellung der Symptome), in der Symptombewertung (Zuordnung der Symptome zu Diagnosen) und in den Unzulänglichkeiten des Verrechnungsschemas. Um diese Unsicherheiten zumindest teilweise handhabbar zu machen, wurden Methoden der Probabilistik in der Entscheidungsfindung eingesetzt:

Ein **Entscheidungsbaum** ist eine schematische Darstellung der zeitlichen und logischen Struktur einer klinischen Situation, in der eine oder mehrere Entscheidungen gefällt werden müssen. Den Ästen und Blättern des Entscheidungsbaums entsprechen verschiedene diagnostische und therapeutische Verfahrensweisen. Überlebenschancen und Therapierisiken werden im Entscheidungsbaum durch Wahrscheinlichkeitszahlen repräsentiert. Diese Zahlen werden in den Knoten (Verzweigungspunkte) des Entscheidungsbaums sukzessive verrechnet. Der Arzt kann durch den Vergleich der Bewertungszahlen in den Knoten eine optimale Vorgehensweise wählen.

Im **Ansatz von Bayes** werden aus den a priori-Wahrscheinlichkeiten einer Menge von Diagnosen und aus den bedingten Wahrscheinlichkeiten der Symptome bei Vorhandensein einer Diagnose die Wahrscheinlichkeiten der Diagnosen unter der Annahme der Symptome berechnet:

$$P_r(D_x / S_1 \& \ldots \& S_m) = \frac{P(D_x) * P(S_1 / D_x) * \ldots * P(S_m / D_x)}{\sum_{j=1}^{n} P(D_j) * P(S_1 / D_j) * \ldots * P(S_m / D_j)}$$

$P_r(D_x/S_1\&\ldots\&S_m)$ ist die relative Wahrscheinlichkeit der Diagnose D_x verglichen mit den anderen Diagnosen beim Vorliegen der Symtome $S_1,..,S_m$, $P(S_i/D_j)$, die bedingte Wahrscheinlichkeit für das Symptom S_i bei vorliegender Diagnose D_j,

$P(D_i)$, die symptomunabhängige a priori-Wahrscheinlichkeit für die Diagnose D_i.

Um den Bayes-Ansatz anwenden zu können, sind folgende Voraussetzungen zu machen:

☐ Die bei der Berechnung berücksichtigten Symptome dürfen nur von der Diagnose abhängen und müssen untereinander unabhängig sein.
☐ Die Menge der Diagnosen ist als vollständig anzunehmen.
☐ Die Diagnosen müssen sich wechselseitig ausschließen.
☐ Die der Berechnung zugrundegelegten Zahlen für die apriori-Wahrscheinlichkeiten und die bedingten Wahrscheinlichkeiten müssen durch weitgehend fehlerfreie und vollständige Statistiken ermittelt werden.
☐ Die Wahrscheinlichkeiten sind als konstant vorauszusetzen.

Im allgemeinen sind bei medizinischen Anwendungen diese Bedingungen nicht vollständig erfüllt. Besonders die erstgenannte Voraussetzung wird angesichts der Komplexität medizinisch-biologischer Sachverhalte problematisch, weil Symptome häufig ätiologisch miteinander verknüpft sind. Wegen der nicht vollständig einzuhaltenden Voraussetzungen suggeriert die Anwendung des Bayes-Ansatzes oft eine größere Genauigkeit, als tatsächlich erzielt werden kann. Mit verschiedenen Techniken (Partitionierung der Diagnosenmengen, unterschiedliche Verrechnungsschemata für die Bewertung verschiedener Symptome, Ersatz der Unsicherheiten durch Ausnahmen von Regeln und kausale Modelle, etc.) wurden die Unzulänglichkeiten des Bayes-Ansatzes zumindest partiell kompensiert.

Anders als der Bayes-Ansatz erlaubt die **Dempster-Shafer-Theorie** die Repräsentation von Grobdiagnosen und Diagnoseklassen statt der genauen Angabe fester Zahlen für die Wahrscheinlichkeiten. An die Stelle fester Zahlen für die Wahrscheinlichkeiten treten in der Dempster-Shafer-Theorie Unsicherheitsintervalle. Die Wahrscheinlichkeit gegen eine Diagnose wird als Wahrscheinlichkeit für das Komplement der Diagnose, d. h. die Menge aller übrigen Diagnosen, interpretiert. Vorteile der Dempster-Shafer-Theorie sind Unsicherheitsintervalle, die mit wachsenden Informationen kleiner werden, sowie die Repräsentation von Diagnosehierarchien. Nachteile sind der große Rechenaufwand sowie das Fehlen effizienter Maßnahmen zur Berücksichtigung von Symptomkorrelationen und Mehrfachdiagnosen.

Als Alternative zu den beschriebenen Verfahren bietet sich insbesondere zur Behandlung von unscharfer Begrifflichkeit und von Unsicherheiten der Bewertung der Ansatz der Fuzzy-Logik an.

6.1.2 Problemlösetypen in klassischen Expertensystemen

Bei klassischen Expertensystemen unterscheidet man nach F. Puppe drei **Problemlösungstypen**:

☐ Klassifikation/Diagnostik: Die Lösung wird aus einer Menge vorgegebener Alternativen ausgewählt.
☐ Konstruktion: Die Lösung wird aus kleinen Bausteinen zusammengesetzt.
☐ Simulation: Aus dem Ausgangszustand werden Folgezustände hergeleitet.

In der Medizin werden Klassifikationssysteme zur Diagnoseunterstützung am häufigsten eingesetzt. Konstruktionssysteme können bei der Planung von Diagnose- und Therapiestrategien assistieren. Simulationssysteme können auf Intensivstationen zur Überwachung der Vitalparameter eingesetzt werden.

In einer alternativen Einteilung von M. Stefik werden statt dessen drei Problemklassen unterschieden: Klassifikation, Konfiguration, Planung.

6.1.3 Wissensrepräsentation in klassischen Expertensystemen

In Anlehnung an U. Reimer lassen sich generell zwei Kategorien von Formaten der Wissensrepräsentation unterscheiden:

☐ Objektzentrierte Repräsentationsformate und
☐ nicht-objektzentrierte Repräsentationsformate.

Der Begriff "objektzentriert" verweist darauf, daß im Rahmen der Wissensrepräsentation Fakten, welche in der Realität als zusammengehörig identifiziert wurden, in der Wissensbasis als "Objekte" in entsprechender Weise dargestellt werden.

Die bekanntesten Vertreter der **objektzentrierten Repräsentationsformate** sind die framebasierten Systeme. Nach Minsky können Frames verwendet werden, um 1. stereotype Objekte zu erkennen, 2. in stereotypen Handlungen zu agieren und 3. um Fragen zu stereotypen Objekten zu stellen.

Die Objekte selbst werden als Frames bezeichnet, ihre Eigenschaften als Slots. Ein Slot besitzt verschiedene Facetten, die beispielsweise den tatsächlichen Wert des Slots, den Erwartungswert oder den Wertebereich des Slots enthalten können.

Wissen über Medikamente läßt sich zum Beispiel sehr gut in Frames repräsentieren, wie das nachfolgende Beispiel zur framebasierten Repräsentation des Wissens zu Aspirin 100 zeigt.

Frame Aspirin 100,

    Slot Zusammensetzung, **Wert** Acetylsalicylsäure,

    Slot Menge,

        Facette Wertebereich, **Wert** (100mg, 300mg, 500mg),

        Facette tatsächlicher Wert, **Wert** 100mg,

    Slot Unbedenklichkeit der Einnahme während der Schwangerschaft,

        Facette Erwartungswert, **Wert** nein,

        Facette tatsächlicher Wert, **Wert** strenge Indikationsstellung, ...

(Weitere Slots sind Gegenanzeigen, Nebenwirkungen, Wechselwirkungen, Dosierung, Packungsgröße, Toxikologie).

Als **nichtobjektzentrierte Repräsentationsformate** gelten natürlichsprachliche Repräsentationen, logikbasierte Repräsentationen, Produktionsregeln und analoge Repräsentationen.

Regelbasierte Systeme haben über viele Jahre das Profil der Expertensysteme in der Medizin bestimmt.

Das nachfolgende Beispiel zeigt eine Regel des Expertensystems JERKPERT, das bei der Diagnostik von Augenbewegungsstörungen in der Neurologie eingesetzt wird.

If there is **vertigo,**

and **character of nystagm** is **spontaneous,**

and **direction of nystagmus** is neither **vertical downbeat,** nor **vertical upbeat,** nor **vertical with eyes into arbitrary directions,**

and **character of vertigo** is **paroxysmal,**

and there is (**hypacusis** or **tinnitus**)

and there are **vegetative distortions,**

then there is a **high probability of Meniere's disease.**

Semantische Netze haben eine doppelte Valenz: auf der einen Seite können beispielsweise konzeptuelle Graphen zur Darstellung logischer Ausdrücke verwendet werden, auf der anderen Seite gibt es Sprachen auf der formalen Grundlage semantischer Netze, die eher objektzentriert sind (z. B.: KL-ONE).

Bei den frühen Expertensystemen stehen nichtobjektzentrierte Repräsentationsformate im Vordergrund. Neuere wissensbasierte Systeme basieren in der Regel auf objektzentrierten Repräsentationsformaten.

6.1.4   Expertensystem-Shells

Expertensystem-Shells sind allgemeine Werkzeuge, die das Füllen der Wissensbasis eines Expertensystems mit Domänenwissen erlauben. In der Medizin wurde zuerst EMYCIN eingesetzt, das aus der leeren Regelbasis von MYCIN bestand. Das Problemlösungsmodul ist für alle mit derselben Shell generierten Expertensysteme identisch. Dies bedingt eine geringe individuelle Anpaßbarkeit an die verschiedenen medizinischen Probleme. Letztlich haben alle Expertensystem-Shells wie EMYCIN, ART, KEE etc. nicht die in sie gesetzten Erwartungen bezüglich einer Verbesserung der inhaltlichen Transparenz der Wissensrepräsentation erfüllt. Eine solche läßt sich nur durch die Strukturierung des Wissens erreichen.

Auch die Wartung eines Expertensystems wird durch den Einsatz eines Tools nicht unbedingt verbessert. Zwar bieten Shells im Sinne von CASE-Tools gewisse "mechanische" Unterstützung, grundlegende Probleme der Wissensakquisition lassen sich mit ihnen jedoch nicht lösen.

6.1.5   Grenzen und Schwächen der frühen Expertensysteme

Trotz der zum Teil euphorischen Erwartungen, die man in die frühen Expertensysteme in der Medizin gesetzt hatte, hat sich keines der Expertensysteme in der klinischen Routine etablieren können. Die Gründe sind vielfältig:

In keinem der Systeme ließ sich ein tieferes Verständnis für die zu lösenden medizinischen Probleme repräsentieren. Die Erklärungsfähigkeit der Systeme war mangelhaft, da die vom System präsentierte Ausgabe des Lösungsweges in der Regel nicht dem plausiblen Nachweis der Richtigkeit einer Lösung entspricht. Die Systeme scheitern in der Regel, falls das Problem außerhalb des engen Bereiches der heuristischen Regeln liegt.

Wie bereits in Abs. 6.1.4 ausgeführt, erwies sich der Einsatz von Regeleditoren in der Wissensakquisition als problematisch. Möglichkeiten zur Überprüfung der Vollständigkeit, Konsistenz und Adäquanz erhobenen Wissens waren allenfalls rudimentär vorhanden. Hinzu kamen bei fast allen Expertensystemen lange Entwicklungsarbeiten und Wartungsprobleme. In der Regel wiesen die Systeme für einen Mediziner mangelnde Transparenz auf und besaßen keine intuitiv bedienbare Benutzeroberfläche.

Wesentliches Handicap der Expertensysteme war jedoch ihre mangelnde Integration in klinische Arbeitsabläufe einerseits, andererseits in die bestehende computergestützte klinische Informationsverarbeitung. Letztlich erwies sich das den Expertensystemen zugrundeliegende heuristische Wissen als nicht flexibel genug zur Simulation eines menschlichen Experten.

6.1.6 Wissensakquisition als "Flaschenhals"

Das Scheitern der frühen Expertensysteme ist nicht zuletzt auf den Mangel an interdisziplinärem Know-how der am Entwicklungsprozeß beteiligten Fachexperten und Informatiker zurückzuführen. Die Folgen unzureichender Kommunikation und eines fehlenden wechselseitigen Verständnisses sind u. a. die mangelhafte Formalisierung von Expertenaussagen aus unstrukturierten Interviews und eine unzureichende Wissensrepräsentation.

Schon früh wurde in der Künstlichen Intelligenz gefordert, daß Fachexperte und Konstrukteur eines Expertensystems nicht identisch sein dürfen. Die Probleme in der Wissensakquisition führten dazu, daß den Medizinern durch die Informatiker Unterstützung in der Person des sog. Wissensingenieurs zur Seite gestellt wurde. Das Problem der Wissensakquisition wurde, so E.A. Feigenbaum 1983, zum "kritischen Flaschenhals der Künstlichen Intelligenz". Der Wissensingenieur verkörpert diesen Engpaß, denn er filtert das Expertenwissen. Die Qualität der Wissensakquisition hat einen entscheidenden Einfluß auf den Erfolg eines Expertensystems im praktischen Einsatz. Deshalb scheiterten Expertensysteme, die gemäß der "mining view"-Metapher (s. Abschnitt 6.2) ohne methodisches Instrumentarium durch direktes Codieren in Produktionsregeln, Frames und anderen Wissensrepräsentationsformen entstanden sind.

6.2 Wissensbasierte Systeme in der Medizin

Seit Mitte der 80er Jahre wird die Wissensakquisition zunehmend als Teil eines Modellierungs- und systematischen Software-Engineering-Prozesses verstanden. Neben der stärker problembezogenen Erhebung gewinnt die Strukturierung von Wissen zunehmend an Bedeutung. So ist es Ziel der Methode KADS (Knowledge Acquisition Documentation Structuring), einen Ansatz zur strukturierten Wissensakquisition bereitzustellen. Während die Wissensakquisition in den frühen Expertensystementwicklungen vorwiegend ein Problem des Wissenstransfers war, steht nun die Modellierungsaufgabe im Vordergrund. Sie gliedert sich im wesentlichen in zwei Phasen: Modellkonstruktion und Füllen des Modells mit Wissen der zugrundeliegenden **Domäne** (Anwendungsgebiet, in dem ein wissensbasiertes System Entscheidungsunterstützung bieten soll).

Die Wissensakquisition bei den frühen Expertensystemen ließ sich mit der **"mining view"-Metapher** beschreiben. Dieser Begriff sollte an den unstrukturierten Prozeß der Wissenserhebung durch Befragung von Fachexperten erinnern:

"... knowledge is currently acquired in a very painstaking way; individual computer scientists work with individual experts to explicate the experts' heuristics - to mine those jewels of knowledge out of their heads one by one." [Feigenbaum 1983].

Die **"model building view"-Metapher** löste die "mining view"-Metapher nicht nur für die Phase der Wissensakquisition ab, sondern für den gesamten Entwicklungsprozeß eines Expertensystems. Beispielsweise werden nach KADS die Ergebnisse der einzelnen Phasen des Entwicklungsprozesses durch eine Serie von Modellen unterschiedlicher Abstraktionsniveaus beschrieben. Diese Serie ist charakterisiert durch den Übergang vom beobachteten Verhalten eines Experten zum Verhalten des implementierten Systems. M. Linster 1992 unterscheidet in diesem Zusammenhang zwischen "modelling for making sense" und "modelling for system design". Die KADS-Methodologie ist in Europa weit verbreitet und eine Art Standard im modellbasierten Knowledge Engineering.

In CommonKADS werden Analyse- und Design-Modelle unterschieden. Wenig unterstützt wird bisher die Beschreibung der Beziehungen und der Transformation der Modelle.

Neben KADS entstanden im modellbasierten Knowledge Engineering noch eine Reihe weiterer Ansätze, die z. T. im CommonKADS-Projekt zu einer Methodologie modellbasierten Knowledge Engineerings integriert werden (s. Abs. 6.2.4). Die CommonKADS-Methodologie ist eine Weiterentwicklung des KADS-I-Projektes (ESPRIT Projekt P1098) im Rahmen des KADS-II-Projektes (ESPRIT Projekt P5248). Ihr Paradigma lautet: *"Wissensakquisition ist eine modellierende Tätigkeit"*.

Übertragen auf Expertensysteme in der Medizin bedeutet der beschriebene Paradigmenwechsel die Abkehr vom universalen Problemlöser hin zur Strukturierung und Modellierung medizinischen Wissens und der Identifikation spezifischer klinischer Fragestellungen/Probleme im Rahmen einer globalen Lösungsfindung.

6.2.1 Modellierung auf dem "knowledge level"

Wie bereits erwähnt, entstanden neben KADS im modellbasierten Knowledge Engineering noch eine Reihe weiterer Ansätze. Gemeinsame Grundlage dieser Ansätze ist der von A. Newell 1982 eingeführte "knowledge level".

Mit dem Begriff **"knowledge level"** wollte Newell die Verwirrung um die Verwendung der Begriffe "knowledge" und "representation" beseitigen. Dabei zeigte er die Relevanz der Modellierung auf dem "knowledge level" auf. In einer konzeptuellen Beschreibung auf dem "knowledge level" wird vollständig abstrahiert von den Details der Wissensrepräsentation und der konkreten Implementierung.

Insbesondere die konsequente Abstraktion von Aspekten der Repräsentation und der Implementierung gilt als wichtiges Prinzip zur Strukturierung und Vereinfachung des Entwicklungsprozesses wissensbasierter Systeme. Bei der Strukturierung und Modellierung auf dem "knowledge level" werden zwei komplementäre Kategorien von Wissen unterschieden:

- **Problemlösewissen** (Kontroll- und Inferenzwissen): Generische Problemlösemethoden dienen als Schablonen bei der Beschreibung von Aktivitäten (Inferenzen) und des Kontrollflusses der Aktivitäten zur Lösung eines Problems (task) oder einer Klasse von Problemen, wie z. B. Diagnostik, Therapieplanung und Patientenmonitoring.
- **Domänenwissen**: strukturelle Beschreibung der domänenspezifischen Typen von Wissensobjekten und deren Beziehungen untereinander.

Diese beiden Wissensarten bestimmen den strukturellen Aufbau eines wissensbasierten Systems.

6.2.2 Expertensysteme der zweiten Generation

Die Evolution der Motive, Methoden und Techniken der Konstruktion wissensbasierter Systeme führte zur Abgrenzung von frühen Expertensystemen. Die Euphorie ist der Fähigkeit gewichen, Grenzen wissensbasierter Systemtechnologie zu erkennen und die Funktionalität eines wissensbasierten Systems zu spezifizieren.

Mit der Einführung des Begriffs der "second generation expert systems" wollte L. Steels 1993 zeigen, daß sich die Regeln eines Expertensystems in drei Komponenten zerlegen lassen: **"tasks"** (und "subtasks"), **"domain models"** und **"methods"**. Die "domain models" sind deklarative Beschreibungen des Wissens, das den "tasks" zugrunde liegt. Grundlage einer "deklarativen Beschreibung" ist das Vorhandensein einer deklarativen Sprache. Die "methods" beschreiben, wie das zugrundeliegende Wissen bei der Bewältigung der "tasks" angewendet wird. Allerdings sind die Grenzen zwischen Expertensystemen der ersten Generation und Expertensystemen der zweiten Generation unscharf.

Aus vorhandenen Expertensystemen, wie z. B. MYCIN, wurden die Problemlösemethoden nachträglich herausgearbeitet und in abstrakten Modellen explizit beschrieben. Diese Modelle sollten einerseits der Dokumentation vorhandener Systeme dienen und andererseits bei der Entwicklung neuer Systeme in der modellbasierten Wissensakquisition als Vorlagen verwendet werden können.

So entstand beispielsweise bereits in einer frühen Phase des KADS-I-Projektes eine Bibliothek wiederverwendbarer Problemlösemodelle – die sog. Interpretationsmodelle.

6.2.3 Definition und modellbasierte Entwicklung wissensbasierter Systeme

Allgemein akzeptiert ist die **Definition** wissensbasierter Systeme nach B. J. Wielinga: "A KBS (*knowledge based system*) is not a container to be filled with knowledge extracted from an expert, but an operational model that exhibits some desired behaviour that can be observed in terms of real-world phenomena."

Die im folgenden aufgelisteten Ansätze unterstützen schwerpunktmäßig die Wissensakquisition. Ihr gemeinsames Prinzip ist die Entwicklung wissensbasierter Systeme auf der Grundlage abstrakter, generischer Problemlösemodelle. Die Ansätze unterscheiden sich in der Realisierung einer stärkeren Strukturierung.

Generic Tasks. Die Grundhypothese dieser Theorie beinhaltet die Orientierung der Wissensrepräsentation und Inferenz und damit auch der Wissensakquisition an "generic tasks". Dies sind allgemeine Problemtypen oder Bausteine ("building blocks"), die zur Beschreibung der Lösung komplexer Aufgaben verwendet werden können. Es wird vorausgesetzt, daß die zu lösenden Aufgaben und die damit assoziierten Strukturen der jeweiligen Domäne identifiziert werden können, so daß der Wissensingenieur ausgehend von den generic tasks Repräsentationsformen entwickeln kann, die sich zur Repräsentation der domänenspezifischen Problemlösestrategien und des Domänenwissens eignen. In diesem Ansatz wird die Trennung von Domänen- und Problemlösewissen verworfen (Interaktionshypothese).

Role-Limiting Methods. Ähnlich wie im Generic-Task-Ansatz wird auch hier die Hypothese vertreten, daß mehrere Aufgaben durch einen allgemeinen Aufgabentyp dargestellt werden können. Jedoch kann das Problemlöseverhalten eines wissensbasierten Systems nach I. McDermott domänenunabhängig beschrieben werden. Er differenziert eine generic task in generisches Kontrollwissen und aufgabenspezifisches Wissen, auf dem die Methoden arbeiten. Daher spielt das aufgabenspezifische Wissen bei der Problemlösung eine Rolle aus einer kleinen Anzahl möglicher Rollen. Das hat dem Ansatz den Namen "role-limiting method" gegeben.

Method-to-task Approach. Um die Beschreibung domänenspezifischen Kontrollwissens zu ermöglichen, wird hier der role-limiting-Ansatz als Richtlinie für die Entwicklung aufgabenspezifischer Wissensakquisitionstools verwendet. Es gibt Aufgaben (tasks) zur Beschreibung der Aktivitäten der realen Welt oder einer Abstraktion davon. Die Lösung der Aufgaben übernehmen Mechanismen (mechanisms). Zwei oder mehrere solcher Mechanismen bilden eine Methode. Eine Methode bestimmt ihre Zielaufgabe, weshalb dieser Ansatz den Namen "Method-to-task Approach" erhalten hat. Ziel des Ansatzes ist es, die Erstellung/das Finden einer geeigneten Methode zu unterstützen und dem Wissensingenieur die Entwicklung domänenspezifischer Wissensakquisitionseditoren für den Experten zu erleichtern.

KADS. Die Methode KADS besteht aus fünf Grundprinzipien: multiple Modelle zur Bewältigung der Komplexität des Knowledge-Engineering-Prozesses, Modellierung verschiedener Typen von Expertenwissen, verschiedene Typen von Kontrollwissen, Wiederverwendung generischer Modellbausteine, Anpassung und Verfeinerung von Interpretationsmodellen gemäß verschiedenartiger Eigenschaften der in der Domäne auszuführenden Aufgaben, strukturerhaltendes Design. Unter letzterem versteht man die strukturerhaltende Transformation eines Modells des Expertenwissens beim Design und der Implementierung.

Die Modellierung verschiedener Typen von Expertenwissen (4-Ebenen-Ansatz) beinhaltet: statisches Wissen als deklarative Theorie der Domäne (Domänenebene), Wissen über verschiedene Inferenztypen, die in dieser Theorie ausgeführt werden können (Inferenzebene), Wissen zur Ausführung elementarer Tasks (Taskebene) und strategisches Wissen (Strategieebene). Die drei letzten Wissensarten bezeichnet man auch als Kontrollwissen.

6.2.4 Wissensakquisition in der Medizin

Der Bereich des Medical Knowledge Engineering umfaßt Methoden und Werkzeuge zum gesamten Prozeß der Entwicklung und späteren Wartung eines wissensbasierten Systems. Für die Qualität eines wissensbasierten Systems sind die Ergebnisse des Prozesses der Wissensakquisition von entscheidender Bedeutung. Als wichtigste Teilaufgabe des Medical Knowledge Engineering umfaßt der Prozeß der Wissensakquisition in der Medizin die Teilprozesse

☐ Wissenserhebung,
☐ Wissensinterpretation und -strukturierung sowie die
☐ Wissensformalisierung zur Erstellung eines wissensbasierten Systems.

In der **Wissenserhebung** werden in der gewählten medizinischen Domäne vorhandene Wissensquellen analysiert. Prinzipiell sind dabei zwei Arten von Wissensquellen zu unterscheiden: die medizinische Fachliteratur (Zeitschriften, Bücher, etc.) und das Erfahrungswissen medizinischer Fachexperten. In der Auseinandersetzung mit diesen Quellen wird Domänenwissen extrahiert und gesammelt.

Bei der **Wissensinterpretation und -strukturierung** werden relevante Entitäten und Strukturen des Domänenwissens identifiziert. Diese werden dann im sogenannten konzeptuellen Modell rekonstruiert. Hierbei handelt es sich um ein abstraktes und informal beschriebenes Modell der Domäne, auf dem das wissensbasierte System operieren soll. Die der Modellkonstruktion zugrundeliegende Wissensstrukturierung ist ein Mittel, um mit der Fülle von Domänenwissen umgehen zu können. Als Orientierung dient hierbei die Aufgabe, die von dem angestrebten wissensbasierten System geleistet werden soll. Das relevante Wissen wird nach diesen Aspekten organisiert und erhält so die der Anwendung entsprechende Strukturierung. So erfolgt z. B. die Strukturierung bei einem diagnoseunterstützenden wissensbasierten System in Abhängigkeit vom diagnostischen Problemlöseprozeß.

Die **Wissensformalisierung** ist sowohl Grundlage für die Implementierung eines wissensbasierten Systems auf einem Rechner als auch Voraussetzung für die vorherige Überprüfung möglicher Inferenzalgorithmen. Bei der Wissensformalisierung wird das im konzeptuellen Modell informal beschriebene Wissen formal dargestellt, und erst dieses formale Modell kann in einer adäquaten Programmiersprache bzw. Software-Umgebung implementiert und damit auf dem Rechner ausführbar gemacht werden.

Aufgabe der Wissensakquisition ist es, die konzeptuelle Kluft zu überwinden, die zwischen dem nur von einem Menschen zu interpretierenden Wissen und der Interpretierbarkeit von Wissen durch einen Rechner besteht. Diese Aufgabe der Operationalisierung von Wissen muß bei der Wissensformalisierung geleistet werden.

Auch das Vorgehen bei der Wissensakquisition orientiert sich an verschiedenen Modellen. Beispielhaft sei hier das spiralförmige Vorgehensmodell nach B.W. Boehm erwähnt.

Es ist schwer, eine Grenze zwischen den beschriebenen Teilprozessen der Wissensakquisition zu ziehen. Als Vorgehensmodell bietet sich deshalb auch bei der Wissensakquisition – wie für den gesamten Entwicklungsprozeß eines wissensbasierten Systems – ein spiralförmiges Vorgehen an. Spiralförmiges Vorgehen bedeutet, daß die beschriebenen Teilprozesse der Wissensakquisition nicht sequentiell abgearbeitet werden, sondern als Teile eines spiralförmigen Knowledge-Engineering-Prozesses in Anlehnung an das **Spiralmodell** von B.W. Boehm zyklisch mehrfach wiederholt werden. Auf diese Weise werden die Ergebnisse der Teilprozesse zyklisch überarbeitet und verfeinert. Außerdem entstehen Synergieeffekte der einzelnen Teilprozesse, die insgesamt zur Steigerung der Adäquanz bei der Rekonstruktion von Domänenwissen beitragen. Letzteres ist entscheidend für die spätere Akzeptanz des entstehenden wissensbasierten Systems durch seine medizinischen Benutzer.

6.2.5 Kooperation von Wissensingenieur und medizinischem Fachexperten

Bei den Teilprozessen Wissenserhebung, -interpretation und -strukturierung gibt es Kommunikationsprobleme zwischen dem Wissensingenieur und dem medizinischen Fachexperten.

Beispielsweise ist die Schreib- und Strukturierungstechnik der Autoren medizinischer Fachliteratur geprägt durch die Art und Weise, wie sie das Wissen selbst lernen, anwenden und vermitteln. Redundanz oder die Vermischung unterschiedlicher Sachverhalte werden gezielt zur Hervorhebung von klinischer Relevanz und zur Steigerung der Aufmerksamkeit eingesetzt. Diese Techniken erschweren die Arbeit des Wissensingenieurs im Rahmen der Wissensakquisition.

Das gleiche Problem wie in der Analyse geschriebenen Wissens stellt sich dem Wissensingenieur bei der Befragung medizinischer Fachexperten. Die gesuchten medizinischen Wissensstrukturen müssen aus den Prinzipien medizinischer Problemlösung und der dabei relevanten Elemente medizinischen Wissens abgeleitet werden. Diese werden in Beschreibungen der Fachexperten jedoch nicht immer offengelegt.

Aus diesen Problemen folgt die Notwendigkeit der Zusammenarbeit von Wissensingenieur und medizinischem Fachexperten im Prozeß der Wissensakquisition. Das spiralförmige Vorgehen (s. Abs. 6.2.4) erleichtert dabei die Kommunikation und steigert das wechselseitige Verständnis im Verlauf des Entwicklungsprozesses eines wissensbasierten Systems. Diese Kooperation hat neben der Beschleunigung des Entwicklungsprozesses und der Verbesserung der Qualität des entstehenden wissensbasierten Systems auch noch eine positive Wirkung auf die spätere Akzeptanz des Systems durch medizinische Fachexperten. Durch die Mitarbeit an der Systementwicklung gewinnen Mediziner einen besseren Zugang zu wissensbasierten Systemen und überschauen die Grenzen der Systeme selbst. Im übrigen bedingt die Mitarbeit an einem wissensbasierten System, daß sich der Mediziner mit Konzepten und ihren Beziehungen zueinander in seinem Fachgebiet auseinandersetzt und sie hinterfragt.

6.2.6 Formen der wissensbasierten Entscheidungsunterstützung

Die oben beschriebenen Methoden zur modellbasierten Entwicklung wissensbasierter Systeme sind die Grundlage für die Entwicklung wissensbasierter Systeme zur Entscheidungsunterstützung in der Medizin.

Die Formen wissensbasierter Entscheidungsunterstützung basieren auf verschiedenen der ärztlichen Entscheidung zugrundeliegenden Daten- und Wissensquellen.

Die einzige Datenquelle ist der Patient mit seinen Befunden und krankheitsunspezifischen Merkmalen wie Alter, Geschlecht, etc. Diese interpretiert der Mediziner mit Hilfe seines Erfahrungswissens. Erfahrungswissen umfaßt Eigenerfahrung (medizinische Ausbildung und individuelle klinische Erfahrung) und Fremderfahrung (Register, publizierte Patientenkollektive, Wissen von Kollegen, Literatur). Darauf aufbauend lassen sich zwei Grundformen der Entscheidungsunterstützung identifizieren: einerseits die Bereitstellung von Erfahrungswissen durch wissensbasierte Retrievalsysteme oder Nachschlagewerke (z. B. NeuroN), andererseits die Simulation von Entscheidungsprozessen durch Expertensysteme (z. B. JERKPERT, TOPOSCOUT). Während letztere aufgrund aktueller Patientendaten mit Hilfe einer Inferenzmaschine diagnostische oder therapeutische Entscheidungsunterstützung liefern, stellen erstere Wissen über die im Entscheidungsprozeß relevanten Elemente medizinischen Wissens und deren Beziehungen untereinander bereit. Auf diesen Elementen vollzieht sich der diagnostische Prozeß.

Dabei sind unterschiedliche Schwerpunkte in der Entwicklung wissensbasierter Systeme zu erkennen: einerseits steht die Modellierung von Problemlösewissen und die dazu notwendige Modellierung des bei der Problemlösung involvierten Domänenwissens im Vordergrund, andererseits die nichtproblembezogene Modellierung von Domänenwissen. Bei beiden Systemtypen ergeben sich in der Wissensakquistion die gleichen Grundprobleme: Sowohl die Wissensstrukturen, auf denen ein wissensbasiertes Nachschlagewerk basiert, als auch das Problemlösewissen eines Expertensystems müssen aus den Prinzipien medizinischer Problemlösung abgeleitet werden. Diese werden in Beschreibungen medizinischer Experten in der Regel jedoch nicht offengelegt und sind entsprechend schwer in wissensbasierte Systemstrukturen zu überführen.

6.3 Klinische wissensbasierte Systeme

Ein klinisches wissensbasiertes System ist ein heterogenes medizinisches Informationssystem, das sich aus verschiedenen daten- und wissensverarbeitenden Systemkomponenten zusammensetzt. Zu datenverarbeitenden Systemkomponenten eines klinischen wissensbasierten Systems gehören medizinische Anwendungssysteme; wissensverarbeitende Systemkomponenten sind Expertensysteme und wissensbasierte Systeme.

Komponenten eines klinischen wissensbasierten Systems können z. B. sein: Anwendungssysteme wie z. B. zur Labordatenverarbeitung, Daten- und Wissensbankverwaltungssysteme, Kommunikationssysteme, verschiedenartige Retrievalsysteme, Expertensysteme, bildverarbeitende/-verstehende Systeme, statistische Auswertungssysteme, computerunterstützte Ausbildungssysteme, Systeme zur administrativen Datenverarbeitung.

Die wissensbasierten Komponenten basieren auf unterschiedlichen Formen der Repräsentation des ihnen zugrundeliegenden Wissens und verschiedenen Techniken zu seiner Verarbeitung. Bei der Entwicklung solcher Systeme treten Synergieeffekte zwischen wissensbasierten Methoden und anderen Konzepten, wie z. B. Datenbanktechnologie, Retrieval, Mensch-Maschine-Interaktion, Statistik, etc. zur Steigerung des Nutzens und der Effektivität des entstehenden Systems auf. Damit grenzen sich klinische wissensbasierte Systeme sowohl von isolierten Expertensystemen als auch von den oben definierten wissensbasierten Systemen durch ihren im folgenden Abschnitt beschriebenen integrativen Aspekt ab. Die konventionellen Systeme ("Slaves") sind eingebaut in ein klinisches wissensbasiertes System ("Mastersystem"). Der Zugriff auf die einzelnen Systeme erfolgt über ein einheitliches Benutzermanagementsystem.

Das Nutzungspotential klinischer wissensbasierter Systeme liegt in der Effektivitätssteigerung der Informationsverarbeitung durch die Bereitstellung aller im diagnostischen Prozeß entstehenden klinischen Daten und durch die Unterstützung des Klinikers bei der Weiterverarbeitung dieser Daten mit wissensbasierten Methoden und entsprechenden Systemkomponenten. Entscheidend für das Erreichen einer Effektivitätssteigerung durch die Fusion wissensbasierter Systeme mit verschiedenartigen datenverarbeitenden Systemen ist die einheitliche Gestaltung der Mensch-Maschine-Interaktion bei allen Komponenten eines integrierten Computerarbeitsplatzes zur ärztlichen Entscheidungsunterstützung.

Die Notwendigkeit der Integration beider Systemarten in klinischen wissensbasierten Systemen ist darin begründet, daß die computerbasierte Unterstützung der Patientenversorgung in Medizinbetrieben nicht allein durch den Einsatz wissensbasierter Systeme zu erreichen ist. Vielmehr leisten rechnerbasierte Systeme zur Erhebung, Verarbeitung und Übermittlung der Patientendaten durch rechtzeitige Bereitstellung der in Diagnostik und Therapie relevanten Daten einen wesentlichen Beitrag zur Entscheidungsunterstützung. Zu deren Realisierung ist im allgemeinen nicht der Einsatz wissensbasierter Methoden erforderlich. Dennoch kann sie zur Effektivitätssteigerung der Informationsverarbeitung beitragen und gewinnt deshalb zunehmend an Bedeutung. So erleichtert zum Beispiel die Rechnerunterstützung der im Gesundheitsstrukturgesetz geforderten Dokumentation ärztlicher und pflegerischer Leistungen die Ermittlung und Kontrolle des wirtschaftlichen Erfolges eines Krankenhauses. Computerbasierte Patientenregister liefern einerseits einen Überblick über behandelte Fälle, andererseits können Befunde zur Vermeidung von Doppeluntersuchungen verfügbar gemacht werden.

Bislang gibt es noch keine klinischen wissensbasierten Systeme in der klinischen Routine. Es ist jedoch absehbar, daß sich in der klinischen Praxis nur Systeme durchsetzen, die Daten- und Wissensverarbeitung, d. h. verschiedene Formen der Entscheidungsunterstützung, integrieren. Die Expertensystemtechnologie ist in bereits existierende, im Routineeinsatz befindliche Software-Umgebungen zu integrieren. Retrievalsysteme, die den Zugriff auf Medline, Rote Liste etc. ermöglichen, werden von Ärzten zunehmend genutzt. Die bei einem solchen Retrievalvorgang vom Arzt an das System gegebenen Informationen könnten gleichzeitig einem wissensbasierten System zugeführt werden. Der Arzt erhielte damit ohne zeitliche Mehrbelastung weitere entscheidungsunterstützende Informationen durch das wissensbasierte System. Ein Nebeneffekt ist die Förderung der Bereitschaft zur Mitarbeit in Projekten zur Entwicklung wissensbasierter Systeme.

6.4 Zukunft der Expertensysteme und wissensbasierten Systeme in der Medizin

Die ärztliche Tätigkeit ist in weiten Teilen eine Aufgabe des Informationsmanagements und legt den Einsatz integrierter Informationssysteme nahe. Gleichzeitig steigt die zu bewältigende Menge klinischer Daten und medizinischen Wissens ständig. Die Bedeutung des Informationsmanagements hat in der Medizin im Gegensatz zu anderen Disziplinen (Wirtschaft, Technik etc.) noch nicht die erforderliche breite Anerkennung gefunden. Hinzu kommt die kontinuierliche Innovation diagnostischer und therapeutischer Verfahren. Es resultiert ein immenser Anstieg des Spezialisierungsgrades in den einzelnen medizinischen Disziplinen.

Zu den oben beschriebenen Merkmalen der Wissensexpansion, die heute fast allen Disziplinen inhärent ist, kommen spezifische Probleme medizinischer Wissensrepräsentation. Diese resultieren aus unvollständigem Wissen über Erkrankungen und über Patienten, aus dem Fehlen einer gemeinsamen Sprache der Ärzte untereinander und in der Kooperation mit Wissensingenieuren. Um so dringlicher ist der Einsatz von Techniken der Informatik zur Bewältigung von Aufgaben des Informationsmanagements im Rahmen der medizinischen Entscheidungsfindung.

Grob spezifiziert werden die Anforderungen an Systemkomponenten eines klinischen wissensbasierten Systems bereits durch die heterogene Natur der Informationen, die ein Arzt zur Bewältigung seiner klinischen Aufgaben und Entscheidungen heranzieht. Die vielfältigen Typen medizinischer Daten und medizinischen Wissens erfordern ein klinisches wissensbasiertes System, das verschiedenartige wissensbasierte und nichtwissensbasierte Systemkomponenten integriert.

Seit dem Scheitern früher Expertensysteme findet die Erkenntnis, daß Computerprogramme als Werkzeuge für den Arzt eine Effektivitätssteigerung klinischen Handelns und Entscheidens bewirken sollen, ihn jedoch keinesfalls ersetzen können, zunehmende Anerkennung. Bei aller Vielfalt an Informationen, die ein hypermediales System der beschriebenen Form dem Arzt bereitstellen kann, darf ein derartiges Werkzeug bei klinischen Entscheidungen niemals die einzige Informationsquelle sein. Insbesondere bei der Einführung wissensbasierter Systemkomponenten in die klinische Routine ist es wichtig, den Ärzten als Benutzern die Grenzen dieser Systeme zu vermitteln. Es genügt nicht, ihnen undurchschaubare Daten- oder Wissensmanipulationswerkzeuge an die Hand zu geben, vielmehr sollten dem System zugrundeliegende Informationsstrukturen und das Systemverhalten an der Benutzeroberfläche soweit wie möglich transparent werden.

Expertensysteme und wissensbasierte Systeme sind Hilfsmittel im ärztlichen Handeln. Wie bei allen apparativen Verfahren müssen Indikationen ihres Einsatzes, Grenzen ihrer Anwendbarkeit und Beschränkungen ihrer Aussagefähigkeit kritisch hinterfragt werden. Immer müssen Datenschutz und Datensicherheit gewährleistet sein. Leistungsfähige Computer suggerieren oft eine Sicherheit ihrer Aussagen, die schon vom Modell des wissensbasierten Systems her gar nicht möglich ist. Gerade bei unerfahrenen Medizinern besteht die Gefahr, daß sie Diagnosen eines Systems unkritisch übernehmen oder sich gar darauf verlassen. Es ist nicht abzusehen, daß ein wissensbasiertes System eine Verantwortung für einen Patienten übernehmen kann. Diese wird ebenso wie die eigentliche diagnostische und therapeutische Entscheidung immer beim Arzt verbleiben.

7 Neuronale Netze

Berthold Schneider

Neuronale Netze (Neurocomputer) sind Systeme von parallel arbeitenden und miteinander verbundenen Elementen (Schaltelementen, Prozessoren). In Analogie zum biologischen Vorbild, dem Nervensystem, nennt man die Elemente auch Neuronen, die Verbindungen Synapsen. Bei den Elementen unterscheidet man Inputelemente, denen Aktivität von außen aufgeprägt werden kann, Outputelemente, deren Aktivität von außen abgegriffen werden kann, und verborgene Elemente, bei denen weder Aktivität von außen aufgeprägt, noch abgegriffen werden kann. Die Elemente besitzen eine "Aktivität" (z. B Spannungsdifferenz, Stromstärke, Spikefrequenz), die durch eine reelle Zahl a beschrieben und zwischen den Elementen ausgetauscht wird. Bei diesem Austausch wird die vom Element j an das Element i übertragene Aktivität mit dem Gewicht w_{ij} multipliziert, das positiv, negativ oder Null sein kann. Die am Element i ankommenden Aktivitäten $w_{ij} a_j$ addieren sich zum "Nettoinput" net_i auf und bestimmen die Ausgangsaktivität a_i dieses Elements über eine "Aktivierungsfunktion" F_i: $a_i = F_i(\Sigma_j w_{ij} a_j)$. Wichtige Funktionsklassen sind die Schwellenwertfunktionen, lineare Aktivierungsfunktionen oder sigmoide Aktivierungsfunktionen (logistische Funktion). Die Zahl der Elemente, die Matrix der Übertragungsgewichte w_{ij} und die Aktivierungsfunktionen F_i bilden die Architektur oder das "Programm" des neuronalen Netzes; sie bestimmen, wie das Netz auf einen Input reagiert.

Ein neuronales Netz mit einer bestimmten Architektur kann nur eine bestimmte Aufgabe ausführen (z. B. eine Funktion berechnen oder eine bestimmte Informationsmenge speichern). Um auch andere Aufgaben ausführen zu können, muß die Architektur geändert werden. Dabei werden die Zahl der Elemente und die Aktivierungsfunktionen beibehalten und nur die Gewichte w_{ij} verändert. Die Änderung wird vom Netz selbst nach Eingabe von "Lernmustern" vorgenommen. Diesen Vorgang nennt man "Lernen". Die wichtigsten Lernalgorithmen sind: die Hebbsche Regel, nach der das Gewicht w_{ij} nach Eingabe eines Lernmusters proportional zum Produkt $a_i a_j$ der durch das Muster erzeugten Aktivitäten der Elemente i und j verändert wird, der Backpropagation Algorithmus, bei dem nach Eingabe einer Folge von Lernmustern die Gewichte iterativ so verändert werden, daß die Quadratsumme

der Abweichungen zwischen den entsprechenden "Zielmustern" und Output-
mustern minimal wird, und der Kohonen Algorithmus, der eine topologische
Struktur der Outputmuster annimmt und nach Eingabe eines Musters die
Verbindungen zum "Gewinnerelement" (d. h. dem Element mit der größten
Aktivität) und seiner Umgebung verstärkt, die zu anderen Elementen ab-
schwächt (Prinzip der Konkurrenz). Der Backpropagation Algorithmus ist ein
Beispiel für "überwachtes" Lernen (durch Zielmuster), der Kohonen Algo-
rithmus für "unüberwachtes" Lernen.

Neuronale Netze können zur Berechnung von Funktionen, zum Speichern und
Wiederfinden von Informationen (Assoziativspeicher) oder zur Klassifikation
von Mustern benutzt werden. Sie können technisch auf einer Workstation
simuliert oder hardwaremäßig mit VLSI-Chips realisiert werden.

Neuronale Netze wurden in den 40er Jahren als Analogiemodelle für Funktionen des Nervensystems
eingeführt.

Unsere heutigen Kenntnisse über die Struktur und Physiologie der Nervenzellen und ihrer Verknüpfungen wurden im wesentlichen in den vergangenen 150 Jahren erarbeitet. Nachdem am Ende des 18.
Jahrhunderts L. Galvani einen Zusammenhang zwischen Elektrizität und Muskelbewegung experimentell aufgezeigt hatte, setzte im 19. Jahrhundert eine intensive Erforschung der physiologischen
Bedeutung der Elektrizität ein. In der Mitte des 19. Jahrhunderts zeigten E. de Boi-Reymond und
H. Helmholtz, daß Nervenimpulse mit elektrischen Entladungsphänomenen einhergehen. 1887 publizierte A. D. Waller erste Ergebnisse mit dem von ihm konstruierten Elektrokardiographen, der 1913
von W. Einthoven verbessert wurde. Die These, daß bei Reiz und Erregung von Zellen die Ionendiffussion
und die damit verknüpften Änderungen von elektrischen Feldern eine bedeutsame Rolle spielen, wurde
1899 von W. Nernst aufgestellt und experimentell untermauert. Wichtige Beiträge zur mathematisch-
physikalischen Formulierung der Diffusionsvorgänge wurden 1902 und 1906 von A. Einstein geleistet.

Die Vernetzung der Neuronen und die Auffassung, daß es sich beim **Nervensystem**
um ein verteiltes, vielstufiges System – also um ein aktives Netz von "Verarbeitungs-
einheiten" – handelt, wurde bereits vom Neurologen J. H. Jackson 1869 postu-
liert. 1901 vertrat der spanische Physiologe S. Ramón y Cajal die Auffassung, daß
das Gehirn ein hierarchisches, stark differenziertes System darstellt, in dem durch
die Vernetzung der Nervenzellen eine Richtung für die Informationsübertragung
festgelegt wird. In den zwanziger bis vierziger Jahren unseres Jahrhunderts wurden
die elektrochemischen Prozesse der Erregung von Zellen und Erregungsausbreitung
intensiv untersucht und weitgehend geklärt.

Aufbauend auf diesen Ergebnissen stellten 1943 W. S. McCulloch und W. Pitts ein
Netz aus elektrischen Schaltelementen als Ersatzmodell für das Nervensystem vor
und studierten die mathematisch-logischen Eigenschaften dieses Systems. Damit
war das Konzept des neuronalen Netzes als ein System parallel verteilter und
parallel arbeitender Prozessoren geschaffen, das auch für die Informatik als alternative Rechnerarchitektur (alternativ zur sequentiellen Architektur) interessant
wurde. Wichtige Beiträge zur Mathematik und Logik von neuronalen Netzen
wurden in den 40er und 50er Jahren von J. von Neumann erbracht, der auch
wesentlich die Therorie und Entwicklung sequentieller Systeme mitgestaltet hat.

7.1 Struktur und Funktion neuronaler Netze

Ein **neuronales Netz** (im Sinne eines neuronalen Netzcomputers oder Neuro-computers) ist eine Maschine, die analog zum Nervensystem funktioniert. Das Netz besteht aus Elementen (Schaltelementen, Prozessoren), die durch einen Aktivitätszustand gekennzeichnet und miteinander durch Leitungen verbunden sind, über die Aktivität übertragen werden kann. Formal kann es als ein System von Knoten und gerichteten Kanten dargestellt werden (Abb. 7-1). Die Elemente des Systems übertragen über Ausgangsleitungen Aktivität an andere Elemente und können über Eingangsleitungen von anderen Elementen Aktivität empfangen. Ein Aktivitätswert a_j des Elements j wird an den Eingang des Elements i mit dem Wert $w_{ij}a_j$ übertragen. Die Größe w_{ij}, das Gewicht der Übertragung vom Element j zum Element i, bestimmt, wieviel von der vom Element j ausgesandten Aktivität am Element i ankommt. Die Gewichte w_{ij} können positiv, negativ oder Null sein. Im letzten Fall wird keine Aktivität vom Element j zum Element i übertragen. Die am Element i ankommenden Aktivitäten $w_{ij}a_j$ addieren sich zum "Nettoinput" $net_i = \Sigma_j w_{ij}a_j$. Dieser Nettoinput verändert die Aktivität des Elements i. Die neue Aktivität ist eine Funktion Fi des Nettoinputs: $a_i(neu) = F_i(net_i)$. Man nennt diese Funktion die Aktivierungsfunktion. Die neue Aktivität wird über die Ausgangs-leitungen an die mit dem Element i verbundenen anderen Elemente weitergegeben und führt dort u. U. ebenfalls zu einer Aktivitätsänderung.

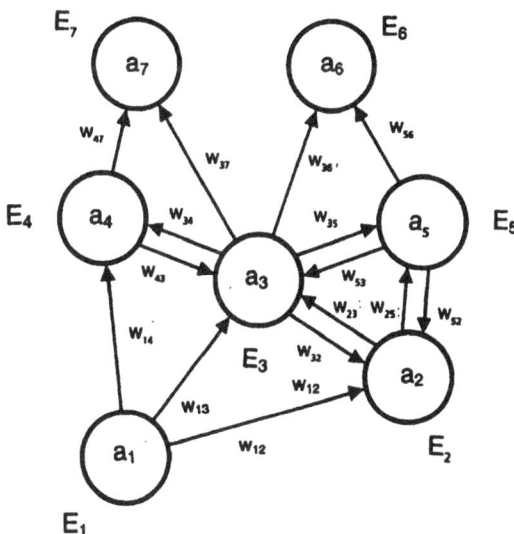

Abb. 7-1: Schema eines neuronalen Netzes

Ein neuronales Netz kann synchron oder asynchron arbeiten. Im ersten Fall übertragen alle Elemente des Netzes gleichzeitig zu diskreten Zeiten t = 1, 2, ... In den Intervallen zwischen den Übertragungen werden die neuen Netzaktivitäten entprechend den Aktivierungsfunktionen gebildet, so daß zu Beginn der nächsten

Übertragung bei allen Elementen die neuen Aktivitäten an den Ausgangsleitungen zur Verfügung stehen. Diese synchrone Übertragung vereinfacht die Untersuchung und Simulation des Netzverhaltens. Bei natürlichen Nervensystemen liegt dagegen eine asynchrone Verarbeitung vor. Auch für physikalische und technische Anwendungen sind asynchrone Netze von Vorteil. Asynchrone Modelle wurden von J. Hopfield 1982 eingeführt und in der Folgezeit vor allem für physikalische Anwendungen (Kristallgitter, Untersuchungen des Spin) weiterentwickelt. Hier sollen synchrone Netze besprochen werden.

Die Arbeitsweise eines **synchronen Netzes** ist durch seine Netzarchitektur (das ist die Anzahl der Elemente und ihre Verknüpfungen (Gewichte w_{ij})) und durch die Aktivierungsfunktionen F_i vollständig bestimmt und kann für jedes Element i mit der Aktivierungsregel:

$$a_i(t+1) = F_i(\Sigma_i w_{ij} a_j(t))$$

beschrieben werden.

Zur Beschreibung der Netzarchitektur ist es zweckmäßig, die Elemente nach der Art ihrer Verbindungsmöglichkeiten zu klassifizieren. Man unterscheidet **Inputelemente**, denen von außen Aktivität aufgeprägt werden kann, **Outputelemente**, deren Aktivität abgelesen werden kann, und **interne Elemente** (verborgene Elemente), bei denen weder Aktivität aufgeprägt noch abgelesen werden kann.

7.1.1 Netz von McCulloch und Pitts

In den 40er Jahren entwickelten McCulloch und Pitts ein erstes Modell für ein neuronales Netz. Dieses Netz verwendete als Elemente logische Schalter mit zwei möglichen Zuständen: a = 1 (entspricht "aktiv") und a = 0 (entspricht "inaktiv"). Die Leitungen zwischen den Elementen können entweder aktivierend (w = +1) oder hemmend (w = -1) wirken. Es sind also nur die beiden Gewichte w = +1 und w = -1 möglich. Bei jedem Arbeitstakt hängt der Aktivitätszustand der Elemente nur von der zugeführten Aktivität (Nettoinput) und nicht vom vorherigen Zustand ab.

Ein Element i wird aktiv (a_i = 1), wenn der ihm zugeführte Nettoinput net_i = $\Sigma_j w_{ij} a_j$ größer als eine Schwelle s_i ist und bleibt sonst inaktiv (a_i = 0). Die Aktivierungsfunktion F ist für jedes Element eine Schwellenfunktion:

$$F = \delta(\Sigma_j w_{ij} a_j - s_i),$$

mit $\delta(x)$ = 1 für x≥0 und $\delta(x)$ = 0 für x<0.

Jedes Schaltelement mit einem oder zwei Eingängen, über die von den Inputelementen die Aktivität 0 oder 1 herangeführt wird, kann durch geeignete Wahl der Schwelle s und der Gewichte w (= +1 oder -1) zur Realisierung der logischen Grundfunktionen AND, OR und NOT genutzt werden. Zur Realisierung ist ein Element mit zwei aktiven Eingängen und der Schwelle s = 2 erforderlich. Das Element wird nur dann den Zustand a = 1 annehmen, wenn jeder der beiden Eingänge die Aktivität 1 bringt. Zur Realisierung von OR genügt die Schwelle s = 1. Das Element nimmt den Zustand a = 1 genau dann an, wenn mindestens einer der beiden Eingänge die Aktivität 1 bringt. Die logische Funktion NOT kann durch ein

Element mit der Schwelle s = 0 und einem hemmenden Eingang (w = -1) realisiert werden. Das Element ist aktiv (a = 1), wenn der Input 0 ist, und inaktiv (a = 0), wenn der Input 1 ist.

Ein Element mit mehreren Eingängen kann eine bestimmte Folge von 0-1 Werten – einen "Binärvektor" oder "Bitstring" (z. B. (0,0,1,0,1)) – "dekodieren"; d. h. bei geeigneter Wahl der Eingangsgewichte w und der Schwelle s genau dann eine 1 ausgeben, wenn dieser Binärvektor eingegeben wird (und sonst eine 0). Das Element benötigt dazu für jede Komponente des Binärvektors einen Eingang. Dieser ist aktivierend (w = +1) zu setzen, wenn die Komponente 1 ist und hemmend (w = -1), wenn sie 0 ist. Die Schwelle s ist gleich der Summe der Einsen des Vektors.

Nur bei Eingabe des "korrekten" Binärvektors zeigt das Element die Aktivität 1 (sonst die Aktivität 0). Die Schaltelemente für die logischen Funktionen AND, OR und NOT können als Dekodierer für Binärvektoren mit zwei bzw. einer Komponente angesehen werden. Durch geeignetes Zusammenschalten verschiedener Dekodierer kann ein neuronales Netz aufgebaut werden, das jede logische Funktion in endlich vielen (n) binären Variablen realisiert. Unter einer **logischen Funktion** f in n Variablen ist eine Zuordnung von 1 oder 0 zu jedem möglichen Binärvektor mit n Komponenten zu verstehen (Schreibweise: $f:\{0,1\}^n \rightarrow \{0,1\}$).

Wir lernen hier ein wichtiges Charakteristikum neuronaler Netze kennen: Sie können zur Berechnung von Funktionen von mehreren Variablen eingesetzt werden. Die Werte der Variablen werden den Eingabeeinheiten aufgeprägt. Die Berechnung wird in einem Schritt ausgeführt und das Ergebnis (das ist der Funktionswert bzw. Funktionsvektor, wenn es sich um eine Vektorfunktion handelt) kann an den Ausgabeelementen abgegriffen werden. Darin, daß die Berechnung in einem Schritt durchgeführt wird und somit das Ergebnis sofort zur Verfügung steht, unterscheiden sich die neuronalen Netze (als **parallel arbeitende Maschinen**) von konventionellen Computern, die die Aufgabe sequentiell durchführen und dabei mehrere (oft sehr viele) Rechenschritte benötigen. Die parallele Verarbeitung bedingt einen weiteren wichtigen Unterschied: Neuronale Netze haben kein "Programm" im Sinne einer Folge von Befehlsanweisungen. Vielmehr ist bei einem neuronalen Netz die gesamte Architektur, insbesondere die Verbindungsstruktur (Gewichte) zwischen den Elementen, das "Programm". Allerdings wird der Vorteil der sofortigen Bereitstellung des Ergebnisses durch den Nachteil erkauft, daß mit einem bestimmten Netz jeweils nur eine bestimmte Funktion berechnet werden kann. Zur Berechnung anderer Funktionen muß die Netzarchitekur (d. h. die Zahl der verfügbaren Elemente, die Verknüpfungsgewichte w_{ij} und (bei McCulloch-Pitts Netzen) die Schwellenwerte) geändert werden. Die Änderung kann durch "Lernen" erfolgen. Darauf wird später noch ausführlich eingegangen.

7.1.2 Perzeptron

Eine Erweiterung der Netzarchitektur hat 1958 F. Rosenblatt vorgeschlagen, indem er als Gewichte w_{ij} nicht nur die Werte +1 und -1, sondern allgemein reelle Zahlen zuließ. Werden nur Eingabeelemente betrachtet, die fest mit einer (meist viel geringeren) Zahl von Ausgabeelementen verbunden sind, so nennt man ein solches Netz ein Perzeptron. Als Elemente können – wie bei McCulloch-Pitts

Netzen – einfache Schaltelemente mit Schwellenwerten und der δ-Funktion als Aktivierungsfunktion genommen werden. Abbildung 7-2 zeigt das Schema eines Perzeptrons.

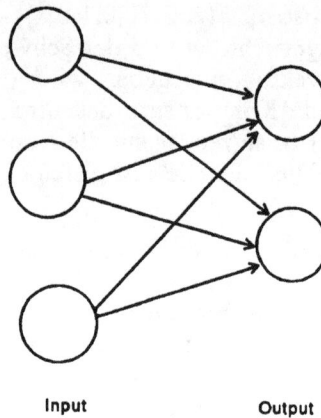

Input   Output

Abb. 7-2: Schema eines Perzeptrons

Perzeptrons können zur **Klassifikation von Eingabemustern** (Binärstrings ($x_1, \ldots x_n$)) benutzt werden. Sollen nur 2 Musterklassen erkannt werden, dann genügt ein McCulloch-Pitts Element als Ausgabeelement. Bei Eingabemustern der einen Klasse (wir bezeichnen sie mit P) zeigt das Outputelement eine 1, bei Mustern der anderen Klasse (Bezeichnung N) eine 0 an. Eine 1 wird immer dann angezeigt, wenn der Nettoinput $\Sigma_j w_j x_j \geq s$ ist (wobei w_j das Gewicht der Verbindung vom Inputelement j (Input x_j) zum Outputelement und s die Schwelle des Outputelements ist), eine 0, wenn $\Sigma_j w_j x_j < s$ ist. Eine eindeutige Identifikation der beiden Musterklassen ist nur dann möglich, wenn es Gewichte w_j gibt, so daß für alle Muster aus P der Nettoinput größer oder gleich s und für alle Muster aus N kleiner als s ist. Diese Eigenschaft nennt man **lineare Trennbarkeit**. Stellt man nämlich die Muster ($x_1, \ldots x_n$) als Punkte eines n-dimensionalen Raumes dar, dann muß dieser Raum durch eine Hyperebene (das ist im zweidimensionalen Fall eine Gerade, im dreidimensionalen eine Ebene) so in zwei Teilräume getrennt werden können, daß in dem einen Teilraum alle Muster aus P, im anderen alle aus N liegen. Die Hyperebene selbst gehört zu einem der beiden Teilräume.

7.1.3   Assoziative Netze und Kohonen-Netze

Nimmt man bei Perzeptrons statt einfacher Schaltelemente mit Schwellenwert allgemein Elemente, die stetige Aktivitätswerte (aus einem beschränkten Bereich) annehmen können, dann erhält man das Modell eines **Assoziators** (assoziatives Netz). Der Name erklärt sich dadurch, daß die Aktivitätswerte der Outputelemente eine "Assoziation" zum Inputmuster darstellen. Ähnliche Inputmuster, die sich nur in wenigen Komponenten unterscheiden, sollen zu gleichen oder doch sehr ähnlichen Outputmustern führen. Man setzt diese Netze z. B. zur Daten-komprimierung ein. Darunter ist eine Reduktion der Vielzahl von möglichen Eingabemustern auf eine geringe Zahl von "Clustern" zu verstehen, wobei die einem Cluster zugeordneten Muster große Ähnlichkeit aufweisen, während die verschiedenen Clustern zugeordneten Muster weniger ähnlich sind. Da es bei der Zuordnung der Eingabemuster zu den Clustern nur auf Ähnlichkeit ankommt, können auch unvollständige oder gestörte Eingabemuster korrekt den richtigen Clustern zugeordnet werden, soweit bei den gestörten Mustern die Ähnlichkeit noch gewahrt bleibt. Diese Netze können so zur Korrektur von gestörten oder unvollständigen Eingabemustern eingesetzt werden. Auch bei der Suche in sehr großen Datenbanken wurden assoziative Netzstrukturen erfolgreich angewandt.

Abb. 7-3 zeigt das Schema eines einfachen assoziativen Netzes. Hier wurde eine neue Darstellungsart gewählt. Die Inputelemente sind am linken Rand, die Output-elemente am oberen Rand angeordnet. Die Stärke der Gewichte w_{ij} (von Input-element j zu Outputelement i) werden durch die Färbung der Gitterpunkte ange-zeigt. Der Einfachheit halber werden nur Gewichtswerte 0 oder 1 betrachtet. Ein gefüllter Punkt bedeutet das Gewicht $w = 1$, ein offener Punkt das Gewicht $w = 0$. Aktive Inputzellen x_1 und x_2 erregen nur die Outputzelle y_1, aktive Inputzellen x_5 und x_6 die Outputzelle y_2. Eine aktive Inputzelle x_3 erregt die Outputzellen y_1 und y_3, eine aktive Inputzelle x_4 die Outputzellen y_2 und y_3. Eine aktive Outputzelle y_1 ist also mit Aktivitäten der Inputzellen x_1 bis x_3 assoziiert, eine aktive Output-zelle y_2 mit Aktivitäten von x_4 bis x_5 und eine aktive Outputzelle y_3 mit aktiven Inputzellen x_3 und x_4. Sind die Outputzellen y_1 und y_3 aktiv, so kann es sich nur um ein Inputmuster handeln, bei dem nur x_3 aktiv ist. Ist dagegen nur y_1 aktiv, so können Inputmuster vorliegen, bei denen nur der Input x_1 oder nur x_2 oder beide Inputzellen aktiv sind. Die Rekonstruktion des Inputmusters aus dem Out-put gelingt in diesem Fall nur unvollständig.

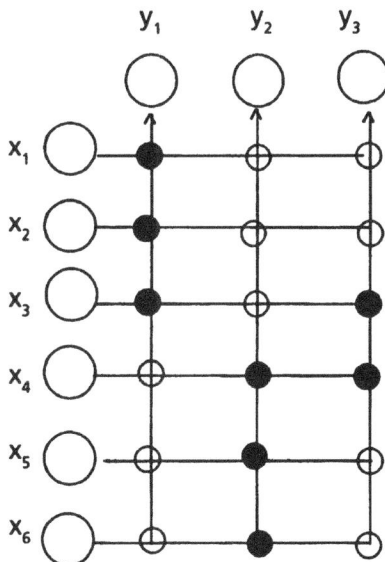

Abb. 7-3: Schema eines assoziativen Netzes

Eine Modifikation dieses einfachen Modells wurde von T. Kohonen 1984 eingeführt. Bei dieser Modifikation werden die Outputelemente geometrisch z. B. in
einem Rechteck angeordnet (Abb. 7-4). Man kann diese Anordnung als "Karte"
interpretieren. Ähnliche Muster aktivieren jeweils die Zellen in einer bestimmten
Umgebung der Outputkarte, verschiedene Muster aktivieren verschiedene Umge-
bungen. Die Ähnlichkeitsstruktur der Inputmuster wird so als "topologische"
Struktur – analog zur Höhenstruktur einer Landkarte – auf der Outputkarte
abgebildet.

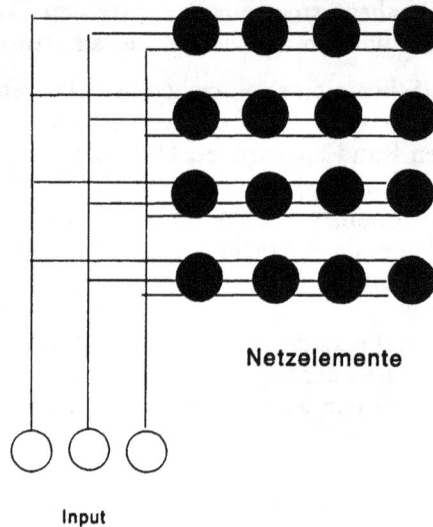

Abb. 7-4: Schema eines Kohonen-Netzes

Bei stetigen Aktivitätswerten stellt sich die Frage nach geeigneten Aktivierungsfunktionen F. Naheliegend sind lineare Aktivierungssfunktionen, bei denen die
Aktivität eines Elements proportional zu seinem Nettoinput angenommen wird:

$$F_i = \varepsilon \cdot net_i = \varepsilon \cdot \Sigma_j w_{ij} x_j$$

Da aber die Aktivität auf einen bestimmten Bereich beschränkt, der Nettoinput
dagegen keiner Beschränkung unterworfen ist, muß die lineare Funktion unten und
oben abgeschnitten werden; d. h. die Aktivität wird gleich dem minimalen Wert
gesetzt, wenn der Nettoinput diesen erreicht oder unterschreitet, und sie wird
gleich dem maximalen Wert gesetzt, falls dieser vom Nettoinput erreicht oder
überschritten wird.

Eine beschränkte, monotone Aktivierungsfunktion, die ohne Zusatzbedingungen
auskommt, ist die logistische Funktion:

$$F_i = 1/(1 + exp(-(net_i - \Theta_i)/T_i)),$$

wobei exp(.) die Exponentialfunktion bedeutet und Θ_i sowie T_i Parameter für die
Lage (Aktivität ½) und Steilheit der Funktion sind. Die Funktion normiert die

Aktivitätswerte auf den Bereich zwischen 0 und 1. Bei anderen Aktivitätsbereichen ist noch eine lineare Transformation durchzuführen.

Bei vielen Anwendungen sind **stochastische Aktivierungsfunktionen** angebracht. Bei diesen Modellen wird angenommen, daß ein Element entweder die Aktivität 0 oder 1 besitzt, den Wert 1 aber zufällig mit einer bestimmten Wahrscheinlichkeit P annimmt. Diese Wahrscheinlichkeit hängt vom Nettoinput ab und ändert sich mit ihm entprechend einer logistischen Funktion. Netze mit stochastischer Aktivierung werden auch **Boltzmann-Netze** genannt.

7.1.4 Gerichtete Netze mit mehreren Schichten

Das Perzeptron und einfache Assoziatoren haben nur Input- und Outputelemente, wobei jedes Inputelement mit jedem Outputelement verknüpft ist. Die Inputelemente bilden die "Inputschicht", die Outputelemente die "Outputschicht". Es besteht eine gerichtete Verbindung zwischen Input- und Outputschicht, aber keine Verbindung innerhalb der Schichten. Es ist naheliegend, diese Struktur dadurch zu erweitern, daß zwischen der Input- und Outputschicht zusätzliche Schichten von Elementen geschoben werden, wobei die Richtung des Aktivitätsflusses beibehalten wird; d. h. Aktivität wird nur von der unteren in die obere Schicht, aber nicht zwischen den Elementen einer Schicht übertragen. Man erhält so gerichtete, mehrschichtige Netze. Das Schema eines solchen Netzes mit drei Schichten ist in Abbildung 7-5 gezeigt. Da den Elementen der mittleren Schichten von außen keine Aktivität aufgeprägt und auch ihre Aktivität in der Regel nicht abgelesen werden kann, nennt man diese Schichten "**verborgene Schichten**".

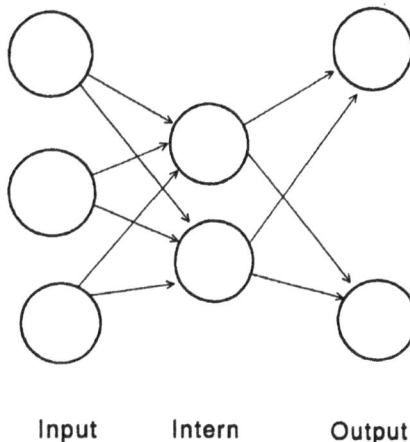

Input   Intern   Output

Abb. 7-5: Schema eines gerichteten Netzes

Mit gerichteten Netzen können im Prinzip beliebige Funktionen berechnet werden. Dies erfordert aber spezielle Kenntnisse und Vorgaben für die Netzarchitektur und Aktivierungsfunktionen. Beschränkt man sich auf eine Approximation der Funktion, so kann dies bei einer vorgegebenen Zahl von Elementen mit minimal drei Schichten durch eine geeignete Wahl der Gewichte erreicht werden. Die Güte der Approximation hängt von der Zahl der Elemente in der mittleren Schicht (verborgenen Schicht) ab. Durch ein spezielles Lernverfahren – das sogenannte Backpropagation Verfahren – können die für die Approximation optimalen Gewichte bestimmt werden (Abs.7.2.2).

7.1.5 Rekursive Netze

Bei den bisher betrachteten Netzmodellen fließt die Aktivität immer nur in eine Richtung. Sie wird nicht wieder zu den Elementen zurückgeleitet. Deshalb wird der Netzzustand, d. h. der Aktivitätszustand aller Netzelemente, nach der Eingabe eines Inputmusters in einem Schritt geändert und bleibt anschließend (bis zur Eingabe eines weiteren Inputmusters) konstant. Durch Rückführung der Aktivität wird ein neuer Typ von Netzen eingeführt – die rekursiven Netze – , der interessante neue Anwendungsmöglichkeiten eröffnet.

Allerdings kommt ein rekursives Netz nicht in einem Schritt zur Ruhe. Durch die Rückführung, die bei synchronen Netzen jeweils für alle Elemente in sukzessiven Folgeschritten erfolgen soll, wird sich auch in den Folgeschritten der Netzzustand laufend verändern. Es gibt dann zwei Möglichkeiten: Entweder verändert sich der Netzzustand bei jedem Folgeschritt, ohne daß sich ein fester Zustand einstellt, oder es stellt sich nach endlich vielen (und nicht allzuvielen) Schritten ein fester Netzzustand ein. Die erste Möglichkeit ist für Anwendungen meist nicht brauchbar. Im zweiten Fall kann der stabile Zustand als "Netzantwort" abgegriffen und als Lösung eines Problems (z. B. aus unvollständigen oder gestörten Eingaben das korrekte Bild zu rekonstruieren) angenommen werden.

Eine wichtige Klasse von rekursiven Netzen sind die **Assoziativspeicher** (rekursive Assoziatoren). Sie bestehen – wie Assoziatoren – aus zwei Schichten von Elementen, von denen jedes Element der einen Schicht mit jedem der anderen Schicht verbunden ist. Bei den Assoziativspeichern ist diese Verbindung bidirektional.

Ist die Zahl der Elemente in beiden Schichten gleich (m = n), dann wird das Eingabemuster $\{x_i\}$ gewissermaßen auf sich selbst abgebildet. Man spricht dann von einem **autoassoziativen Speicher**. Das gesamte Netz besteht in diesem Fall aus nur einer Schicht von n Elementen mit den Aktivitäten $\{x_i\}$, wobei jedes Element mit einer Verzögerung von einer Takteinheit seine Aktivität an alle anderen Elemente überträgt. Die Gewichte w_{ij} vom Element j zum Element i sind symmetrisch (d. h. w_{ij} ist auch das Gewicht von i zu j). Da ein Element nicht zu sich selbst überträgt, ist $w_{ii} = 0$. Als Aktivierungsfunktion wird die Vorzeichenfunktion sign(x) mit sign(x) = +1 für x≥0 und sign(x) = -1 für x<0 genommen. Die Elemente haben also nur die beiden Zustände +1 und -1.

Autoassoziative Speicher spielen eine große Rolle bei der Wiedererkennung von Bild- oder Sprachmustern. Die zu speichernden Muster werden als bidirektionale Strings (+1,-1 Strings) dem Netz in der Lernphase eingegeben und in den Netzgewichten w_{ij} nach der Hebbschen Regel (Abs. 7.2.1) gespeichert. Bei der Eingabe eines gestörten oder unvollständigen Musters kann sich das Netz nach wenigen Takten auf dem korrekten Muster stabilisieren. Abb. 7-6 zeigt ein Beispiel von

Ritter et al. [1991]. In der Lernphase wurde vom Netz das Bild mit dem Gesicht (Abb. 7-6 a links) zusammen mit 19 anderen Bildern (Zufallsmuster wie in Abb. 7-6 a rechts) gespeichert. Bei Eingabe eines fragmentarischen Musters (25 % des Gesichts) hat das Netz das vollständige Muster bereits nach 2 Taktschritten vervollständigt (Abb. 7-6 b). Auch bei Eingabe eines gestörten Musters, bei dem jedes Bildpixel mit Wahrscheinlichkeit 0,3 geändert ist, kann das Netz nach nur zwei Takten das korrekte Bild rekonstruieren (Abb. 7-6 c).

a)   Zielmuster   Zufallsmuster

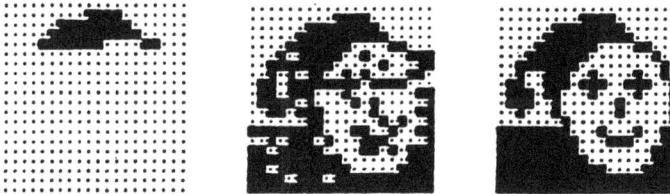

b)   Input   1.Zyklus   2. Zyklus

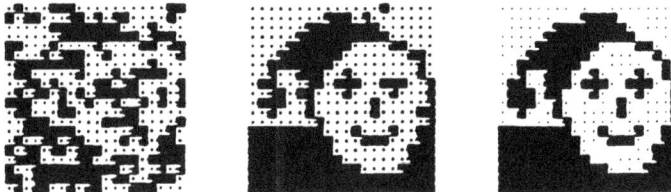

c)   Input   1.Zyklus   2. Zyklus

Abb. 7-6: Beispiel für die Rekonstruktion von gestörten Bildern durch ein autoassoziatives Netz (Hopfield Netz); aus: [Ritter et al. 1991]

Assoziative Speicher wurden 1982 von Hopfield eingeführt. Er hat damit ein Modell für die Dynamik ferromagnetischer Materialien realisiert, das bereits 1925 von Ising aufgestellt wurde. Die beiden Zustände +1 und -1 entsprechen den Spins der einzelnen Atome dieser Materialien. Diese Verbindung zwischen neuronalen Netzen und physikalischen Modellen hat sich in der Folgezeit als sehr fruchtbar für die Weiterentwicklung neuronaler Netze erwiesen.

In Anlehnung an die physikalische Interpretation kann der Netzzustand eines bidirektionalen Assoziativspeichers durch die **Energiefunktion** charakterisiert werden. Diese ist definiert als:

$$E(x_j, y_i) = -\tfrac{1}{2} \Sigma_j \Sigma_i w_{ij} x_j y_i,$$

wobei x_j und y_i die Aktivitäten der Netzelemente in einer bestimmten rekursiven Phase (bzw. in der stabilen Phase) sind. In der stabilen Phase hat die Energie-funktion E eines Assoziativspeichers ein absolutes Minimum. Wird als Aktivierungs-funktion die Vorzeichenfunktion sign(x) benutzt, die den Elementen nur die beiden Aktivierungszustände -1 und +1 zuordnet, dann erreicht der Assoziativspeicher aus jedem Anfangszustand einen stabilen Endzustand. Bidirektionale Assoziativ-speicher (Hopfield Netze) können also dazu benutzt werden, die Muster $\{x_j\}$ $\{y_i\}$ anzuzeigen (sie zu speichern), für die eine Funktion ihr Minimum (oder Maximum) annimmt (soweit diese Funktion auf die Energiefunktion zurückgeführt werden kann).

7.2 Lernen in neuronalen Netzen

Wie bereits erwähnt wurde, besteht bei neuronalen Netzen das "Programm" in der gesamten Netzstruktur; d. h. den Elementen, ihren Aktivierungsfunktionen und den Verknüpfungsgewichten w_{ij}. Bei gegebener Netzstruktur kann damit ein Pro-blem und nur dieses Problem gelöst werden. Soll ein anderes Problem gelöst werden, dann muß die Netzstruktur geändert werden. Liegen die Elemente und ihre Aktivitätsfunktionen fest, dann bedeutet dies eine Änderung der Gewichte w_{ij}. Diese Veränderung wird durch "Lernen" erreicht; d. h. nach vorgegebenen Algo-rithmen bei der Eingabe von "Lernmustern" vom Netz selbst vorgenommen. Neuronale Netze sind also "lernfähig". Dadurch wird erst die Flexibilität erreicht, die für einen variablen Einsatz neuronaler Netze erforderlich ist.

Man unterscheidet überwachtes Lernen (supervised learning) von unüberwachtem Lernen (unsupervised learning). Bei **überwachtem Lernen** werden dem Netz Ein-gabemuster $\{x_j\}$ und Zielmuster $\{y_i\}$ vorgegeben. Es wird erwartet, daß bei Eingabe eines x-Musters das Netz das entprechende Zielmuster y anzeigt. Diese Art des Lernens ist vor allem bei gerichteten Netzen (z. B. zur Funktionsberechnung), aber auch bei assoziativen Netzen zur Mustererkennung und Klassifikation bzw. Re-konstruktion angebracht. Bei **unüberwachtem Lernen** werden nur Eingabemuster vorgegeben. Das Netz soll selbst nach vorgegebenen Prinzipien geeignete Ausgabe-muster finden. Dieses Vorgehen entspricht dem der statistischen Clusteranalyse und wird vor allem bei Kohonen-Netzen angewandt.

Im folgenden werden die wichtigsten Lernalgorithmen vorgestellt. Zur formel-mäßigen Darstellung der Lernalgorithmen ist die Vektor- und Matrizenschreibweise oft zweckmäßig. Die Muster $\{x_i\}$ und $\{y_j\}$ werden als Spaltenvektoren $\mathbf{x} = (x_1, \ldots x_n)^T$

und $y = (y_1, ... y_m)^T$ geschrieben, wobei ^{T} den transponierten Vektor anzeigt. Die Gewichte $\{w_{ij}\}$ und Änderungen $\{\Delta w_{ij}\}$ werden als Matrizen W bzw. ΔW mit m Zeilen und n Spalten geschrieben. Der Nettoinput für die m y-Elemente ist der Vektor $net = Wx^T$.

7.2.1 Regel von Hebb

1949 äußerte der Psychologe D. Hebb die Ansicht, daß bei biologischen Lernvorgängen die Synapsen zwischen Neuronen, die gleichzeitig aktiv sind, verstärkt werden und die Synapsen zwischen Neuronen, die nicht aktiv sind oder bei denen nur ein Neuron aktiv ist, abgeschwächt werden. Diese Ansicht wurde für neuronale Netze dahingehend präzisiert, daß beim Lernen zum Gewicht w_{ij} zwischen Element j mit der Aktivität x und Element i mit der Aktivität y der Wert $\Delta w_{ij} = \lambda \cdot xy$ addiert wird. Die Größe λ heißt Lernkonstante. Man nennt diesen Algorithmus die **Hebbsche Regel**. Statt die Änderung Δw_{ij} proportional zum Produkt xy zu setzen, kann man auch eine monotone Funktion G(.) verwenden. Die Regel lautet dann: $\Delta w_{ij} = G(xy)$.

In Matrizenschreibweise lautet die Hebbsche Regel: $\Delta W = \lambda yx^T$ bzw. $\Delta W = G(yx^T)$

Nicht in jedem Fall führt die Hebbsche Regel zu einer richtigen Lösung des Assoziationsproblems. Ausschlaggebend für das gute Ergebnis beim Lernen der OR-Funktion ist, daß die zum Lernen benutzten x-Muster, die als Vektoren $x^{(1)}$ und $x^{(2)}$ aufgefaßt werden, normiert und zueinander orthogonal sind, d. h. daß ihre Länge $|x| = \Sigma_i x_i^2$ gleich 1 und ihr Skalarprodukt $x^{(1)T}x^{(2)} = \Sigma_i x_i^{(1)} x_i^{(2)}$ gleich 0 ist. Bei geometrischer Darstellung der Vektoren $x^{(1)}$ und $x^{(2)}$ als gerichtete Strecken in der Ebene stehen die beiden Strecken aufeinander senkrecht. Man kann generell zeigen, daß mit der Hebbschen Regel (ausgehend von Gewichten $w_{ij} = 0$) bei linearen Assoziatoren eine Menge von normierten Mustern $(x^{(1)}, y^{(1)}), ... (x^{(p)}, y^{(p)})$ richtig gelernt werden kann, wenn die Eingabemuster $x^{(1)}, ... x^{(p)}$ zueinander orthogonal sind. Dabei bedeuten $x^{(k)}$ den Vektor $(x_1^{(k)}, ... x_n^{(k)})$ des k-ten x-Musters und $y^{(k)}$ den des assoziierten y-Musters (k = 1, ... p). Bei nicht orthogonalen Mustern gilt dies allerdings nicht mehr. Vielmehr ergibt sich dann bei Eingabe eines der x-Muster $x^{(k)}$ in das trainierte Netz ein fehlerhaftes Ausgabemuster y, das vom Zielmuster $y^{(k)}$ abweicht. Die Abweichung hängt davon ab, wie stark die Lern-x-Muster von der Orthogonalität abweichen; d. h. von der Größe der Skalarprodukte $x^{(k)T}x^{(l)}$ zwischen den Lernmustern. Sind diese Skalarprodukte klein, dann kann der Fehler oft vernachlässigt werden.

Eine praktisch orientierte Anwendung von assoziativen Netzen und der Hebbschen Regel geben H.J. Bentz et al. [1989, 1990]. Sie haben ein Programm "CHEMAS" entwickelt, mit dem chemische Substanznamen in einem assoziativen Netz gespeichert und wiedergefunden (Retrieval) werden können. Dabei können auch unkorrekte und unvollständige Eingaben oft zu einer korrekten Antwort führen. Dieser Ansatz kann in der Medizin zum Verschlüsseln von Diagnosen nach dem ICD-Kode benutzt werden, wie dies inzwischen für alle Krankenhäuser gesetzlich vorgeschrieben ist. Für diese Anwendung soll das Netz erläutert werden.

Es handelt sich um ein assoziatives Netz mit einer Eingabeschicht von n Elementen x_j und einer Ausgabeschicht von m Elementen y_i. Jedes Inputelement ist mit jedem Outputelement mit den Gewichten w_{ij} verknüpft. Aktivität fließt nur von den Input- zu den Outputelementen. Das Netz ist

also nicht rekursiv. Die Outputelemente sind Schwellenelemente mit einer Schwelle s. Als Input
werden die Diagnosen im Klartext eingegeben. Dieser Klartext kann auch aus Sätzen bestehen. Vor
der Eingabe in das Netz muß dieser Klartext in einen Binärstring (Folge von 0 und 1) kodiert werden.
Dies kann auf verschiedene Weise geschehen; z. B. mit dem ASCII-Kode, der eine Binärkodierung von
256 Zeichen erlaubt, die in Bitmuster von 8 Bits (1 Byte) kodiert werden. Allerdings ist diese ASCII-
Kodierung nicht zweckmäßig, wie später noch gezeigt wird. Eine zweckmäßige Binärkodierung der
Eingabemuster ist wesentlich für ein zuverlässiges Auffinden der richtigen Outputmuster (d. h. in
diesem Fall der richtigen ICD-Diagnosen). Die Outputmuster werden vom System als Bitstrings
ausgegeben und müssen noch in Texte (ICD-Nummern bzw. standardisierte Diagnosebezeichnungen)
umgewandelt werden.

Das Problem besteht darin, Netzgewichte w_{ij} zu finden, die eine möglichst effektive Diagnose-
Verschlüsselung erlauben. Hierfür kann ein Lernprozeß nach der Hebbschen Regel verwendet werden.
Zu Beginn werden die Netzgewichte auf Null gesetzt ($W^{(0)} = \{0\}$). Es wird dann eine Folge von (binär
kodierten) Klartextdiagnosen $x^{(1)}$, $x^{(2)}$,... mit den zugehörigen (ebenfalls binär kodierten) ICD-Schlüs-
seln $y^{(1)}$, $y^{(2)}$,... den beiden Schichten des Netzes aufgeprägt. Nach jeder Eingabe eines Musterpaares
werden die Gewichte nach der Hebbschen Regel verändert.

Als *Beispiel* soll als Inputvektor **x** ein Binärstring mit 6 Elementen und als Outputvektor **y** einer mit
4 Elementen betrachtet werden. Ein erstes Musterpaar sei:

$x^{(1)}$: (0 1 0 0 1 0) $y^{(1)}$: (0 0 1 0)

Nach der Hebbschen Regel (mit $\lambda = 1$) erhält man damit als neue Gewichtsmatrix $W^{(1)} = W^{(0)} + y^{(1)}x^{(1)T}$:

$$
\begin{matrix}
0 & 0 & 0 & 0 & 0 & 0 \\
0 & 0 & 0 & 0 & 0 & 0 \\
0 & 1 & 0 & 0 & 1 & 0 \\
0 & 0 & 0 & 0 & 0 & 0
\end{matrix}
$$

Diese Matrix hat an den Stellen, an denen der Vektor $x^{(1)}$ eine 1 hat, den Vektor $y^{(1)}$ als Spalten und
sonst 0en. Wird bei dieser Gewichtsmatrix dem Netz das Muster $x^{(1)}$ eingegeben, dann liefert es den
Output $y^{(1)}$, wenn die Schwelle s = 2 ist.

Werden als zweites Musterpaar dem Netz folgende Vektoren angeboten:

$x^{(2)}$: (1 0 0 1 0 0) $y^{(2)}$: (1 0 0 0),

dann erhält man die neue Gewichtsmatrix $W^{(2)} = W^{(1)} + y^{(2)}x^{(2)T}$:

$$
\begin{matrix}
1 & 0 & 0 & 1 & 0 & 0 \\
0 & 0 & 0 & 0 & 0 & 0 \\
0 & 1 & 0 & 0 & 1 & 0 \\
0 & 0 & 0 & 0 & 0 & 0
\end{matrix}
$$

Werden schließlich als drittes Musterpaar die Vektoren:

$x^{(3)}$: (0 0 0 1 1 0) $y^{(3)}$: (1 1 1 0)

angeboten, dann ist die neue Gewichtsmatrix $W^{(3)} = W^{(2)} + y^{(3)}x^{(3)T}$:

$$
\begin{matrix}
1 & 0 & 0 & 2 & 1 & 0 \\
0 & 0 & 0 & 1 & 1 & 0 \\
0 & 1 & 0 & 0 & 2 & 0 \\
0 & 0 & 0 & 1 & 0 & 0
\end{matrix}
$$

In dieser Gewichtsmatrix tauchen Zahlen größer als 1 auf. Dies kann einige Probleme mit sich bringen. Es ist daher zweckmäßig, die Hebbsche Regel dahingehend zu modifizieren, daß Gewichte, die bei Addition von $x_j^{(k)}y_i^{(k)}$ zum vorherigen Gewicht $w_{ij}^{(k-1)}$ einen Wert größer als 1 ergeben, gleich 1 gesetzt werden. Die Gewichtsmatrix enthält bei dieser Modifikation stets nur 0 und 1. Der Lernalgorithmus ist also die erweiterte Hebbsche Regel:

$$\Delta W = G_1(yx^T),$$

wobei G_1 eine Matrixfunktion ist, die jedes Element der Matrix yx^T, das größer oder gleich 1 ist, auf 1 setzt und die 0en unverändert läßt.

Die endgültige Gewichtsmatrix W lautet so nach 3 Lernschritten:

$$\begin{matrix} 1 & 0 & 0 & 1 & 1 & 0 \\ 0 & 0 & 0 & 1 & 1 & 0 \\ 0 & 1 & 0 & 0 & 1 & 0 \\ 0 & 0 & 0 & 1 & 0 & 0 \end{matrix}$$

Die Outputelemente sind Schwellenelemente mit der Schwelle s. Wird den Inputelementen des Netzes ein Binärstring $x = (x_1, \ldots x_n)$ aufgeprägt, dann ist das Outputelement y_i nur dann aktiv (d. h. 1), wenn sein Nettoinput $\Sigma_i w_{ij} x_i \geq s$ ist. In Vektorschreibweise lautet das Outputmuster y, das sich bei einem Input x ergibt: $y = \delta(Wx-s)$ (wobei δ als Vektorfunktion zu interpretieren ist und s ein Vektor ist, der nur die Komponenten s enthält). Die Schwelle s ist so zu wählen, daß möglichst zuverlässig ein korrekter Output y erfolgt.

Wählt man im Beispiel die Schwelle s = 2, dann wird den drei zum Lernen benutzten Inputvektoren $x^{(1)}$, $x^{(2)}$ und $x^{(3)}$ jeweils das korrekte Muster y zugeordnet. Wenn es sich bei der Eingabe um die als Binärstring kodierte Textangabe einer Diagnose handeln würde, dann würde dieser Textangabe der richtige ICD-Schlüssel zugeordnet werden. Auch geringe Fehler in der Eingabe können vom Netz korrigiert werden. Wenn z. B. beim Vektor $x^{(1)}$ versehentlich an der letzten Stelle eine 1 (statt einer 0) eingegeben wird (also der Bitstring 010011), dann gibt das Netz trotzdem den korrekten Vektor $y^{(1)} = (0010)$ aus. Es kann allerdings weder garantiert werden, daß bei allen Eingaben die richtige Ausgabe erfolgt, noch daß alle (oder auch nur viele) Fehler korrigiert werden. Die Wahrscheinlichkeit, mit der falsche Antworten erfolgen, hängt von der Struktur der Eingabevektoren ab.

Wie oben bereits festgestellt wurde, können bei linearen Assoziatoren nur orthogonale Inputvektoren korrekt gelernt werden. Bei der Benutzung von Schwellenelementen als Output ist auch eine Abweichung von der Orthogonalität zulässig, die höchstens zu einer Verfälschung unterhalb der Schwelle führt. Man kann orthogonale oder fast orthogonale Bitstrings als Eingabemuster am ehesten erreichen, wenn die Eingabe-Texte so kodiert werden, daß lange Bitstrings entstehen, die sehr viele Nullen und nur sehr spärlich 1en enthalten. Eine Möglichkeit, dies zu erreichen, haben H.J. Bentz et al. 1989 bei dem von ihnen entwickelten Dokumentationssystem für chemische Namen aufgezeigt. Sie gruppierten den Eingabetext in Folgen von jeweils 3 Zeichen und ordneten nicht dem einzelnen Zeichen, sondern den Komplexen aus 3 Zeichen Binärkodes zu. Benutzt man beim Text 26 Buchstaben, 10 Ziffern und ein Leerzeichen (also insgesamt 37 Zeichen), dann gibt es insgesamt $37^3 = 50653$ verschiedene 3er-Komplexe. Zur binären Verkodung dieser Komplexe sind mindestens 16-stellige Bitstrings erforderlich. Bei Verwendung aller 256 ASCII-Zeichen wären zur Kodierung der 3er-Komplexe Bitstrings mit mindestens 24 Stellen erforderlich. Durch eine geeignete Zuordnung der 3er-Komplexe zu den Bitstrings kann erreicht werden, daß die zur Netzeingabe verwendeten Bitstrings nur spärlich mit 1en besetzt sind. Bei ähnlichen Worten, denen derselbe Output zugeordnet ist, werden die 1en überwiegend an denselben Stellen stehen. Die Verbindungen von diesen Stellen zum Output werden so beim Lernen verstärkt. Bei einer geeigneten Wahl der Schwelle s kann auch bei gestörter Eingabe das Outputmuster richtig erkannt werden.

Bei autoassoziativen Speichern wird die Hebbsche Regel als unüberwachter Lernalgorithmus angewandt. Den n Elementen des Speichers werden Muster $\mathbf{x}^{(1)},...\mathbf{x}^{(p)}$ der Reihe nach eingegeben. Zu Beginn sind die bidirektionalen Gewichte w_{ij} auf 0 gesetzt. Bei jedem zum Lernen eingegebenen Muster $\mathbf{x}^k$ wird zum Gewicht w_{ij} der Wert $x_i^{(k)}x_j^{(k)}$ addiert. Am Ende des Lernprozesses sind die p Muster in den Gewichten w_{ij} gespeichert.

7.2.2 Backpropagation Algorithmus

Vorwärts gerichtete Netze mit einer verborgenen Schicht können Funktionen approximieren. Unter Funktion ist hier allgemein eine Zuordnung eines Vektors $\mathbf{y} = (y_1,...y_m)$ (abhängige Variable) zu einem Vektor $\mathbf{x} = (x_1,...x_n)$ (unabhängige Variable) zu verstehen. Diese Zuordnung kann praktisch durch eine Tabelle angegeben werden, in der zu einer bestimmten Zahl p von "Stützstellen" $\mathbf{x}^{(1)},...\mathbf{x}^{(p)}$ die zugeordneten Vektoren $\mathbf{y}^{(1)},...\mathbf{y}^{(p)}$ angegeben sind.

Es wird ein gerichtetes Netz mit n Inputelementen, m Outputelementen und einer bestimmten Zahl von verborgenen Elementen angenommen. Je größer die Zahl der verborgenen Elemente ist, desto besser kann die Funktion approximiert werden; desto größer ist aber auch der Aufwand beim Lernen. Als Aktivierungsfunktion für die Elemente der verborgenen Schicht und Outputschicht wird die logistische Funktion mit fest vorgegebenen Parametern angenommen. Zu Beginn des Lernprozesses sollen die Gewichte des Netzes eine bestimmte Verteilung haben (z. B. eine Zufallsverteilung oder eine vorgegebene Verteilung).

Nach Eingabe der Inputmuster $\mathbf{x}^{(1)},...\mathbf{x}^{(p)}$ werden im allgemeinen nicht die dazugehörigen Outputmuster $\mathbf{y}^{(1)},...\mathbf{y}^{(p)}$, sondern davon abweichende Muster $\mathbf{a}^{(1)},...\mathbf{a}^{(p)}$ erscheinen. Der Fehler in der Approximation der Funktion wird durch die Quadratsumme ausgedrückt:

$$E = \tfrac{1}{2}\Sigma_k|\mathbf{y}^{(k)}-\mathbf{a}^{(k)}|^2 = \tfrac{1}{2}\Sigma_k\Sigma_i(y_i^{(k)}-a_i^{(k)})^2$$

Es ist naheliegend, die Netzgewichte w_{ij} (zwischen den verschiedenen Schichten) so zu verändern, daß der Fehler E möglichst klein wird. Diese Minimierung wird iterativ und schichtweise nach der Gradientenmethode (Methode des "steilsten Abfalls", wenn E als "Gebirge" im Raum der Gewichte w_{ij} dargestellt wird) durchgeführt; d. h. es werden die Gewichte w_{iq} von den internen Elementen q zu den Outputelementen i und die Gewichte w_{qj} von den Inputelementen j zu den internen Elementen q jeweils "in Richtung des steilsten Abfalls" (Gradient $-\partial E/\partial w_{iq}$) verändert.

Bei Annahme logistischer Aktivierungsfunktionen hängen die Änderungen Δw_{iq} der Gewichte w_{iq} von den internen Elementen q zu den Outputelementen i nur von den Aktivitäten $a_{qi}^{(k)}$ der Elemente q bei Eingabe der Muster $\mathbf{x}^{(k)}$ und den Abweichungen $y_i^{(k)}-a_i^{(k)}$ zwischen den Zielmustern $\mathbf{y}^{(k)}$ und dem tatsächlichen Output $\mathbf{a}^{(k)}$ ab:

$$\Delta w_{iq} = \lambda \cdot \Sigma_k \delta_i^{(k)} a_q^{(k)} \quad \text{mit} \quad \delta_i^{(k)} = a_i^{(k)}(1-a_i^{(k)})(y_i^{(k)}-a_i^{(k)})$$

Für die Änderungen Δw_{qj} der Gewichte w_{qj} zwischen den Inputelementen j und internen Elementen q gilt:

$$\Delta w_{qj} = \lambda \cdot \Sigma_k \delta_q^{(k)} x_j^{(k)} \quad \text{mit } \delta_q^{(k)} = a_q^{(k)} (1 - a_q^{(k)}) \cdot \Sigma_i w_{iq} \delta_i^{(k)}$$

λ ist eine "Lernkonstante".

Die Größen $\delta_i^{(k)}$ und $\delta_q^{(k)}$, aus denen die Gewichtsänderungen Δw_{ij} und Δw_{qj} durch Skalarmultiplikation mit den Vektoren $\mathbf{a}_q = (a_q^{(1)}, ... a_q^{(p)})$ und $\mathbf{x}_j = (x_j^{(1)}, ... x_j^{(p)})$ berechnet werden, können vom Netz lokal als Aktivitäten der entsprechenden Elemente gewonnen werden, wenn nach Eingabe eines Lernmusters $\mathbf{x}^{(k)}$ die Aktivitäten jedes Elements gespeichert werden und anschließend das Netz "rückwärts" (d. h. von der Outputschicht zur Inputschicht) mit dem Input $(y_i^{(k)} - a_i^{(k)})$ durchlaufen wird. Die ursprünglichen Netzgewichte bleiben dabei erhalten, sind aber nun "rückwärts" zu interpretieren; d. h. w_{iq} als Gewicht von Element i zu Element q. Die Elemente haben bei diesem Rückwärtslauf eine lineare Aktivierungsfunktion mit $a_i^{(k)}(1 - a_i^{(k)})$ bzw. $a_q^{(k)}(1 - a_q^{(k)})$ als Proportionalitätsfaktor. Unter diesen Bedingungen ergeben sich beim Rückwärtslauf die Größen $\delta_i^{(k)}$ bzw. $\delta_q^{(k)}$ als Aktivitäten der entsprechenden Elemente i und q. Diese Aktivitäten werden mit den beim Vorwärtslauf erzielten und gespeicherten Aktivitäten $a_q^{(k)}$ bzw. $x_j^{(k)}$ multipliziert und über alle Lernmuster k aufaddiert. Nach Multiplikation mit der Lernkonstanten λ erhält man die Gewichtsänderungen Δw_{iq} bzw. Δw_{qj}, die zu den ursprünglichen Gewichten w_{iq} bzw. w_{qj} addiert, die neue Gewichtsmatrix ergeben. Man nennt diese Verfahren den **Backpropagation Algorithmus**. Der Algorithmus wird so lange mit den vorgegebenen Lernmustern iteriert, bis das Minimum von E erreicht ist.

Die Konvergenz des Verfahrens entspricht der von Gradientenverfahren. Wenn ein globales Minimum existiert (was bei logistischen Aktivierungsfunktionen der Fall ist) und die Anfangsbelegung nicht zu weit von der optimalen Belegung entfernt ist, dann konvergiert das Verfahren bei geeigneter Lernkonstante λ. Die Konvergenz kann mit variablem λ beschleunigt werden. Z. B. kann man das klassische Newton-Verfahren anwenden, bei dem λ umgekehrt proportional zur Krümmung von E (zweite Ableitung von E nach w) gewählt wird. Dies erfordert aber erheblichen zusätzlichen Rechenaufwand. Eine einfachere Korrektur besteht darin, zu den mit dem Backpropagation Algorithmus bei einem Iterationsschritt erzielten Änderungen der Gewichte ein bestimmtes Vielfaches α der im vorhergehenden Iterationsschritt erhaltenen Änderungen zu addieren. Diesen zusätzlichen Term nennt man den **Impulsterm** (momentum).

Auch diese Beschleunigungsverfahren verhindern allerdings nicht, daß bei ungünstiger Wahl der Ausgangsbelegung die Iteration zu einem lokalen, suboptimalen Minimum führen kann. Zumindest die Wahrscheinlichkeit dafür kann reduziert werden, wenn nach Erreichen eines Minimums die Gewichte um zufällige Werte modifiziert werden und damit die Iteration erneut gestartet wird (simulated annealing).

Das Backpropagation Verfahren entspricht der Methode der kleinsten Quadrate in der Ausgleichs- und Approximationsrechnung. Dementsprechend kann es überall dort eingesetzt werden, wo entsprechende Aufgaben vorliegen; d. h. für Aufgaben der linearen und nichtlinearen multiplen Regression, zur Funktionsapproximation sowie zur Klassifikation und Prognose (Diskriminanzanalyse). Beim Einsatz für Klassifikationsaufgaben sind die Inputvektoren $x^{(k)}$ die Meßvektoren, mit denen die Klassen vorhergesagt werden sollen, und die Zielvektoren $y^{(k)}$ kennzeichnen die Klassenzugehörigkeit. Backpropagation mit einem Netz ohne interne Elemente entspricht der linearen Diskriminanzanalyse. Analog zum Vorgehen in der Diskriminanzanalyse kann die Güte eines Netzes zur Vorhersage der Klassenzugehörigkeit empirisch überprüft werden, indem die Gesamtheit der zur Verfügung stehenden Muster in eine "Lernmenge" und "Testmenge" zufällig unterteilt wird. Das Netz wird mit den Mustern der Lernmenge trainiert. Anschließend werden die Testmuster eingegeben und es wird festgestellt, wie häufig die Testmuster richtig klassifiziert werden. Man kann auch die "leave-one-out Methode" (crossclassification) anwenden, indem bei p vorgegebenen Mustern (x_k, y_k) das Netz mit p-1 Mustern trainiert und anschließend mit dem p-ten Muster überprüft wird. Dies wird (p-1)-mal wiederholt, wobei jeweils ein anderes Muster ausgelassen wird.

7.2.3 Unüberwachtes Lernen

Bei unüberwachtem Lernen werden die Korrekturen der Netzgewichte nicht durch den Vergleich mit Zielmustern veranlaßt. Das Netz muß vielmehr nach vorgegebenen Prinzipien entscheiden, ob und welche Korrekturen der Gewichte vorzunehmen sind. Es baut sich gewissermaßen selbst nach den vorgegebenen Prinzipien auf. Man spricht deshalb auch von "selbstorganisierenden" Netzen.

Als Prinzip des unüberwachten Lernens wird vor allem das Prinzip der "Konkurrenz" (competition) benutzt. Dieses **kompetitive Lernen** hat viele Anwendungen in der Musteranalyse (Bildanalyse, Sprachanalyse), zur Korrektur von gestörten Signalen und in der Robotersteuerung gefunden. Es läßt sich vor allem bei Kohonen-Netzen (d. h. assoziativen Netzen mit topologischer Output-Struktur) durchführen. Im folgenden wird ein solches Kohonen-Netz betrachtet, bei dem die Outputelemente z. B. in einer Ebene angeordnet sind. Die Zahl der Inputelemente wird mit n, die der Outputelemente mit m bezeichnet. Als Aktivierungsfunktion wird die logistische Funktion mit festen Parametern angenommen.

Zu Beginn des Lernvorgangs ist eine Anfangsbelegung der Gewichte (z. B. Zufallsbelegung) gegeben. Bei der Vorgabe eines Inputmusters "gewinnt" das Outputelement, das die größte Aktivität a_i annimmt. Nur die Verbindungen von den Inputelementen zu diesem Element und evtl. zu den Elementen in seiner Umgebung werden verändert; und zwar verstärkt, wenn die Aktivität x_i des Inputelements größer ist als sein Netzgewicht w_{ij} zum Outputelement j, und abgeschwächt, wenn sie geringer ist. Zur formelmäßigen Beschreibung dieses Lernalgorithmus soll das Outputelement, das bei Anlegen eines Inputs x die größte Aktivität aufweist, mit v bezeichnet werden. Dieses Element ist also der Gewinner der Konkurrenz (Gewinnerelement). Es wird eine Funktion h(v,i) eingeführt, die nur vom räumlichen Abstand r = |v-i| zwischen dem Element v und einem Element i der Outputebene abhängt, ein Maximum für i = v (r = 0) besitzt und mit zunehmendem

Abstand r rasch gegen 0 geht. Die Gaußsche Glockenkurve $(h(v,i) = (1/\sqrt{2\pi})\cdot\exp(-\frac{1}{2}|v-i|^2))$ leistet dies. Der Lernalgorithmus bei Eingabe eines Inputmusters $\mathbf{x} = (x_1,...x_n)$ lautet dann:

$$\Delta w_{ij} = \lambda h(v,i)(x_j - w_{ij}) \quad i = 1,...m; \quad j = 1,...n$$

Dabei ist l die Lernkonstante. Sie wird im Laufe des Lernprozesses reduziert.

Dieser Lernalgorithmus bewirkt folgendes: Bei Eingabe eines Lerninputs $\mathbf{x}$ wird ein Outputelement maximal aktiviert. Haben mehrere Elemente denselben maximalen Output, dann wird eines dieser Elemente zufällig als "Gewinnerelement" ausgezeichnet. Die Verbindungen von Inputelementen mit großer Aktivität x_j zu diesem Element sowie zu seinen Nachbarn werden verstärkt, die von Inputelementen mit geringer Aktivität x_j zum Gewinnerelement und seiner Umgebung abgeschwächt. Bei der Eingabe von ähnlichen Inputmustern (d. h. Mustern, bei denen überwiegend dieselben Inputelemente aktiv sind) werden daher vor allem die Gewinnerelemente aktiv sein und so die ähnlichen Inputmuster anzeigen. Die ähnlichen Inputmuster bilden ein "Cluster", das auf der Outputkarte durch hohe Aktivität in einer bestimmten Region und geringer Aktivität in anderen Regionen charakterisiert ist. Wird dem Netz ein Inputmuster angeboten, das von diesen Mustern abweicht (d. h. Elemente hoher Aktivität an Stellen besitzt, an denen die ersten Muster geringe Aktivität haben und umgekehrt), dann wird ein Netzelement maximal aktiviert, das nicht zum ersten Cluster gehört. Dementsprechend werden vor allem die Verbindungen von den aktiven Elementen des neuen Inputmusters zu diesem Element (und seiner Umgebung) verstärkt und es bildet sich ein neues Cluster. Je mehr verschiedene Inputmuster angeboten werden, desto mehr Cluster werden gebildet (soweit die Zahl der Netzelemente dies zuläßt).

Ein Vorteil dieses Lernalgorithmus ist, daß zwischen Lernen und Testen nicht unterschieden werden muß. Soweit Muster angeboten werden, die bereits trainierten Mustern ähnlich sind, werden diese den entsprechenden Clustern zugeordnet. Bei der Eingabe neuer Muster können neue Cluster gebildet werden.

Kohonen-Netze bewirken "topologieerhaltende" Abbildungen der Inputmuster auf die Netzelemente; d. h. ähnliche Inputmuster werden auf benachbarte Netzelemente abgebildet, verschiedene Inputmuster auf entfernte Netzelemente. Analog zur Clusteranalyse muß die Entscheidung über die Abgrenzung der Cluster vom Benutzer vorgenommen werden. Das Netz kann soviele Cluster unterscheiden wie Netzelemente vorhanden sind (d. h. maximal n Cluster). Durch Vorgabe der Zahl n von Netzelementen wird daher die "Feinheit" der Clusteraufteilung bestimmt. Es gilt der Grundsatz: "so viel wie nötig und so wenig wie möglich". Insbesondere sollte man "tote" Elemente vermeiden, d. h. Netzelemente, die zu keinem der vorkommenden Inputmustern eine Verbindung haben.

Eine Anwendung des Kohonen-Netzes zur Bewertung von intraoperativ abgeleiteten EEGs hat O. Eckert 1993 in seiner Dissertation aufgezeigt. Zur Verfügung standen EEG-Leistungsspektren, die aus intraoperativ aufgezeichneten EEGs bei 64 Patienten gewonnen wurden. Durch Fourieranalyse wurden aus jedem Spektrum 20 Amplitudenwerte extrahiert, mit denen das Narkosestadium bewertet werden sollte. Diese 20 Größen wurden einem Kohonen-Netz eingegeben. Als

Output hat sich eine quadratische Karte mit 10 x 10 Elementen als ausreichend erwiesen. Zum Training wurden dem Netz 4.478 Datensätze von EEG-Spektren eingegeben. Das Netz sollte diese Datensätze auf die Output-Karte so abbilden, daß benachbarten Punkten ähnliche Narkosestadien und entfernten Punkten verschiedene Narkosestadien zugeordnet sind. Das Ergebnis ist in Abb. 7-7 zu sehen. Die Nummern geben einen Index (von 1 bis 11) an, der empirisch zur Einteilung von Narkosestadien entwickelt und vom Arzt visuell den Spektren zugeordnet wurde. Dieser Index wurde beim Trainig des Netzes nicht benutzt. Das Netz mußte vielmehr die Abbildung der Spektren auf die Outputkarte nach dem kompetitiven Lernalgorithmus selbst finden.

Gruppenbelegung

		4	4	4	5	7	7	8	10	11	11	
		4	4	5	5	7	8	9	10	10	10	
		4	5	5	7	7	8	9	10	10	10	
		5	5	7	7	7	7	7	9	8	8	
		5	5	7	7	7	6	6	8	8	8	
Sprung		1	5	5	6	6	6	6	8	8	7	
		5	5	5	6	6	6	6	8	7	7	
		3	3	4	5	5	6	6	6	7	7	
		2	2	4	4	5	5	6	6	7	0	Artefaktneuron
		2	2	3	4	4	4	5	5	6	6	

Abb. 7-7: Muster der Narkosetiefen auf einer Kohonen-Karte. Die Karte wurde allein durch Lernen mit intraoperativ abgeleiteten EEGs (ohne Kenntnis der Narkosetiefe) gewonnen; aus: [Eckert 1993]

Wie Abbildung 7-7 zeigt, ist die vom Netz gefundene Kartierung kohärent mit der visuell vorgenommenen Einteilung in Schlafstadien. Da auf der Outputkarte 100 Punkte zur Verfügung stehen, ist die vom Netz vorgenommene Einteilung feiner als die visuelle Einteilung in 11 Stadien. Einige visuelle Stadien nehmen eine größere Kartenfläche als andere ein. Die Stadien mit größerer Fläche könnten noch feiner unterteilt werden. Dagegen verteilt sich das Stadium 7 auf zwei entfernte Bereiche. Dies deutet darauf hin, daß im Stadium 7 zwei verschiedene Cluster von EEG-Mustern zusammengefaßt sind. Im Vergleich zu statistischen Klassifikations- und Clusterverfahren war die vom Kohonen-Netz vorgenommene Differenzierung stabiler und weniger von Bewegungsartefakten abhängig.

7.3 Realisierung von neuronalen Netzen

Zur Realisierung ihres Netzes haben McCulloch und Pitts einfache elektrische Schaltelemente mit festen Verbindungen benutzt. Auch beim alten Analogrechner, der als ein Vorgänger neuronaler Netze angesehen werden kann, wurden wenige Elemente (Potentiometer, Integratoren, Kondensatoren, Widerstände) fest zusammengeschaltet und damit z. B. Lösungen von Differentialgleichungssystemen realisiert. Diese Systeme hatten aber keine Lernfähigkeit; d. h. bei der Anwendung auf ein anderes Problem, mußten die Verbindungen neu gesteckt werden, wobei es auf das Geschick des Benutzers ankam, ob dabei problemadäquate Verbindungen zustande kamen oder nicht.

Zur Untersuchung der Arbeitsweise von neuronalen Netzarchitekturen und Lernalgorithmen, wie sie oben geschildert wurden, wird heute vielfach auf die softwaremäßige **Simulation** dieser Systeme auf herkömmlichen Computern (PCs, Workstations) zurückgegriffen. Für diese Simulation steht zahlreiche kommerzielle und "public domain" Software zur Verfügung. Eine Übersicht wird z. B. bei J.M. Murre [1993] gegeben. So wertvoll diese Simulationen zur didaktischen Einführung und zur Entwicklung von Lernalgorithmen sind, so kann die eigentliche Leistungsfähigkeit neuronaler Netze damit nicht erreicht werden, da die Verarbeitung nicht parallel, sondern sequentiell erfolgt. Leistungsfähige Netze können nur mit einer echten parallelen Neurohardware aufgebaut werden.

Diese **Neurohardware** kann rein analog, rein digital oder hybrid (teils analog, teils digital) arbeiten. Die analoge Architektur (analoge Darstellung und Verarbeitung der Signale und Gewichte) kann mit elektronischen (Transistoren) oder optischen Bausteinen realisiert werden. Elektronische Bausteine sind heute führend. Allerdings könnten sie an Leistungsfähigkeit und Packungsdichte bald von optischen Bausteinen abgelöst werden.

Zur Realisierung mit elektronischen Bausteinen ist zur Zeit die VLSI-Technologie (very-large-scale integrated circuits) dominant, die vor allem von C. A. Mead [1989] und seiner Arbeitsgruppe zur Realisierung analoger neuronaler Netze eingesetzt wird. Es handelt sich dabei um Halbleiter-Chips, auf denen mehrere Zehnmillionen Feldeffekttransistoren integriert sind. Damit können Signale, die durch Stromstärke oder Spannungsdifferenz repräsentiert sind, parallel multipliziert und addiert und so Vektor- und Matrizenoperationen für sehr große Vektoren und Matrizen parallelisiert werden. Dies sind die hauptsächlich bei neuronalen Netzen benutzten Operationen. Der Nachteil von Transistoren, die geringere Präzision (d. h. größere Schwankungen in der Signaldarstellung), kann bei neuronalen Netzen wegen der meist nichtlinearen Aktivierungsfunktion (Sigmoidfunktion, Schwellenfunktion) toleriert werden. Die nichtlineare Aktivierung entspricht der Kennlinie von Feldtransistoren.

Bei optischen Bausteinen wird die Lichtstärke zur Signaldarstellung benutzt. Diese kann durch sogenannte SLMs (spatial light modulators) verändert werden. Dies entspricht einer Multiplikation. Durch Zusammenführen von Lichtstrahlen durch Linsen oder Materialien mit Lichtbrechung können Additionen realisiert werden. Die Speicherung der Signale kann in Hologramm-Speichern erfolgen. Der Vorteil von optischen Bausteinen besteht darin, daß keine Leitungen zur Verbindung der Elemente belegt werden müssen. Die Signale werden als Lichtwellen von einem Baustein zum anderen übertragen und können sich durchkreuzen, ohne sich gegenseitig zu beeinflussen. Außerdem sind die für die optische Übertragung erforderlichen Energiemengen sehr niedrig und daher die Schaltzeiten sehr gering.

Allerdings sind die Abmessungen der heute zur Verfügung stehenden optischen Schaltelemente noch zu groß. Bei einer weiteren Miniaturisierung dürften aber die optischen Systeme zur Realisierung von neuronalen Netzen sehr interessant werden.

Für eine rein digitale Realisierung wurden RISC-Prozessoren (reduced instruction set computer) im Sinne von "Transputern" parallel geschaltet und so eine parallele Verarbeitung erreicht. Dabei ergeben sich aber Kanal- und Synchronisationsprobleme. Außerdem sind RISC-Prozessoren verhältnismäßig teuer, so daß nur wenig Prozessoren eingesetzt werden können. Komplexe Aufgaben, wie sie bei der Spracherkennung, Schrift- oder Bilderkennung auftreten, können damit nicht adäquat bearbeitet werden. Dasselbe gilt auch für den Einsatz von Vektorrechnern. Diese können aber zu einer verbesserten Simulation genutzt werden.

Der von Siemens/Nixdorf gebaute "General-Purpose-Neurocomputer" SYNAPSE-1 verwendet im VLSI-Chip MA16 systolische Felder mit 16 x 16 Elementen. Jeder dieser Chips hat einen eigenen Speicher für die Gewichte. Für die Durchführung weniger zeitkritischer Operationen stehen digitale Chips (6840+Speicher) zur Verfügung, von denen auch die Verarbeitung kontrolliert wird. Über einen Host (SPARC-Station) können die Algorithmen in C++ programmiert eingegeben werden. Durch diese Kombination von paralleler VLSI-Technologie mit sequentieller Digitaltechnik wird eine gute Kombination von Schnelligkeit und Flexibilität erreicht.

Bei hybrider Architektur wird die Puls-Frequenz-Modulation zur analogen Signaldarstellung in VLSI-Chips und zusätzlich eine konventionelle Digitaltechnik benutzt. Ein anderes hybrides Prinzip verwendet zur parallelen Multiplikation "Multiplying Digital to Analog Converter" (MDAC). Ein Neurocomputer auf dieser Basis ist im ANNA-Chip realisiert.

8 Qualitätssicherung in der Medizin

Barbara Pietsch-Breitfeld und Hans-Konrad Selbmann

Die Qualitätssicherung in der Medizin hat zum Ziel, die Qualität der präventiven, ambulanten, stationären und rehabilitativen Versorgung zu beobachten, zu analysieren, zu sichern und zu verbessern. Sie wird u. a. von professionellen und gesetzlichen Vorgaben gefordert. Voraussetzung für ihre Durchführung ist die Verfügbarkeit qualitätsrelevanter Informationen im Versorgungsalltag. Zur Herstellung der Verfügbarkeit werden Methoden, Instrumente und Dienstleistungen der Medizinischen Informatik, Biometrie und Epidemiologie eingesetzt.

Qualitätsdefinition, Qualitätskontrolle und Qualitätssicherung gehören seit Jahren zu den am häufigsten diskutierten Themen im Gesundheitswesen. Zunehmendes öffentliches Interesse an der Qualität, Veränderungen gesetzlicher und ökonomischer Rahmenbedingungen, Forderungen nach einer Verbesserung der Gesundheitsversorgung und der Einsatz der Qualitätssicherung als Wettbewerbs- und Marketingfaktor üben Druck auf alle an der Versorgung Beteiligten aus.

Über die Notwendigkeit der Anwendung qualitätssichernder Maßnahmen besteht zumindest im Grundsatz weitgehend Konsens zwischen Patienten, Leistungserbringern und Kostenträgern. Trotz der intensiven Auseinandersetzung mit den genannten Themen wird jedoch bezüglich der Konzeption und der Methoden der Qualitätssicherung und des Qualitätsmanagements immer noch sehr viel Unterschiedliches verstanden.

8.1 Historischer Exkurs

Die Qualitätssicherung in der Medizin ist so alt wie die Medizin selbst. Seit den 50er Jahren dieses Jahrhunderts wurden zunächst in den USA, später in den Niederlanden und seit den 80er Jahren auch in Deutschland Methoden des modernen Qualitätsmanagements für die Medizin entwickelt und eingesetzt. In Deutschland hatten insbesondere die Geburtshelfer und die Allgemeinchirurgen die Pionierrolle übernommen.

Seit Mitte des 19. Jahrhunderts gab es wiederholt große Ärzte wie den Tübinger Internisten Carl August Wunderlich, der 1851 unter anderem feststellte, daß es nur ein Mittel gäbe, dem Übelstand der subjektiv gefärbten Reminiszenzen an die Praxis zu entgehen: "Es ist die Massenbeobachtung, die Statistik. Jeder Arzt soll Statistiker sein, jeder Arzt soll Buch führen über Erfolge und Nichterfolge, an allen Orten sollten statistische Vereine der Ärzte zur gegenseitigen Ergänzung der Kräfte bestehen." Er ging damals, wie auch der Chirurg Theodor Billroth, seinen Kollegen mit gutem Beispiel voraus.

Ende der 70er und Anfang der 80er Jahre entstanden flächendeckende, dem Gedanken von Wunderlich folgende Qualitätssicherungsprojekte auf freiwilliger Basis, die von einzelnen wissenschaftlichen Fachgesellschaften unterstützt und vom Engagement einiger Pioniere getragen wurden, u. a. 1975-1979 die Münchner Perinatal-Studie und die Bayerische Perinatalerhebung, 1977-1982 die Pilotstudien in der Allgemeinchirurgie und 1984 in der operativen Gynäkologie. Daneben wurden die Richt- und Leitlinien der Ärztekammern und der Kassenärztlichen Vereinigungen entwickelt und ausgebaut (s. Abs. 8.2.1 und 8.2.2).

Erst gegen Ende der 80er Jahre gewann die bis dahin eher als Marginalthema behandelte Qualitätssicherung plötzlich eine gewisse Brisanz. 1988 nahm die Bundesärztekammer die Qualitätssicherung in ihre Musterberufsordnung auf und seit 1989 forderte das Gesundheitsreformgesetz die Durchführung vergleichender Qualitätsprüfungen der Krankenhäuser. Impulsgebende Hintergründe hierfür mögen u. a. darin gelegen haben, daß einerseits der Druck der Kostenträger auf die Leistungserbringer, die Versorgung weniger aufwendig zu gestalten, zunahm und andererseits es auch in Deutschland nicht mehr zu ignorieren war, daß in der internationalen Fachliteratur und auf Tagungen Qualitätssicherung zu einem prominenten Thema der medizinischen und gesundheitspolitischen Debatte avancierte. Ab 1993 unterstützte das Bundesgesundheitsministerium mit großem Erfolg Projekte zur Entwicklung von Qualitätsmanagement-Modellen.

8.2 Gesetzliche und professionelle Vorgaben

Seit 1989 schreibt das 5. Sozialgesetzbuch qualitätssichernde Maßnahmen in der ambulanten und stationären Versorgung vor. Seit 1993 gibt es dort auch spezielle Regelungen für das ambulante Operieren. 1996 wurden Qualitätsdokumentationen für nach Fallpauschalen und Sonderentgelten vergütete Krankenhausleistungen eingeführt, die vergleichende Qualitätsprüfungen zwischen den Krankenhäusern ermöglichen sollen. Die Berufsordnung der Ärzte verpflichtet seit 1988 jeden Arzt zu qualitätssichernden Maßnahmen. Die DIN EN ISO Normen 8402 und 9000-9004 definieren Qualität und Qualitätsmanagement für die produzierende und dienstleistende Industrie.

8.2.1 5. Sozialgesetzbuch, Bundespflegesatzverordnung, Eichgesetz, Strahlenschutzgesetz, Kassenarztrecht

Mit dem im Jahre 1989 in Kraft getretenen Gesundheitsreformgesetz hat der Gesetzgeber – erstmals auch für die stationäre Versorgung – die Verpflichtung aller an der Gesundheitsversorgung Beteiligten, an qualitätssichernden Maßnahmen teilzunehmen, verbindlich vorgeschrieben. Für den stationären Sektor ist in § 137 SGB V festgehalten: "Die ... Krankenhäuser ... sind verpflichtet, sich an Maßnahmen zur Qualitätssicherung zu beteiligen. Die Maßnahmen sind auf die Qualität der Behandlung, der Versorgungsabläufe und die Behandlungsergebnisse zu erstrecken. Sie sind so zu gestalten, daß vergleichende Prüfungen ermöglicht werden." Das "Nähere" ist in Verträgen nach § 112 SGB V zwischen den Krankenkassen und Krankenhausgesellschaften auf Länderebene zu regeln, wobei erst in dem seit 1993 geltenden Gesundheitsstrukturgesetz ergänzt wurde, daß die Ärztekammern und gegebenenfalls die Organisationen der Krankenpflegeberufe zu beteiligen seien.

Die Umsetzung der gesetzlichen Vorgaben des § 137 SGB V in Form einer konkreten Vertragsgestaltung gemäß § 112 SGB V war 1995 erst in 9 von 16 Bundesländern in unterschiedlichen Varianten erfolgt, wobei Baden-Württemberg, Nordrhein-Westfalen und Hamburg eine gewisse Vorreiterrolle spielten.

Beim ambulanten Operieren (im Krankenhaus und beim niedergelassenen Arzt) sind nach § 115 b SGB V ebenfalls Maßnahmen zur Sicherung der Qualität und Wirtschaftlichkeit zu vereinbaren. Die Umsetzung wurde 1995 in dreiseitigen Verträgen zwischen den vom Gesetz bestimmten Partnern, den Spitzenverbänden der Gesetzlichen Krankenkassen, der Deutschen Krankenhausgesellschaft und der Kassenärztlichen Bundesvereinigung verabschiedet.

Mit der Einführung der leistungsbezogenen Vergütung durch Fallpauschalen und Sonderentgelte durch die Bundespflegesatzverordnung 1995 ist eine weitere Qualitätssicherungs-Aktivität auf gesetzlicher Basis verbunden, nämlich in Form der "Vereinbarung über eine Rahmenempfehlung gemäß § 137 SGB V in Verbindung mit § 112 SGB V zur Sicherung der Qualität der Krankenhausleistungen bei Fallpauschalen und Sonderentgelten". Partner dieser Vereinbarung sind die Spitzenverbände der Gesetzlichen Krankenkassen und die Deutsche Krankenhausgesellschaft. In dieser Rahmenempfehlung, die auf Länderebene umgesetzt werden muß, ist im wesentlichen geregelt, für welche Fallpauschalen und Sonderentgelte Qualitätsdokumentationen angefertigt und zentral ausgewertet werden und wie die Rückmeldungen an die Krankenhäuser erfolgen sollen.

Zusammenfassend ist festzustellen, daß bei den gesetzlichen Vorgaben zur Qualitätssicherung im stationären Bereich neben Vorgaben zur Struktur der Versorgungseinrichtungen überwiegend die in § 137 SGB V geforderten vergleichenden Qualitätsprüfungen anhand von Dokumentationsbögen und Statistiken im Vordergrund stehen.

Für die ambulante und stationäre Versorgung gelten gleichermaßen das Eichgesetz, das Strahlenschutzgesetz und die Medizingeräteverordnung. Auf dem Eichgesetz basieren die Richtlinie der Bundesärztekammer zur Qualitätssicherung im klinisch-chemischen Labor, auf dem Strahlenschutzgesetz diejenige zur Qualitätssicherung in der radiologischen Diagnostik.

Ausschließlich für die Qualitätssicherung in der ambulanten Versorgung gelten die §§ 135 und 136 SGB V in Verbindung mit § 92 SGB V, wobei deren Umsetzung teilweise im Bundesmantel- bzw. Ersatzkassenvertrag konkretisiert ist. Eine ausführliche Darstellung der Richtlinien des Bundesausschusses Ärzte und Krankenkassen und der Kassenärztlichen Bundesvereinigung ist der Bestandsaufnahme qualitätssichernder Maßnahmen in der Bundesrepublik Deutschland zu entnehmen. Besonders erwähnenswert ist die Richtlinie der Kassenärztlichen Bundesvereinigung für Verfahren der Qualitätssicherung gemäß § 135 Abs. 3 SGB V, in der seit 1993 folgende Verfahren angesprochen werden:

☐ Qualitätszirkel in der ambulanten Versorgung (auf der Basis einer systematisch-methodischen Vorgehensweise)
☐ Ringversuche
☐ Qualitätsprüfung im Einzelfall
☐ Kolloquien der Kassenärztlichen Vereinigungen.

Die Etablierung praxenübergreifender Qualitätszirkel ist als Pendant zur Einrichtung von Strukturen für ein Umfassendes Qualitätsmanagement im Krankenhaus zu verstehen.

8.2.2   Berufsordnung, Weiterbildungsordnung und Richtlinien der Ärztekammern

Landesärztekammern sind als ärztliche Selbstverwaltungskörperschaften zuständig für Fragen der Berufspflichten und -rechte. Zur Qualitätssicherung hat der Deutsche Ärztetag u. a. folgende Beschlüsse gefaßt, die im ärztlichen Berufsrecht verankert sind:

☐ 1988 wurde in die ärztliche "Musterberufsordnung" aufgenommen, daß jeder Arzt die Pflicht habe, an den von seiner Ärztekammer eingeführten Qualitätssicherungsvorhaben teilzunehmen.
☐ 1992 wurde eine neue "Musterweiterbildungsordnung" verabschiedet. Diese "Musterweiterbildungsordnung" fordert u. a. den Nachweis von Kenntnissen über und Erfahrungen in der Anwendung qualitätssichernder Maßnahmen von einem weitergebildeten Arzt.

Zahlreiche von der Bundesärztekammer erarbeitete Richt- und Leitlinien sind – nach der Übernahme durch die Landesärztekammern – über die Berufsordnung für den einzelnen Arzt verbindlich wie z. B. die zur Qualitätssicherung in medizinischen Laboratorien, in der Immunhämatologie, in der Mikrobiologie, in der Röntgendiagnostik, in der Computertomographie und in der Ultraschalldiagnostik. Daneben bietet die Bundesärztekammer zahlreichen Koordinierungsgremien für flächendeckend eingeführte qualitätssichernde Maßnahmen (Chirurgie, Neonatologie etc.) die Möglichkeit der inhaltlichen Diskussion und organisatorischen Abstimmung. Details sind der Bestandsaufnahme qualitätssichernder Maßnahmen in der Bundesrepublik Deutschland zu entnehmen.

8.2.3   ISO-Normen zum Qualitätsmanagement

Wie in der Industrie zeichnet sich auch im Gesundheitswesen ab, daß die klassischen Methoden der Kontrolle und Sicherung der Qualität heute nicht mehr ausreichen. Der Weg scheint unter den tiefgreifenden Reformen geradezu zwanghaft vom reinen "produktionsorientierten Kontrollansatz" zum "Umfassenden

Qualitätsmanagement" zu führen. Im stationären Bereich vor allem verspricht man sich durch die Einführung von Qualitätsmanagement hohe Patientenzufriedenheit, Wirtschaftlichkeit und Leistungsfähigkeit. Darüber hinaus wird im Instrument des Umfassenden Qualitätsmanagements der Garant vermutet, um im absehbar verschärften Wettbewerb der Versorgungseinrichtungen zu bestehen.

Die International Standardization Organization (ISO), in dem das Deutsche Institut für Normung (DIN) die Bundesrepublik Deutschland vertritt, hat für das Qualitätsmanagement die Normen 9000-9004 erarbeitet, die eine allgemeine Grundlage bzw. einen Rahmen für die Qualitätssicherung eines "Unternehmens" – gleich welcher Branche – bilden. Diese Normen stellen national und international zunehmend den Industriestandard dar. Speziell die Norm DIN ISO 9004, Teil 2: "Qualitätsmanagement und Elemente eines Qualitätssicherungssystems – Leitfaden für Dienstleistungen" ist diejenige, die vergleichsweise am besten an die medizinische Versorgungsumgebung anpaßbar erscheint.

Die Klärung und Normung der vielfältigen Begrifflichkeiten zum Thema Qualität hat sich die Norm DIN ISO 8402 (August 1995) zum Ziel gesetzt. Danach sind:

□ **Qualität:** Gesamtheit von Merkmalen (und Merkmalswerten) einer Einheit bezüglich ihrer Eignung, festgelegte oder vorausgesetzte Erfordernisse zu erfüllen.
□ **Qualitätsmanagement:** Alle Tätigkeiten des Gesamtmanagements, die im Rahmen des Qualitätsmanagement-Systems die Qualitätspolitik, die Ziele und Verantwortungen festlegen sowie diese durch Mittel wie Qualitäts-Planung, Qualitäts-Lenkung, Qualitätssicherung/Qualitätsmanagement-Darlegung und Qualitätsverbesserung verwirklichen.

Anmerkung 1: Qualitätsmanagement ist die Verantwortung aller Ausführungsebenen, muß jedoch von der obersten Leitung angeführt werden. Ihre Verwirklichung bezieht alle Mitglieder der Organisation ein.
Anmerkung 2: Beim Qualitätsmanagement werden Wirtschaftlichkeitsgesichtspunkte beachtet.

Einer Erläuterung in der deutschsprachigen Übersetzung ist zu entnehmen, daß die Benennung "Qualitätssicherung" bisher für den Oberbegriff verwendet wurde, welcher – der internationalen Entwicklung folgend – nunmehr mit "Qualitätsmanagement" bezeichnet wird.

8.3 Messen von Qualität

Ein umfassendes Maß für die Qualität der medizinischen Versorgung gibt es nicht. Zur besseren Orientierung unterscheidet man zwischen Struktur-, Prozeß- und Ergebnisqualität, die entweder alle Leistungen oder nur einige Tracer-Situationen im Krankenhaus betreffen. Zur Messung der Qualität werden Qualitätsindikatoren benötigt, die mit Hilfe von Referenzbereichen erlauben, zwischen guter und schlechter Qualität zu unterscheiden. Indikatoren für die Prozeßqualität werden in der Regel aus Richt- oder Leitlinien abgeleitet, für deren Entwicklung Konsenuskonferenzen, Delphi-Methoden und nominale Gruppenprozesse zur Verfügung stehen.

8.3.1 Definition und Dimensionen der Qualität

Der Begriff "Qualität" ist in der Norm DIN ISO 8402 sehr abstrakt definiert. Andererseits gibt es kein einzelnes Qualitätsmaß, das die Qualität einer Versorgungseinrichtung oder eines Leistungserbringers in seiner Gesamtheit beschreibt. Den meisten ernsthaften Versuchen, die Qualität zu definieren, gemeinsam ist der Vergleich von Istqualität mit Sollqualität, wie es schon A. Donabedian 1966 vorgeschlagen hat.: "Quality of care is the extent to which actual care is in conformity with preset criteria for good care." Das gleiche drückt sich auch in dem von J. Williamson 1995 so bezeichneten ABNA-Prinzip aus: Achievable Benefits Not Achieved (erreichbarer, aber nicht erreichter Nutzen). Hinter der Sollvorgabe oder der Erreichbarkeit verbirgt sich die unter den gegebenen Bedingungen der Ressourcen und des Wissens optimale Qualität.

Abb. 8-1 zeigt, in welchem Kontext die Sicherung und Verbesserung der Qualität der Versorgung angesiedelt ist: Ausgehend von einer optimalen Qualität der Versorgung, die nach dem aktuellen Stand des Wissens unter den vorhandenen Ressourcen erreichbar ist, wird (durch systematische Beobachtung und Bewertung) untersucht, ob diese Qualität tatsächlich auch erreicht wird. Ist sie erreicht, sind gegebenenfalls sichernde Maßnahmen zur Erhaltung dieser einmal erreichten Qualität zu schaffen (Qualitätssicherung). Ist sie nicht erreicht, müssen geeignete qualitätsverbessernde Maßnahmen zur Behebung der Defizite folgen (Qualitätsverbesserung). Die Verschiebung der optimalen Qualität in Richtung der maximalen Qualität kann das Qualitätsmanagement nicht leisten. Dies ist Aufgabe der medizinischen Forschung und der Gesundheitspolitik.

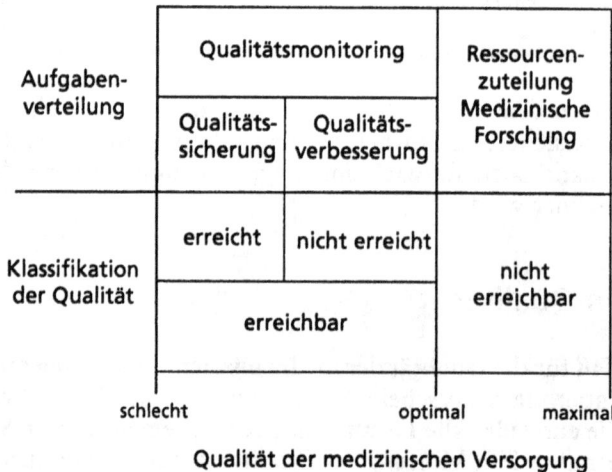

Abb. 8-1: Zusammenhang zwischen Qualitätsmanagement und Forschung

Einer der herausragenden Protagonisten und Theoretiker der Qualitätssicherung in der Medizin ist A. Donabedian, auf den die Einteilung der Qualität in die drei

Dimensionen Struktur-, Prozeß- und Ergebnisqualität zurückgeht. In seiner Trilogie *"Explorations in Quality Assessment and Monitoring"* beschreibt er die wesentlichen methodischen Aspekte der Qualitätsmessung und -sicherung:

☐ Unter **Struktur-Qualität** versteht man die Beschreibung der Rahmenbedingungen, die für die medizinische Versorgung im Einzelfall gegeben sind. Sie umfaßt die relativ stabilen Eigenschaften der eingesetzten personellen und materiellen Ressourcen, z. B. den Ausbildungsstand der behandelnden Ärzte, ihre Arbeitsmittel sowie die organisatorischen und finanziellen Gegebenheiten, unter denen sich der medizinische Versorgungsprozeß vollzieht.

☐ Die **Prozeß-Qualität** beschreibt die Eigenschaften aller medizinischen (ärztlichen, pflegerischen und administrativen) Tätigkeiten, die innerhalb und zwischen den Anbietern und Verbrauchern von Gesundheitsleistungen ablaufen.

☐ Unter **Ergebnis-Qualität** versteht man die Beschreibung der dem medizinischen (ärztlichen, pflegerischen und administrativen) Handeln zuschreibbaren Veränderungen des Gesundheitszustandes der Patienten bzw. der Bevölkerungsgruppen einschließlich der von diesen Veränderungen ausgehenden Wirkungen.

Der Vorteil dieser Unterteilung der Qualitätsmerkmale ist u. a., daß sie mit jeweils unterschiedlichen Zuständigkeiten für die Qualität verbunden sind: Für die Struktur-Qualität sind u. a. die Krankenhausträger und -verwaltungen zuständig, aber auch die Selbstverwaltungen, die mit den Berufsordnungen, den Weiterbildungsordnungen, den Qualifikationsvereinbarungen etc. die Voraussetzungen für die Erreichung einer hohen Strukturqualität schaffen. Für die Prozeß-Qualität zuständig sind alle die, die direkt oder indirekt zum unmittelbaren Versorgungsprozeß beitragen: die ärztlichen, pflegerischen und administrativen Mitarbeiter. Die Zuständigkeit für die Ergebnis-Qualität wird unbestritten in aller erster Linie den Patienten selbst zugeschrieben. Die Zufriedenheit der Patienten und ihre Lebensqualität sind heute neben den "medizinischen" Ergebnissen zunehmend wichtige Qualitätsaspekte.

8.3.2 Qualitätsindikatoren und Referenzbereiche

Da sich die Versorgungsqualität nicht als Gesamtes messen läßt, bedient man sich sogenannter Indikatoren, die Teilaspekte der Qualität messen können. Ein **Qualitätsindikator** ist definiert als ein Maß, anhand dessen Ausprägung man zwischen guter und schlechter Qualität unterscheiden kann.

Unter **Referenzbereich** versteht man eine Menge von Ausprägungen eines Indikators, der mit guter Qualität in Verbindung gebracht werden kann. Der Referenzbereich ist jedoch nicht zu verwechseln mit der Norm als durchschnittliche oder häufigste Ausprägung eines Indikators. Von der Norm eines Indikators kann in der Regel nicht auf gute oder schlechte Qualität geschlossen werden.

Bei der inhaltlichen und formalen Festlegung von Qualitätsindikatoren sind folgende Eigenschaften zu beachten:

☐ Sie sollen die Qualität in den drei Dimensionen "Struktur-, Prozeß- und Ergebnis-Qualität" messen.

☐ Sie sollen der sogenannten **RUMBA-Regel** folgen:
    R: (Relevant) wichtig für einen ausgewählten Problembereich,
    U: (Understandable) verständlich für Leistungserbringer und Patienten,
    M: (Measurable) meßbar mit hoher Reliabilität und Validität,
    B: (Behaviourable) die Fähigkeit besitzend, Verhaltensänderungen anzuzeigen,
    A: (Achievable) erreichbar und vernünftig anwendbar sein.
☐ Sie sollen hoch sensitiv und spezifisch sein, d. h. sie sollen kaum Fehlalarme
    auslösen in Situationen, die "unproblematisch" sind, und sie sollen "proble-
    matische" Situationen selten übersehen.

Qualitätsindikatoren lassen sich einteilen in **prozentuierte Indikatoren** (engl.: rate
based), die als relative Häufigkeiten das Auftreten bestimmter Ausprägungen des
Qualitätsindikators beschreiben und sich mit Sollvorgaben vergleichen lassen
(z. B. für den Prozeß: Operationshäufigkeit, für das Ergebnis: Komplikationsraten)
und in **Rote-Flagge-Indikatoren** (engl.: sentinel), bei denen jedes Auftreten eines
solchermaßen gekennzeichneten Ereignisses auf eine problematische Situation
hinweist (z. B. unerwartete Todesfälle im Krankenhaus oder Suizide in einer
psychiatrischen Abteilung).

Wenn z. B. bei einem prozentuierten Qualitätsindikator der erreichte Wert
(Wundinfektionsrate in einem definierten Zeitraum nach einer bestimmten Operation 10 %) außerhalb des durch Experten festgelegten Referenzbereichs von 0-
5 % (erreichbar) liegt, sind weitere statistische Analysen möglich und nötig, um
zum einen über das Vorliegen eines Qualitätsmangels eine größere Gewißheit zu
haben und zum anderen mögliche Ursachen zu erkennen. Beim Auftreten eines
Rote-Flagge-Indikators sind in der Regel Einzelfallanalysen und Untersuchungen
zur Vermeidbarkeit angezeigt.

8.3.3 Allgemeine Indikatoren und Tracer-Situationen

Qualitätsindikatoren können das gesamte Leistungsspektrum einer Versorgungseinrichtung oder nur ausgewählte Situationen, wie z. B. bestimmte Diagnosen oder
invasive Verfahren, betreffen. Tab. 8-1 gibt eine Auswahl von allgemeinen Qualitätsindikatoren für die stationäre Versorgung wieder, wie sie z. B. in einem Kranken-
haus-Qualitätsbericht Verwendung finden könnten.

Da sich die Qualität mit diesen allgemeinen Indikatoren oft nicht so messen läßt,
daß Artefakte ausgeschlossen und Ursachen von Qualitätsmängeln erkannt werden können, bietet sich die Auswahl von einzelnen Versorgungsbereichen an, in
denen die Qualität und ihre möglichen Einflußvariablen detaillierter beobachtet
und gemessen werden. Nach D.M. Kessner, der solche speziell ausgewählten
Versorgungsbereiche als **Tracer-Situationen** bezeichnete, sind diese u. a. durch
folgende Eigenschaften gekennzeichnet: Sie sollen

☐ repräsentativ für größere Versorgungsbereiche sein,
☐ aus Bereichen stammen, in denen valide Standards (im Sinne von Leitlinien für
    eine optimale Versorgung) existieren und
☐ so ausgewählt sein, daß die Messung der Ergebnisqualität möglich ist.

Tab. 8-1: Auswahl allgemeiner Qualitätsindikatoren für Akutkrankenhäuser [Selbmann 1990]

Prozeß-Qualität
- Wartezeiten z. B. bei Aufnahme/Notaufnahme
- Häufigkeit des Verbrauchs von Antibiotika, Psychopharmaka, Blutprodukten etc. pro Zeit und Station
- Vollständigkeit und Auffindbarkeit von Krankenakten
- Inanspruchnahme von Leistungen (z. B. Röntgen, Labor, CT, Operation)
- Anzahl der Obduktionen

Ergebnis-Qualität
- Patientenerfahrungen
- Mitarbeiterzufriedenheit
- Komplikationen (z. B. Fieber, pulmonale, kardiovaskuläre, thrombo-embolische, renale Komplikationen, Wundliegen)
- Nosokomiale Infektionen
- Iatrogene Komplikationen (z. B. Organverletzungen)
- Ungeplante invasive Maßnahmen
- Ungeplante Wiederaufnahme innerhalb 30 Tagen nach Entlassung

---

Die JCAHO (Joint Commission on Accreditation of Healthcare Organizations) empfiehlt, solche Tracer-Situationen auszuwählen, die häufig vorkommen (high volume), ein hohes Risiko für die Patienten beinhalten (high risk) und/oder problemanfällig (problem prone) sind. Bei vielen in Deutschland eingeführten bzw. sich in der Entwicklung befindlichen Qualitätssicherungs-Maßnahmen in chirurgischen Fächern wurden spezielle Versorgungsbereiche nach dem Tracer-Ansatz ausgewählt: z. B. die Oberschenkelhalsfraktur, die Leistenhernie und die Cholelithiasis/zystitis in der Allgemeinchirurgie, die lumbale Nervenwurzelkompression in der Neurochirurgie und die Kataraktoperation in der Ophthalmologie.

8.3.4 Bedeutung und Techniken zur Entwicklung von Leitlinien

Die Existenz konsensfähiger Leitlinien für die Leistungserbringung (engl.: clinical practice guidelines) ist für das Qualitätsmanagement von zentraler Bedeutung, geben sie doch das wieder, was man als abgestimmte, dem gegenwärtigen Stand der Erkenntnis entsprechende Handlungsweise verstehen kann. In Abhängigkeit von der belegten Evidenz und der ihnen gegebenen Verbindlichkeit sollten Begriffe wie Richtlinien (muß), Leitlinien (sollte) oder Empfehlungen (kann) verwendet werden.

Aus der Sicht der Qualitätssicherung haben **Leitlinien** (manchmal noch als Standards bezeichnet) zwei Funktionen: Sie dienen

☐ als Orientierungshilfe zur Erbringung von Leistungen (Prozeß- und Ergebnis-Qualität) und
☐ als Maßstab zur Messung der Qualität, indem sie als Sollqualität betrachtet werden, mit der die Istqualität verglichen wird.

Anhand des Beispiels in Tab. 8-2 soll der Zusammenhang zwischen Leitlinien und Qualitätsindikatoren einschließlich der Referenzbereiche sowie den drei Qualitäts-Dimensionen verdeutlicht werden.

Tab. 8-2: Leitlinien, Indikatoren und Referenzbereiche zum Problem "Akute Bauchschmerzen" (mod. nach CBO, Utrecht)

Strukturqualität	Referenzbereich
• 24-Stunden-Möglichkeit zur Appendektomie vorhanden:	100 %
Prozeßqualität	
• Patient innerhalb von 30 Min. einem Arzt vorgestellt:	90 %–100 %
• Labortest erst nach ärztlicher Untersuchung angefordert:	100 %
• Histologischer Befund bei Appendektomie vorhanden:	100 %
Ergebnisqualität	0%
• Peritonitis durch Perforation des Appendix:	0%
• Akute Appendizitis bei Appendektomie:	80 % -100 %

Der Struktur-Indikator besagt, daß es in einer chirurgischen Abteilung, die Appendektomien durchführt, immer die Rund-um-die-Uhr-Möglichkeit zur Appendektomie geben muß (Referenzbereich = 100 %!).

Optimale Prozeß-Qualität ist z. B. in der Prozeß-Leitlinie beschrieben, nach der mindestens 90 % aller Patienten mit akuten Bauchschmerzen innerhalb von 30 Minuten einem Arzt vorgestellt werden müssen. Der Referenzbereich von 90 % bis 100 % besagt, daß es nur bis zu maximal 10 % "tolerabel" ist, wenn diese 30 Minuten nicht eingehalten werden.

Eine optimale Ergebnis-Qualität ist in den beiden Ergebnis-Indikatoren festgehalten: es darf kein einziger Fall von Peritonitis durch Perforation des Appendix geben (0 %!). Oder anders ausgedrückt: das Auftreten einer Peritonitis ist ein Rote-Flagge-Indikator. Bei mindestens 80 % der Appendektomien muß eine akute Appendizitis vorgelegen haben. Sind es weniger als 80 % muß analysiert werden, warum verhältnismäßig viele "unschuldige" Appendizes entfernt wurden: Z. B. kann das Problem in einer unzulänglichen Vorabdiagnostik oder in einer zu breiten Indikationsstellung liegen.

Im **Pflegebereich** existieren ebenfalls zum Teil sehr detaillierte Vorstellungen zu Leitlinien. Bereiche für die Entwicklung von Leitlinien sind z. B.:

☐ Standards zur Größe von Pflegeeinheiten, zur Qualifikation von Nachtwachen, zur Ausstattung von Patientenzimmern, zu Tagesabläufen auf Station (Struktur-Qualität);

☐ Standards zu einzelnen Pflegeleistungen (u. a. auch: Dekubitus-, Pneumonie-, Thrombose- und Obstipations-Prophylaxe einschließlich ihrer Ablaufgestaltung und der erforderlichen Pflegemittel, zum Verhalten gegenüber besonderen Patientengruppen, z. B. Kinder, alte Menschen (Prozeß-Qualität);

☐ Standards zu Pflegeergebnissen, z. B. Wohlbefinden und Zufriedenheit der Patienten zur Vermeidung von infektiösem bzw. nicht-infektiösem Hospitalismus (Ergebnis-Qualität).

Beim Einsatz von Leitlinien sind drei Grundsätze zu beachten:

☐ Leitlinien können außerhalb (z. B. von einer wissenschaftlichen Gesellschaft) eines Krankenhauses oder einer Praxis erarbeitet werden (Aus Gründen individueller Charakteristika der Arbeitsstätten und der Akzeptanz bedürfen die extern formulierten Leitlinien jedoch in der Regel einer Anpassung).

☐ Leitlinien haben eine Indikation, deren Richtigkeit im Einzelfall zu überprüfen ist. Es gibt in der Regel einzelne Fälle, für die die richtige Indikationsstellung nicht oder nicht mehr gegeben ist. Die Gründe für das Nicht-Befolgen der Leitlinie sind dann allerdings zu dokumentieren.

☐ Leitlinien müssen in Abständen auf ihre Gültigkeit hin überprüft und bei Bedarf fortgeschrieben werden. Damit ist gemeint, daß Leitlinien an den sich ändernden Stand der gegenwärtigen Erkenntnislage (im Hinblick auf eine optimal erreichbare Versorgungsqualität) angepaßt werden müssen.

Von den Methoden zur Entwicklung von Richt- und Leitlinien (z. B. Delphi-Methoden, Nominale Gruppen – Delbecq-Prozesse) sind die **Konsensuskonferenzen** die populärsten. Ihr Vorteil ist gegenüber den anderen Methoden, daß im direkten Disput mit einer relativ großen Gruppe von Teilnehmern ein breiter Konsens angestrebt werden kann, ohne daß andere Meinungen unterdrückt werden müssen. Konsensuskonferenzen laufen in der Regel in neun Schritten ab – verteilt über einen Zeitraum von ca. 12 Monaten – und stellen eine Mischung zwischen einer gründlichen Bestandsaufnahme des Wissens (Science Base) und dem Zusammentragen von Experten/Anwender-Erfahrungen (Experience Base) dar:

1. Bildung einer Vorbereitungsgruppe.

2. Themenauswahl und Zerlegung der Fragestellung in möglichst sich nicht überschneidende Unterthemen durch die Vorbereitungsgruppe.

3. Bildung eines Panels (zusammen 9-15 Experten, Anwender und Laien) und Verteilung der Unterthemen auf Panelmitglieder durch die Vorbereitungsgruppe.

4. Zusammenstellung des Standes des Wissens und der Erfahrungen durch Panelmitglieder.

5. Breit gestreute Einladung zur Konsensuskonferenz mit ausführlichen Unterlagen über den Stand des Wissens und der Erfahrungen durch die Vorbereitungsgruppe.

6. Vortrag der Statements vor dem Plenum durch die Panelmitglieder.

7. Offene Diskussion, eventuell in Arbeitsgruppen.

8. Versuch einer Konsensfindung (incl. "weiße" Felder, zu erwartende Effizienz und Evaluationsstrategie) im Plenum.

9. Offizielle Bekanntmachung in einer Art konzertierter Aktion.

Ergibt sich bei Schritt 8 kein Konsens (Merke: Auch die gemeinsame Feststellung, daß kein Konsens möglich ist, weil das medizinische Wissen noch nicht ausreicht, ist ein Konsens), so sind in Schritt 7 die strittigen Punkte erneut zu diskutieren.

8.4 Methoden der Qualitätskontrolle und -sicherung

Der problemorientierte Qualitätsverbesserungsprozeß umfaßt 5 Schritte, von denen die ersten zwei einer Qualitätskontrolle entsprechen. Traditionelle Zweitmeinungssysteme erlauben sowohl eine Kontrolle als auch eine unmittelbare Sicherstellung der Qualität. Die Mehrzahl der existierenden qualitätssichernden Maßnahmen widmen sich dem Qualitätsmonitoring (Benchmarking) mit Hilfe von Klinikprofilen, denen die Kliniken ihre Position im Vergleich mit anderen Kliniken entnehmen können. Solche statistischen Vergleiche sind methodisch nicht ganz unproblematisch. Die älteste Methode zur Überwachung eines Prozesses ist die Qualitäts-Regelkarte. Informationssysteme in der Medizin können sowohl die Datensammlung und das Qualitätsmonitoring unterstützen als auch die aktuelle Versorgungsqualität durch Erinnerungs- und Beratungsfunktionen sichern. Die Evaluation qualitätssichernder Maßnahmen, für die aus der Biometrie eine Reihe von Methoden existieren, wird häufig vernachlässigt.

Gemäß dem Paradigma des **problemorientierten Qualitätsverbesserungsprozesses** wird das Grundprinzip "Beobachten, Bewerten, Verbessern" in eine systematische Vorgehensweise mit folgenden Schritten umgesetzt (Abb. 8-2):

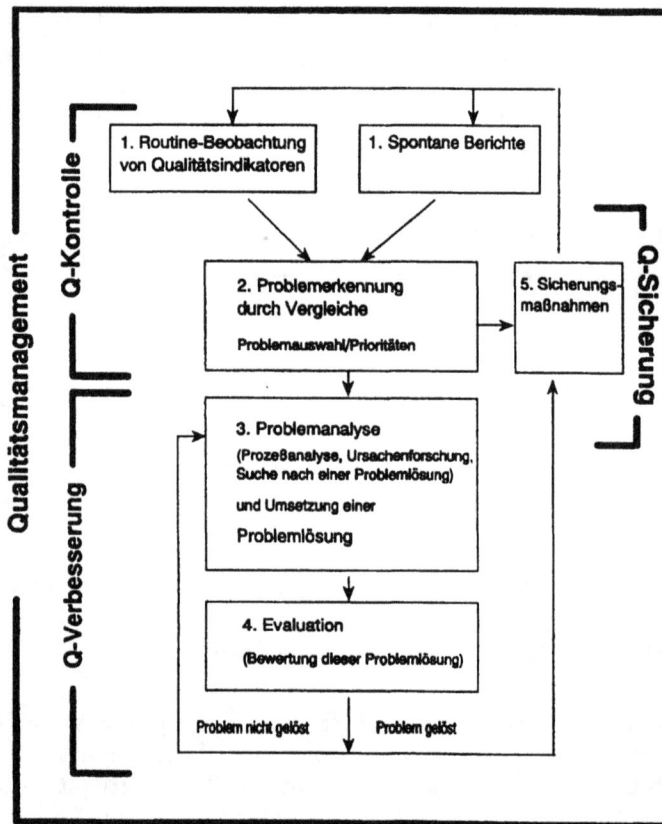

Abb. 8-2: Problemorientierter Qualitätsverbesserungsprozeß

Schritt 1:   Beobachtung und Messung der Versorgung (in einem ausgewählten Bereich) mit Hilfe von Qualitätsindikatoren. Auch spontane Meldungen über Probleme können in den Problemlösungsprozeß eingehen.

Schritt 2:   Vergleich der Ausprägungen der Qualitätsindikatoren entweder mit Referenzbereichen, mit eigenen früheren Ergebnissen oder Ergebnissen von anderen mit dem Ziel, Abweichungen der tatsächlich erbrachten von der optimal erreichbaren Qualität der Versorgung zu erkennen. Wird eine Abweichung oder Schwachstelle erkennbar, folgen die Schritte 3 bis 5.

Schritt 3:   Problemanalyse bis hin zu Vorschlägen für eine mögliche Problemlösung.

Schritt 4:   Prüfung, ob die Umsetzung einer ausgewählten Problemlösung zum gewünschten Effekt geführt hat, nämlich zur Beseitigung des erkannten Problems. Ist dies nicht der Fall, muß eine andere Problemlösung gefunden werden.

Schritt 5:   Ist eine effektive Problemlösung gefunden worden, ist dafür Sorge zu tragen, daß die erreichte Qualität durch geeignete Sicherungsmaßnahmen auch erhalten wird.

Die beiden ersten Schritte können als Qualitätskontrolle verstanden werden. Unter den Schritten drei und vier würde man die Aktivitäten der Qualitätsverbesserung verstehen, Schritt fünf wäre die Qualitätssicherung im engeren Sinn.

8.4.1 Traditionelle Zweitmeinungssysteme

Unabhängig vom problemorientierten Vorgehen des Qualitätsverbesserungsprozesses gibt es in Krankenhäusern traditionelle qualitätssichernde Maßnahmen, die – wenn auch im Ablauf wenig transparent und systematisch – sowohl kontrollierend und korrigierend als auch – allein durch ihre Existenz – prophylaktisch wirken. Hier sind insbesondere zu nennen:

☐ auf unterschiedlichen Hierarchie-Ebenen angesiedelte Entscheidungen,
☐ Chef- oder Oberarztvisite,
☐ Konsilium,
☐ Klinische Supervision,
☐ Krankenblatt-Review und
☐ Konferenzen, z. B. Indikations-, Röntgen-, Pathologie- und Mortalitätskonferenz.

Zweitmeinungssysteme dieser Art basieren in der Regel nicht auf expliziten Leitlinien, sondern auf impliziten, oft subjektiv geprägten Kontroll- und Korrekturverfahren. Gesetzlich vorgeschrieben ist in Deutschland seit 1989 im § 137 SGB V das Einholen von Zweitmeinungen vor erheblichen chirurgischen Eingriffen. Allerdings war diese Vorschrift 1995 noch in keinem Bundesland umgesetzt.

8.4.2 Qualitätsmonitoring und vergleichende Statistiken

Die Begriffe "Qualitätsmonitoring, Benchmarking, vergleichende Statistiken" sind eng mit einer bestimmten Form qualitätssichernder Aktivitäten verbunden, die auf dem Modell der Perinatalerhebungen oder der Qualitätssicherung in der Chirurgie fußt. Basis dieser Maßnahmen ist der Zusammenschluß von Fachabteilungen/ Krankenhäusern, um sich durch anonymen Vergleich der eigenen Ergebnisse mit denen anderer einen Überblick über die Qualität der eigenen Leistungen zu verschaffen. Diese Maßnahmen laufen in der Regel in folgenden Schritten ab:

☐ Systematisches und standardisiertes Erheben von qualitätsrelevanten Informationen mittels Dokumentationsbogen oder Computer.
☐ Zusammentragen der Datenträger, zunächst in der Fachabteilung/dem Krankenhaus und dann in einer Organisationszentrale.
☐ Abschließende Datenkontrolle (die erste Datenkontrolle findet bereits in der dokumentierenden Fachabteilung/dem Krankenhaus statt).

☐ Berechnen der statistischen Indikatoren für die Prozeß- und Ergebnisqualität in der Organisationszentrale.

☐ Darstellung von Vergleichen zwischen den Fachabteilungen/Krankenhäusern (eventuell Fremdprüfung in der Organisationszentrale).

☐ Rückmeldung der Qualitätsindikatoren und der Vergleichsergebnisse (Selbstprüfung) an die Fachabteilungen/Krankenhäuser.

Ziel ist es, den beteiligten Fachabteilungen/Krankenhäusern die Möglichkeit zur Aufdeckung von eigenen Schwachstellen und die Kenntnis von der Existenz von "Spitzenfachabteilungen/-krankenhäusern" zu geben.

Typischerweise wird den Fachabteilungen bzw. Kliniken dabei folgende Informationspyramide zur Verfügung gestellt:

Klinikspezifische Statistik: Pro Klinik sind hier alle qualitätsrelevanten Informationen und Qualitätsindikatoren (vom Typ "rate based") zu entnehmen. Durch den Vergleich mit früheren Ergebnissen lassen sich eventuell Muster oder Trends der eigenen Versorgungsqualität erkennen.

Gesamtstatistik: Die exakt gleichen qualitätsrelevanten Informationen und Qualitätsindikatoren wie oben sind in dieser Statistik auf der Basis der Daten aller Kliniken gemeinsam abgebildet. Der Vergleich der klinikeigenen Ergebnissen mit denen aller anderen Kliniken erlaubt eine erste Orientierung.

Profil: Die Profile bieten den Teilnehmern auf einen Blick einen graphischen (und "numerischen") Vergleich der eigenen Position in der Verteilung der Ergebnisse aller anderen Teilnehmer (Abb. 8-3). Diese **Profiltechnik** wurde erstmals in der Perinatologie eingesetzt und seither immer wieder verwendet, zum Teil weiterentwickelt und verbessert.

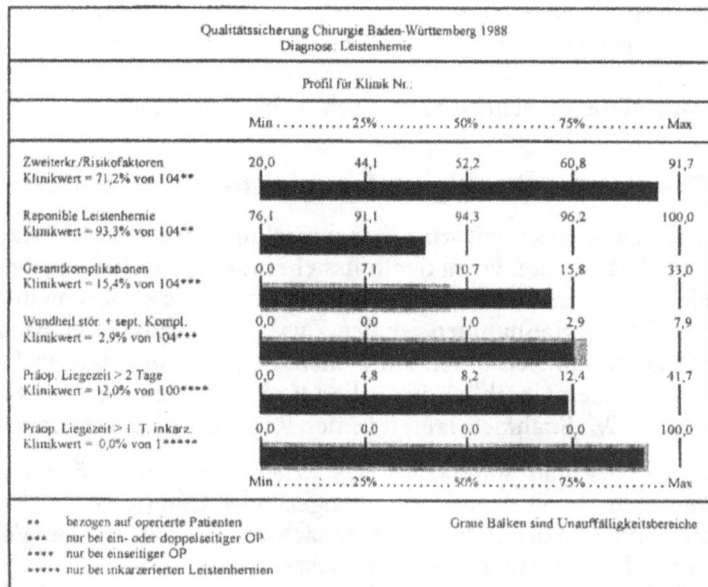

Abb. 8-3: Ausschnitt aus dem Profil "Leistenhernie" einer Beispielklinik des Jahres 1988

Abb. 8-3 zeigt exemplarisch einen Ausschnitt aus dem Profil "Leistenhernie" der Qualitätssicherungs-Maßnahme Chirurgie Baden-Württemberg aus dem Jahre 1988. Die Ergebnisse von 118 chirurgisch tätigen Einrichtungen sind in den Profil-Rahmen eingeflossen. Am Beispiel des Indikators "Gesamt-komplikationen" sieht man, daß die Spannweite der Raten von 0 % (Minimum) bis 33 % (Maximum) reicht. Die mediane Gesamtkomplikationsrate liegt bei 10.7 %. Der schwarze Balken markiert graphisch die Position desjenigen Krankenhauses, für das dieses Profil erstellt wurde. Der graue Balken stellt den Referenzbereich "0 % bis 10 %" dar, d. h., Gesamtkomplikationen in diesem Bereich würden noch als tolerable Qualität bezeichnet werden, was nicht heißt, daß das Krankenhaus nicht auch Raten im Referenzbereich verbessern sollte. Das im Beispiel gezeigte Krankenhaus mit seiner Gesamtkomplikationsrate von 15.4 % sollte allerdings darüber nachdenken, welche Gründe oder Probleme für diese hohe Rate verantwortlich sein könnten.

Eine etwas andere Profiltechnik wurde in der Pilotstudie "Qualitätssicherung Ophthalmologie: Kataraktoperation" angewendet. Da hier nur wenige Fachabtei-lungen beteiligt waren, können die Originalwerte der Fachabteilungen in Form eines Rangfolgenprofils dargestellt werden. Jeder der 18 Teilnehmer ist damit in der Lage, seine jeweilige Rangposition bzgl. jedes ausgewählten Qualitätsindikators im Profil direkt ablesen zu können (Abb. 8-4). Die Position des Teilnehmers X drückt sich in der unterstrichenen Ausprägung des Indikators aus.

Profil für Teilnehmer X Rangfolge nach Prozenten (Teilnehmer markiert)						Rang Teiln. X
	1	...	...	...	18	
Mindestens ein Risikofaktor:	39%	...	...	...	_88%_	18
Lokale Anaesth.:	100%	...	_99%_	...	24%	5
Anteil Expression an e.c. Operation:	100%	...	...	...	_0.6%_	18
Kein intra- oder postop. Komplikationen:	91%	...	...	_61%_	53%	17
Postop. Virus >= 0.5:	87%	...	_52%_	...	14%	11
Postop. Astigm. <= 2.0:	71%	_69%_		...	0%	2
Patient kann lesen:	100%	...	...	_81%_	76%	15

Abb. 8-4: Profildarstellung in der Pilotstudie "Qualitätssicherung Kataraktoperation"

Diese Benchmark- oder Vergleichstechniken bergen eine Reihe von methodischen Problemen: Zum einen ist durch die graphische Darstellung die Zahl der Qualitäts-indikatoren beschränkt, so daß nur die absolut wichtigsten Qualitätsindikatoren präsentiert werden können. Zum zweiten können durch die Art der Darstellung der krankenhauseigenen Werte, der Verteilung der Werte aller Krankenhäuser und der Referenzbereiche unterschiedliche Impulse zur Qualitätsverbesserung gegeben werden. Zum dritten muß die Wahl der Referenzbereiche so erfolgen, daß nicht zu viele Fehlalarme ausgelöst werden bzw. berechtigte Alarme unterbleiben. Bei der Wahl der Länge der Referenzbereiche spielt die Fallzahl eine Rolle, so daß verschiedentlich auch Konfidenzintervalle von relativen Häufigkeiten zur Bildung von Referenzbereichen herangezogen werden. Zum vierten muß eine Vergleichbarkeit der Patientenklientele der Krankenhäuser gegeben sein. Diese Vergleichbarkeit kann entweder durch die Auswahl vergleichbarer Krankenhäuser, durch die Auswahl homogener Patientengruppen in Krankenhäusern oder durch Fallmix-Anpassung mittels indirekter Standardisierung oder logistischer Regression erfolgen. Wegen dieser methodischen Schwierigkeiten sollten die Vergleichstechniken nicht von Unkundigen zur endgültigen Entscheidung über gute oder schlechte Qualität verwendet werden.

8.4.3   Statistische Qualitätskontrolle

Unter statistischer Qualitätskontrolle (auch: Statistische Prozeßregelung (SPR) oder Statistical Process Control (SPC)) ist ein Instrument zu verstehen, das auf mathematisch-statistischen Grundlagen basiert. Das Instrument wird eingesetzt, um einen bereits optimierten Prozeß durch kontinuierliche Beobachtung und gegebenenfalls geringfügige Korrekturen in diesem optimierten Zustand zu erhalten.

Als eine der ältesten und wichtigsten Methode zur Überwachung eines Prozesses wird die **Qualitäts-Regelkarte** eingesetzt, die Anfang der 30er Jahre von W. A. Shewhart entwickelt wurde. Qualitäts-Regelkarten basieren auf dem Wissen, daß jedem Prozeß gewisse Variationen innewohnen, auch wenn der Prozeß sich selbst nicht ändert. Die Qualitäts-Regelkarte hilft festzustellen, ob ein Prozeß durch zufällige Einflüsse (zufällige Streuungen) gekennzeichnet und daher als stabil und vorhersagbar zu betrachten ist oder ob er durch systematische Einflüsse als instabil und daher als außer Kontrolle zu bezeichnen ist. Die Meßwerte des Prozesses (Einzelwerte oder aggregierte Werte) werden in ein Formblatt eingetragen, auf dem der bereits aus früheren Werten ermittelte arithmetische Mittelwert und die Toleranzgrenzen (berechnet aus der ein- bis dreifachen Standardabweichung) eingezeichnet sind (Abb. 8-5). Die Entscheidung, ob ein Prozeß außer Kontrolle geraten ist, erfolgt aufgrund bestimmter Regeln, bei denen vor allem der Trend aufeinanderfolgender Meßwerte eine entscheidende Rolle spielt.

Auf Grund der Ergebnisse der Qualitäts-Regelkarte kann nicht unmittelbar in den beobachteten Prozeß eingegriffen werden. Vielmehr lassen sich erst nach der Analyse der Daten Ansätze für Eingriffs- und damit Verbesserungsmöglichkeiten erkennen. In der Medizin wird das Verfahren der statistischen Prozeßkontrolle vor allem im medizinischen Labor zur fortlaufenden Überwachung der Analysen eingesetzt.

Bezüglich weiterer Verfahren zur statistischen Qualitätskontrolle, wie etwa die Cusum-Technik oder das Monitoring seltener Ereignisse, wird auf einschlägige Lehrbücher verwiesen (z. B. [Feigenbaum 1991]).

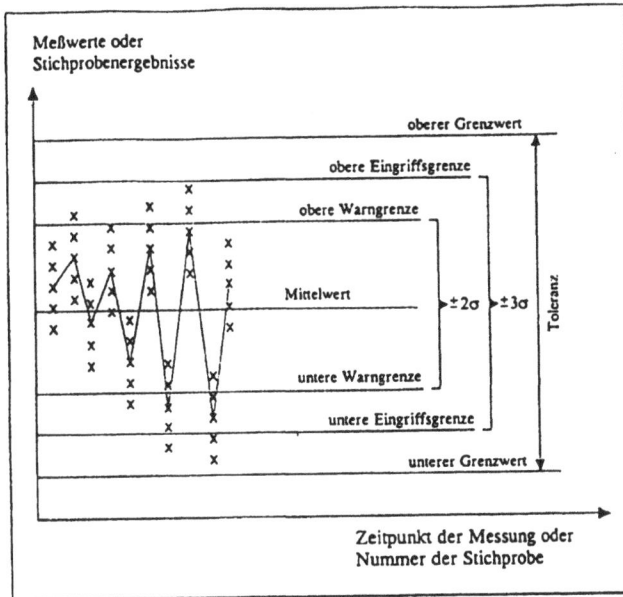

Abb. 8-5: Schematische Darstellung einer Qualitätsregelkarte [Kamiske et al. 1993]

8.4.4 Einsatz von Informationssystemen in der Qualitätssicherung

Geeignete Informationen sind die Basis jeder Qualitätssicherung oder -verbesserung. Wenn z. B. die eigene Qualität nicht bekannt ist, gibt es auch keinen Anlaß, an ihr zu zweifeln. Daher ist der Einsatz informationsverarbeitender Technologien und von Instrumenten zur Unterstützung des Qualitätsmanagements naheliegend.

Folgende Methoden der Informationsverarbeitung, geordnet von der einfachsten bis zur höchsten technischen Komplexität, sind zur Unterstützung des Qualitätsmanagements geeignet:

☐ Strichlisten zur Erfassung einzelner Qualitätsindikatoren,
☐ Erhebungsbogen zur Erfassung aller qualitätsrelevanten Daten,
☐ Datenerfassungsprogramme auf PC mit Schnittstellen zur weiteren Verarbeitung der Daten,
☐ isolierte Dokumentations- und Auswertungssysteme für die Qualitätskontrolle,
☐ integrierte Abteilungsinformationssysteme, die gleichzeitig Qualitätsmanagement und Abwicklung der Krankenversorgung innerhalb einer Abteilung unterstützen,
☐ Krankenhausinformationssysteme, die alle in einem Krankenhaus anfallenden und zum Qualitätsmanagement notwendigen Informationen zusammentragen, aufarbeiten und den Nutzern in geeigneter Weise zur Verfügung stellen.

Besonders für die beiden letzten Stufen fehlt es vielfach noch an der Formulierung der Anforderungen durch im Qualitätsmanagement erfahrene Klinikärzte und

Pflegekräfte. Dies kann durch die Medizininformatik nicht alleine geleistet werden. Z. B. wäre es wünschenswert, qualitätsrelevante Informationen aus den Bereichen Patientenaufnahme und -entlassung, Inanspruchnahme von zentral erbrachten Befunden (z. B. klinisch-chemisches oder mikrobiologisches Labor) oder von Medikamenten (z. B. Antibiotikaverbrauch pro Station und Diagnosespektrum) sowie zum ökonomischen Controlling "automatisch" bzw. ohne Zusatzaufwand zur Verfügung zu haben.

Der Einsatz von Informationstechnologien bei den bekannten qualitätssichernden Maßnahmen wie der Peri- und Neonatologie, der Allgemein- oder der Herzchirurgie, die alle auf den Methoden des Qualitätsmonitorings und der statistischen Vergleiche beruhen, stellt sich 1995 wie folgt dar:

☐ In vielen Krankenhäusern/Fachabteilungen werden noch Erhebungsbögen ausgefüllt und an die Organisationszentralen per Post versandt.

☐ Langsam abgelöst wird dieses Verfahren von PC-Programmen zur Datenerfassung vor Ort mit einfachen Plausibilitätsprüfungen. Über Disketten oder – noch selten – über Modem werden die Daten den Organisationszentralen zugeleitet.

☐ Systeme, die dezentral sowohl die Dokumentation als auch die Auswertung und gleichzeitig die Routineorganisation unterstützen, gewinnen zunehmend an Verbreitung und Akzeptanz (vgl. Systeme wie PERIDOK/Q, NEODOK etc.). Die Vorteile liegen auf der Hand: Datenerfassung und klinikinterne Auswertungen (z. B. Trend- und Einzelfallanalysen mit variablem Zeit- und Kollektivbezug) können vor Ort und zeitnah durchgeführt und organisatorische Funktionen, z. B. Arztbriefschreibung oder Erstellen von Verlegungsberichten, ohne größeren Aufwand unterstützt werden.

☐ Das Qualitätsmanagement unterstützende Funktionen von integrierten Abteilungsinformationssystemen existieren nur als Prototypen an wenigen Standorten.

Die Informationsnutzung der Ergebnisse aus der Perinatalerhebung mit daraus resultierenden klinikinternen Verbesserungsmaßnahmen wurde beispielgebend von der Frauenklinik der TU München demonstriert.

Folgende für das Qualitätsmanagement notwendige Funktionen können mit Hilfe geeigneter Krankenhausinformationssysteme ebenfalls unterstützt werden:

☐ Kommunikation zwischen stationärer und ambulanter Versorgung. Nur selten werden wichtige Spätergebnisse wie die nach der Krankenhausentlassung auftretenden Wundinfektionen oder die in einem anderen Krankenhaus durchgeführten Reinterventionen dem primär behandelnden Krankenhaus bekannt. Eine systematische Kommunikation mit den nachbetreuenden Ärzten oder vom DV-System unterstützte Befragungen der Patienten zu ihren Erfahrungen und den erlebten Spätergebnissen könnte Abhilfe schaffen.

☐ Routine-Monitoring von Qualitätsindikatoren, die über die oben beschriebenen bekannten Qualitätssicherungsprogramme, hinausgehen, z. B. durch die Beobachtung der Qualität mit allgemeinen und krankenhausübergreifenden Indikatoren. Die von den Krankenhäusern zeitnah und maschinenlesbar an die Krankenkassen zu übermittelnden Daten des § 301 SGB V – Diagnosen (bei Aufnahme, Verlegung, Entlassung), angewandte Prozeduren, Verlegungen und

Verlegungsgründe, Verweildauern etc. – enthalten Qualitätsindikatoren, die die Krankenhäuser für ihr Qualitätsmanagement nutzen könnten.

☐ Unterstützung der aktuellen Versorgung durch simultane Interventionen etwa beim Abweichen von Leitlinien. So bieten einige Systeme wie das HELP-System oder das Regenstrief Medical Record System sogenannte Reminder- oder Beraterfunktionen an. Die Erarbeitung der dafür notwendigen Wissensbasen ist eine der größten Herausforderungen der Medizininformatik.

☐ Zugang zu internationalen Literatur- und Falldatenbanken sowie Kommunikation mit Experten auf elektronischem Weg.

8.4.5 Evaluation qualitätssichernder Maßnahmen

Aus den gleichen Gründen, wegen denen die Qualität der Versorgung im Rahmen von Qualitätssicherungs-Maßnahmen evaluiert wird, müssen sich auch qualitätssichernde Maßnahmen einer Evaluation unterziehen. Umgekehrt sollten gesundheitspolitische Entscheidungen für oder gegen die Einführung qualitätssichernder Maßnahmen Kenntnisse über deren Effektivität und Effizienz voraussetzen.

Bisher sind Evaluationen qualitätssichernder Maßnahmen in der Gesundheitsversorgung eher von peripherer Bedeutung, was auch damit zusammenhängen mag, daß

☐ Evaluationen konzeptionell und methodisch kompliziert sein können (z. B. Zielveränderung während der Evaluation, schwierige Trennung von Evaluations- und anderen Effekten),

☐ die für andere Forschungsansätze verfügbaren Methoden und Techniken nicht ohne weiteres auch für Evaluationsfragen des Qualitätsmanagements geeignet sind (z. B. können randomisierte Studiendesigns unrealistisch sein),

☐ den Evaluationsergebnissen wenig praktische Auswirkungen zugesprochen werden (z. B. geringer Bekanntheitsgrad von Ergebnissen aus Evaluationsstudien, Akzeptanz unerwünschter Ergebnisse, Glaubwürdigkeit von Evaluationsergebnissen).

Dennoch wird es zukünftig wichtiger werden – gerade in Zeiten von knappen Ressourcen –, der Evaluation qualitätssichernder Maßnahmen mehr Aufmerksamkeit und Bedeutung beizumessen.

Verschiedene Studiendesigns – von der randomisierten Studie (Beispiel: Evaluation von curricular angelegten Qualitätszirkeln in der ambulanten Versorgung zum Thema Diabetikerbetreuung) bis hin zur einfachen Interventionsstudie (Vorher-/Nachher-Vergleich) – stehen, natürlich mit den bekannten Einschränkungen bezüglich der Kausalitätsaussage, für die Evaluation zur Verfügung.

Als Qualitätsindikatoren für qualitätssichernde Maßnahmen stehen u. a. zur Verfügung für die

☐ Strukturqualität
– Aussagen zur Organisationsstruktur der qualitätssichernden Maßnahme (Verantwortungshierarchie, Qualitätssicherungskommission, Vorschlagswesen etc.).

- Quantifizierung der der qualitätssichernden Maßnahme zur Verfügung stehenden Infrastruktur (Personal, DV, flankierende Maßnahmen etc.).
- Existenz von die Qualitätssicherungsaktivitäten unterstützenden Einrichtungen wie gut funktionierende Krankenblattarchive, DV-gestützte Krankenhausinformationssysteme, halbautomatisierte Qualitätsmonitore etc.

☐ Prozeßqualität
- Zahl der durchgeführten qualitätssichernden Aktivitäten, z. B. Zahl
  · der der Qualitätssicherung dienenden Sitzungen,
  · der Maßnahmen, Probleme zu finden,
  · der tatsächlich identifizierten Probleme,
  · der Prozeßanalysen, Qualitätsstudien und Problemanalysen,
  · der in die Praxis umgesetzten Problemlösungen,
  · der Schulungen und Motivationsaktivitäten.
- Verbrauch an Ressourcen

☐ Ergebnisqualität
- Bekanntheitsgrad qualitätssichernder Programme bei Mitarbeitern und Patienten,
- Qualitätsbewußtsein bei den Leistungserbringern auf allen hierarchischen Ebenen,
- Verbesserung und Stabilität des Behandlungsprozesses,
- Verbesserung und Stabilität der Behandlungsergebnisse,
- ökonomischer Nutzen.

Eine Beurteilung der Effektivität und Effizienz kann notfalls auch implizit, z. B. durch ein Peer Reviewing, also ohne explizit formulierte Qualitätsindikatoren, erfolgen, dennoch ist auch für diesen Fall eine Checkliste ganz nützlich.

8.5 Umfassendes Qualitätsmanagement

Das Umfassende Qualitätsmanagement schließt alle Mitarbeiter einer Organisation in den Prozeß der Qualitätssicherung und -verbesserung mit ein und stellt die Zufriedenheit und den Nutzen der Kunden und der Mitarbeiter in den Vordergrund. Eine kontinuierliche Qualitätsverbesserung entsteht, wenn der PDCA-Zyklus (nahezu identisch mit dem problem-orientierten Qualitätsverbesserungszyklus) immer wieder durchlaufen und dabei ein Problem nach dem anderen beseitigt wird. Qualitätszirkel innerhalb oder zwischen den medizinischen Arbeitsstätten ermöglichen die Realisierung der kontinuierlichen Qualitätsverbesserung. Voraussetzung für ein Umfassendes Qualitätsmanagement in einem Krankenhaus sind eine Kunden- und Problemorientierung, geeignete Qualitätsmanagement-Strukturen, Schulungs- und Ausbildungsprogramme für die Mitarbeiter und der Einsatz moderner Techniken des Qualitätsmanagements. Die Qualität der Versorgung und die Qualität des Qualitätsmanagementsystems können einer Auditierung und Zertifizierung unterzogen werden, um so allen externen Kunden eine detaillierte Analyse der Versorgungsleistungen eines Krankenhauses zu ersparen.

8.5.1 Definition des "Totalen" Qualitätsmanagements

Allgemein versteht man unter dem "Totalen" Qualitätsmanagement (abgekürzt: TQM) eine ablauforientierte Führungspraxis, die das Ziel hat, die Qualität für den Kunden kontinuierlich zu verbessern. Im Blickpunkt stehen dabei alle Prozesse in allen Bereichen und Abteilungen und sämtliche Produkte und Dienstleistungen (daher: "total"). Kunden- und Lieferanten-Beziehungen gibt es daher auch innerhalb des Unternehmens zwischen den Arbeitsbereichen, die sich Produkte und Dienstleistungen zukommen lassen.

In der DIN ISO Norm 8402 (August 1995) wird **Umfassendes Qualitätsmanagement** wie folgt definiert: "Auf der Mitwirkung aller ihrer Mitglieder gestützte Managementmethode einer Organisation, die Qualität in den Mittelpunkt stellt und durch Zufriedenstellung der Kunden auf langfristigen Geschäftserfolg sowie auf Nutzen für die Mitglieder der Organisation und für die Gesellschaft zielt.

Anmerkung 1: Der Ausdruck "alle ihre Mitglieder" bezeichnet jegliches Personal in allen Stellen und allen Hierarchieebenen der Organisationsstruktur.

Anmerkung 2: Wesentlich für den Erfolg dieser Methode ist, daß die oberste Leitung überzeugend und nachhaltig führt und daß alle Mitglieder der Organisation ausgebildet und geschult sind.

Anmerkung 3: Der Begriff Qualität bezieht sich beim Umfassenden Qualitätsmanagement auf das Erreichen aller geschäftlichen Ziele. ...."

Im Gesundheitssystem sollte an Stelle des "Totalen" das "Umfassende" Qualitätsmanagement stehen, das berufsgruppen- und fächerübergreifend alle hierarchischen Ebenen betrifft und dessen Hauptziel die Sicherung und Verbesserung der Qualität der unmittelbaren Patientenversorgung ist. Man unterscheidet dabei zwischen externen (Patienten, Familienangehörige, ein- oder überweisende Ärzte etc.) und internen Kunden (Stationen, Funktionsbereiche, Patientenverwaltung, Apotheke etc.).

8.5.2 Kontinuierliche Qualitätsverbesserung und PDCA-Zyklus

Ein Unternehmen kann nur dann erfolgreich sein, wenn jeder Mitarbeiter bewußt eine Mitverantwortung an der Qualität seiner Arbeitsstätte und an deren Verbesserung trägt und die Qualitätsverbesserung als kontinuierlichen Prozeß auffaßt. Voraussetzung hierzu ist eine von allen geteilte Einstellung, die dem aus dem Japanischen stammenden **KAIZEN** entspricht. KAIZEN steht für "Vervollkommnung" und kennzeichnet die Haltung und das Bestreben, ständiges Verbessern der Verbesserung wegen zu betreiben. M. Heß [1995] bezeichnet KAIZEN als einen Aspekt der Unternehmenskultur bzw. als einen speziellen Denkstil.

Diese Haltung findet ihre Realisierung in dem ständig zu durchlaufenden Deming-Zyklus, der auch als **Plan-Do-Check-Act (PDCA-) Zyklus** oder Deming-Kreis bezeichnet wird (Abb. 8-6).

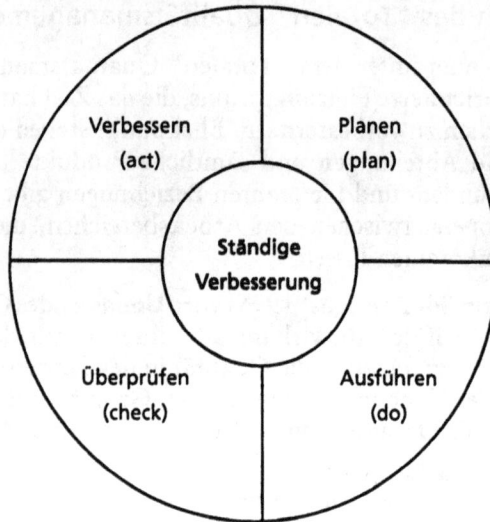

Abb. 8-6: Deming-Zyklus der Ständigen Verbesserung [G.F. Kamiske et al. 1993]

Im Prinzip ist das in Abschnitt 8.4 vorgestellte Paradigma der problemorientierten Qualitätsverbesserung mit dem PDCA-Zyklus identisch:

PDCA-Zyklus	Paradigma
* Plan (Planen einer Qualitäts-verbesserungs-Maßnahme)	* Qualitätsbeobachtung und Problemerkennung
	* Problemanalyse und Problem-lösung
* Do (Ausführen)	* Umsetzung einer Problemlösung in die Routine
* Check (Überprüfung)	* Evaluation der Problemlösung
* Act (Verbessern)	* Sicherstellen, daß das Problem nicht mehr auftritt und
→ Beginn eines neuen Zyklusses!	

8.5.3 Qualitätszirkel

Qualitätszirkel sind zentrale und integrale Bestandteile des Umfassenden Qualitätsmanagements, denn in ihnen wird das Paradigma des problemorientierten Qualitätsverbesserungsprozesses bzw. des PDCA-Zyklusses umgesetzt.

Nach M. Heß [1995] stellt ein Qualitätszirkel "eine kleine Gruppe von Mitarbeitern dar, die sich freiwillig zusammenfindet. Geleitet durch einen Moderator, analysiert sie in regelmäßigen Sitzungen selbstgewählte Probleme und Schwachstellen aus ihrem Arbeitsbereich, um Problemlösungen zu erarbeiten, Verbesserungsvorschläge zu verwirklichen, die dabei erzielten Ergebnisse selbst zu kontrollieren mit dem Ziel, effektiver als bisher ihre Arbeit zu erfüllen." Bisweilen werden Qualitätszirkel auch gezielt zur Lösung eines bestimmten Problems eingerichtet. Qualitätszirkel können sowohl im Krankenhaus (abteilungsintern oder abteilungsübergreifend) als auch in der ambulanten Versorgung (praxenübergreifend) gebildet werden.

Zur Qualitätszirkel-Arbeit existiert ein Leitfaden von O. Bahrs et al. [1994].

8.5.4 Umfassendes Qualitätsmanagement im Krankenhaus

Ein Umfassendes Qualitätsmanagement in einem Krankenhaus, zu dessen Implementierung zwischen 5 und 10 Jahre benötigt werden, zeichnet sich durch Kundenorientierung, multiprofessionellen und fachgebietsübergreifenden Ansatz, Problemorientierung, geeignete Qualitätsmanagement-Strukturen und Schulung- bzw. Ausbildungsprogramme der Mitarbeiter aus.

8.5.4.1 Kundenorientierung

Der zum Teil als irritierend empfundene Ausdruck "Kunde" für Patient meint vor allem, daß die Erfahrungen und Wahrnehmungen der Patienten bezüglich der erbrachten Leistungen, der Betreuung und der organisatorischen Abläufe von zentraler Bedeutung sind. Der "Kunde" Patient wird sich in der Regel nur zu wenigen, jedoch für ihn wichtigen Aspekten der Krankenhausversorgung wie z. B. zu den Hotelleistungen oder zur Ablauforganisation äußern können. Zur Erfassung dieser Patientenerfahrungen existieren einige Prototypen von Fragebogen. Den größeren Teil der Krankenhausversorgung, der dem Patienten weniger einsichtig ist, wie z. B. die ärztliche Behandlung, wird er als gegeben gut voraussetzen. Für diesen Bereich müssen bei der Bewertung andere für ihn einspringen.

8.5.4.2 Berufsgruppen-, fachgebiets- und hierarchieübergreifender Ansatz

Historisch bedingt existieren in Krankenhäusern in der Regel "berufsgruppengetrennte" Organisationsstrukturen (ärztliches, pflegerisches, administratives, technisches Personal), die zudem über unterschiedliche Einflußmöglichkeiten verfügen. Andererseits muß die auf den Patienten ausgerichtete Arbeit als Teamarbeit angesehen werden, wozu ein hohes Maß an multiprofessioneller und interdisziplinärer Koordination, Kommunikation und Integration erforderlich ist. Qualitätsprobleme betreffen daher überwiegend nicht allein einzelne medizinische Fächer, die Pflege oder die Verwaltung. Moderne Qualitätsmanagement-Systeme im Krankenhaus tragen dieser multiprofessionellen Situation Rechnung. Zudem kann ein Qualitätsverbesserungsprozeß nur unter Einbeziehung aller Mitarbeiter – unabhängig von der Hierarchieebene – mit deren Wissen und Erfahrungen erfolgreich sein.

Zur Überwindung möglicher Barrieren zwischen den Berufsgruppen, den Fachgebieten und den Hierarchieebenen ist neben der Schaffung entsprechender multiprofessioneller und interdisziplinärer Strukturen auch das Instrument des Qualitätszirkels geeignet, in dem problemorientiert nach Lösungen zur Verbesserung der Qualität gesucht wird.

8.5.4.3 Problemorientierung

Eine der größten Schwierigkeiten bei der Einführung eines Umfassenden Qualitätsmanagementsystems ist die Tatsache, daß eine kontinuierliche Qualitätsverbesserung mit dem Aufzeigen von Versorgungsproblemen beginnt. Wenn einmal die Bereitschaft zur Erkennung der eigenen Schwachstellen vorhanden ist, helfen z. B. Monitoringinstrumente mit vergleichenden Statistiken, Mitarbeiter- und Patientenbefragungen und Analysen von Zwischenfällen oder spontan berichteten Problemen (Beschwerdekasten, Vorschlagswesen), einen problemorientierten Qualitätsverbesserungszyklus anzustoßen.

8.5.4.4 Qualitätsmanagement-Strukturen

Das Betreiben eines Umfassenden Qualitätsmanagementsystems in einem Krankenhaus setzt in der Regel eine eigenständige Organisationsstruktur voraus. Nach H. Ebner [1995] lassen sich dabei zwei Ebenen unterscheiden:

☐ die Steuerungsebene (Qualitätsmanagement-Konferenz unter Vorsitz der Krankenhausleitung), in der die grundsätzlichen Vorgaben in bezug auf die Ausrichtung, Strategie und Steuerung des Qualitätsmanagements erstellt werden,
☐ die Ausführungsebene (Qualitätszirkel, Qualitätskommissionen), in der die konkreten qualitätsverbessernden Projekte realisiert werden.

Qualitätsmanager organisieren, koordinieren und moderieren die Qualitätsverbesserungsprojekte auf beiden Ebenen und stellen darüber hinaus eine Integration zwischen Routineversorgung und Verbesserungsprojekten her. Die Qualitätsmanager sind auch für die Einrichtung und die systematische Durchführung der Qualitätszirkel zuständig. Zur methodischen Unterstützung sollten methodisch ausgebildete Qualitäts-Koordinatoren zur Verfügung stehen. Unterstützung und korrigierende Begleitung in der Einführungsphase eines Umfassenden Qualitätsmanagements in ein Krankenhaus können auch "externe" Berater bieten, die sich oft leichter tun, z. B. notwendige organisatorische Änderungen vorzuschlagen.

8.5.4.5 Schulung und Ausbildung

Die richtige Schulung und Ausbildung der Mitarbeiter in Sachen Qualitätsmanagement ist ein wichtiger Baustein für die erfolgreiche Einführung eines Qualitätsmanagement-Systems. Die Schulungen sollen zum einen Fähigkeiten und Kenntnisse im Hinblick auf Theorie und Methoden des Qualitätsmanagements und zum anderen die Kompetenz für das Arbeiten in Projektgruppen und Moderationstechniken vermitteln. In den existierenden Curricula werden unterschiedliche Qualifikationen – je nach Zielgruppe – angeboten, z. B. Basisinformationsseminare (z. B. drei Stunden), Grundlagenseminare (z. B. drei Tage), Lehrgänge zum Qualitäts-Koordinator (z. B. 10 Tage) oder zum Qualitätsmanager (z. B. 40 Tage).

Es empfiehlt sich für die oberste Leitungsebene eines Krankenhauses besondere Seminare einzurichten, in denen insbesondere die Formulierung einer Qualitätsphilosophie und die Ableitung von Qualitätszielen für das Unternehmen Krankenhaus im Vordergrund stehen.

8.5.5 Moderne Techniken des Qualitätsmanagements

Die von K. Ishikawa entwickelten elementaren Qualitätswerkzeuge (Tools of Quality) – auch unter dem Begriff "Seven tools" bekannt – sind im Grunde einfache visuelle Hilfsmittel, um Probleme zu erkennen, zu verstehen und zu lösen. Sie können in den einzelnen Schritten des Qualitätsverbesserungs-Prozesses eingesetzt werden und bieten sich zur Unterstützung einer systematischen Qualitätszirkel-Arbeit geradezu an. Die sieben elementaren Qualitätswerkzeuge sind:

Werkzeug	geeignet für:
* Fehlersammelliste	* Problemerkennung
* Histogramm	* Problemerkennung, -analyse
* Pareto-Diagramm	* Priorisierung von Problemen
* Ursache-Wirkungs-Diagramm (Ishikawa-, Fischgräten-Diagramm)	* Ordnen von Ursachen, die einem Problem zugrunde liegen können
* Korrelationsdiagramm	* Untersuchung von Ursachen-Wirkungsbeziehungen
* Qualitätsregelkarte	* Überwachung von Prozessen
* Brainstorming	* Kreativitätstechnik z. B. zum Finden von Problemlösungen

Als weitere in der Praxis bewährte Werkzeuge sind die Flow-Chart-Technik, mit der Prozeßabläufe graphisch dargestellt und in Qualitätszirkeln diskutiert und modifiziert werden können, der nominale Gruppenprozeß zur Prioritätensetzung bei der Problemauswahl und die Nutzwertanalyse zur Auswahl der geeigneten Problemlösung zu nennen.

8.5.6 Auditierung, Zertifizierung und Akkreditierung

Unter **Audit** versteht man die systematische, unabhängige Untersuchung einer Aktivität und ihrer Ergebnisse, durch die Vorhandensein und sachgerechte Anwendung spezifischer Anforderungen beurteilt und dokumentiert werden. Audits sind also "Instrumente", mit denen man zu einem bewertenden Bild über Wirksamkeit und Problemangemessenheit qualitätssichernder Aktivitäten kommen kann.

Neben dem Produkt- und Verfahrensaudit kommt dem sogenannten **Systemaudit** eine besondere Bedeutung zu, weil es dem Nachweis der Wirksamkeit und Funktionsfähigkeit einzelner Elemente oder eines gesamten Qualitätsmanagement-Systems dient.

Allgemein orientiert sich das Systemaudit an der Normenreihe ISO 9000-9004. Das Systemaudit kann durch eine neutrale Zertifizierungsstelle (z. B. der Deutschen Gesellschaft zur **Zertifizierung** von Qualitätsmanagement-Systemen (DQS)) durchgeführt werden, die bei Erfüllung der Anforderungen ein Zertifikat für die Dauer von drei Jahren vergibt. Die formale Kompetenz, Unabhängigkeit und Integrität der Zertifizierungsstelle leitet sich aus der **Akkreditierung** bei einer übergeordneten Trägergemeinschaft ab.

Voraussetzung für das Bestehen eines Audits ist die Existenz einer ausführlichen Dokumentation aller Prozeßschritte in Form eines Qualitätssicherungs-Handbuches, dessen Erstellung mit einem hohen Zeit- und Kostenaufwand verbunden ist, da praktisch alle Handgriffe in einem Unternehmen auf normgerechten Formularen festzuhalten sind.

Neben den aus der Normenreihe ISO 9000-9004 abgeleiteten Beurteilungskriterien für Qualitätsmanagement-Systeme existieren die Kriterienmodelle des Malcom Baldrige Awards (MBA) und des European Quality Awards (EQA), die sich außer für den Zustand des Qualitätsmanagement-Systems noch für die Qualität der erbrachten Produkte und Leistungen und die Perspektiven der kontinuierlichen Qualitätsverbesserung interessieren. Dagegen ist der Kriterienkatalog der ISO-Normen deutlich operativ orientiert und legt großen Wert auf die kontrollierenden Aspekte des Qualitätsmanagement-Systems. K.J. Zink et al. [1992] urteilen, daß den ISO-Normen ein Konzept zugrunde liegt, das nicht auf dem Verständnis der kontinuierlichen Qualitätsverbesserung beruht, sondern lediglich die Bewertung des Qualitätsmanagement-Systems zum Ziel hat.

Wenn ein Unternehmen sich intern über den "Ist-Zustand" seines eigenen Qualitätsmanagement-Systems informieren oder sich auf die Zertifizierung vorbereiten möchte, kann es nützlich sein, aus den verschiedenen Kriterienmodellen ein Analyse-Instrumentarium zu entwickeln und es zur Selbst-Bewertung zu nutzen. Die European Foundation for Quality Management hat ein solches Instrument für die Industrie entwickelt [EFQM 1995].

1995 war weder eine Anpassung der ISO-Normen noch der Kriterienmodelle des Malcom Baldrige Awards bzw. des European Quality Awards an die Gesundheitsversorgung erfolgt.

Die Deutsche Krankenhausgesellschaft (DKG) und die Spitzenverbände der Gesetzlichen Krankenversicherungen (GKV) zeigen ein großes Interesse an einer Zertifizierung von Krankenhäusern, allerdings nicht nach den ISO-Normen.

9 Informationssysteme im Gesundheitswesen

Hans-Jürgen Seelos

"Erkenntnisobjekte" bezeichnen in der Wissenschaftstheorie die aus dem Erfahrungsobjekt einer Realwissenschaft abstrahierten Phänomene der Wirklichkeit, welche Gegenstand des Erklärens und Gestaltens sind. Erkenntnisobjekte der Medizinischen Informatik sind die aus ihrem Erfahrungsobjekt aspektrelativ abstrahierten informationsverarbeitenden Systeme, die biologischen Objektsystemen oder soziotechnischen Subjektsystemen inhärent sind. Sie qualifizieren sich als Systeme aufeinander bezogener informationsverarbeitender Operationen, die global in die Gewinnung oder Erzeugung, Speicherung, Umformung oder Verknüpfung, Wiedergabe und Übermittlung von Informationen gegliedert werden können. Träger der Operationen können dabei biologische (organische), personelle oder soziale und technische Einheiten (Systeme) sein.

Im folgenden werden die begrifflichen Grundlagen zur definitorischen Einordnung informationsverarbeitender Systeme beschrieben, typische für die Praxis relevante Anwendungssysteme skizziert sowie grundlegende methodologische Prinzipien ihrer Gestaltung, Bewertung und Auswahl erläutert.

9.1 Begriffliche Grundlagen

Definiert man ein **System** als eine Gesamtheit von Elementen, die miteinander durch Beziehungen verbunden sind, dann lassen sich sowohl in biologischen als auch in betrieblichen Systemen funktional zwei Teilsysteme unterscheiden:

- ein Basissystem, in dem die physisch-materiellen Leistungsprozesse und operativen Informationsprozesse realisiert werden;
- ein Steuerungssystem, in dem vorrangig dispositive Informationsprozesse zur Beeinflussung des Basissystems (Steuerung und Regelung der Leistungsprozesse) und/oder seiner Umwelt ablaufen.

Die Gesamtheit der operativen (Basissystem) und dispositiven (Steuerungssystem) Informationsprozesse kann im Rahmen einer weitergehenden hierarchischen Differenzierung zum **Informationssystem** zusammengefaßt werden.

Aus dem Prozeßgefüge des so beschriebenen Informationssystems lassen sich operative und/oder dispositive Informationsprozesse ausgrenzen und auf Automaten zur Verarbeitung von Daten (nach DIN 44300 Datenverarbeitungssystemen) abbilden. Da jedoch in biologischen und betrieblichen Systemen nur definierte Systemfunktionen (biologische Teilfunktionen, betriebliche Geschäftsprozesse) vollständig oder deren Gesamtfunktion teilweise automatisierbar sind, stellt jede informationstechnologische Abbildung im Ergebnis ein "Mensch-Aufgabe-Technik-System" dar. Es steht in Beziehung zu seiner Umwelt, ist also Teil eines umfassenderen Systems, mit dessen Elementen es über Schnittstellen verbunden ist. Somit läßt sich definieren: Ein **computergestütztes Informationssystem** ist ein "Mensch-Aufgabe-Technik-System", das in der Medizinischen Informatik die Gesamtheit der Systemfunktionen biologischer oder soziotechnischer Systeme durch Einsatz von Informations- und Kommunikationstechnologien teilweise automatisiert.

Morphologisch gesehen lassen sich **computergestützte betriebliche Informationssysteme** durch das Zusammenwirken sozialer (personeller) und informationstechnischer Komponenten zur Erfüllung bestimmter (bestehender oder neuer) Aufgaben (Systemfunktionen) bzw. zur Lösung konkreter Probleme der Informationsverarbeitung (z. B. Entscheidungsunterstützung, Mustererkennung, Controlling) und zur Handhabung der damit verbundenen Informationen näher charakterisieren. Unter den personellen Komponenten kann man die Benutzer und die zur Steuerung ihres Verhaltens vorgegebenen organisatorischen Regelungen einordnen. Die informationstechnischen Komponenten werden durch die Hardware sowie die sie steuernde, mehr oder weniger anwendungsnahe Software repräsentiert. Aufgabenerfüllung und Informationshandhabung beruhen auf einer Funktionsteilung zwischen personellen und informationstechnischen Komponenten. Die Benutzer übernehmen organisatorisch vorgesehene Benutzerfunktionen. Diese werden im Rahmen der Aufgabenerfüllung mit Hardware- und Softwarefunktionen kombiniert, deren Zuschnitt Art und Ausmaß der Computerunterstützung oder den Automationsgrad bestimmt. Der Funktionsteilung folgt eine selektive Überführung von Benutzerwissen in maschinell verarbeitete Daten. In einer gegenstandsbezogenen Betrachtungsweise "enthalten" computergestützte betriebliche Informationssysteme dementsprechend Aufgaben, die in Benutzerfunktionen und Hardware-/Softwarefunktionen gegliedert werden, Informationen, die teils als Benutzerwissen, teils als Daten vorliegen, Benutzer und organisatorische Vorgaben sowie Hardware und Software (Systemsoftware, Anwendungssoftware).

In **computergestützten biologischen Informationssystemen** besitzen nicht nur Aufgaben und zu verarbeitende Informationen einen anderen Charakter (z. B. Biosignalverarbeitung). An Stelle der personellen Komponenten finden sich Organe, deren natürliche Steuerung durch elektrische Impulse oder biochemische Reaktionsabläufe erfolgt. Auch die technische Auslegung weicht objektsystembedingt von der computergestützter betrieblicher Informationssysteme ab (z. B. Verwendung von Biomaterialien).

9.2 Spezielle Anwendungssysteme

Ein **Anwendungssystem** ist ein computergestütztes Informationssystem, das in der Medizinischen Informatik einen konkreten Gegenstandsbereich des Erfahrungsobjektes (biologisches System, soziotechnisches System) modelliert.

Ausgehend von den vielfältigen Problemen bzw. Anforderungen an die Informationsverarbeitung in der Medizin und im Gesundheitswesen haben sich in der Entwicklung der Medizinischen Informatik für einzelne Gegenstandsbereiche (Zielsysteme, Problemklassen) spezielle Anwendungsysteme herausgebildet, deren Anwendungsarchitektur nachfolgend exemplarisch beschrieben wird.

9.2.1 Arztpraxissysteme

Die Entwicklung von Anwendungssystemen für die ambulante Krankenversorgung hat in den letzten 15 Jahren von Abrechnungssystemen über medizinische Dokumentationssysteme zu integrierten Praxisinformationssystemen geführt. Derzeit setzen etwa 30.000 Arztpraxen oder rd. 28 % der niedergelassenen Ärzte ein Arztpraxissystem (auch kurz als "Praxiscomputer" bezeichnet) für unterschiedliche Aufgaben ein. Die traditionell im Vordergrund stehenden abrechnungstechnischen und praxisorganisatorischen Anforderungen an Arztpraxissysteme sind heute weitgehend umgesetzt, so daß sich die Weiterentwicklung in den letzten Jahren stark auf fachgebietsspezifische medizinische Anwendungen zur Unterstützung der ärztlichen Urteilsfindung konzentrierte.

Dem niedergelassenen Arzt stehen heute allgemeine Datenbanken und Nachschlagewerke zur Verfügung, die entweder in das Arztpraxissystem integriert (CD-ROM) oder direkt angebunden sind (Zugriff über öffentliches Netz). Der häufigste Einsatz stellt derzeit die Abfrage von Medikamentendatenbanken dar, die dem Arzt für seine therapeutische Entscheidung medizinökonomische Informationen zu allen gängigen Präparaten bieten sowie Kontraindikationsprüfungen durchführen. Ferner werden Literaturdokumentationssysteme zu einzelnen Wissensgebieten über spezielle Krankheitsentitäten, z. B. "Respirationstrakt" oder "metabolisches Syndrom", angeboten. Daneben sind fachgebietsspezifische Dokumentationsmodule im Einsatz, in denen bis zu 80 % der normalen Dokumentationsanforderungen und Untersuchungsabläufe einer Fachrichtung hinterlegt sind. Ziel dieser Module ist es, das strukturierte medizinische Wissen eines Fachgebietes, ausgerichtet auf die Anforderungen des niedergelassenen Arztes, zur Verfügung zu stellen, um eine vollständige und schnelle Dokumentationsunterstützung zu bieten.

Entsprechend der modellierten Geschäftsprozesse bzw. der in konkreten Anwendungssystemen realisierten Anwendungsfunktionen kann für Arztpraxissysteme nachstehende Kategorisierung angegeben werden:

☐ **Abrechnungssystem** (Mikrocomputer-Einplatzsystem): mit den Funktionen Patientenverwaltung, Leistungs-/Diagnosedokumentation, KV-Abrechnung, Privatliquidation, Mahnwesen, Leistungsstatistik, Textverarbeitung (Beschriftung von Vordrucken und Standardformularen, Erstellen von Organisationsmitteln).

☐ **Praxisadministrationssystem** (Mikrocomputer-Mehrplatzsystem): neben den o. g. Funktionen des Abrechnungssystems werden zusätzlich die Funktionen Patientenverwaltung, Praxisorganisation (Terminkalenderverwaltung, Wartelisten, Hausbesuchslisten), Finanzbuchhaltung, Medikamentenverwaltung, medizinische Basisdokumentation, Textverarbeitung (mit Zugriff auf die Patientendatenbank zur Erstellung von Arztbriefen, Attesten, Gutachten und Patientenprotokollen) sowie Kommunikationsschnittstellen zur Integration medizintechnischer Subsysteme (z. B. online-Anschluß von Laborgeräten) und zur leitungsgebundenen Datenkommunikation mit externen Geschäftspartnern (z. B. Laborgemeinschaft, Krankenkassen, Krankenhäusern, Inzidenzregistern) unterstützt.

☐ **Praxisinformationssystem** (Mehrplatzlösung auf Datenverarbeitungssystemen der mittleren Datentechnik): neben erweiterten administrativen Funktionen des Praxisadministrationssystems (Materialwirtschaft, "elektronische Karteikarte") werden Funktionen zur Unterstützung der ärztlichen Urteilsfindung (fachgebietsspezifische Wissensmodule), zur Überwachung von Risikopatienten und der langfristigen Profildokumentation angeboten.

9.2.2 Krankenhausinformationssysteme

"Krankenhausinformationssysteme", genauer **"computergestützte Krankenhausinformationssysteme"**, sind speziell für den Krankenhausbetrieb modellierte Anwendungssysteme, die nicht nur Information und Kommunikation verbessern, Informationsprozesse rationalisieren, sondern vor allem die krankenhausbetrieblichen (Management-)Entscheidungen qualifizieren sollen.

Konkret definiert [Collen 1988]: "The goal of a hospital information system is to use computers and communication equipment to collect, store, process, retrieve and communicate relevant patient care and administrative information for all hospital activities, and satisfy the functional requirements of all authorized users. Such an integrated, multifacility, medical information system should have the capability for the communication and integration of all patient data during the patient's service lifetime, from all of the information subsystems in all facilities in the medical complex; and to provide administrative and clinical decision support".

Mit der praktischen Nutzanwendung computergestützter Krankenhausinformationssysteme werden deshalb vor allem Erwartungen hinsichtlich einer Verbesserung von Leistungsfähigkeit, Qualität und Wirtschaftlichkeit sowohl des Patienten- als auch des krankenhausbetrieblichen Managements verbunden. Von daher kommt dem Krankenhausinformationssystem die Eigenschaft eines "kritischen Erfolgsfaktors" für die Krankenhausleistungsproduktion zu.

Die Architektur computergestützter Krankenhausinformationssysteme umfaßt:

☐ die Patientendatenbank,
☐ die Anwendungskomponenten Patientenmanagement und -abrechnung,
☐ die betriebswirtschaftlichen und logistischen Anwendungskomponenten (z. B. Finanzbuchhaltung, Kosten- und Leistungsrechnung, Controlling, Anlagenbuchhaltung, Material- und Lagerwirtschaft, Apothekenwirtschaft, Speisenplanung und -produktion, Wartungs- und Instandhaltungsmanagement, Personalwirtschaft) und

☐ im medizinisch-pflegerischen Bereich, bezogen auf die Organisationseinheiten, horizontale (z. B. Leistungsanforderung und Befundrückmeldung, Behandlungsplanung und -steuerung) und vertikale Anwendungskomponenten (z. B. Labordiagnostik, Bildverarbeitung, Op-Dokumentation).

Diese traditionell gemäß einem vertikalen (funktionsorientierten) Entwicklungsansatz mehr oder weniger integrativ umgesetzte Anwendungsarchitektur führte zunächst zum **"computer assisted hospital"** (CAH), das, bedingt durch rechtliche, informationstechnologische und organisatorische Einfluß- und Gestaltungsfaktoren, nunmehr zum **"computer integrated hospital"** (CIH) migriert. **"Integration"** bezieht sich dabei nicht nur auf die Ebene der technischen Trägersysteme, sondern vor allem auf die krankenhausbetrieblichen Unternehmensdaten (unternehmensweites Datenmodell), Geschäftsprozesse (Funktionsintegration) und Organisationseinheiten (medizinischer, pflegerischer, administrativer und ver-/entsorgungstechnischer Bereich). Wie Abb. 9-1 schematisch andeutet, bedarf es dazu eines horizontal-integrativen Entwicklungsansatzes, der die Querschnittsfunktionalitäten der einzelnen Leistungsstellen (z. B. Dienstplangestaltung, medizinische Dokumentation, Leistungsanforderung, Ressourcenmanagement) integriert (z. B. zu einem Behandlungsplanungs- und -steuerungssystem) und die zum Nukleus der Anwendungsarchitektur zählenden Anwendungsfunktionen in einer homogenen Softwareumgebung modelliert.

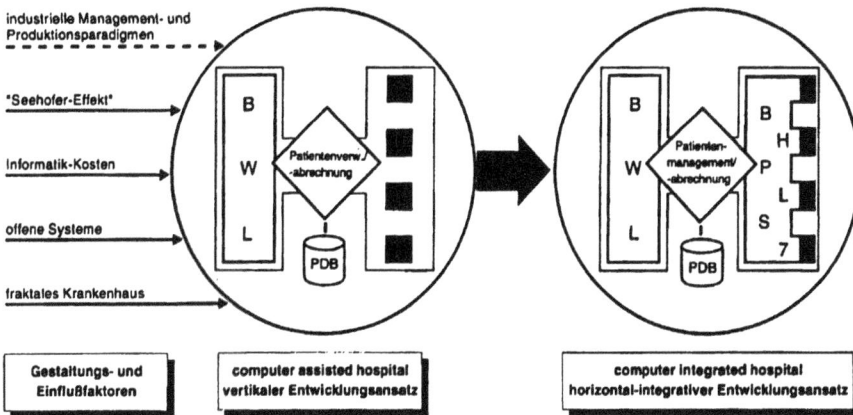

Abb. 9-1: Paradigmenwechsel bei Krankenhausinformationssystemen: vom "computer assisted hospital" zum "computer integrated hospital"

Das computer integrated hospital stellt sich mithin dar als ein unternehmensweiter Verbund heterogener Anwendungssysteme auf der Basis branchenspezifischer Standardanwendungssoftware, einer offenen Systemarchitektur und definierten (Schnittstellen-)Standards (z. B. Health Level 7 (HL 7)).

Gegenwärtig verfügen etwa 90 % der 2.354 Krankenhäuser über ein computergestütztes Krankenhausinformationssystem, wobei jedoch erhebliche Unterschiede in bezug auf den Automationsgrad, also das Verhältnis der automatisierten zu den automatisierbaren Geschäftsprozessen oder das Systemkonzept festzustellen sind. Für die realtechnische Ausprägung computergestützter Krankenhausinformationssysteme sind u. a. neben technologischen, organisatorischen und finanziellen Aspekten auch soziologische Überlegungen sowie die Angebotspolitik und Produktstrategie der Anbieter (Servicerechenzentren, Systemhäuser, Softwarehäuser) maßgebend. Infolgedessen vielfältig ist das Spektrum der realisierten Systemkonzepte. Es reicht von Verbundlösungen, unter Einbeziehung von Servicerechenzentren, über autonome Lösungen bis hin zu eigenständigen Mischformen. Derzeit bedienen sich etwa 68 % der Krankenhäuser einer Verbundlösung, 30 % einer autonomen Lösung.

Konkret kann für die Entwicklung der Krankenhausinformatik folgende Typologie der Systemkonzepte angegeben werden, an deren Ende integrierte Informations- und Kommunikationssysteme stehen:

Teilmanuelle Systeme. Die für automatisierte, ausschließlich administrative Aufgaben (Patientenabrechnung, Finanzbuchhaltung, Lohn- und Gehaltsabrechnung) benötigten Eingabedaten werden im Krankenhaus formularmäßig aufbereitet, die Formulare zentral (Datenerfassungsstelle außerhalb des Krankenhauses) maschinell erfaßt, an ein Servicerechenzentrum weitergeleitet (Datenträger oder Datenfernübertragung) und dort zentral verarbeitet. Die Ergebnisrückmeldung (einschließlich der Fehlerprotokolle) an das Krankenhaus erfolgt in Form von maschinellen Ausdrucken über einen Botendienst.

Teilautonome Systeme. Die für automatisierte, ausschließlich administrative Aufgaben (z. B. Patientenverwaltung, -abrechnung, Finanzbuchhaltung, Material- und Lagerwirtschaft) benötigten Eingabedaten werden über ein autonomes Datenverarbeitungssystem im Krankenhaus erfaßt und teilweise dort verarbeitet (z. B. zeitkritische Aspekte der Patientenverwaltung, Material- und Lagerwirtschaft), die übrige (Massendaten-)Verarbeitung (z. B. Finanzbuchhaltung, Lohn- und Gehaltsabrechnung) obliegt einem Servicerechenzentrum. Die Datenkommunikation zwischen Krankenhaus und Servicerechenzentrum erfolgt über Datenfernübertragung oder Datenträgeraustausch; die Ergebnisrückmeldung als übermittelte maschinelle Ausdrucke. Der Automationsgrad autonomer Systeme liegt naturgemäß über dem teilmanueller Systemkonzepte.

Bereichsübergreifende administrative Systeme. Wie beim teilautonomen System sind vorzugsweise administrative und logistische Aufgaben (Patientenverwaltung, -abrechnung, Rechnungswesen, Material- und Lagerwirtschaft) automatisiert. Sie werden, mit Ausnahme der Lohn- und Gehaltsabrechnung, die in der Regel in einem Servicerechenzentrum abgewickelt wird, durch Nutzung eines autonomen Datenverarbeitungssystems im Krankenhaus realisiert. Der Automationsgrad dieses Systemkonzeptes übertrifft den teilautonomer Systeme.

Informations- und Kommunikations-Online-Systeme. Dieses Systemkonzept weist im Vergleich zu teilmanuellen und teilautonomen Systemen den höchsten Automationsgrad auf und geht daher über die Automation administrativer Aufgaben hinaus. Es unterstützt die Steuerung der Patientenbehandlung von der Einbestellung über die Aufnahme, Verlegung und Entlassung, die Disposition und Koordination von Leistungsanforderungen sowie die Ergebnispräsentation und die Auswertung der möglichst redundanzarm erfaßten Daten für definierte administrative (z. B. Controlling, Kostenträgerrechnung), medizinische (z. B. Qualitätssicherung) und pflegerische (z. B. Ermittlung des Personalbedarfs) Bedürfnisse. Dazu werden sämtliche Leistungsstellen des Krankenhauses mit Datenendgeräten (Workstations) ausgestattet und kommunikativ vernetzt. Die Datenverarbeitung (und Datenhaltung) erfolgt weitgehend in einem Servicerechenzentrum, die Datenkommunikation über Weitverkehrsnetze (Wide area networks).

Informations- und Kommunikations-Offline-Systeme. Im Gegensatz zur Online-Variante werden alle automatisierten Aufgaben ausschließlich über ein (verteiltes) krankenhauseigenes (autonomes) Datenverarbeitungssystem, also ohne Unterstützung eines externen Servicerechenzentrums abgewickelt. Typischerweise obliegt die operative und dispositive Informatikkompetenz einer eigenen Leistungsstelle des Krankenhauses: dem "klinischen Rechenzentrum". Unbeschadet dessen setzt sich wegen der wachsenden Komplexität integrierter Lösungen ein Trend zum Outsourcing des "Facility managements" durch.

9.2.3 Daten- und Wissensbanken

Datenbanken sind strukturierte und organisierte Sammlungen logisch zusammenhängender Daten eines Informationsbereiches mit der Möglichkeit, über ein entsprechendes Software- oder auch spezielles Hardwaresystem (**Datenbankmanagementsystem-DBMS**) anwendungsspezifische Teilstrukturen (Datensichten) zu definieren, zu verarbeiten und bereitzustellen. Datenbanken sind integrale Komponenten computergestützter Informationssysteme bzw. eine softwaremäßige Realisation des ihnen zugrundeliegenden Datenmodells.

Ausgangsbasis für alle konkreten (dazu später) **Datenmodelle** ist das von P. P. Chen Mitte der siebziger Jahre eingeführte Entity-Relationship-Modell. Es unterscheidet Entitäten (immaterielle oder materielle Objekte der realen Welt, die in einem computergestützten Informationssystem modelliert werden) und die zwischen ihnen bestehenden Beziehungen (relationships). Zum Beispiel besteht zwischen den Entitäten ARZT und PATIENT die m:n Relation BEHANDLUNG, d. h. ein Arzt behandelt mehrere Patienten oder ein Patient wird von mehreren Ärzten behandelt. Zusätzlich können jeder Entität und jeder Relation beschreibende Eigenschaften (Attribute) zugeordnet werden; in unserem Beispiel der Entität ARZT etwa die Attribute "Arztnummer", "Name", "Vorname", "Geburtdatum", "Anschrift", "Fachrichtung", "Qualifikation".

Als konkrete Datenmodelle, z. B. zur Implementierung von Datenbanken, kennt man hierarchische, Netzwerk-, relationale und funktionale Modelle. Beim **hierarchischen Modell** ist die zentrale Struktur eine Menge von Bäumen. (1:1)- und (1:n)-Beziehungen werden durch eine Vater-Sohn-Beziehung ausgedrückt, (m:n)-Beziehungen werden, wie auch im Netzwerkmodell, durch logische bzw. besondere virtuelle Records und Querverweise zwischen Bäumen modelliert. Beim **Netzwerkmodell** wird die Struktur des Datenbestandes in Form gerichteter Graphen mit

Records als Knoten und Sets als Kanten beschrieben. Bei **relationalen Datenmodellen** werden alle Daten einheitlich nach einem tabellarischen Schema dargestellt, unabhängig davon, ob sie Eigenschaften von Entitäten oder Beziehungen zwischen diesen symbolisieren. Jede Spalte einer Relation entspricht einem Attribut und jede Zeile der Ausprägung einer Entität. Ferner muß in jeder Relation ein Attribut oder eine Kombination von Attributen identifizierend sein (Schlüssel). Im **funktionalen Datenmodell** sind Entitäten und Funktionen in Form eines semantischen Netzes die grundlegenden Konstrukte.

Die formale Struktur einer Datenbank repräsentiert das **Datenbankschema**. Mit abnehmendem Abstraktionsniveau unterscheidet man das externe, das konzeptionelle und das physische oder interne Schema. Das **externe Schema** beschreibt die Daten aus der Sicht des Benutzers und beschränkt den Zugriff auf den für die jeweilige Anwendung relevanten Teil der Datenbank (Benutzersichten). Das **konzeptionelle Schema** beschreibt die logische Repräsentation aller in der Datenbank gespeicherten Datenobjekte eines Informationsbereichs (Datenmodell), das **physische Schema** die physische Anordnung der Daten (Datensätze) auf peripheren Speichern, insbesondere die Zugriffspfadgestaltung.

Dokumentationssysteme realisieren Datenbanken für die Verwaltung und Auswertung von Dokumenten. Sie können nach Art der dokumentarischen Bezugseinheit (z. B. Literaturdokumentation, Bilddokumentation) oder nach dem angesprochenen Rezipientenkreis, auf den das Dokumentationssystem inhaltlich ausgerichtet ist, typisiert werden.

Dokumentationssysteme, deren Dokumentationseinheiten überwiegend Daten, also nicht Texte sind, werden als **Faktenbanken** bezeichnet. Faktenbanken bieten einem definierten Benutzerkreis speziell auf seinen Informationsbedarf abgestimmte produktbezogene Informationen, so z. B. über Arzneimittel oder toxikologische Substanzen. Eine toxikologische Faktenbank, wie sie etwa das Gefahrstoffinformationssystem der gewerblichen Berufsgenossenschaften beinhaltet, berücksichtigt gefahrstoffbezogene Attribute wie Stoffidentifikation, physikalisch-chemische Eigenschaften, Hinweise zur Toxikologie und Arbeitsmedizin, Angaben zu Umgang und Verwendung, Einstufung und Kennzeichnung, gesetzliche Vorschriften und Regelungen sowie Hinweise zur Ökotoxikologie.

Literaturdokumentationssysteme verwalten Datenbanken, in die Kondensate als relevant angesehener Literatur aufgenommen werden. Dazu gehören neben den üblichen bibliographischen Angaben wie etwa Autoren, Titel, Quelle, Sprache, Erscheinungsjahr und gegebenenfalls ein Abstract vor allem eine Indexierung des Inhalts, d. h. eine Zuordnung von Deskriptoren (Schlagworten) für Zwecke des Retrievals. Die Datenbank kann dann regelmäßig nach festgelegten Suchprofilen (Boolescher Ausdruck aus Deskriptoren) ausgewertet oder (im Dialog mit dem Benutzer) zur Beantwortung von ad hoc-Anfragen über relevante Literatur genutzt werden. So umfaßt etwa das Dienstleistungsangebot des Deutschen Instituts für Medizinische Dokumentation und Information (DIMDI, Köln) den Nachweis von Informationen aus ca. 60 Datenbanken unterschiedlichster Fachgebiete (u. a. Medizin, Psychologie, Sozialwissenschaften, Pharmakologie, Toxikologie, Umweltschutz, Biologie, Veterinärmedizin, Agrarwissenschaften, Geologie, Ingenieurwesen, Chemie). Diese Informationsdienste können in der Regel von klinischen Arbeitsplätzen über Netzwerke oder lokal über CD-ROM-Informationen in Anspruch genommen werden. Die enormen Vorteile der Informationsdienste (weit verbreitete Verfügbarkeit, schnelles Retrieval, leicht und preisgünstig aufrechtzuerhaltende Aktualität durch elektronische Datenträger, multimediale Datenpräsentation) dürfen jedoch nicht darüber hinwegtäuschen, daß die verwendeten Datenbanken in der Regel auf sehr einfachen relationalen Strukturen basieren. Da keine Wissensstrukturierung und -modellierung vorliegt, können meist nur sehr einfache, allenfalls logisch verknüpfte Abfragen durchgeführt werden. Komplexere und beispielsweise auf aktuelle klinische Situationen bezogene, kontextspezifische Abfragen sind prinzipiell erst in Wissensbanken möglich.

"**Wissensbanken** über Krankheiten beruhen auf wissensbasierten Systemen, zu deren Entwicklung ein Prozeß der Wissensakquisition gehört. Wie in Kapitel 6 geschildert, ist die Entwicklung eines solchen Systems in der Medizin sehr aufwendig und erfordert viele Personenjahre. Darüber hinaus ist zu berücksichtigen, daß in ärztliche Entscheidungen integrierte Systeme hohen Sicherheitsanforderungen und Zuverlässigkeitskriterien genügen müssen. Außerdem wird es einer geraumen Zeit bedürfen, das Vertrauen der Ärzte in eine neue Informationstechnologie zu gewinnen, deren Arbeitsweise ihnen meist ebenso fremd ist wie der Zugang zu ihr. Diese Einschränkungen und Hindernisse haben dazu geführt, daß bis heute wissensbasierte Systeme für den routinemäßigen Einsatz in der Klinik noch nicht zur Verfügung stehen. In der Medizinischen Informatik sind wissensbasierte Systeme jedoch ein aktuelles Forschungsgebiet. Wissensbasierte Systeme, wie das wissensbasierte neurologische Nachschlagewerk NeuoN [Bürsner 1994], befinden sich noch im Stadium der spiralförmigen Wissensakquisition" (s. a. Kapitel 6).

9.2.4 Lernsysteme

Lernsysteme sind speziell für den **computerunterstützten Unterricht** entwickelte Anwendungssysteme, bei denen ein auf einem Datenverarbeitungssystem implementiertes Unterrichtsprogramm die Aufgaben des Lehrers übernimmt, der Lernende erhält dabei Zugang zu Lehrmitteln und kann das System zur Bearbeitung von Aufgaben benutzen. Der Vorteil solcher Anwendungssysteme gegenüber gedruckten Lehrmitteln und auch personengebundenem Unterricht ist die uneingeschränkt multidimensionale individuelle Strukturierung des Lernstoffs und der Lernstrategie sowie deren komplexe Benutzung (Wiederholung und Erläuterung) und Evaluierung der vom Lerner erbrachten Leistungen (Lernzielkontrolle) ohne Zeitverlust; ferner können auch Analysen des Lernverhaltens und eine Evaluierung des Unterrichts mit den so gewonnenen Daten (mit geringem Aufwand in großem Umfang) durchgeführt werden. Programme für den computergestützten Unterricht sind nur mit sehr großem Personalaufwand zu erstellen. Der Arbeitsaufwand für eine Unterrichtseinheit liegt bei 150 bis 500 Stunden.

Man unterscheidet tutorielle Programme (z. B. Lernprogramme zur Einübung der Handhabung eines Anwendungssystems), Trainingsprogramme (z. B. Repetitorium zur Medizinischen Informatik) und Simulationsprogramme (z. B. zur Behandlung von Phantompatienten).

9.3 Gestaltung von Anwendungssystemen

Gestaltungsaufgabe der Medizinischen Informatik ist die Modellierung informationsverarbeitender Systeme bzw. die Planung, Realisierung, Einführung, Anwendung und Bewertung konkreter Anwendungssysteme zur Lösung definierter Probleme der Informationsverarbeitung in der Medizin und im Gesundheitswesen.

Der gesamte, üblicherweise als ein "Projekt" interpretierte und organisierte **Problemlösungsprozeß** bzw. Prozeß des "Information systems engineering" umfaßt eine Menge von Aktivitäten, die jeweils definierte Ergebnisse zur Folge haben. Jede Aktivität benötigt eine bestimmte Menge von Informationen, die wiederum als Ergebnisse anderer Aktivitäten zu liefern sind und somit eine logische Abhängigkeit der Aktivitäten untereinander begründen. So entsteht aus Aktivitäten und Ergebnissen ein Netz, das aufgrund seiner Komplexität nur sehr schwer für die Planung und Steuerung des Problemlösungsprozesses verwendet werden kann. Durch eine Strukturierung der Aktivitäten nach sachlogischen oder ergebnis-orientierten Aspekten wird eine bessere Handhabbarkeit erreicht. Derartige Konzepte finden sich in sogenannten Vorgehens- und Phasenmodellen, welche den Problemlösungsprozeß methodisch unterstützen und damit eine transparente und wirtschaftliche Projektdurchführung sicherstellen sollen. Dabei dienen definierte Zeitintervalle (Phasen), die in kontrollierter Weise aufeinanderfolgen, dazu, den gesamten Problemlösungsprozeß mit vereinbarten Zwischenergebnissen und präzisen Prüfpunkten (Meilensteinen) in planbare und kontrollierbare Einheiten zu zerlegen.

Neben diesen in der Literatur detailliert ausgeführten und in der Praxis mit **Case-Tools** (computer aided software engineering) unterstützten Aktivitäten des "information systems engineering" verlangt der Problemlösungsprozeß auch management-bezogene Aktivitäten der Planung, Steuerung und Kontrolle (**Projektmanagement**).

9.3.1   Life cycle-Paradigma

Ein wesentlicher Aspekt des "information systems engineering" ist es, das zu schaffende Anwendungssystem hinsichtlich aller Phasen seines **Lebenszyklus,** d. h. von der Bedarfsanalyse bis zur Vernichtung zu betrachten.

Anwendungssysteme durchlaufen als künstliche, vom Menschen geschaffene Systeme zeitlich voneinander abgrenzbare Lebensphasen (Life cycle-Paradigma):

☐   Systembedarfsanalyse (Problemidentifikation)

☐   Systemplanung (Systemdefinition)

☐   Systemrealisierung (Systembau)

☐   Systemeinführung (Inbetriebnahme)

☐   Systemnutzung (Betrieb)

☐   Systemstillegung (Betriebsunterbrechung)

☐   Systemvernichtung

Systembedarfsanalyse: Auslöser für die Gestaltung eines Anwendungssystems ist eine konkrete Bedarfssituation bzw. ein im Untersuchungsbereich identifiziertes Problem der Informationsverarbeitung. Untersuchungsbereich ist der Ausschnitt der realen Welt, der mit dem Ziel analysiert wird, ein Anwendungssystem zu erstellen.

Systemplanung: Ausgehend von einer Abgrenzung und Analyse des Gegenstandsbereichs (derjenige Teil des Untersuchungsbereichs, der Gegenstand der Modellierung und Realisierung des Anwendungssystems ist), werden für die Systemplanung die Anforderungen an das Anwendungssystem, d. h. seine qualitativen und quantitativen Eigenschaften, ermittelt und beschrieben (requirements engineering). Das Ergebnis, ein **Modell** des Anwendungssystems, dessen Architektur sich als Datenmodell, Funktionsmodell und Organisationsmodell definiert, dokumentiert Ist-Zustand und Soll-Vorstellungen.

Neuere, auf eine objektorientierte Anwendungsmodellierung zielende Überlegungen gehen dahin, Anwendungsmodelle nicht nach unterschiedlichen Sichten (d. h. in ein Daten-, Funktions- und Organisationsmodell) zu untergliedern, sondern vorrangig nach fachlich-inhaltlichen, aus der Anwendung begründeten Gesichtspunkten. Das bedeutet, daß das Daten- und Funktionsmodell (und soweit möglich auch das Organisationsmodell) für alle Teile des Gegenstandsbereiches (d. h. für jeden Objekttyp) gemeinsam erstellt und beschrieben wird. Die strikte Trennung in ein Daten-, Funktions- und Organisationsmodell wird damit aufgehoben.

Systemrealisierung: Aus dem Anwendungsmodell werden Teile zum Entwurf des Software-Systems konkretisiert (Systemspezifikation), softwaretechnisch, d. h. als ablauffähiges Programm, realisiert und technisch implementiert. Zur Systemrealisierung zählen somit alle Aktivitäten, die üblicherweise unter dem Begriff "Softwareproduktion" subsumiert werden (Programmspezifikation, Codierung, Test, Integration, Softwaredokumentation).

Systemeinführung: Produktive Implementierung des informationstechnisch realisierten Anwendungsmodells in einem biologischen oder betrieblichen Bezugssystem und Einweisung der Benutzer in die Bedienung des Anwendungssystems. Erst nach der Systemeinführung zeigt sich letztlich, ob das Anwendungssystem die definierten Anforderungen auch erfüllt.

Systemnutzung: Betreuung, Wartung und Optimierung des produktiv implementierten Anwendungssystems über die gesamte Phase seiner Nutzanwendung.

Systemstillegung: Vorzeitige oder planmäßige zeitweise Außerdienstsetzung des Anwendungssystems, z. B. aufgrund von Wartungsarbeiten.

Systemvernichtung: Vorzeitige oder planmäßige dauerhafte Stillegung des Anwendungssystems, z. B. aufgrund der Ablösung durch ein neues Anwendungssystem.

9.3.2 Vorgehensmodelle

In einem Vorgehensmodell wird mehr oder weniger exakt festgelegt, welche Aktivitäten des Problemlösungsprozesses in welcher Abfolge durchzuführen, welche

Methoden und Verfahren dabei anzuwenden und welche Dokumente zu produzieren sind.

Vorgehensmodelle zur Gestaltung von Anwendungssystemen orientieren sich üblicherweise an den Phasen des Life cycle-Paradigmas (s. Abs. 9.3.1), die sich in ähnlicher Form (aber mit unterschiedlichen Bezeichnungen) bei den einzelnen Schemata stets wiederfinden. Man unterscheidet konventionelle und evolutionäre Vorgehensmodelle.

Beim konventionellen **"Wasserfall-Modell"** (Abb. 9-2) gibt es keine Rückkopplung zwischen den einzelnen Phasen. Dies ist in der Praxis natürlich unrealistisch. Erweiterungen des Modells lassen deshalb Rückwirkungen auf vorangegangene Phasen zu. Dennoch sollte immer versucht werden, die Auswirkungen auf vorangegangene Phasen gering zu halten oder auf die direkte Vorgängerphase zu begrenzen. Dies hat ökonomische Gründe, denn Untersuchungen haben gezeigt, daß Designfehler, die in späteren Phasen entdeckt werden, nur mit hohem Aufwand behoben werden können.

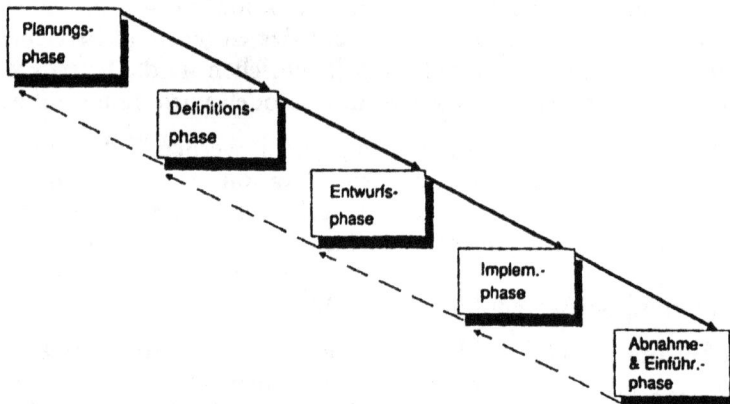

Abb. 9-2: Das Wasserfallmodell als konventionelles Vorgehensmodell des systems engineering [Balzert 1991]

Evolutionäre Vorgehensmodelle heben die strikte Aufteilung einzelner Entwicklungsaktivitäten in abgeschlossenen Phasen auf ("Wasserfallmodell") und setzen die Aktivitäten des systems engineering in veränderte Beziehungen zueinander. Beim **"Spiralmodell"** repräsentiert jede Spirale einen iterativen Zyklus durch dieselbe Menge von Schritten. Die Erstellung von Prototypen ist in jedem Stadium erlaubt, um das Entwicklungsrisiko zu reduzieren.

Kennzeichnend für evolutionäre Vorgehensmodelle sind insbesondere:

☐ Spezifikation und Realisierung werden als verbundene und sich ergänzende Tätigkeiten betrachtet, die sich je nach Bedarf abwechseln.

☐ Die einzelnen Modelle oder Spezifikationen des Entwicklungsprozesses werden, soweit wie möglich, durch ablauffähige Systemversionen (Prototypen, Pilotsysteme, fertige Systemteile) ergänzt, um die Bewertung ihrer Angemessenheit und Korrektheit zu erleichtern (**Prototyping**).

☐ Die Kommunikation zwischen Benutzern und Entwicklern findet während des gesamten Entwicklungsprozesses statt und ist nicht nur auf die Bedarfsanalyse und die Systemeinführung beschränkt (**partizipatives Systemdesign**).

☐ Systementwicklung wird als Lern- und Verhandlungsprozeß aller Beteiligten aufgefaßt und nicht als mehr oder minder formale Transformation einer gegebenen technischen Spezifikation in ein ablauffähiges Programm.

☐ Das Gesamtsystem wird in kleinen Schritten und überschaubaren Teilsystemen konstruiert und installiert (evolutionary delivery), um nach minimalem Aufwand jeweils die Übereinstimmung mit der gewünschten Entwicklungsrichtung bestimmen zu können.

9.4 Bewertung und Auswahl von Anwendungssystemen

Ein computergestütztes Informationssystem ist nicht Selbstzweck, sondern wird Teil einer gemeinsamen Ökologie mit dem jeweiligen Zielsystem, für das es einen Nutzen zu erbringen bzw. dessen Systemfunktionen es zu unterstützen hat. In diesem Sinne stellen sich Anwendungssysteme als (künstliche) Implantate in biologischen und betrieblichen Systemen dar, die demzufolge von ihren jeweiligen Zielsystemen mehr oder weniger angenommen oder abgestoßen werden können. Besondere Bedeutung kommt daher der Technologiefolgenabschätzung (technological assessment) von Anwendungssystemen zu.

Technologiefolgenabschätzung beinhaltet Untersuchungen, die Bedingungen und potentielle Auswirkungen der Einführung und Anwendung von (Informations- und Kommunikations-) Technologien systematisch analysieren, beurteilen (Technologiebewertung) und gegebenenfalls Möglichkeiten zu einer verbesserten Anwendung aufzeigen (Technologiegestaltung).

Wie in der Technologiefolgenabschätzung üblich, hat sich die Bewertung von Anwendungssystemen an den Kategorien Effektivität und Effizienz zu orientieren.

Effektivität bezeichnet allgemein die Wirksamkeit einer Maßnahme im Hinblick auf eine definierte Zielgröße. Als Zielgröße für die Beurteilung der Effektivität von Anwendungssystemen werden die konkreten Entwicklungsziele bzw. die anhand entsprechender Effektivitätskriterien operationalisierte Veränderung/Verbesserung der Struktur-, Prozeß- und Ergebnisqualität herangezogen. Zu prüfen ist insbesondere auch die Einhaltung normativer Vorgaben zur Technikgestaltung, wie die Rechts- und Sozialverträglichkeit des Anwendungssystems. **Effizienz** qualifiziert die ökonomische Dimension einer Maßnahme; d. h. ein Anwendungssystem ist effizient, wenn eine vorgegebene Wirksamkeit (Effektivität) mit geringstmöglichem Ressourceneinsatz oder, alternativ, seine Wirksamkeit mit vorgegebenem Ressourceneinsatz maximiert wird. Die bekanntesten Instrumente zur Effizienzbestimmung sind die **Kosten-Wirksamkeits-Analyse** (cost-effectiveness analysis) und die **Kosten-Nutzen-Analyse** (cost benefit analysis).

Für die Bewertung und Auswahl von Anwendungssystemen relevant sind ferner ihre qualitativen und quantitativen Eigenschaften aus der Sicht des Benutzers (Benutzerziele), wobei diese in ihrer Gesamtheit nicht zwangsläufig zu einer optimalen Effektivität führen müssen. Sie werden in einem **Pflichtenheft**, auch Leistungsverzeichnis oder Leistungsbeschreibung genannt, dokumentiert. Das Pflichtenheft ist mithin eine notwendige Voraussetzung für

☐ die Operationalisierung der Entwicklungsziele aus der Sicht des Benutzers,
☐ die informationstechnische Realisierung eines Anwendungsmodells,
☐ die Auswahl und Parametrisierung (Customizing) branchenbezogener standardisierter Anwendungssysteme,
☐ den objektiven Offertenvergleich bei der Ausschreibung von Anwendungssystemen,
☐ Vertragsverhandlungen zur Beschaffung von Anwendungssystemen,
☐ die Dokumentation einer Beschaffungsentscheidung.

Bezogen auf die Auswahl kommerzieller Anwendungssysteme konkretisieren sich dann die Aktivitäten der Phasen "Systemplanung" und "Systemrealisierung" des Life cycle-Paradigmas (s. Abs. 9.3.1) wie folgt:

Systemplanung: Ermittlung und Dokumentation der notwendigen und gewünschten qualitativen und quantitativen Eigenschaften des Anwendungssystems aus der Sicht des Anwenders/Benutzers (Pflichtenheft); Bewertung eventuell vorhandener Systeme auf Integrationsfähigkeit bezüglich des technologischen Zielszenarios, Definition einer Migrationsstrategie.

Systemrealisierung: Durchführung einer Marktanalyse, Ausschreibung zur Beschaffung des Anwendungssystems, Bewertung der eingegangenen Offerten, Auswahlentscheidung, gegebenenfalls Validierung der getroffenen Auswahlentscheidung im Rahmen einer Testinstallation, Abschluß entsprechender vertraglicher Vereinbarungen zur Beschaffung, Implementierung, Nutzung und Wartung des Anwendungssystems; Beschaffung, Implementierung, Customizing, Systemintegration, Altdatenübernahme und Benutzerschulung.

10 Datenschutz

Hans-Jürgen Seelos

> Datenschutz bezeichnet die Gesamtheit der technischen und organisatorischen Maßnahmen zur Abwehr gesellschaftlich unerwünschter Folgen der Informationstechnologien – einschließlich der rechtlich unzulässigen Datenverarbeitung – zum Schutz des grundrechtlich verbürgten Rechts des menschlichen Individuums auf informationelle Selbstbestimmung.

Da die Bedeutung einer Information nicht von der Semantik der Daten allein, sondern auch vom Kontext, d. h. vom Ursprung der Daten, dem Verarbeitungszweck, der Verknüpfbarkeit mit anderen Daten und dem Empfänger der Information abhängt, muß Datenschutz umfassender sein als die (theoretisch zugrundeliegende) Intention des Informationsschutzes, also am Ursprung der Informationsverarbeitung oder am Datum selbst ansetzen.

Im folgenden werden, ausgehend vom informationellen Selbstbestimmungsrecht des Patienten, einschlägige datenschutzrechtliche Vorschriften und Prinzipien sowie technisch-organisatorische Maßnahmen und Kontrollinstanzen zur Gewährleistung des Datenschutzes im Gesundheitswesen behandelt.

10.1 Recht des Patienten auf informationelle Selbstbestimmung

Da das Bezugsobjekt medizinischer Handlungsweisen das menschliche Individuum ist, sind die diesbezüglichen Informationen per definitionem personenbezogen. **Patientendaten** (präziser: die patientenbezogene Informationen darstellenden Daten) sind dann im Sinne der Begriffsbestimmung des Datenschutzrechts (§ 3 Abs. 1 BDSG) Einzelangaben über persönliche oder sachliche Verhältnisse einer bestimmten oder bestimmbaren natürlichen Person, die sich auf ihre soziale Rolle als "Patient" beziehen oder diesen abbilden (**"Betroffener"**). Dazu zählen zum Beispiel Angaben über den Gesundheitszustand, insbesondere Anamnese, Risikofaktoren, Befunde, Diagnosen, Therapien, pflegerische Maßnahmen, ferner abrechnungsrelevante Sachverhalte, wie etwa der zuständige Kostenträger oder Wahlleistungen bei stationärer Behandlung, aber auch mittelbar auf den Patienten bezogene Informationen, die mit Hilfe vorhandenen oder verschaffbaren Zusatzwissens reindividualisierbar sind. Als Patientendaten gelten weiterhin Einzelangaben der persönlichen oder sachlichen Verhältnisse eines anderen, insoweit sie unter den Schutzbereich der ärztlichen Schweigepflicht fallen (sogenannte **Dritt-geheimnisse** § 203 Abs. 2 StGB), also personenbezogene Daten von Angehörigen oder anderen Bezugspersonen des Patienten sowie sonstiger Dritter, die dem Arzt im Zusammenhang mit der Behandlung bekannt werden (z. B. im Rahmen der Familien- und Sozialanamnese). Patientendaten lassen sich mithin nicht nach ihrer Semantik, wohl aber nach ihrer pragmatischen Dimension von anderen personenbezogenen Daten aus dem Arzt-Patienten-Verhältnis (z. B. Arztdaten) unterscheiden.

Informationssysteme im Gesundheitswesen sind deshalb unter Datenschutzaspekten als **"riskante Systeme"** einzustufen, denn sie weisen sowohl sensitive Daten mit Risiken für die abgebildeten Betroffenen (Patienten, Beschäftigte) als auch eine heterogene Benutzer- und Interessenstruktur auf, da sie nicht nur der Gesundheitsleistungsproduktion im eigentlichen Sinn dienen, sondern auch zu Abrechnungs-, Berichts- und Forschungszwecken verwandt werden sowie gesundheitspolitische Orientierungsdaten zu liefern haben. Risiken für den Betroffenen ergeben sich etwa aus der mangelnden Transparenz des Informationsverhaltens, dem Entstehen weiterer personenbezogener Datensammlungen, der Vielfalt der kommunikativen Vernetzungen und Zugriffsmöglichkeiten zu sensitiven Datenbeständen und dem daraus resultierenden Kontextverlust seiner sozialen Situation sowie einer in bezug auf Zeit und Inhalt undefinierten Speicherung seiner Behandlungsdaten oder allgemeiner in der Beeinträchtigung seines Rechtes auf informationelle Selbstbestimmung.

Das vom allgemeinen Persönlichkeitsrecht des Art. 2 Abs. 1 GG in Verbindung mit Art. 1 Abs. 1 GG umfaßte **informationelle Selbstbestimmungsrecht** gewährleistet die Befugnis des Einzelnen, grundsätzlich selbst über die Preisgabe und Verwendung seiner persönlichen Daten zu bestimmen, also auch derjenigen, die sich z. B. auf seine soziale Rolle als Patient oder Beschäftigter beziehen.

Dieses Recht gilt jedoch nicht schrankenlos, etwa im Sinne einer absoluten Herrschaft über die eigenen Daten, sondern unterliegt dann einer Einschränkung, wenn dies durch überwiegende Allgemeininteressen geboten ist und dieser Grundrechtseingriff aufgrund eines verfassungsmäßigen Gesetzes erfolgt, das die Grundsätze der Normenklarheit, Erforderlichkeit und Verhältnismäßigkeit streng beachtet. Das damit verfassungsrechtlich verbürgte Recht des Patienten auf informationelle Selbstbestimmung findet sein Korrelat in der rechtlichen Verpflichtung zum Schutz der Patientendaten oder zur Wahrung des **Patientengeheimnisses**. Es ist strafrechtlich (§§ 203, 353 b StGB, 43 BDSG), standesrechtlich (§§ 2, 11 Abs. 3 MuBO), zivilrechtlich (§ 823 Abs. 1 BGB) und datenschutzrechtlich (dazu später) geschützt. Im Bereich der Sozialverwaltung erfährt das Patientengeheimnis seine Konkretisierung als Sozialgeheimnis (§ 35 SGB I, § 76 SBG X).

10.2 Allgemeine und bereichsspezifische Datenschutzvorschriften

Das Recht des Patienten auf informationelle Selbstbestimmung findet seine Ausprägung in zahlreichen disparaten materiell- und verfahrensrechtlichen Normen, mit denen die Verarbeitung von Patientendaten belegt ist; einschlägig für Medizinbetriebe sind im einzelnen:

☐ § 203 Abs. 1 Strafgesetzbuch – StGB (Verletzung von Privatgeheimnissen) in Verbindung mit den §§ 2, 11 Abs. 3 der Muster-Berufsordnung der deutschen Ärzte (MuBO), die von den Ärztekammern der Länder aufgrund gesetzlicher Ermächtigung als autonome Satzung erlassen wurde und auf diesem Weg die Ärzte bindet,

vorrangig (vgl. § 1 Abs. 4 BDSG) vor den bereichsspezifischen datenschutzrechtlichen Vorschriften z. B. in

☐ den Landeskrankenhausgesetzen,
☐ eigenständigen Krankenhausdatenschutzgesetzen,
☐ den Artikelgesetzen zum Datenschutz im Gesundheitswesen,
☐ den Hochschulgesetzen (Hochschulklinika),
☐ den Krebsregistergesetzen

und den diesen nachrangigen bzw. subsidiären (insoweit sie den gleichen Regelungstatbestand betreffen) oder ergänzenden allgemeinen Datenschutzvorschriften

☐ des Bundes (Bundesdatenschutzgesetz – BDSG),
☐ der Länder (Landesdatenschutzgesetze – LDSG),
☐ der öffentlich-rechtlichen Religionsgesellschaften, die nach Art. 140 GG i. V. m. Art. 137 Abs. 3 der Weimarer Verfassung das Recht haben, eigene Bestimmungen zu erlassen und
☐ den §§ 67 bis 77 Sozialgesetzbuch – SGB X in Verbindung mit § 35 SGB I.

Maßgeblich für die jeweils anzuwendenden Datenschutzvorschriften ist der rechtlich definierte Anwendungsbereich oder die **"speichernde Stelle"**. Speichernde Stelle ist jede Person oder Stelle, die personenbezogene Daten für sich selbst speichert oder durch andere im Auftrag speichern läßt (§ 3 Abs. 8 BDSG). Sie ist insofern Normadressat der Datenschutzgesetze oder "Herr der Daten", als sich auf sie die datenschutzrechtlichen Rechte der Speicherung, Übermittlung, Verarbeitung und Veränderung personenbezogener Daten und Pflichten gegenüber dem Betroffenen (Auskunft (§§ 19, 34 BDSG), Berichtigung, Sperrung und Löschung (§§ 20, 35 BDSG), Benachrichtigung (§ 33 BDSG)) beziehen.

Demgemäß bezeichnet "speichernde Stelle" im nicht-öffentlichen Bereich die natürliche oder juristische Person, Gesellschaft oder andere Personenvereinigung des Privatrechts, die personenbezogene Daten für sich selbst verarbeitet oder durch andere verarbeiten läßt (§ 2 Abs. 4 BDSG). Im öffentlichen Bereich hingegen wird nicht auf die juristische Person des öffentlichen Rechts abgestellt, sondern – wesentlich enger – auf die jeweilige, eine bestimmte sachliche, funktionale oder regionale Aufgabe wahrnehmende "Behörde oder sonstige öffentliche Stelle" (§ 2 Abs. 1 bis 3 BDSG). Gleichwohl ist aber zwischenzeitlich anerkannt, daß der arbeitsteilig organisierte Medizinbetrieb, unbeschadet seiner rechtlichen Organisationsform und organisatorischen Binnenstruktur, unter Verweis auf die ärztliche Schweigepflicht und das Zusammenarbeitsgebot der einzelnen Aufgabenträger grundsätzlich als "speichernde Stelle bei gemeinsamer Aufgabe" im Sinne des Datenschutzrechts definiert werden kann.

Medizinbetriebe, deren Träger der Bund oder eine bundesunmittelbare Körperschaft ist, unterliegen dem Regelungsbereich des Bundesdatenschutzgesetzes (2. Abschnitt), ebenso privatrechtlich organisierte Medizinbetriebe und solche der freien Wohlfahrtsverbände. Für letztere kommen jedoch der 1., 3., 4. und 5. Abschnitt des BDSG zur Anwendung, soweit sie Patientendaten für eigene Zwecke verarbeiten oder verarbeiten lassen. Verarbeiten sie Patientendaten im Auftrag (§ 11 BDSG), so gelten die Bestimmungen der §§ 32 sowie 36 - 38 des 3. Abschnitts BDSG. Entsprechendes gilt für Medizinbetriebe, die von öffentlich-rechtlichen Religionsgemeinschaften oder diesen gleichgestellten oder ihnen zuzuordnenden Trägern betrieben werden, falls nicht eigene Datenschutzregelungen der Amtskirchen angewandt werden. Ist der Medizinbetrieb eine Einrichtung der Sozialversicherung i. S. des § 35 SGB I, so unterliegt der Schutz der Patientendaten (hier "Sozialdaten") gemäß § 79 Abs. 2 SGB X den Vorschriften des 1. und 2. Abschnitts des BDSG unter Einschluß der §§ 11, 14, 18 Abs. 2, 19, 20, 43, 44 Abs. 1 Nr. 5 und § 1 Abs. 4, 5 BDSG, teilweise allerdings modifiziert durch die Sonderbestimmungen in den §§ 80 bis 85 SGB X. Im übrigen kommt für Medizinbetriebe mit öffentlich-rechtlicher Trägerschaft außerhalb des Bundes (Stadt, Gemeinde, Gemeindeverband, Kreis, Land) grundsätzlich das jeweilige Landesdatenschutzgesetz zur Anwendung, insoweit kein eigenständiges bereichsspezifisches Datenschutzgesetz gilt. Da aber alle Landesdatenschutzgesetze für öffentliche Unternehmen, die am Wettbewerb teilnehmen – und somit auch für öffentliche Medizinbetriebe – entweder auf die §§ 28, 33 - 35 BDSG verweisen oder aber textgleiche Regelungen enthalten, gelten für sie im Ergebnis auch die Bestimmungen des 3. Abschnittes des Bundesdatenschutzgesetzes.

Der Schutz personenbezogener Daten durch das Bundesdatenschutzgesetz hängt jedoch von ihrem "Aggregatzustand" ab. Dabei kommt es im nicht-öffentlichen Bereich darauf an, ob eine dateimäßige Verarbeitung vorliegt, während im öffentlichen Bereich auch die aktenmäßige Verarbeitung unter den Schutzbereich des BDSG fällt.

Eine **Datei** ist nach § 3 Abs. 2 BDSG

☐ eine Sammlung personenbezogener Daten, die durch automatisierte Verfahren nach bestimmten Merkmalen ausgewertet werden kann (automatisierte Datei; z. B. Patientendatenbank), oder
☐ jede sonstige Sammlung personenbezogener Daten, die gleichartig aufgebaut ist (z. B. Formulare) und nach bestimmten Merkmalen geordnet, umgeordnet und ausgewertet werden kann (nicht-automatisierte Datei; z. B. Patientenkartei).

Nicht hierzu gehören Akten und Aktensammlungen, es sei denn, daß sie durch automatisierte Verfahren umgeordnet und ausgewertet werden können. Eine Akte in diesem Sinne ist jede sonstige amtlichen oder dienstlichen Zwecken dienende Unterlage; dazu zählen auch Bild- und Tonträger. Nicht hierunter fallen Vorentwürfe und Notizen, die nicht Bestandteil eines Vorgangs werden sollen (§ 3 Abs. 3 BDSG).

Einschränkend gilt ferner: Für automatisierte Dateien, die ausschließlich aus verarbeitungstechnischen Gründen vorübergehend erstellt und nach ihrer verarbeitungstechnischen Nutzung automatisch gelöscht werden, gelten nur die §§ 5 und 9 BDSG. Für nicht-automatisierte Dateien, deren personenbezogene Daten nicht zur Übermittlung an Dritte bestimmte sind, gelten nur die §§ 5, 9, 39 und 40 BDSG (§ 1 Abs. 3 BDSG).

10.3 Datenschutzrechtliche Prinzipien

Ausgehend von den Grundsätzen des informationellen Selbstbestimmungsrechts bedarf die Erhebung, Verarbeitung und Nutzung personenbezogener Daten, unbeschadet ihres Aggregatzustandes, einer Befugnisnorm. Sie legitimiert den Verarbeitungszweck und definiert damit für die speichernde Stelle den Umfang der Verarbeitung. Neben dem Erfordernis einer Befugnisnorm und dem Grundsatz der Zweckbindung regelt das Datenschutzrecht ferner gewisse Informations- und Folgerechte des Betroffenen.

10.3.1 Erfordernis einer Befugnisnorm

Die Erhebung, Verarbeitung und Nutzung personenbezogener Daten stellt, insoweit es sich nicht um anonymisierte Daten handelt, für die betroffenen Abgebildeten einen Eingriff in ihr informationelles Selbstbestimmungsrecht dar, der stets einer Befugnisnorm bedarf (Verbot mit Erlaubnisvorbehalt).

Nach § 3 BDSG ist dabei

- **Erheben** das gezielte Beschaffen von Daten über den Betroffenen (§ 3 Abs. 4 BDSG);
- **Verarbeiten** das Speichern, Verändern, Übermitteln, Sperren und Löschen personenbezogener Daten (§ 3 Abs. 5 BDSG) bzw.
  - **Speichern** das Erfassen, Aufnehmen oder Aufbewahren personenbezogener Daten auf einem Datenträger zum Zwecke ihrer weiteren Verarbeitung oder Nutzung,
  - **Verändern** das inhaltliche Umgestalten gespeicherter personenbezogener Daten,
  - **Übermitteln** das Bekanntgeben gespeicherter oder durch Datenverarbeitung gewonnener personenbezogener Daten an einen Dritten (Empfänger) in der Weise, daß die Daten durch die speichernde Stelle an den Empfänger weitergegeben werden oder der Empfänger von der speichernden Stelle zur Einsicht oder zum Abruf bereitgehaltene Daten einsieht oder abruft,
  - **Sperren** das Kennzeichnen gespeicherter personenbezogener Daten, um ihre weitere Verarbeitung oder Nutzung einzuschränken,
  - **Löschen** das Unkenntlichmachen gespeicherter personenbezogener Daten;
- **Nutzen** jede Verwendung personenbezogener Daten, soweit es sich nicht um deren Verarbeitung handelt (§ 3 Abs. 6 BDSG);
- **Anonymisieren** das Verändern personenbezogener Daten derart, daß die Einzelangaben über persönliche oder sachliche Verhältnisse des Betroffenen nicht mehr oder nur mit einem unverhältnismäßig großen Aufwand an Zeit, Kosten und Arbeitskraft einer bestimmten oder bestimmbaren natürlichen Person zugeordnet werden können (§ 3 Abs. 7 BDSG).
  Als anonym können Patientendaten dann gelten, wenn der Aufwand für eine Neubeschaffung geringer ist als der Aufwand für ihre Reidentifizierung und somit eine solche nicht zu erwarten ist (faktische Anonymisierung). Das Risiko einer Identifizierung des Betroffenen ist in der Praxis jeweils für jede Phase der Erhebung, Verarbeitung und Nutzung personenbezogener Daten (Eingriff in

das informationelle Selbstbestimmungsrecht) anhand der konkreten Umstände zu prüfen (Risikoanalyse). Unbeschadet dessen sollte jedoch auch immer untersucht werden, ob der aktuelle Informationsbedarf (insbesondere zu Forschungszwecken) nicht ausschließlich mit faktisch anonymisierten Daten befriedigt werden kann oder zumindest die Identifizierungsdaten nach erfolgter Datenprüfung und Vollständigkeitskontrolle von den personenbezogenen Daten abgetrennt werden können, so daß eine natürliche Person weder bestimmt wird noch durch Bezug auf andere Daten oder äußere Umstände bestimmbar ist. Steht das zur Reidentifikation eines anonymisierten Datenbestandes erforderliche Zusatzwissen (Identifizierungsdaten) nur dem Datengeber und nicht der auswertenden Stelle zur Verfügung, wird also von diesem treuhänderisch verwaltet, spricht man vom "**Treuhändermodell**".

Vorbehaltlich der notwendigen Prüfung der im Einzelfall konkret anzuwendenden datenschutzrechtlichen Vorschriften ist die Erhebung, Verarbeitung und Nutzung faktisch nicht anonymisierter Patientendaten nach §§ 4 BDSG (und den textgleichen Bestimmungen in den Landesdatenschutzgesetzen), 28 BDSG, 67 SGB X, 203 StGB bzw. 2 Nr. 4 MuBO nur zulässig

☐ im Rahmen der Zweckbestimmung eines Vertragsverhältnisses (z. B. ein Behandlungsvertrag) oder vertragsähnlichen Vertrauensverhältnisses mit dem Betroffenen (§ 28 Abs. 1 Nr. 1 BDSG) oder

☐ soweit es zur Wahrung berechtigter Interessen der speichernden Stelle erforderlich ist und kein Grund zu der Annahme besteht, daß das schutzwürdige Interesse des Betroffenen an dem Ausschluß der Verarbeitung oder Nutzung überwiegt (§ 28 Abs. 1 Nr. 2 BDSG), oder,

☐ wenn eine öffentlich-rechtliche Vorschrift sie erlaubt (z. B. §§ 3 ff. BSeuchG, §§ 12, 13 GeschlKrG, § 16 PStG, § 125 Abs. 3 BSHG, §§ 294, 301 SGB V, § 100 SGB X, § 5 Berufskrankheitenverordnung, §§ 16 Abs. 3, 28 Abs. 6, 42 RöV, § 16 Abs. 3 BStatG) oder anordnet (§ 4 Abs. 1 BDSG, §§ 67 bis 77 SGB X) oder

☐ es zum Schutz eines höherwertigen Rechtgutes geboten erscheint (z. B. §§ 34, rechtfertigender Notstand, 138 StGB) oder

☐ der Betroffene eingewilligt hat (§ 4 Abs. 1 und 2 BDSG, § 2 Nr. 4 MuBO).

Die **Einwilligung** des Betroffenen (bei Nichtgeschäftsfähigen: des gesetzlichen Vertreters; bei Verstorbenen: der Angehörigen) bedarf der Schriftform, soweit nicht wegen besonderer Umstände eine andere Form angemessen ist. Wird die Einwilligung mündlich erteilt, ist diese aufzuzeichnen; wird sie zusammen mit anderen Erklärungen schriftlich erteilt, ist der Betroffene hierauf schriftlich besonders hinzuweisen (§ 4 Abs. 2 BDSG). Eine pauschale "Einwilligung in die Verarbeitung der Daten" oder "in die Übermittlung an Dritte", die dem Betroffenen im einzelnen nicht bekannt sind, oder "in die Verarbeitung zu Forschungszwecken" ist ebenso unwirksam wie eine "stillschweigende" oder konkludente Einwilligung, die als Zulässigkeitsvoraussetzung vom Gesetzgeber der allgemeinen Datenschutzgesetze ausgeschlossen und für nichtig erklärt wurde (§ 125 BGB).

10.3.2 Grundsatz der Zweckbindung

Personenbezogene Daten dürfen von der speichernden Stelle ausschließlich für den Zweck verarbeitet werden, für den sie erhoben oder übermittelt worden sind bzw. den die jeweils geltende Befugnisnorm legitimiert (Grundsatz der Zweckbindung gemäß § 5 BDSG).

Für personenbezogene Daten, die einem Berufs- oder Amtsgeheimnis unterliegen, gilt insbesondere: Patientendaten, die von der zur Verschwiegenheit verpflichteten Stelle in Ausübung ihrer Berufs- oder Amtspflicht zur Verfügung gestellt worden sind, dürfen von der speichernden Stelle nur für den Zweck verarbeitet oder genutzt werden, für den sie diese erhalten hat. In die Übermittlung an eine nicht-öffentliche Stelle muß die zur Verschwiegenheit verpflichtete Stelle einwilligen (§ 39 Abs. 1 BDSG). Für einen anderen Zweck dürfen die personenbezogenen Patientendaten nur verarbeitet oder genutzt werden, wenn die Änderung des Zwecks durch besonderes Gesetz zugelassen ist (§ 39 Abs. 2 BDSG).

Ebenso ist die Verarbeitung und Nutzung von Patientendaten für Zwecke der **medizinischen Forschung** nur zulässig, wenn eine öffentlich-rechtliche Vorschrift dies erlaubt (z. B. Krebsregistergesetz), der Betroffene nach vorausgegangener Aufklärung in die Verarbeitung eingewilligt hat oder es sich um faktisch anonymisierte Daten handelt. Die eigene Verwendung in Erfüllung des Behandlungsvertrages, also auch die zur Qualitätssicherung und Weiterentwicklung medizinischer Krankheits- und Behandlungsmodelle notwendige retrospektive behandlungsbezogene medizinische Forschung, legitimiert der Mitverfügungsanspruch des behandelnden Arztes, zumindest an den abgeleiteten Patientendaten (z. B. ist die Diagnose das Ergebnis seiner kognitiven Leistung).

Die Verarbeitung und Nutzung personenbezogener Daten durch Forschungseinrichtungen hat wiederum dem Grundsatz der Zweckbindung zu genügen (§ 40 BDSG). Insbesondere sind die Patientendaten zu anonymisieren, sobald dies nach dem Forschungszweck möglich ist. Bis dahin sind die Identifizierungsdaten gesondert zu speichern (File-Trennung). Sie dürfen mit den Einzelangaben nur zusammengeführt werden, soweit der Forschungszweck dieses erfordert (§ 40 Abs. 3 BDSG).

10.3.3 Informations- und Folgerechte des Betroffenen

Betroffenen stehen gegenüber der speichernden Stelle gewisse **Informations- und Folgerechte** zu (Abb. 10-1); im einzelnen sind dies das Recht auf Benachrichtigung, Auskunft, Berichtigung, Sperrung und Löschung.

Werden von einer nicht-öffentlichen Stelle personenbezogene Daten verarbeitet, so ist der Betroffene sowohl von der erstmaligen Speicherung als auch von der erstmaligen Übermittlung seiner Daten zu **benachrichtigen** (§ 33 Abs. 1 BDSG). Die Benachrichtigung kann u. a. unterbleiben, wenn der Betroffene auf andere Weise Kenntnis von der Speicherung (Direkterhebung) oder der Übermittlung erlangt hat, die Daten nach einer Rechtsvorschrift oder ihrem Wesen nach, namentlich wegen des überwiegenden rechtlichen Interesses eines Dritten, geheimgehalten werden müssen, die Daten für eigene Zwecke gespeichert und aus allgemein zugänglichen Quellen entnommen oder nur deshalb gespeichert sind, weil sie aufgrund gesetzlicher, satzungsmäßiger oder vertraglicher Aufbewahrungsvorschriften nicht gelöscht werden dürfen oder ausschließlich der Datensicherung oder der Datenschutzkontrolle dienen (§ 33 Abs. 2 BDSG). Bei öffentlichen Stellen folgt die Benachrichtigung aus dem Grundsatz der Direkterhebung: "Personenbezogene Daten sind beim Betroffenen zu erheben" (§ 13 Abs. 2 BDSG).

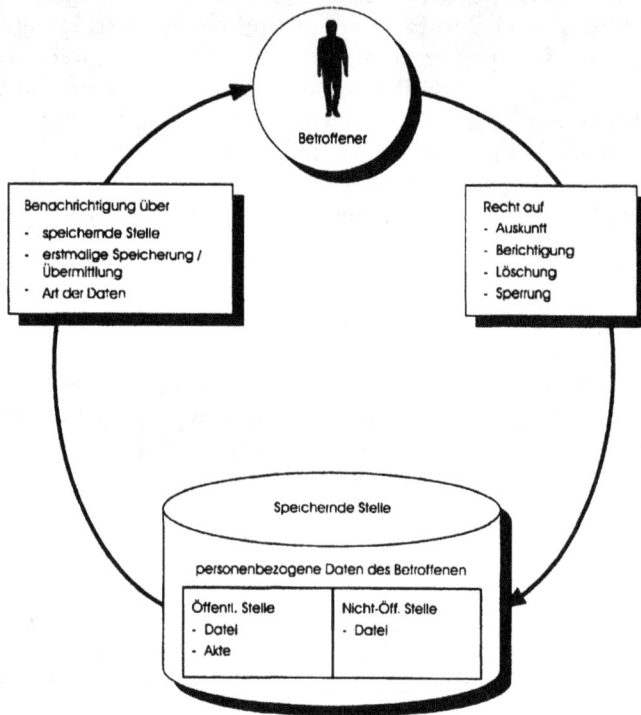

Abb. 10-1: Informations- und Folgerechte des Betroffenen

Der **Auskunftsanspruch** des Betroffenen (§§ 19, 34 BDSG) bezieht sich auf die zu seiner Person gespeicherten Daten (einschließlich der Angabe, woher sie stammen und an welche dritte Stellen sie weitergegeben worden sind), den Zweck der Speicherung (d. h. die betreffende Verwaltungsaufgabe oder den speziellen Geschäftszweck) und, wenn diese durch nicht-öffentliche Stellen automatisiert verarbeitet werden, die Personen und Stellen, an die seine Daten regelmäßig übermittelt werden. Die Auskunftserteilung erfolgt auf Antrag des Betroffenen durch die speichernde Stelle, in der Regel schriftlich, unentgeltlich und in der Medizin – wegen möglicher gesundheitlicher Gefährdungen (Suizidgefahr) – nach dem Prinzip der interpretativen Offenlegung durch einen Arzt (insbesondere bei Sozialdaten § 25 Abs. 2 SGB X). Besteht jedoch der Betroffene auf Akteneinsicht ohne Vermittlung durch einen Arzt oder eine andere Person, so ist ihm diese zu gewähren (§ 25 Abs. 2 Satz 4 SGB X).

Unbeschadet des datenschutzrechtlichen Auskunftsanspruches des Betroffenen bei der dateimäßigen Verarbeitung seiner personenbezogenen Daten begründet der Behandlungsvertrag auch ein **Einsichtsrecht**, d. h. den Anspruch des Patienten, gegenüber dem behandelnden Arzt oder dem Medizinbetrieb grundsätzlich auch außerhalb eines Rechtsstreits – vorbehaltlich therapeutischer Gegengründe – Einsicht in die ihn betreffenden Unterlagen zu haben, soweit sie Aufzeichnungen über objektivierte Befunde und Berichte über Behandlungsmaßnahmen, wie Operationen und Medikation, betreffen. Danach kann die Akteneinsicht (auch bei psychiatrischer Behandlung) nicht ausschließlich mit der Begründung verweigert werden, es bestehe die Gefahr, daß sich der Patient durch die Einsichtnahme gesundheitlich schädige; vielmehr sind die entgegenstehenden therapeutischen Gründe vom Arzt nach Art und Richtung näher zu kennzeichnen, allerdings ohne Verpflichtung, dabei ins Detail zu gehen.

Personenbezogene Daten in Dateien sind zu **berichtigen**, wenn sie unrichtig sind (§§ 20 Abs. 1, 35 Abs. 1 BDSG).

Soweit ihre Richtigkeit vom Betroffenen bestritten wird und sich weder die Richtigkeit noch die Unrichtigkeit feststellen läßt, sind die personenbezogenen Daten zu **sperren** (§§ 20 Abs. 3, 4, 5, 35 Abs. 3, 4 BDSG). Die Verpflichtung zur Sperrung personenbezogener Daten besteht ferner, wenn einer fälligen Löschung besondere Gründe entgegen stehen, etwa gesetzlich, satzungsmäßig oder vertraglich festgelegte Aufbewahrungsfristen, schutzwürdige Interessen des Betroffenen oder ein unverhältnismäßig hoher Aufwand wegen der besonderen Art der Speicherung.

Personenbezogene Daten in Dateien sind zu **löschen**, wenn ihre Speicherung unzulässig oder die Kenntnis der Daten für die Erfüllung des Speicherungszwecks nicht mehr erforderlich ist und bei nicht-öffentlichen Stellen kein Grund zu der Annahme besteht, daß durch eine Löschung schutzwürdige Interessen des Betroffenen beeinträchtigt werden könnten.

10.4 Technisch-organisatorische Maßnahmen

Datensicherung bezeichnet die Menge aller Maßnahmen (technischer, personeller, organisatorischer, rechtlicher und sonstiger Art) zum Schutz der Datenverarbeitung (einschließlich der Telekommunikation) als Ganzes wie in ihren Teilen (Daten, Programme, Hardware), in ihrem Bestand, ihrer fehlerfreien Funktion und ihrer Ablauf- wie Aufbauorganisation vor Funktionsbeeinträchtigungen aller Art, d. h. vor Störung, Verlust (z. B. durch Fehler, Katastrophen) oder Mißbrauch (z. B. unberechtigte Programmierung), im Interesse der speichernden Stelle.

Datenschutz schützt das informationelle Selbstbestimmungsrecht des Betroffenen, Datensicherung die Interessen des Betreibers oder anders ausgedrückt: "Datenschutz schützt vor Datenverarbeitung, Datensicherung schützt die Datenverarbeitung" [Steinmüller 1990]. Datensicherung umfaßt folglich nicht nur personenbezogene Daten, die Gegenstand des Datenschutzes sind, sondern auch Software (Daten, Programme), Hardware und die Organisation. Insoweit dienen die in § 9 BDSG rechtlich normierten, nachfolgend näher ausgeführten technisch-organisatorischen Maßnahmen zugleich auch mittelbar dem Datenschutz.

Öffentliche und nicht-öffentliche Stellen, die selbst oder im Auftrag personenbezogene Daten automatisiert verarbeiten, haben geeignete technische und organisatorische Maßnahmen der

- ☐ Zugangskontrolle,
- ☐ Datenträgerkontrolle,
- ☐ Speicherkontrolle,
- ☐ Benutzerkontrolle,
- ☐ Zugriffskontrolle,
- ☐ Übermittlungskontrolle,
- ☐ Eingabekontrolle,
- ☐ Auftragskontrolle,
- ☐ Transportkontrolle,
- ☐ Organistionskontrolle

zu treffen, die erforderlich sind, um die Ausführung der datenschutzrechtlichen Vorschriften zu gewährleisten (Anlage zu § 9 BDSG).

Art und Umfang der zu treffenden Maßnahmen müssen in einem angemessenen Verhältnis zu dem angestrebten Schutzzweck stehen (**Angemessenheitsgrundsatz**). Ob die Verhältnismäßigkeit der Maßnahme ausreicht, ist aus der Sicht des Betroffenen unter Berücksichtigung der Qualität und Sensibilität der Daten und des Mißbrauchsrisikos zu bestimmen. Naturgemäß zählen Patientendaten zu den sensitiven und daher besonders schutzwürdigen Daten.

Die **Zugangskontrolle** soll Unbefugten den Zugang zu Datenverarbeitungssystemen, mit denen personenbezogene Daten verarbeitet werden, verwehren. Dieser kann durch einen Objektschutz, wie der physikalischen Abschottung von Rechnern und Peripheriegeräten, durch bauliche Maßnahmen, dem Verschließen des Rechners durch ein integriertes Schloß und der Regelung und Kontrolle von Zutrittsberechtigungen über Zugangserfassungssysteme (z. B. Ausweisleser, Zugangsbücher, Sichtkontrolle) erfolgen.

Die **Datenträgerkontrolle** soll verhindern, daß Datenträger unbefugt gelesen, kopiert, verändert oder entfernt werden können. Diese Forderung läßt sich zum Beispiel durch den Einsatz vernetzter diskless Workstations, durch eine physikalische Abgangskontrolle für Datenträger, verschließbare Datenträgerarchive und eine Verschlüsselung der Daten auf den Datenträgern realisieren.

Die **Speicherkontrolle** soll die unbefugte Eingabe, Kenntnisnahme, Veränderung oder Löschung gespeicherter personenbezogener Daten verhindern. Als Maßnahmen kommen die differenzierte Vergabe und Verwaltung von Zugriffsrechten, die Verschlüsselung der Daten und die Protokollierung von Zugriffen in Frage. Voraussetzung für eine wirksame Speicherkontrolle sind Identifikations- und Authentifikationsmechanismen.

Die **Benutzerkontrolle** soll verhindern, daß Datenverarbeitungssysteme mittels Datenübertragungseinrichtungen (z. B. Terminals, Workstations oder Modem-Anschlüssen) von Unbefugten benutzt werden. Zur Realisierung der Benutzerkontrolle bedarf es mithin der Zugangskontrolle für Datenübertragungseinrichtungen sowie geeigneter Identifikations- und Authentifikationsmechanismen.

Die **Zugriffskontrolle** soll gewährleisten, daß die zur Benutzung eines Datenverarbeitungssystems Berechtigten ausschließlich auf die ihrer Zugriffsberechtigung unterliegenden Daten zugreifen können. Dazu bedarf es einer Vergabe und Kontrolle differenzierter Zugriffsberechtigungen in bezug auf Daten und Funktionen für die einzelnen Systembenutzer.

Die **Übermittlungskontrolle** soll gewährleisten, daß überprüft und festgestellt werden kann, an welche Stellen personenbezogene Daten durch Einrichtungen zur Datenübertragung übermittelt werden können. Geeignete Maßnahmen sind zum Beispiel die Einrichtung einer Rechteverwaltung, die Verhinderung des Einspielens neuer Software durch Unbefugte, die benutzerbezogene Sperrung von Schnittstellen, eine revisionsfähige Protokollierung oder, insoweit keine Möglichkeit besteht, die Übermittlung für einen definierten Datenbereich technisch einzuschränken sowie die Protokollierung aller Zugriffe.

Die **Eingabekontrolle** soll gewährleisten, daß nachträglich überprüft und festgestellt werden kann, welche personenbezogenen Daten zu welcher Zeit von wem in Datenverarbeitungssysteme eingegeben worden sind. Voraussetzungen hierzu sind Identifikations- und Authentifikationsmechanismen, die eine eindeutige Identifikation des Benutzers hinsichtlich seiner durch das Betriebssystem oder ein Anwendungsprogramm protokollierten Aktivitäten gestatten.

Die **Auftragskontrolle** soll gewährleisten, daß personenbezogene Daten, die im Auftrag verarbeitet werden, nur entsprechend den Weisungen des Auftraggebers verarbeitet werden können. Dazu bedarf es entsprechender vertraglicher Vereinbarungen und deren Kontrolle durch die speichernde Stelle.

Die **Transportkontrolle** soll verhindern, daß bei der Übertragung personenbezogener Daten sowie beim Transport von Datenträgern die Daten unbefugt gelesen, kopiert, verändert oder gelöscht werden können. Die Transportkontrolle erfordert somit vorbeugende Sicherheitsvorkehrungen wie etwa eine sorgfältige Auswahl des Transportpersonals, die Verwendung gesicherter Behältnisse beim Transport und eine kryptografische Verschlüsselung der übermittelten Daten. Diese kann bei einer automatischen Datenübertragung in Verbindung mit einem geeigneten Protokoll realisiert werden, das auch einen Verlust oder eine unbefugte Veränderung von Daten erkennt.

Die **Organisationskontrolle** verlangt es, die innerbehördliche oder innerbetriebliche Organisation so zu gestalten, daß sie den besonderen Anforderungen des Datenschutzes gerecht wird; beispielsweise durch eine Funktionstrennung, eine zur Organisationstruktur symmetrische Allokation personenbezogener Daten in Rechnernetzen, Dienstanweisungen im Umgang mit und der Entsorgung von Datenträgern, Vorschriften zur Organisation der übrigen Datensicherung sowie wirksamer Kontrollen durch den zuständigen Datenschutzbeauftragten.

10.5 Kontrollinstanzen

Die allgemeinen Datenschutzgesetze kennen unterschiedliche Datenschutzkontrollinstanzen:

☐ Die Datenschutzkontrolle der nicht-öffentlichen Stellen, die Daten für eigene oder fremde Zwecke verarbeiten (3. und 4. Abschnitt BDSG), nehmen die **betrieblichen Datenschutzbeauftragten** und die externen Aufsichtsbehörden für den Datenschutz wahr;

☐ die öffentlichen Stellen werden vom **Bundesbeauftragten** oder den **Landesbeauftragten** für den Datenschutz kontrolliert.

Ein **betrieblicher Datenschutzbeauftragter** einer nicht-öffentlichen Stelle (z. B. Arztpraxis) ist spätestens innerhalb eines Monats nach Aufnahme seiner Tätigkeit schriftlich zu bestellen, wenn dort in der Regel mindestens fünf Arbeitnehmer ständig mit der automatischen Verarbeitung personenbezogener Daten beschäftigt sind. Das gleiche gilt, wenn personenbezogene Daten auf andere Weise verarbeitet werden und damit in der Regel mindestens zwanzig Arbeitnehmer ständig beschäftigt sind (§ 36 Abs. 1 BDSG). Zum Beauftragten für den Datenschutz darf nur bestellt werden, wer die zur Erfüllung seiner Aufgaben erforderliche Fachkunde und Zuverlässigkeit besitzt (§ 36 Abs. 2 BDSG). Aufgrund der besonderen Aufgabenstellung von Medizinbetrieben, man denke etwa nur an die medizinische Forschung, zählen dazu vor allem Kenntnisse der Medizinischen Informatik, der Medizinbetriebslehre und des Informationsrechts. Von daher kommen als betriebliche Datenschutzbeauftragte in Medizinbetrieben bzw. im Gesundheitswesen neben Medizininformatikern, insbesondere Ärzte mit der Zusatzbezeichnung "Medizinische Informatik" in Betracht, insoweit sie nicht Mitglieder der Vertretungsorgane oder Leiter der Organisationseinheit "Informatik" sind.

Der betriebliche Datenschutzbeauftragte ist dem Inhaber, dem Vorstand, dem Geschäftsführer oder dem sonstigen gesetzlich oder nach der Verfassung des Unternehmens berufenen Leiter zu unterstellen. Eine Entscheidungskompetenz hat der weisungsfrei arbeitende betriebliche Datenschutzbeauftragte nicht (§ 36 Abs. 3 BDSG); wohl aber hat ihn die nicht-öffentliche Stelle bei der Erfüllung seiner Aufgaben zu unterstützen und ihm insbesondere, soweit dies zur Erfüllung seiner Aufgaben erforderlich ist, Hilfspersonal sowie Räume, Einrichtungen, Geräte und Mittel zur Verfügung zu stellen (§ 36 Abs. 5 BDSG). Auch darf er wegen der Erfüllung seiner Aufgaben nicht benachteiligt werden (§ 36 Abs. 3 BDSG).

Die Tätigkeit des betrieblichen Datenschutzbeauftragten kann in Voll- oder Teilzeit, allein oder mit mehreren gemeinsam, ausschließlich oder neben anderen Aufgaben im Unternehmen ausgeübt werden. Zulässig ist aber auch die Bestellung eines "externen" betrieblichen Datenschutzbeauftragten.

Der betriebliche Datenschutzbeauftragte hat die Ausführung der von der nicht-öffentlichen Stelle zu beachtenden datenschutzrechtlichen Vorschriften sicherzustellen. Zu diesem Zweck hat er

☐ die ordnungsgemäße Anwendung der Datenverarbeitungsprogramme, mit deren Hilfe personenbezogene Daten verarbeitet werden sollen, zu überwachen (§ 37 Abs. 1 Nr. 1 BDSG),

☐ die bei der Verarbeitung personenbezogener Daten tätigen Personen durch geeignete Maßnahmen mit den Datenschutzvorschriften, bezogen auf die besonderen Verhältnisse in diesem Geschäftsbereich und die sich daraus ergebenden besonderen Erfordernisse für den Datenschutz, vertraut zu machen (§ 37 Abs. 1 Nr. 2 BDSG),

☐ bei der Auswahl der bei der Verarbeitung personenbezogener Daten tätigen Personen beratend mitzuwirken (§ 37 Abs. 1 Nr. 3 BDSG) und

☐ eine Dateien-Übersicht gemäß § 37 Abs. 2 BDSG zu führen.

Im übrigen sind die nicht-öffentlichen Stellen der Kontrolle durch die nach Landesrecht zuständigen **Aufsichtsbehörden** (Bezirksregierungen, Regierungspräsidenten, Regierungen etc.) für den Datenschutz unterworfen (§ 38 BDSG). Sie führen das Register nach § 32 BDSG und werden erst nach einer Eingabe eines Betroffenen tätig (Anlaßaufsicht).

Kontrollinstanz für die personenbezogene Daten verarbeitenden Behörden und sonstigen öffentlichen Stellen des Bundes sind der **Bundesbeauftragte für den Datenschutz** (§ 23 ff BDSG), für die landesunmittelbaren Behörden und sonstigen öffentlichen Stellen (nach den Landesdatenschutzgesetzen) die **Landesbeauftragten für den Datenschutz**.

Der Bundesbeauftragte und die Landesbeauftragten kontrollieren aufgrund von Eingaben und von sich aus die Einhaltung der Datenschutzvorschriften (Initiativaufsicht), geben Empfehlungen zur Verbesserung des Datenschutzes, führen die Register der ihnen anzumeldenden automatisierten personenbezogenen Dateien und erstellen periodisch einen Tätigkeitsbericht (§§ 24, 26 BDSG).

II Medizinische Biometrie

11 Planung und Auswertung von Studien in Diagnostik, Therapie und Prognose

Irene Guggenmoos-Holzmann

Aufgabe der Medizinischen Biometrie in der klinischen Forschung ist die Bereitstellung eines methodischen Instrumentariums für die Evaluierung ärztlicher Einschätzungen und Maßnahmen. Die in diesem Zusammenhang auftretenden Fragestellungen kann man meist einem bestimmten Aspekt ärztlicher Tätigkeit – der Diagnostik, der Prognose oder der Therapie – zuordnen. Klinische Studien zu diesen Themenfeldern folgen zum einen den grundlegenden statistischen Konzepten, die für alle empirischen Untersuchungen gelten; sie stellen aber auch spezifische methodische Anforderungen, die im folgenden kurz dargestellt werden. Statistische Grundbegriffe und Prinzipien werden dabei als bekannt vorausgesetzt.

11.1 Therapiestudien

Die Therapie ist im Selbstverständnis der Medizin eine der wichtigsten Aktivitäten in der Patientenversorgung, und entsprechend groß ist die Nachfrage nach neuen Behandlungskonzepten. Die Notwendigkeit eines nach wissenschaftlichen Standards geführten Wirksamkeitsnachweises ergab sich nicht zuletzt aufgrund des exponentiell wachsenden Angebots an Neuentwicklungen der pharmazeutischen Industrie. Die methodischen Prinzipien der Arzneimittelprüfungen sind besonders stark ausdifferenziert und unterliegen einer Vielzahl von gesetzlichen Regelungen (z. B. Arzneimittelgesetz, Good-Clinical-Practice-(GCP)-Regeln der EU). Diese Regelwerke für die Marktzulassung von Arzneimitteln bilden aber auch eine Leitlinie für den Wirksamkeitsnachweis von nicht-pharmakologischen Interventionen, die in ihrer Anwendung zwar nicht dem Gesetz, wohl aber der Rationalität verpflichtet sind. In diesem Sinn kann der folgende für die Arzneimittelprüfung festgelegte Ablauf der Erkenntnisgewinnung zum Nachweis der **Wirksamkeit**, **Sicherheit** und **Effizienz** auf alle therapeutischen Verfahren verallgemeinert werden:

☐ Phase I: Erste Anwendung der zu prüfenden Substanz am Menschen
☐ Phase II: Anwendung der zu prüfenden Substanz an Patienten
☐ Phase III: Wirksamkeitsnachweis – kontrollierte, randomisierte Prüfung
☐ Phase IV: Nachweis der Sicherheit und Effizienz in der Praxis.

Phase I: Erste Anwendung der zu prüfenden Substanz am Menschen. Voraussetzung für die Anwendung einer Substanz am Menschen sind ausführliche, insbesondere toxikologische Untersuchungen (akute und chronische Toxizität, Gentoxizität, Reproduktionstoxizität, Kanzerogenität) an Zellsystemen oder im Tierversuch. Ziele der Phase I sind dann die Beurteilung der Pharmakokinetik, insbesondere hinsichtlich Metabolisierung und Elimination, eine erste Erkundung des geeigneten Dosierungsbereichs, der Verträglichkeit und der Sicherheit. Phase-I-Studien werden im allgemeinen an gesunden Probanden unter stationären Bedingungen durchgeführt. Nur wenn – wie bei Zytostatika – eine Untersuchung an Gesunden ethisch nicht vertretbar ist, werden Patienten in die Untersuchungen einbezogen.

Phase II: Anwendung der zu prüfenden Substanz an Patienten. Untersuchungen in dieser Phase werden ausschließlich an solchen Patienten durchgeführt, bei denen die für die Substanz postulierte Indikation in einer klar definierbaren Weise vorliegt. Das Ziel der Untersuchungen ist die Klärung der Dosis-Wirkungs-Beziehung, die Festlegung therapeutisch geeigneter Dosierungen und die Abklärung von Faktoren, die die Wirksamkeit oder Sicherheit des Arzneimittels beeinflussen. Bei der Beurteilung der Dosis-Wirkungs-Beziehung ist zu beachten, daß es um die Schätzung einer geeigneten Dosis, und nicht um das Prüfen einer Hypothese geht: Bei einer Darstellung von Ergebnissen interessieren also die Vertrauensbereiche. Welche Dosierung sinnvoll ist, hängt nicht nur von der Wirkung, sondern auch von der Verträglichkeit ab. Der eigentliche Wirksamkeitsnachweis für eine bestimmte Dosis ist Ziel der nächsten Prüfphase.

Phase III: Wirksamkeitsnachweis – kontrollierte, randomisierte Prüfung. Entsprechend der Arzneimittelgesetzgebung ist ein positiver Abschluß der Phasen I bis III die Voraussetzung für eine Zulassung eines Arzneimittels. In der Phase III der Arzneimittelprüfung ist der Wirksamkeitsnachweis für eine Substanz zu erbringen und das Verhältnis von Nutzen und Risiko einzuschätzen. Gefordert sind in dieser Phase randomisierte kontrollierte Prüfungen an definierten Patientengruppen, die es ermöglichen, den Effekt der Therapie gegenüber einem Placebo oder einer Standardtherapie einzuschätzen. Die randomisierte kontrollierte Prüfung stellt dabei einen Verfahrensstandard der Untersuchung dar, der es ermöglicht, tatsächliche Therapie-Effekte so unverfälscht wie möglich zu erfassen. Da eine kontrollierte, randomisierte Prüfung nicht nur eine Voraussetzung für die Zulassung von Arzneimitteln ist, sondern einen wissenschaftlichen Standard für die Evaluierung aller Arten von Behandlungen darstellt, wird im folgenden auf diesen Studientyp näher eingegangen.

Phase IV: Nachweis der Sicherheit und Effizienz in der Praxis. Die Wirksamkeitsstudien der Phase III sind aufgrund ihres experimentellen Designs meist auf ein relativ eng gefaßtes Patientenspektrum ausgerichtet, das nur über eine begrenzte Zeit unter Beobachtung steht. Die Aufgabe von Studien nach der Zulassung ist es, weitergehende Erfahrungen über den Einsatz eines Arzneimittels bereitzustellen. Hierzu gehören insbesondere Aspekte der Arzneimittelsicherheit wie Erkenntnisse über die mittel- und langfristigen Wirkungen der Medikamenteneinnahme, aber auch eine Differenzierung der Formulierung der Dosierung des Arzneimittels und die weitere Abklärung des Indikationsgebietes. Die Studienansätze der Phase IV sind vielfältig. Neben kontrollierten, randomisierten Prüfungen werden epidemiologische Studienpläne wie die Fall-Kontroll-Studie oder die Kohortenstudie, aber auch Querschnittsstudien (s. Abschn. 14.3) verwendet, um Arzneimittelrisiken, ökonomische Konsequenzen und die Auswirkungen auf die Lebensqualität der Patienten zu untersuchen. Im weitesten Sinn dienen Phase-IV-Studien der Bewertung einer Technologie unter Praxisbedingungen. Die methodischen Ansätze sind – wie in Abs. 11.1.2 gezeigt wird – auch für nicht-pharmakologische Behandlungsweisen von Bedeutung.

Jede Therapie und jede invasive Diagnostik ist ein Versuch am Menschen. Erst recht gilt dies für klinische Studien, in denen eine Vielzahl von Patienten untersucht und behandelt wird. Grundlegend bei jeder Studienplanung sind daher ethische Kautelen, wie sie etwa in der *Deklaration von Helsinki* niedergelegt wurden. Um die Einhaltung ethischer Prinzipien bei der Durchführung klinischer Studien sicherzustellen, haben Universitätskliniken und Ärztekammern **Ethik-Kommissionen** eingerichtet, die nicht nur bei der Prüfung von Arzneimitteln, sondern bei allen klinischen und epidemiologischen Studien anzuhören sind, die Patienten oder Probanden über die klinischen Erfordernisse hinaus belasten.

11.1.1 Die kontrollierte, randomisierte klinische Prüfung

Was man als Ergebnis einer Behandlung beobachtet, wenn man die Behandlungserfahrungen an einer Gruppe von Patienten synoptisch bewertet, ist im allgemeinen eine nicht weiter zu differenzierende Mischung aus der Art der Erkrankung, dem Krankheitsstadium, der Komorbidität, der Behandlung selbst, und einer Reihe anderer, den Krankheitsverlauf bestimmender Faktoren.

Formuliert man das etwas abstrakter, dann kann man das Behandlungsergebnis E als die Summe aus dem Effekt M des eigentlichen Therapiemanövers und dem Effekt R der Ausgangs- oder Rahmenbedingungen ansehen, die bei dem Patienten vor Beginn der Behandlung gegeben waren: $E = M + R$. Da wir nur E beobachten können, bleibt also unklar, welchen Anteil der Effekt M des therapeutischen Manövers eigentlich an dem insgesamt beobachteten Behandlungsergebnis hat.

Es ist nur ganz selten möglich, erfolgreich zu behaupten, der Krankheitsverlauf des Patienten habe sich geändert, weil er auf eine bestimmte Weise behandelt worden sei. Die Argumentation wird erst dann haltbar, wenn es gelingt zu zeigen, daß bei demselben oder bei vergleichbaren Patienten, wenn sie anders behandelt werden, ein anderer Krankheitsverlauf zu beobachten ist. Der Nachweis der Wirksamkeit einer Behandlung gelingt also nur, wenn man die interessierende Behandlung mit einer anderen Behandlung kontrastiert. Wegen der biologischen Variabilität wird man einen Vergleich allerdings an größeren Patientengruppen durchführen.

Verwendet man bei zwei Gruppen A und B von Patienten unterschiedliche Behandlungsmethoden, dann ist das durchschnittliche Ergebnis in jeder Behandlungsgruppe eine Mischung aus den charakteristischen Effekten der individuellen Krankheitszustände und dem Effekt des jeweiligen Therapiemanövers. In Gruppe A ist es $E_A = M_A + R_A$, in Gruppe B ist es $E_B = M_B + R_B$. Wenn man also die Ergebnisse der beiden Behandlungsgruppen vergleicht, dann erhält man eine Mischung aus den Unterschieden in den Ausgangsbedingungen und aus den Unterschieden der eigentlichen therapeutischen Effekte:

$$E_A - E_B = (M_A + R_A) - (M_B + R_B),$$

wobei die auf der rechten Seite der Gleichung aufgeführten Effekte nicht direkt beobachtbar sind. Hier interessiert uns aber gerade der Unterschied in den eigentlichen Manövereffekten:

$$M_A - M_B = E_A - E_B - (R_A - R_B).$$

Diesen Unterschied können wir nur dann über die tatsächlich beobachtbaren Ergebnisse E_A und E_B erfassen, wenn $R_A = R_B$, also die Effekte der Ausgangsbedingungen in beiden Behandlungsgruppen gleich sind. Diese Effekte sind gleich, wenn die Ausgangsbedingungen gleich sind. Das ist nur dann zu erreichen, wenn man die gleichen Patienten unter völlig identischen Bedingungen beiden Behandlungen unterzieht. Dazu müßten die Behandlungseffekte aber zumindest völlig reversibel sein. Wenn sie es nicht sind, muß man sich mit der abgeschwächten Forderung begnügen, daß die Patienten in beiden Behandlungsgruppen in ihren Ausgangsbedingungen so vergleichbar sind, daß die Effekte der Ausgangsbedingungen in beiden Behandlungsgruppen sich ausgleichen. **Vergleichbarkeit der Behandlungsgruppen** bedeutet dann:

☐ **Repräsentationsgleichheit**: die Behandlungsgruppen stammen aus derselben Grundpopulation,

☐ **Strukturgleichheit**: in den Behandlungsgruppen ist die Verteilung der für den weiteren Krankheitsverlauf relevanten Charakteristika der Patienten die gleiche.

☐ **Beobachtungsgleichheit**: der Krankheitsverlauf und das postulierte Behandlungsergebnis wird in den Behandlungsgruppen in der gleichen Art und Weise untersucht und interpretiert.

Es ist eine der wichtigsten Aufgaben bei jeder vergleichenden Studie, die Vergleichbarkeit zweier Behandlungsgruppen sicherzustellen, weil jeder Einbruch in der Vergleichbarkeit – wie die obigen Formeln zeigen – zu einer verzerrten Einschätzung des eigentlichen Manövereffektes führen kann. Um nicht nur bekannte, prognostisch bedeutsame Faktoren kontrollieren zu können, sondern auch den Einfluß unbekannter Faktoren einzudämmen, verwendet man die **randomisierte Zuteilung** der Behandlungen, die die Vergleichbarkeit der Behandlungsgruppen dadurch gewährleistet, daß jede Behandungsgruppe eine zufällige und damit repräsentative Stichprobe aus der Gruppe aller untersuchten Patienten ist. Die Randomisierung sichert also die Strukturgleichheit. Damit sie ihre Wirkung auch hinsichtlich der Beobachtungsgleichheit entfalten kann, verwendet man als zusätzliche Maßnahme die Maskierung der Behandlungsmethoden. Im Idealfall, dem **Doppel-Blind-Versuch**, ist weder den Patienten, noch den behandelnden Ärzten bekannt, welche Behandlung ein Patient erhält. Mögliche Unterschiede in der Art der Beobachtung sind dann unabhängig von der Zugehörigkeit zu einer Behandlungsgruppe. Somit ist auch die Beobachtungsqualität in den Behandlungsgruppen vergleichbar.

Das methodische Konzept der kontrollierten, randomisierten Prüfung impliziert eine klinische Studie, die quasi-experimentellen Bedingungen gehorcht. Die organisatorische Umsetzung erfordert eine sorgfältige Planung, bei der ethische Gesichtspunkte und Erfordernisse der klinischen Praxis mit den Anforderungen an wissenschaftlich aussagekräftige Studienbedingungen in Einklang gebracht werden müssen. Um dieser Schwierigkeiten Herr zu werden, beginnt man bei einer kontrollierten, randomisierten Prüfung mit einem **Studienprotokoll**, in dem die Modalitäten der Studiendurchführung definiert werden.

Im einzelnen nimmt das Studienprotokoll einer kontrollierten, randomisierten klinischen Prüfung zu folgenden Aspekten Stellung:

- Spezifizierung der Fragestellung
- Studiendesign, Stichprobenumfang, Randomisierung
- Patientenrekrutierung: Zeitplan, Aufnahmekriterien, Ausschlußkatalog
- Behandlungsschemata
- Vorgehensweise bei der Beurteilung der Zielkriterien
- Datenerfassung und Dokumentation
- Planung der statistischen Auswertung
- Kriterien für einen vorzeitigen Abbruch der Studie
- Patientenaufklärung und -einwilligung
- Administrative Verantwortlichkeiten.

Im folgenden wird kurz dargelegt, welche grundsätzlichen Überlegungen jeweils bei den einzelnen Aspekten berücksichtigt werden sollten.

11.1.1.1 Spezifizierung der Fragestellung

Der therapeutische Nutzen eines Behandlungsverfahrens beweist sich genau genommen nur an **klinisch relevanten Endpunkten** wie einer Verminderung der Morbidität oder der Mortalität. Dies bedeutet, daß zum Beispiel der alleinige Nachweis einer pharmakodynamischen Wirksamkeit nicht ausreicht, um die klinische Relevanz eines Pharmakons zu belegen.

Das Problem wird deutlich am Beispiel der Antihypertonika: Es genügt nicht zu zeigen, daß ein Medikament A den morgendlichen Blutdruck verläßlicher absenkt als ein Medikament B. Denn auch wenn epidemiologische Studien zeigen, daß niedrigere Blutdruckwerte ein geringeres Risiko für das Auftreten eines Herzinfarktes oder Schlaganfalls oder eine höhere Lebenserwartung implizieren, bedeutet das nicht, daß das gleiche auch für einen medikamentös gesenkten Blutdruck gilt. Andererseits sind selbst bei chronisch kranken Patienten die pro Jahr zu erwartenden, klinisch relevanten Zielereignisse so selten, daß sie nur mit sehr großen Studien und mit einem erheblichen organisatorischen und finanziellen Aufwand im Rahmen einer kontrollierten, randomisierten klinischen Prüfung als Zielkriterien zu verwenden sind.

Es gilt also, den therapeutischen Nutzen einer Behandlung an Charakteristika des Krankheitszustandes festzumachen, die für den weiteren Krankheitsverlauf bedeutsam sind. Eine kritische Diskussion und sorgfältige Definition derartiger **Surrogat-Endpunkte** ist eine Voraussetzung für die klinische Relevanz der Studienergebnisse.

Um eine klare Interpretierbarkeit dieser Ergebnisse zu ermöglichen, ist es notwendig, einen **Hauptendpunkt** zu wählen, der nicht nur klinisch relevant, sondern auch valide und reliabel beobachtbar ist. Quantitative Zielgrößen sind hierfür besonders beliebt, weil Beobachtungs- und Meßbedingungen leichter zu standardisieren sind als bei qualitativen Befunden. Quantitative Zielgrößen haben darüber hinaus den Vorteil, daß sich vorhandene Unterschiede zwischen den Behandlungsgruppen auch bei kleineren Fallzahlen statistisch sichern lassen. Dennoch verdient der Surrogatcharakter von Meßgrößen bei der Beurteilung des therapeutischen Nutzens besondere Aufmerksamkeit – auch bei der Interpretation und Umsetzung von Studienergebnissen.

11.1.1.2 Studiendesign

Die häufigste Form des Vergleichs zweier oder mehrerer Behandlungsalternativen ist der **Parallelgruppenvergleich**. Hierfür werden die Studienteilnehmer randomisiert verschiedenen Behandlungen zugeteilt. Die Zielgrößen der Studie werden mit einem statistischen Test für unabhängige Stichproben am Ende auf Unterschiede zwischen den Behandlungsgruppen geprüft.

Faktorielle Designs dienen dazu, gleichzeitig mehrere Behandlungsalternativen und deren Kombinationen an Parallelgruppen gegeneinander zu vergleichen. Im einfachsten Fall handelt es sich um ein 2x2-faktorielles Design.

Um zum Beispiel zu klären, ob die Vitamine E und C einen Einfluß auf das Entstehen kolorektaler Adenome haben, werden vier Gruppen definiert, die jeweils 2 Medikationen erhalten: nur Placebo (P+P), Vitamin E und Placebo (E+P), Vitamin C und Placebo (C+P), Vitamin C und Vitamin E (C+E). Der Effekt von Vitamin E ist über einen Vergleich der kombinierten Gruppen (P+E) und (C+E) mit den Gruppen (P+P) und (C+P) erkennbar, der Effekt von Vitamin C entsprechend durch einen Vergleich von [(P+C),(E+C)] mit [(P+P),(E+P)]. Ein faktorielles Design ist dann angebracht, wenn man eine synergistische oder antagonistische Wirkung der kombinierten Medikationen – im Beispiel (C+E) – nachweisen will.

Wenn bei chronischen Krankheiten die Wirkung einer Behandlung nur vorübergehender Natur ist und bei Absetzen der Behandlung wieder der Ausgangszustand erreicht wird, ist es möglich, verschiedene Behandlungsalternativen jeweils an denselben Patienten mit einem **Crossover-Design** zu prüfen. Randomisiert wird in diesem Fall nicht die Zuteilung zu einer Behandlungsgruppe, sondern zu einer Reihenfolge, in der die in Frage stehenden Behandlungen vorgenommen werden. Zum Vergleich zweier Behandlungen A und B teilt man die Patienten also zwei Gruppen zu; die eine Gruppe erhält zuerst A und dann B, die zweite Gruppe erhält zuerst B und dann A. Um Nachwirkungen (Carry-over Effekte) der ersten Behandlung zu verhindern, wird zwischen beiden Behandlungen eine Auswasch-Phase eingeschaltet. Da die intraindividuelle Variabilität der Verlaufssymptomatik im allgemeinen geringer ist als die interindividuelle Variabilität, benötigt man unter idealen Bedingungen für den Vergleich der Effekte von A und B geringere Fallzahlen als bei einem Parallelgruppenvergleich. Ein häufiges Problem bei der Durchführung besteht darin, daß Patienten ihre Teilnahme nach der ersten Behandlungsphase aufkündigen. Dies mindert nicht nur die Fallzahl, sondern führt auch leicht zu einer Selektion, die den statistischen Vergleich der Behandlungseffekte verzerren kann.

11.1.1.3 Patientenrekrutierung

Die Auswahl der Patienten für eine kontrollierte, randomisierte Prüfung orientiert sich an der Indikationsstellung, aber auch an der Variabilität der Krankheitsverläufe. Je homogener die untersuchte Patientengruppe, desto leichter ist es, Unterschiede zwischen den Behandlungen zu erkennen. Andererseits behindert aber die Untersuchung eines begrenzten Patientenspektrums die Verallgemeinerung der Ergebnisse. Bei der Definition von Ausschlußkriterien sind Patientencharakteristika zu beachten, bei denen keine Erfahrungen hinsichtlich der Behandlungssicherheit vorliegen. In Arzneimittelprüfungen werden daher Schwangere und sehr alte Patienten prinzipiell ausgeschlossen. Ausgeschlossen werden darüber hinaus Patienten mit bestimmten Begleiterkrankungen wie schwere Nieren-, Leber- oder Herzerkrankungen, wenn zu befürchten ist, daß die Krankheitsverläufe sich deutlich von denen anderer Patienten unterscheiden, oder das Behandlungsschema der Prüfung nicht protokollgerecht aufrecht erhalten werden kann. Da die Rekrutierung, die Überprüfung der Ein- und Ausschlußkriterien und die Abklärung der Teilnahmebereitschaft bei allen Patienten vor Zuteilung zu einer Behandlungsgruppe erfolgt, werden alle Behandlungsgruppen durch die definierten Ein- und Ausschlußkriterien in gleicher Weise charakterisiert.

11.1.1.4 Fallzahlplanung

Um bei einer randomisierten, kontrollierten Studie die Fallzahl abschätzen zu können, die notwendig ist, um mit hinreichender Sicherheit einen tatsächlich gegebenen Sachverhalt statistisch sichern zu können, ist eine klar formulierte medizinische Hypothese und ein eindeutig definierter primärer Endpunkt unabdingbar. Außerdem müssen Informationen über die zu erwartende Verteilung des Endpunktes in der Kontrollgruppe und – über Vorstudien – Anhaltspunkte für den zu erwartenden Unterschied zwischen den Behandlungsgruppen vorliegen. Die Formeln für die Fallzahlschätzung gehen davon aus, daß die Verläufe aller Studienteilnehmer am Ende der Studie bekannt sind. Wenn mit individuellen Studienabbrüchen zu rechnen ist, müssen die Fallzahlschätzungen entsprechend angepaßt werden.

Prinzipiell sind zwei Arten von **Wirksamkeitshypothesen** möglich:

☐ die Hypothese, daß sich die zu vergleichenden Behandlungen in ihrer Wirkung unterscheiden, und

☐ die Hypothese, daß die zu vergleichenden Behandlungen in ihrer Wirkung äquivalent sind.

Die Äquivalenzhypothese ist allerdings nur dann als Wirksamkeitshypothese akzeptabel, wenn man ein neues Behandlungskonzept mit einer Standardtherapie vergleicht, deren Wirksamkeit klar erwiesen ist. Da die Umsetzung der beiden Arten von Wirksamkeitshypothesen in statistische Hypothesen verschieden ist, unterscheiden sie sich nicht nur in der Art der Auswertung, sondern auch in der Fallzahlschätzung.

Test auf unterschiedliche Wirksamkeit. Die Fallschätzung orientiert sich an der Art der Zielgröße, an dem Unterschied, den man hinsichtlich dieser Zielgröße in den Behandlungsgruppen nachweisen möchte, und an der zu erwartenden Variabilität der Zielgröße. Je größer die Variabilität der Endpunkte innerhalb der Behandlungsgruppen, desto schwieriger ist es, Unterschiede zwischen den Gruppen auf einen systematischen Effekt zurückzuführen. Entsprechend den allgemeinen Prinzipien statistischer Tests muß man außerdem festlegen, ob man die Alternativhypothese einseitig oder zweiseitig formulieren möchte und welche Wahrscheinlichkeiten für den Fehler 1. und 2. Art in Kauf genommen werden. Die Wahrscheinlichkeit, die Nullhypothese fälschlicherweise abzulehnen, wird rituellerweise auf 5 %, 1 % oder 0.1 % angesetzt. Dabei wird man eine neue Therapie für eine bislang nicht behandelbare Erkrankung auf einem höheren Signifikanzniveau gegen eine Placebobehandlung prüfen, als eine Therapie, zu der es zahlreiche Alternativen gibt. Die Wahrscheinlichkeit β, fälschlicherweise auf einen Unterschied zwischen Therapien zu schließen, bei denen tatsächlich kein Unterschied in der Wirksamkeit gegeben ist, wird meist bei 20 % angesetzt. Auch hier sollte man sich jedoch zunächst überlegen, mit welcher Sicherheit man auf das Vorliegen eines Unterschiedes schließen will. Wenn die Nebenwirkungen und Risiken der Behandlung erheblich sind, sollte die Wahrscheinlichkeit für den Fehler 2. Art eher niedriger festgelegt werden.

Die Formeln, nach denen Fallzahlschätzungen vorgenommen werden, unterscheiden sich je nach Zielgröße und Teststatistik. Für den Vergleich von Mittelwerten einer normalverteilten Zielgröße in zwei Behandlungsgruppen mit einem zweiseitigen Test errechnet sich zum Beispiel die Fallzahl n pro Gruppe nach der Formel

$$n = \frac{2*(z_{1-\alpha/2} + z_{1-\beta})^2}{(\mu_1 - \mu_2)^2 / \sigma^2},$$

wobei μ_1 und μ_2 die Mittelwerte der Zielgröße in den beiden Behandlungsgruppen, σ die Standardabweichung in jeder Behandlungsgruppe und $z_{1-\alpha/2}$ und $z_{1-\beta}$ die zu den gewählten Fehlerwahrscheinlichkeiten gehörenden Quantile der Standardnormalverteilung sind. Für den Vergleich zweier Erfolgswahrscheinlichkeiten π_1 und π_2 verwendet man die folgende Formel zur Bestimmung des minimalen Stichprobenumfangs in jeder Gruppe:

$$n = \frac{(z_{1-\alpha/2} + z_{1-\beta})^2 * (\pi_1(1-\pi_1) + \pi_2(1-\pi_2))}{(\pi_1 - \pi_2)^2}$$

Beispiel: In einer Studie zum Vergleich von Prednisolon gegen Placebo bei der Behandlung eines aktiven Morbus Crohn geht man etwa für die Einschätzung der benötigten Fallzahl von folgenden Annahmen aus:

Remissionsrate in der Placebogruppe: 40 %, zu entdeckende Erhöhung der Remissionsrate in der Prednisolon-Gruppe: 70 %, Wahrscheinlichkeit für den Fehler 1. Art bei einem zweiseitigen Test: α =5 %, Wahrscheinlichkeit für den Fehler 2. Art: β =20 %.

Für n ergibt sich damit

$$n = \frac{(1.96 + 0.84)^2 * (0.4 * 0.6 + 0.7 * 0.3)}{(0.4 - 0.7)^2} = \frac{7.84 * 0.45}{0.09} = 39.2 .$$

Man wird also mindestens 40 Fälle in jeder Behandlungsgruppe benötigen, um unter obigen Annahmen einen Unterschied sichern zu können.

Test auf Äquivalenz. Die Behauptung, zwei Behandlungsformen seien gleich wirksam, läßt sich mit den klassischen statistischen Tests nicht prüfen: ein nichtsignifikanter Unterschied kann auch lediglich darauf zurückzuführen sein, daß die Fallzahlen zu klein waren. Da sich die Nullhypothese des klassischen statistischen Tests also nicht beweisen läßt, ist es notwendig, methodische Ansätze zu wählen, die auf dem Gebiet der Bioäquivalenzforschung entwickelt worden sind.

Voraussetzung für den Nachweis der Äquivalenz zweier Behandlungsformen ist die Festlegung eines Intervalls [-δ,δ], in dem die Unterschiede in den Therapieeffekten liegen sollen, wenn man von einer Gleichwertigkeit der Wirkungen sprechen will. Bei der Festlegung des Intervalls, d. h. der Größe eines zulässigen Unterschiedes, ist die in Kauf zu nehmende Einbuße an therapeutischer Wirkung gegen eine zu erwartende Verminderung unerwünschter Nebenwirkungen abzuwägen.

Beispiel: In einer randomisierten Prüfung zum Vergleich von Prednisolon und einem topisch wirkenden Corticosteroid-Analogon (Budesonid) in der Behandlung eines aktiven Morbus Crohn gingen die Autoren davon aus, daß die Remissionsraten bei beiden Therapieformen die gleichen seien, daß sich aber durch Budesonid die mittelfristigen Effekte einer Cortison-Therapie vermeiden lassen. Die Autoren geben allerdings keinen Unterschied in den Remissionsraten an, den sie im Sinne einer äquivalenten Wirksamkeit als vernachlässigbar ansehen würden. Nehmen wir diese Festlegung also selbst vor und fordern unter Berücksichtigung der unter Budesonid zu erwartenden Reduktion unerwünschter systemischer Kortisonwirkungen, daß die Remissionsraten sich um höchstens 20 % unterscheiden sollen.

Im Unterschied zum klassischen statistischen Test sind bei einem Test auf Äquivalenz die Rollen der Nullhypothese und der Alternativhypothese vertauscht. Die auf einem Signifikanzniveau α zu prüfende Alternativhypothese lautet im Falle der Äquivalenz: die wahre Differenz $\pi_1 - \pi_2$ der Therapie-Effekte liegt in einem vorab festgelegten Indifferenzbereich [-δ,δ]. Für eine beobachtete Differenz $p_1 - p_2$ der Therapieeffekte können wir dies mit einer Irrtumswahrscheinlichkeit α dann annehmen, wenn das (1-2α)-Konfidenzintervall

$$(p_1 - p_2) \pm z_{(1-\alpha)} \sqrt{\frac{p_1(1-p_1)}{n_1} + \frac{p_2(1-p_2)}{n_2}}$$

völlig in dem gewählten Indifferenzbereich enthalten ist. Gibt man weiterhin eine Wahrscheinlichkeit β für das fehlende Erkennen einer derart definierten Äquivalenz vor, dann ergibt sich die pro Therapiegruppe mindestens erforderliche Fallzahl

$$n = \frac{(z_{1-\alpha} + z_{1-\beta})^2 (\pi_1(1-\pi_1) + \pi_2(1-\pi_2))}{(\delta - (\pi_1 - \pi_2))^2}$$

Diese Formel berücksichtigt, daß die wahren Therapie-Effekte π_1 und π_2 nicht immer völlig identisch sind.

Im obigen Beispiel gehen die Autoren von einer Remissionsrate π_1=70 % von Prednisolon aus. Unter der Annahme, daß die tatsächliche Remissionsrate π_2 von Budosenid die gleiche ist, benötigt man für den Nachweis der Äquivalenz bei einem Indifferenzbereich von ±20 % und Irrtumswahrscheinlichkeiten α=5 % und β=20 % eine Fallzahl von mindestens 65 Patienten pro Gruppe. Geht man jedoch davon aus, daß Budosenid tatsächlich eine geringere Wirkung hat als Prednisolon, z. B. π_2=60 %, dann wird es schwieriger sicherzustellen, daß die Differenz der Remissionsraten 20 % nicht überschreitet: die benötigte Fallzahl pro Gruppe steigt auf 279. Tatsächlich nahmen an der Studie 88 Patienten pro Gruppe teil. Die beobachteten Remissionsraten waren 65 % nach Prednisolon und 52 % nach Budosenid. Aus der Tatsache, daß der Vergleich mit einem klassischen statistischen Test auf Unterschied nicht signifikant (p=0.12) ausfiel, schlossen die Autoren auf ähnliche Wirksamkeit. Legen wir allerdings den oben definierten – und sicher nicht zu kleinlich bemessenen – Indifferenzbereich von ±20 % zugrunde, dann finden wir, daß das 95 %-Konfidenzintervall um die beobachtete Differenz von -0,1 % bis 25,2 % reicht und somit nicht im Indifferenzbereich enthalten ist. Für den angenommenen Indifferenzbereich läßt sich also die Äquivalenz von Budosenid und Prednisolon nicht sichern. Wenn man davon ausgeht, daß tatsächlich ein Unterschied in den Remissionsraten vorhanden ist, dann war in der vorliegenden Studie der Stichprobenumfang zu klein, um diesen Unterschied zu sichern; er war aber auch zu klein für einen Äquivalenznachweis, der sichergestellt hätte, daß der Unterschied eine klinisch relevante Schranke nicht überschreitet.

Bei der Festlegung von Indifferenzbereichen für die Wirkung zweier Therapien ist nicht nur die Relevanz der Wirkung und der zu erwartende Gewinn an Lebensqualität in Rechnung zu ziehen: es sollte auch überlegt werden, ob die über den Indifferenzbereich in Kauf genommene Reduktion der Wirkung überhaupt noch einer Wirkung entspricht. Um hierbei sicher zu gehen, ist zu fordern, daß für die Therapie, gegen die auf Äquivalenz geprüft wird, auch Prüfungen gegen Placebo vorliegen. Es kann sonst passieren, daß man über eine Kaskade von Äquivalenzprüfungen am Ende bei einer Therapie landet, deren Wirksamkeit nicht mehr gesichert ist.

11.1.1.5 Behandlungsschemata und Modalitäten der Verblindung

Im Studienprotokoll sind die zu vergleichenden Behandlungen in ihrer Art genau zu spezifizieren. Bei Arzneimitteln gehören dazu Angaben über die Darreichungsform und -häufigkeit, über die Dosierung und Behandlungsdauer. Nicht-medikamentöse Behandlungen sind mit entsprechender Genauigkeit zu beschreiben. Darzustellen ist auch die Art der begleitenden Maßnahmen und der Komedikation sowie die Vorgehensweise, wenn definierte Ereignisse im Krankheitsverlauf eines Patienten eintreten.

Die Maskierung der Behandlungen gegenüber dem Patienten (**Blind-Studie**) oder zusätzlich auch gegenüber dem behandelnden Arzt (**Doppelblind-Studie**) ist selbst bei Arzneimittelprüfungen nicht immer möglich. Dennoch sollte man sich im klaren darüber sein, daß eine fehlende Maskierung der Behandlungen leicht zu einer Überschätzung der Behandlungsunterschiede führt.

Beispiel: In einer doppelblinden placebo-kontrollierten Prüfung zur präventiven und therapeutischen Wirksamkeit von Vitamin C bei Erkältungen wurden die Probanden entsprechend einem 2x2-faktoriellen Design randomisiert vier Behandlungen zugewiesen, die präventiv in der täglichen Einnahme eines Placebo oder von 3 mg Vitamin C und bei Auftreten einer Erkältung in einer zusätzlichen Dosis Placebo oder Vitamin C bestanden. Wie die Gesamtauswertung (Tab. 11-1) zeigt, verkürzte sich die Dauer von Erkältungen mit einer steigenden Dosis von Vitamin C: bei Placebo betrug sie 7.1 Tage, bei einfacher Vitamin C-Dosis etwa 6.6 Tage, bei doppelter Dosis 5.9 Tage.

Tab. 11-1: Die mittlere Dauer einer Erkältung: Vitamin C versus Placebo

Behandungsgruppe		Erkältungsdauer (in Tagen)		
präventiv	therapeutisch (zusätzlich)	Gesamt auswertung	"blinde" Probanden	"nicht-blinde" Probanden
Placebo	Placebo	**7.1**	6.3	8.6
Placebo	Vitamin C	**6.5**	6.7	4.7
Vitamin C	Placebo	**6.7**	6.4	7.0
Vitamin C	Vitamin C	**5.9**	6.5	4.8

Gegen Ende der Studie hatte sich aber herausgestellt, daß ein Teil der Probanden während der neunmonatigen Studiendauer den Inhalt der ihnen ausgehändigten Kapseln genauer untersucht hatten. Die Probanden wurden also nach Studienende befragt, ob ihnen der Inhalt der Kapseln bekannt war. Als man dann den Verblindungsstatus der Probanden in die Auswertung einbezog (Tab. 11-1), zeigte sich, daß bei den "blinden" Probanden keine Unterschiede in den Erkältungsdauern erkennbar waren, während die "nicht-blinden" Probanden unter Vitamin C eine deutlich kürzere Erkältungsdauer aufwiesen als unter Placebo. Dies ist ein Hinweis darauf, daß fehlende Maskierung verzerrende Effekte erzeugt, die nur schwer kontrollierbar sind.

11.1.1.6 Technik der Randomisierung

Die randomisierte Zuteilung der Patienten zu verschiedenen Therapiegruppen wird vor Beginn der Studie mit Hilfe von Zufallszahlen vorgenommen, die entweder aus einschlägigen Tabellen zu entnehmen sind oder rechnergestützt über einen Zufallszahlengenerator erzeugt werden. Im einfachsten Fall wählt man eine fixe Randomisierung, die die Patienten mit der gleichen Wahrscheinlichkeit einer der Therapiegruppen zuteilt. Bei der **einfachen Randomisierung** definiert man vorab, welche Zufallszahlen welchen Behandlungen entsprechen sollen.

Zum Beispiel ordnet man die geraden Zufallszahlen der Behandlung A und die ungeraden der Behandlung B zu.

Diese Art der Randomisierung führt dazu, daß die Umfänge der Behandlungsgruppen im allgemeinen etwas voneinander abweichen. Wenn man gleiche Gruppenumfänge erzeugen will, verwendet man die **balancierte Randomisierung**. In heterogenen Studienpopulationen wird die Zielgröße nicht nur von der Art der Therapie, sondern auch von anderen prognostischen Faktoren, etwa dem Alter oder dem Geschlecht, beeinflußt. Um die zufälligen Strukturungleichheiten zwischen den Behandlungsgruppen zu minimieren, führt man eine **geschichtete (stratifizierte)**

Randomisierung durch: hierzu wird die Studienpopulation entsprechend den Ausprägungen der prognostischen Faktoren in Untergruppen eingeteilt, für die man dann jeweils getrennt eine balancierte randomisierte Zuteilung zu den Behandlungsgruppen vornimmt.

Als Alternative zur fixen Randomisierung werden manchmal Randomisierungsmethoden eingesetzt, bei denen die Zuteilung der Behandlungen zu den einzelnen Gruppen entsprechend vorgegebener Wahrscheinlichkeiten erfolgt, die nicht für alle Gruppen gleich sind. Es gibt Verfahren, mit denen sich diese Zuteilungswahrscheinlichkeiten im Verlauf der Studie entsprechend festgelegter Regeln auch ändern können (**adaptive Randomisierung**). Diese Randomisierungsverfahren setzen jedoch eine besonders rigide Studienorganisation voraus, die sicherstellt, daß die personelle Unabhängigkeit von Behandlungszuteilung und Verlaufsbeobachtung gewahrt bleibt.

11.1.1.7 Auswertungskonzepte

Für die Auswertung einer randomisierten, kontrollierten klinischen Prüfung wird im Protokoll ein statistisches Testverfahren für den Vergleich der Behandlungsgruppen hinsichtlich des Hauptendpunktes vorgegeben. Dieses Testverfahren orientiert sich an der Art der Zielgröße. Für kategoriale Zielgrößen wählt man z. B. einen χ^2-Test, für quantitative Variablen den Wilcoxon-Mann-Whitney-Test bzw. – bei normalverteilten Daten – den t-Test, oder für den Vergleich von Überlebensraten den Logrank-Test. Die zu prüfende statistische Hypothese sollte im Protokoll eindeutig formuliert sein. Insbesondere ist anzugeben, ob der Unterschied oder die Äquivalenz der Therapie-Effekte zu testen ist.

Zwischenauswertungen und sequentielle Tests. Eine kontrollierte, randomisierte klinische Prüfung ist ethisch nur dann vertretbar, wenn eine Überlegenheit der einen Behandlung über die andere nach wissenschaftlichem Verständnis unklar ist. Entsprechend dem Prüfplan ist eine Klärung erst am Ende der Studie mit den festgelegten Irrtumswahrscheinlichkeiten möglich. Andererseits werden aber im Verlauf der Studie Zwischenauswertungen durchgeführt, um beim Auftreten gravierender Nebenwirkungen die Prüfung abbrechen zu können. Ist es statthaft, bei derartigen Zwischenauswertungen die Behandlungsgruppen auch hinsichtlich ihrer Erfolgsraten zu vergleichen und bei einem "statistisch signifikanten" Unterschied die Studie zu beenden, weil der Vorzug einer Therapie dann gesichert ist? Um diese Frage zu klären, ist es notwendig, das grundlegende Prinzip der klinischen Prüfung zu rekapitulieren. Man führt für einen fest vorgeplanten Stichprobenumfang einen statistischen Test bei einem Signifikanzniveau von z. B. 5 % durch, von dem man dann sagen kann, daß die Wahrscheinlichkeit, fälschlicherweise einen "signifikanten" Unterschied zu entdecken, höchstens 5 % beträgt. Wenn nun nicht nur am Ende der Studie, sondern auch im Rahmen von Zwischenauswertungen Vergleiche zwischen den Behandlungsgruppen vorgenommen werden, dann erhöht sich die Wahrscheinlichkeit, nicht nur richtige, sondern auch falsche "signifikante" Unterschiede zu entdecken. Insbesondere steigt auch dann, wenn tatsächlich kein Unterschied vorliegt, die Wahrscheinlichkeit eines "signifikanten" Ergebnisses mit der Anzahl der durchgeführten Tests (s. Tab. 11-2).

Führt man zum Beispiel bei 5 Zwischenauswertungen jeweils einen Test auf einem Signifikanzniveau von 5 % durch, um zwei Behandlungen zu vergleichen, zwischen denen tatsächlich kein Unterschied besteht, dann kann man mit einer Wahrscheinlichkeit von 14.2 % damit rechnen, mindestens einmal ein signifikantes Ergebnis zu erhalten. Bei 10 Zwischenauswertungen liegt diese Wahrscheinlichkeit bereits bei 19.3 % und steigt mit jeder weiteren Zwischenauswertung an.

Das heißt: bei dieser Art des Vorgehens wird die ursprünglich angenommene Wahrscheinlichkeit von 5 % für einen Fehler 1. Art bei weitem überschritten, und es besteht die Gefahr, eine klinische Prüfung vorzeitig wegen eines Therapieerfolges abzubrechen, der tatsächlich gar nicht gegeben ist. Um derartigen Fehlschlüssen zu entgehen, wurden sequentielle Studiendesigns entwickelt, die auch bei mehreren Zwischenauswertungen die Wahrscheinlichkeit für den Fehler 1. Art unter Kontrolle halten. Zu den gebräuchlichsten Verfahren zählen der gruppensequentielle Ansatz, der jeweils einen definierten Teil α_i des globalen Signifikanzniveaus α für die i-te Zwischenauswertung festlegt, und ein Verfahren (stochastic curtailment), bei dem das Endergebnis aus den sich akkumulierenden Studiendaten hochgerechnet wird.

Das Problem multipler Tests tritt im übrigen auch auf, wenn mehrere Endpunkte verglichen werden. Auch hier ist es notwendig, in der Planungsphase die Verfahren zur Einhaltung eines globalen Signifikanzniveaus festzulegen.

Tab. 11-2: Wahrscheinlichkeit (%) für ein statistisch signifikantes Ergebnis bei n wiederholten Signifikanztests mit einem festen Signifikanzniveau α, wenn tatsächlich kein Unterschied zwischen den Behandlungen vorliegt.

Signifikanz-niveau α	Anzahl n der wiederholten Signifikanztests							
	1	2	3	4	5	10	25	50
5%	5.0	8.3	10.7	12.6	14.2	19.3	26.6	32.0
1%	1.0	1.8	2.4	2.9	3.3	4.7	7.0	8.8

Auswertung entsprechend der Behandlungsabsicht. Bereits bei der Planung einer Studie sollte damit gerechnet werden, daß nicht alle Patienten die ihnen über die Randomisierung zugewiesene Behandlung protokollgerecht abschließen: bei manchen Patienten wird wegen des Auftretens von Nebenwirkungen oder speziellen Entwicklungen des Krankheitsverlaufs die Therapie modifiziert, manche brechen die Teilnahme gänzlich ab. In all diesen Fälle ist zu entscheiden, wie diese Krankheitsverläufe im Rahmen der Therapieprüfung zu bewerten sind. Um die verschiedenen Möglichkeiten zu diskutieren, betrachten wir das folgende Beispiel.

Beispiel: In einer randomisierten Prüfung wurde die Haltbarkeit von einfach bzw. doppelt getragenen Op-Handschuhen verglichen. Wie Tabelle 11-3 zeigt, war die Compliance der Chirurgen nicht besonders gut; nur 204 der insgesamt 284 Chirurgen verhielten sich protokollgerecht und benutzten den zugewiesenen Handschuhtyp. Die Defektrate war hier für Einfachhandschuhe 43/108 = 39.8 % und für Doppelhandschuhe 6/96 = 6.3 %. Vergleicht man stattdessen die Defektrate aller tatsächlich verwendeten Handschuhe, dann ist der Unterschied noch deutlicher: 78/154 = 50.6 % bei Einfachhandschuhen gegen 9/130 = 6.9 % bei Doppelhandschuhen. Das Problem bei beiden Vergleichen ist, daß die Randomisierung nicht berücksichtigt wird. Dadurch ist die Strukturgleichheit der Gruppen nicht mehr sichergestellt, weil offenbar kühne und vorsichtige Chirurgen zu einem unterschiedlichen Verhalten neigen. Um hier einen Ausgleich zu schaffen, muß der Vergleich entsprechend der ursprünglichen randomisierten Zuteilung auch unabhängig von der Compliance der Teilnehmer durchgeführt werden. Die Defektrate ist dann 46/142 = 32.4 % bei der Zuweisung von Einfachhandschuhen und 41/142 = 28.9 % bei der Zuweisung von Doppelhandschuhen. Interpretiert man also die Art, wie ein Behandlungsangebot in der Praxis umgesetzt wird, als eine intrinsische Eigenart dieser Behandlung, dann wird man im vorliegenden Beispiel zu dem Schluß kommen, daß sich für den empfohlenen Einsatz von Doppelhandschuhen kein Absinken der Defektrate nachweisen läßt.

Tab. 11-3: Ergebnisse einer randomisierten Studie zur Sicherheit von Handschuhen in der Chirurgie: Vergleich einfacher gegen doppelte Handschuhe

zugeteilter Handschuh	verwendeter Handschuh	Anzahl der Chirurgen	Handschuhdefekte
doppelt	doppelt	96	6
einfach	doppelt	34	3
einfach	einfach	108	43
doppelt	einfach	46	35

Bei der Auswertung randomisierter Prüfungen muß grundsätzlich berücksichtig werden, daß eine Vergleichbarkeit nur für die Behandlungsgruppen gegeben ist, die durch die randomisierte Zuteilung zustande kommen. Die Auswertung erfolgt also entsprechend dieser ursprünglichen Behandlungsabsicht (intent-to-treat analysis). Bei eingeschränkter Compliance und Therapiewechsel führt dieser Auswertungsansatz zwar zu einer konservativen Einschätzung des relativen Therapie-Effekts, aber er vermeidet eine unklare Verzerrung der Ergebnisse durch Selektionseffekte während des Studienverlaufs. Bei der Ergebnisdarstellung einer randomisierten Prüfung ist also in jedem Fall der statistische Vergleich entsprechend der Behandlungsabsicht aufzuführen. Bei großen Diskrepanzen zwischen dem Ergebnis der **intent-to-treat-Analyse** und dem Vergleich der protokollgerechten Verläufe ist eine inhaltliche Diskussion der Studienplanung und -organisation unabdingbar.

11.1.2 Phase IV-Studien: Studien zur Technologiebewertung

Arzneimittel nach der Zulassung oder andere neue therapeutische Verfahren, die sich nach experimentellen Untersuchungen in der Praxis durchgesetzt haben, sind hinsichtlich ihrer mittelfristigen Wirkung und ihrem **Nutzen-Risiko-Verhältnis** in einem breiteren Patientenspektrum nur unzureichend evaluiert. Um weitergehende Erfahrung über Wirksamkeit und unerwünschte Wirkungen zu gewinnen, greift man, wenn randomisierte Studien sich nicht als durchführbar erweisen, auf Methoden epidemiologischer Beobachtungsstudien zurück. Zum Beispiel sind in einem ersten Schritt **Fall-Kontroll-Studien** besonders dann geeignet, wenn es um die Ätiologie einer bestimmten unerwünschten Wirkung geht. So findet man bei Patienten mit einer Niereninsuffizienz häufiger als in einer Kontrollgruppe Angaben zu einer chronischen Einnahme von Schmerzmitteln. Aber nicht nur Risiken, sondern auch ein unerwarteter Nutzen wird oft erst erkennbar, wenn eine Therapie in größerem Umfang in der Praxis eingesetzt wird. So zeigen Fall-Kontroll-Studien ebenso wie **Kohortenstudien** zum Beispiel einen protektiven Effekt einer postmenopausalen Östrogensubstitution auf die Entwicklung einer Osteoporose und das Entstehen einer koronaren Herzkrankheit. Inwieweit bestimmte Hormon-kombinationen andererseits das Brustkrebsrisiko erhöhen, ist wegen der Länge der notwendigen Beobachtungsdauer und der erforderlichen Stichprobengröße eben-falls mit einem epidemiologischen Studienansatz leichter zu untersuchen als mit einer kontrollierten, randomisierten Prüfung. Dabei ist allerdings den typischen Fehlerquellen nicht-randomisierter Studien (s. Abschn. 14.4) mit besonderer Sorg-falt bei der Studienplanung zu begegnen.

Eine systematische Evaluation von Therapieverfahren, die in größerem Umfang in der Praxis eingesetzt werden, dient nicht nur zur Abschätzung der Wirksamkeit und Sicherheit bei einem breiteren Patientenspektrum, sondern auch der Beurtei-lung der **Effizienz,** d. h. der Kosten-Nutzen-Relation unter medizinischen und ökonomischen Gesichtspunkten.

Beispiel: In jährlichen Querschnitten wurden im US-Bundesstaat Maryland zwischen 1985 und 1992 die Zahl der Cholezystektomien und die Häufigkeit tödlicher Komplikationen während des Kranken-hausaufenthaltes erfaßt. Während des Untersuchungszeitraumes nahm ab 1989 die Zahl der offenen Operationen zugunsten der laparoskopischen Eingriffe stark ab. Diese Entwicklung ist zunächst einmal positiv zu beurteilen, weil die Komplikationsrate bei minimal-invasiven Eingriffen um den Faktor 10 niedriger liegt als bei offenen Eingriffen. Wie Abbildung 11-1a zeigt, hat sich jedoch die Zahl der entfernten Gallenblasen um ein Fünftel erhöht; die Indikationsstellung wurde also ausgewei-tet – auf Gallenblasen, die früher nicht entfernt worden wären. Auch wenn die einzelne Laparotomie eine niedrige Komplikationsrate hat, nimmt die absolute Anzahl der tödlichen Komplikationen zu, wenn der Eingriff an immer mehr Patienten durchgeführt wird: in der Tat zeigt sich, daß seit Einführung der Laparotomie die tödlichen Komplikationen nicht, wie zu erwarten, deutlich zurück-gegangen, sondern auf dem alten Niveau geblieben sind (s. Abbildung 11-1b). Durch die Ausweitung der Indikationsstellung bei der laparoskopischen Cholezystektomie wird also der Vorteil dieses Behandlungsverfahrens wieder zunichte gemacht.

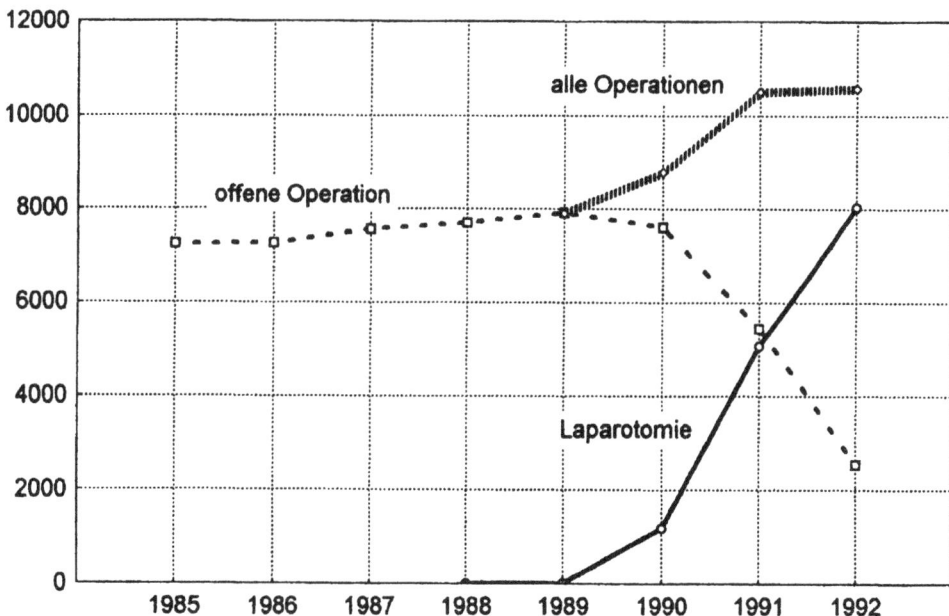

Abb. 11-1: a. Cholezystektomien in Maryland, 1985 bis 1992.

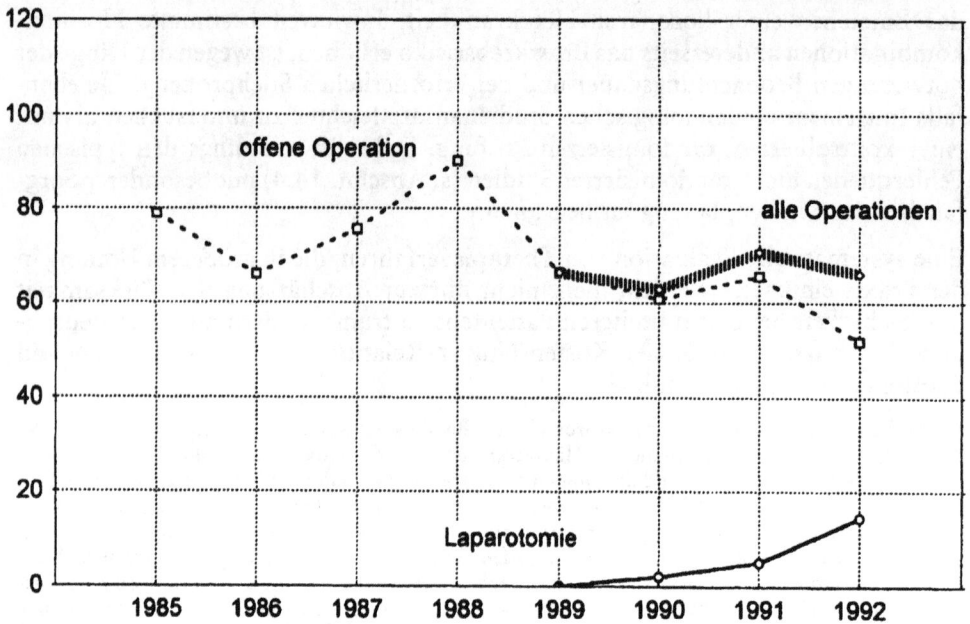

Abb. 11-1: b. Anzahl der nach Cholezystektomie im Krankenhaus verstorbenen Patienten, Maryland 1985 bis 1992

Zur Beurteilung des Nutzens eines therapeutischen Konzepts wird zunehmend neben der Wirksamkeit und der Häufigkeit von Nebenwirkungen und Komplikationen auch eine Einschätzung der **Lebensqualität** herangezogen. Dabei ist eine Therapie nicht nur in ihren physischen Auswirkungen auf den Krankheitszustand des Patienten zu untersuchen, sondern auch in ihrem Einfluß auf seine psychische und soziale Befindlichkeit. Der Aspekt der gesundheitsbezogenen Lebensqualität ist besonders relevant bei chronischen Krankheiten wie z. B. Herz-Kreislauf-Erkrankungen, Krankheiten des rheumatischen Formenkreises, und Krebserkrankungen, die eine längerfristige kontinuierliche Behandlung erforderlich machen. Es gibt Ansätze, die Lebensqualität der Patienten über "objektive" Parameter wie z. B. die Dauer der Arbeitsunfähigkeit zu messen. Zunehmend gebräuchlich werden auch Fragebögen, in denen die Patienten selbst Angaben über ihre Befindlichkeit machen. Die Interpretierbarkeit der Scores und Indizes, die daraus abgeleitet werden, hängt jedoch entscheidend davon ab, inwieweit das Befragungsinstrument hinsichtlich seiner Validität und Reliabilität sowie hinsichtlich seiner Empfindlichkeit gegenüber Änderungen im Krankheitszustand überprüft wurde. Aus diesem Grund empfiehlt es sich, auf bereits validierte Befragungsinstrumente zurückzugreifen.

11.2 Diagnostische Tests

Die Evaluation diagnostischer Verfahren erfolgt ähnlich wie die Bewertung therapeutischer Maßnahmen in verschiedenen Phasen. Bei einem neu einzuführenden diagnostischen Test empfiehlt es sich, der Reihe nach folgende Teilaspekte zu klären:

□ Die technische Empfindlichkeit des Tests, die Reproduzierbarkeit der Ergebnisse bei wiederholter Anwendung (Intra-Observer-Variabilität) und bei Interpretation durch verschiedene Untersucher (Inter-Observer-Variabilität), die Abhängigkeit von Störgrößen und die Praktikabilität der Durchführung.
□ Die Validität des Tests bei eindeutig definierten Gruppen von Kranken und Gesunden, Klärung der Diskriminationsfähigkeit, Festlegung geeigneter Schwellenwerte.
□ Bestimmung der Testvalidität bei einem klinisch relevanten Patientenspektrum.
□ Beurteilung der klinischen Relevanz, insbesondere der Relevanz für weitergehende diagnostische oder therapeutische Maßnahmen und die Versorgungsqualität im Ganzen.

11.2.1 Maßzahlen für die Testvalidität

Die Validität eines diagnostischen Verfahrens bemißt sich an der Wahrscheinlichkeit, mit der eine korrekte Diagnose gestellt wird. Als **Sensitivität** bezeichnet man hierbei die Wahrscheinlichkeit, mit der tatsächlich Kranke auch als krank erkannt werden. Umgekehrt ist die **Spezifität** die Wahrscheinlichkeit, mit der tatsächlich Gesunde als gesund diagnostiziert werden. Wenn diese Wahrscheinlichkeiten anhand einer empirischen Untersuchung geschätzt werden sollen, ist zunächst festzulegen, welche Befunde als pathologisch zu werten sind. Weiterhin muß darüber hinaus für jeden untersuchten Fall bekannt sein, welcher Sachverhalt tatsächlich vorliegt. Die Befundungsergebnisse lassen sich dann in Form einer der in Tab. 11-4 gezeigten Kreuzklassifikation darstellen.

Tab. 11-4: Kreuzklassifikation der Testergebnisse und des tatsächlichen Krankheitsstatus

Tatsächlicher Sachverhalt

		krank	gesund	insgesamt
Test	positiv	a	b	a+b
	negativ	c	d	c+d
	insgesamt	a+c	b+d	

Sensitivität (sens) und Spezifität (spez) werden über die Zellhäufigkeiten dieser Kreuzklassifikation geschätzt:

$$\text{sens} = \frac{a}{a+c}, \qquad \text{spez} = \frac{d}{b+d} .$$

Die Sensitivität ist also der Anteil der positiven Befunde bei den Kranken, die Spezifität der Anteil der negativen Befunde bei den Gesunden. Betrachten wir als Beispiel die Evaluation eines diagnostischen Tests unter Bedingungen, die weitgehend denen der klinischen Routine entsprechen.

Beispiel: CEA ist ein Tumormarker, der für das Screening und die Verlaufskontrolle von kolorektalen Karzinomen eingesetzt wird. Um die Güte dieses Tests bei der Aufdeckung eines Rezidivs nach einer chirurgischen Behandlung des Primärtumors zu evaluieren, analysierten C.G. Moertel et al. 1993 die Daten einer randomisierten Studie zur adjuvanten Chemotherapie bei Kolonkarzinomen des Stadiums II und III. Im Rahmen des Nachsorgeprogramms dieser Studie wurden in regelmäßigen Abständen CEA-Werte bestimmt, sowie röntgenologische und endoskopische Untersuchungen zur Abklärung eines Rezidivs durchgeführt. Für die Einschätzung der Sensitivität des CEA-Tests wurden die CEA-Werte herangezogen, die vor der Diagnose eines Rezidivs gemessen worden waren. Bei rezidivfreien Verläufen wurde der höchste bei einer Nachuntersuchung festgestellte CEA-Wert zur Einschätzung der Spezifität verwendet.

In diesem Beispiel werteten die Untersucher die CEA-Werte als positiv, die über 5 ng/ml lagen. Als Kreuzklassifikation ergab sich in der Studie Tabelle 11-5. Die Sensitivität von CEA ist also sens=247/417=0.59 oder 59 %, die Spezifität berechnet sich über 502/600 zu 84 %.

Tab. 11-5: Kreuzklassifikation der CEA-Befunde und des Rezidivstatus bei 1017 Patienten nach Resektion eines Kolonkarzinoms

		Rezidiv		
		ja	nein	insgesamt
CEA-befund	positiv (> 5 ng/ml)	247	98	345
	negativ (≤ 5 ng/ml)	170	502	672
	insgesamt	417	600	1017

Bei Meßwerten, wie sie etwa der CEA-Test liefert, ist der Schwellenwert für eine qualitative Befundung nicht per se gegeben. Im allgemeinen wird er so gewählt, daß die Trefferquoten des Tests in der gegebenen diagnostischen Situation möglichst gut sind. Am einfachsten läßt sich der Einfluß des Schwellenwertes auf die Richtigkeit des daraus abgeleiteten Befundes anhand einer **ROC-Kurve** (Abk. für engl. receiver operating characteristic) beurteilen. Hierzu verschiebt man den Schwellenwert von den niedrigen zu den hohen Meßwerten und berechnet jeweils die Sensivität und die Spezifität, die sich ergibt, wenn man Meßwerte oberhalb des Schwellenwertes als positiven Befund wertet. In Tab. 11-6 ist erkennbar, daß man durch das Verschieben des Schwellenwertes nicht beide Validitätsparameter gleichzeitig optimieren kann: wenn die Rate der richtig positiven Befunde zunimmt, dann nimmt auch die Rate der falsch positiven Befunde zu, so daß die Spezifität sinkt, wenn die Sensitivität steigt - und umgekehrt. In einer ROC-Kurve stellt man diesen Zusammenhang graphisch dar, indem man das Wertepaar (SENS, 1-SPEZ) für jeden Schwellenwert in einem Koordinatenkreuz aufträgt.

Tab. 11-6: Sensitivität, Spezifität und prädiktive Werte (vgl. Absatz 11.2.2) des CEA-Tests in Abhängigkeit vom Schwellenwert

CEA-Wert ng/ml	Rezidiv	kein Rezidiv	SENS (%)	SPEZ (%)	ppW (%)	npW (%)
> 3	304	228	73	62	57	77
≤ 3	113	372				
> 5	247	98	59	84	72	75
≤ 5	170	502				
> 10	188	24	45	96	89	72
≤ 10	229	576				
> 15	150	6	36	99	96	69
≤ 15	267	594				

Wäre der Test vollkommen trennscharf, gäbe es also einen Schwellenwert, der größer ist als alle CEA-Werte bei rezidivfreien Patienten und kleiner als alle CEA-Werte bei Patienten mit Rezidiv. In diesem Fall würde die ROC-Kurve eine rechteckige Form annehmen. Wären andererseits die Verteilungen der Meßwerte bei Kranken und Gesunden die gleichen, dann ergäbe sich eine ROC-Kurve, die deckungsgleich mit der Winkelhalbierenden ist. In diesem Fall wäre bei jedem Schwellenwert SENS=1-SPEZ, d. h. die Rate der richtig positiven Befunde wäre gleich der Rate der falsch positiven Befunde; der Test wäre vollkommen wertlos, weil er keinerlei Zusammenhang mit dem Krankheitsstatus aufweist. Die ROC-Kurve des CEA-Tests (Abb. 11-2) liegt, wie die meisten Tests, zwischen diesen beiden Extremen. Allerdings ist zu erkennen, daß er sich eher der Winkelhalbie-renden als der rechteckigen Form annähert. Welchen Schwellenwert man im konkreten Fall wählt, hängt von den Implikationen ab, die falsche Befunde haben. Der flache Verlauf der ROC-Kurve impliziert, daß ein niedriger Schwellenwert und damit eine hohe Sensitivität mit einem erheblichen Aufwand bei der Abklärung falschpositiver Befunde erkauft wird. So müßten bei einem Schwellenwert von 3 ng/ml bereits 40 % der Patienten, die tatsächlich kein Rezidiv haben, diagnostisch weiter abgeklärt werden, weil der CEA-Test ein falsches Signal gegeben hat.

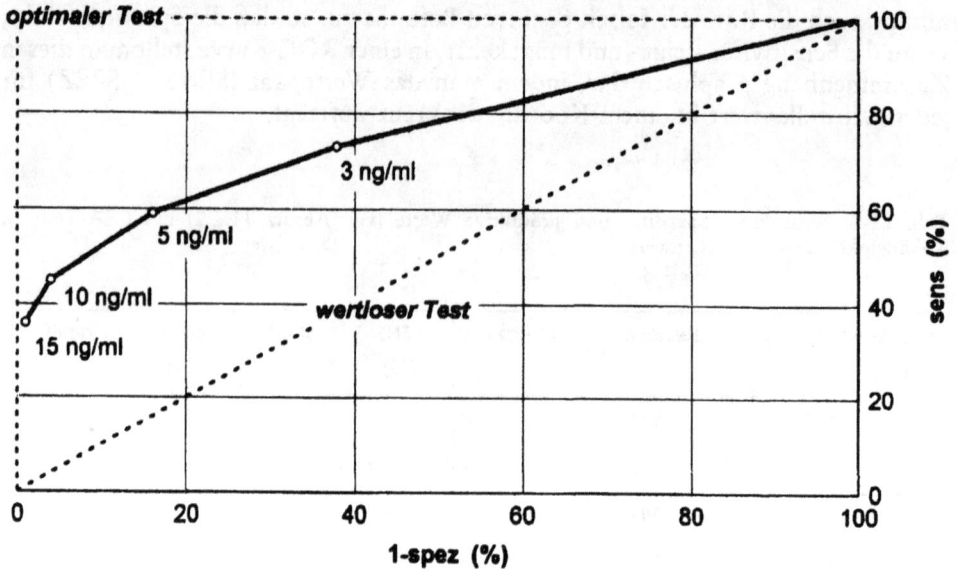

Abb. 11-2: ROC-Kurve für CEA-Werte in der Abklärung eines Rezidivs bei Patienten mit Kolonkarzinom

Wie bei jeder Schätzung muß auch bei der Schätzung der Sensitivität und der Spezifität anhand einer bestimmten Stichprobe die Stichprobenvariabilität berücksichtigt werden. Um die Präzision der geschätzten Parameter beurteilen zu können, sind also **Konfidenzbereiche** anzugeben. Bei hinreichend großen Fallzahlen erhält man zum Beispiel den 95 %-Vertrauensbereich anhand der Formel

$$\left[p \pm 1.96 \sqrt{p(1-p)/n} \right].$$

In unserem Beispiel ergibt sich für p=sens das 95 %-Konfidenzintervall [0.59 ± 0.05], also der Bereich von 54 % bis 64 %. Der 95 %-Konfidenzbereich für die Spezifität reicht von 81 % bis 87 %. Da die Fallzahlen bei Diagnosestudien häufig wesentlich niedriger sind als im vorliegenden Beispiel, empfiehlt sich eine etwas komplizierte Formel, die den exakten Konfidenzbereich auch bei kleinen Fallzahlen gut approximiert:

$$\left[(p + A/2) \pm z_{1-\alpha/2} \sqrt{p(1-p)/n + A/4n} \right] / (1+A),$$

wobei Z für das gewünschte Quantil der Standardnormalverteilung steht, und A= $(z_{1-\alpha/2})^2 /n$. Wäre die Einschätzung einer Spezifität von 84 % etwa im Rahmen einer Untersuchung von nur 30 gesunden Probanden gewonnen worden, dann würde sich die Unsicherheit der Einschätzung nach dieser Formel in einem 95 %-Vertrauensbereich wiederspiegeln, der von 69 % bis 100 % reicht. Wenn die Güte eines Tests über eine ROC-Analyse bestimmt wird, ist es sinnvoll, statt der Konfidenzbereiche der Validitätsparameter bei einzelnen Schwellenwerten ein

Konfidenzband für die gesamte ROC-Kurve zu berechnen, um dem Problem multipler Tests an den gleichen Stichproben zu entgehen.

Als weitere Maße für die Güte eines diagnostischen Verfahrens findet man Begriffe wie die **Treffsicherheit**, die als relativer Anteil der insgesamt richtigen Befunde – (a+d)/n – definiert ist, und den Likelihood-Quotienten (likelihood ratio). Er ist eine von der Prävalenz der tatsächlich Kranken unabhängige Größe für positive und negative Befunde, die man auch als den relativen Bestätigungsgrad eines entsprechenden Befundes interpretieren kann:

$$LR+ = \frac{sens}{1-spez} \qquad LR- = \frac{1-sens}{spez}$$

Der **Likelihood-Quotient** gibt an, um welchen Faktor sich die a-priori angenommene Quote der Kranken zu den Nicht-Kranken ändert, wenn der Test ein positives bzw. negatives Ergebnis erbringt. Der Likelihood-Quotient eines positiven oder negativen Befundes ist gleich 1, wenn die Testergebnisse unabhängig vom tatsächlichen Krankheitszustand sind. In diesem Fall ist die Rate der richtig positiven Befunde bei den Kranken (sens) gleich der Rate der falsch positiven Befunde bei den Gesunden (1-spez). Likelihood-Quotienten nehmen Werte zwischen 0 und Unendlich an. Ein diagnostisches Verfahren kann nur dann als brauchbar gelten, wenn der Likelihood-Quotient eines positiven Befundes über 1 liegt und damit den Verdacht für das Vorliegen der Krankheit verstärkt; oder umgekehrt, wenn der Likelihood-Quotient eines negativen Befundes unter 1 liegt und damit den Verdacht auf das Vorliegen der Krankheit abschwächt.

Aufgrund ihrer arithmetischen Eigenschaften werden Likelihood-Quotienten häufig in der wahrscheinlichkeitstheoretischen Modellierung von komplexen Entscheidungssituationen eingesetzt. Aber auch hier ist zu beachten, daß diese Maße auf empirischen Schätzungen beruhen. Um einen Eindruck von der Präzision dieser Schätzungen zu gewinnen, sollten also die Konfidenzbereiche betrachtet werden. Sie lassen sich analog der Konfidenzkontrolle für relative Risiken nach den folgenden Formeln bestimmen:

$$(1-\alpha) - KI(LR_+) = LR_+ * \exp(\pm z_{1-\alpha/2} * \sqrt{\frac{1-sens}{n_K * sens} + \frac{spez}{n_{NK} * (1-spez)}}),$$

$$(1-\alpha) - KI(LR_-) = LR_- * \exp(\pm z_{1-\alpha/2} * \sqrt{\frac{sens}{n_K * (1-sens)} + \frac{(1-spez)}{n_{NK} * spez}}),$$

wobei n_K und n_{NK} die Fallzahlen der Kranken und Nicht-Kranken sind.

Im obigen Beispiel beträgt der Likelihood-Quotient eines positiven Befundes

$$LR_+ = \frac{0.59}{1-0.84} = 3.69.$$

Das 95 %-Konfidenzintervall berechnet sich über die angegebene Formel:

$$95\% - KI(LR_+) = 3.69 * \exp(\pm 1.96 * \sqrt{\frac{0.41}{417 * 0.59} + \frac{0.84}{600 * 0.16}});$$

das Intervall reicht also von 3.0 bis 4.5.

11.2.2 Maßzahlen für die diagnostische Aussagekraft

Für Entscheidungen im Rahmen der diagnostischen Abklärung eines einzelnen Patienten sind die Güteparameter eines diagnostischen Tests nicht direkt verwendbar, weil sie sich auf den Krankheitsstatus beziehen, der ja in der praktisch relevanten Situation gerade unbekannt ist. Was im Einzelfall interessiert, ist nicht, wie wahrscheinlich ein positiver Befund bei einem Kranken, sondern wie wahrscheinlich die Krankheit bei Vorliegen eines positiven Befundes ist. Anhand einer Studie, die zu einer Kreuzklassifikation (vgl. Tabelle 11-4) von Testergebnissen und tatsächlichem Krankheitszustand führt, läßt sich diese Wahrscheinlichkeit allerdings nur dann direkt schätzen, wenn die Prävalenz der Krankheit in der untersuchten Stichprobe den realen Gegebenheiten der klinischen Praxis entspricht: die Wahrscheinlichkeit für das Vorliegen der Krankheit bei einem positiven Befund – der **positive prädiktive Wert (ppW)** des Tests – beträgt dann a/(a+b). Umgekehrt schätzt man die Wahrscheinlichkeit für das Nicht-Vorliegen der Krankheit bei negativem Befund – den **negativen prädiktiven Wert (npW)** des Tests – aus der Tabelle 11-4 über die Formel d/(c+d).

Wenn man im obigen Beispiel für den CEA-Test bei einem Schwellenwert von 5 ng/ml die prädiktiven Werte – ppW=72 % und npW=75 % – direkt aus der Kreuzklassifikation berechnet, muß man sich darüber im klaren sein, daß diese Einschätzungen entsprechend der Studienpopulation nur für Patienten mit einem Kolon-Karzinom der Stadien II und III gelten. Um die prädiktiven Werte des CEA-Tests bei einem Kolon-Karzinom des Stadiums I zu berechnen, ist es wichtig, die wesentlich niedrigere Rezidivrate bei diesem Tumorstadium in Ansatz zu bringen. Hierzu kann man eine – hypothetische – Kreuzklassifikation erstellen, die sich bei einer Sensitivität von 59 % und einer Spezifität von 84 % ergeben würde, wenn man bei Kolon-Karzinomen des Stadiums I eine Rezidivrate von 10 % bei insgesamt 1000 Patienten annimmt (Tab. 11-7).

Tab. 11-7: Hypothetische Kreuzklassifikation der CEA-Ergebnisse und des Rezidivstatus unter der Annahme, daß die Sensitivität des CEA-Tests bei 59 %, die Spezifität bei 84 % und die Häufigkeit eines Rezidivs in der untersuchten Population bei 10 % liegt.

		Rezidiv		
		ja	nein	insgesamt
CEA-befund	positiv	59	144	203
	negativ	41	756	797
	insgesamt	100	900	1000

Aus dieser hypothetischen Kreuzklassifikation ergibt sich dann als positiver prädiktiver Wert ppW=59/(59+144)=29 % und als negativer prädiktiver Wert npW=756/(41+756)=95 %. Die Wahrscheinlichkeit, daß ein positiver CEA-Befund tatsächlich auf ein Rezidiv zurückgeht, liegt bei Kolon-Karzinomen des Stadiums I also deutlicher niedriger als bei den Stadien II und III. Wie die Zellbesetzungen in Tabelle 11-7 ausweisen, ist dieses schlechte Ergebnis darauf zurückzuführen, daß die Zahl der falsch positiven Befunde wegen der großen Zahl rezidivfreier Verläufe bei Stadium I sehr stark ansteigt. Das Erstellen einer hypothetischen Kreuzklassifikation ist hilfreich, wenn man bei vorgegebener Sensitivität, Spezifität und Krankheitsprävalenz die Größenordnung der falsch positiven und falsch negativen Befunde beurteilen will. Einfacher ist es, die prädiktiven Werte direkt nach der **Formel von Bayes** zu berechnen:

$$ppW = \frac{prev*sens}{prev*sens+(1-prev)*(1-spez)},$$

$$npW = \frac{(1-prev)*spez}{prev*(1-sens)+(1-prev)*spez}.$$

An diesen Formeln ist direkt abzulesen, daß die prädiktiven Werte und damit die diagnostische Aussagekraft eines Tests nicht nur von seiner Sensitivität und Spezifität, sondern auch von der Prävalenz (prev) der Erkrankung in der untersuchten Population abhängen. Dabei zeigt sich auch für Tests mit sehr hoher Sensitivität und Spezifität, daß die diagnostische Aussagekraft mit fallender Krankheitsprävalenz stark abnimmt. Dieses Phänomen ist vor allem dann zu berücksichtigen, wenn man einen Test in einer Population von überwiegend Gesunden einsetzen möchte, etwa zum Zwecke des Screenings. Wenn es etwa um die Frage geht, ob ein allgemeines Screening auf eine HIV-Infektion sinnvoll ist, betrachtet man den positiven prädiktiven Wert ppW oder noch besser die Rate 1-ppW der falsch positiven Befunde, mit der beim Einsatz des Tests zu rechnen ist. Tabelle 11-8 gibt einen Überblick über diese Raten bei der Annahme verschiedener HIV-Prävalenzen in der zu untersuchenden Population. Dabei wird angenommen, daß die HIV-Antikörper-Tests die für eine Zulassung als Suchtest erforderliche Sensitivität von 99 % und als Bestätigungstest die erforderliche Spezifität von 99 % ungefähr erreichen. Nur für HIV-Seroprävalenzen von über 10 %, die man im allgemeinen nur in Hochrisikopopulationen findet, hält sich die Rate der falsch positiven Befunde in einem ethisch und ökonomisch vertretbaren Rahmen. In der Allgemeinbevölkerung liegt die Prävalenz bei etwa 6:1000. Bei einer Prävalenz dieser Größenordnung muß damit gerechnet werden, daß fast alle positiven Befunde falsch positiv sind.

Tab. 11-8: Anteil falsch positiver Befunde (1-ppW) bei einem HIV-Antikörpertest in Abhängigkeit von der HIV-Seroprävalenz und der Güte des Tests

	Sensitivität 99.9 % Spezifität 98.5 %	Sensitivität 99.9 % Spezifität 99.5 %
HIV-Prävalenz	**Anteil falschpositiver Befunde (%)**	
50 %	1.5	0.5
25 %	5.7	1.5
10 %	11.9	4.3
1 %	59.8	33.1
0.1 %	93.8	83.3
0.01 %	99.3	98.0

11.2.3 Modelle für die Kombination diagnostischer Tests

Mit der Formel von Bayes läßt sich nicht nur die Häufigkeit korrekter Befunde in einer bestimmten Patientenpopulation abschätzen, sondern es lassen sich auch modellhafte Wahrscheinlichkeitsaussagen für den individuellen Patienten ableiten. In diesem Fall spricht man nicht von der Prävalenz einer Erkrankung, sondern von der Wahrscheinlichkeit, mit der bei einem individuellen Patienten eine Erkrankung vorliegt. Die Einschätzung der Krankheitswahrscheinlichkeit ändert sich im Verlauf der diagnostischen Abklärung. Wenn P_{vor} die Einschätzung der Krankheitswahrscheinlichkeit vor Durchführung des in Frage stehenden diagnostischen Tests ist, dann interessiert, wie die Einschätzung dieser Wahrscheinlichkeit nach Durchführung des Tests ist. Diese Wahrscheinlichkeit P_{nach} ist nichts anderes als der positive prädiktive Wert des Tests, der mit der Bayes-Formel berechnet wird für prev=P_{vor}. Aus der Formel von Bayes läßt sich dann eine andere Formulierung ableiten, die den Likelihood-Quotienten verwendet:

$$\frac{P_{nach}}{(1-P_{nach})} = LR_+ * \frac{P_{vor}}{(1-P_{vor})};$$

bei negativem Testergebnis erhält man

$$\frac{P_{nach}}{(1-P_{nach})} = LR_- * \frac{P_{vor}}{(1-P_{vor})}.$$

Man berechnet hier nicht direkt die nach Durchführung des Tests gegebene Wahrscheinlichkeit für das Vorliegen der Erkrankung, sondern man betrachtet das Verhältnis der Krankheitswahrscheinlichkeit P zu der Wahrscheinlichkeit, mit der der Patient gesund ist. Diese Formulierung nach Art einer Quote ist zunächst etwas ungewöhnlich, hat aber Vorteile, wenn man die Ergebnisse von Testwiederholungen oder von Testbatterien im Ganzen in ihrer diagnostischen Wertigkeit einschätzen will: wenn die Tests als unabhängig anzunehmen sind, können die Likelihood-Quotienten der verschiedenen Tests einfach multipliziert werden.

Beispiel: Betrachten wir etwa den Hämoccult-Test, der als Früherkennungstest bei kolorektalen Karzinomen eingesetzt wird. Die Sensitivität dieses Tests liegt bei 70 %, die Spezifität bei 95 %. Bei einem 60-jährigen Patienten fiel der Test bei der ersten Untersuchung positiv, sechs Wochen später jedoch negativ aus. Bedeutet dies, daß die beiden Tests zusammen keinerlei diagnostische Information enthalten? Der Likelihood-Quotient des ersten (positiven) Tests ist $LR_+ = 0.7/0.05 = 14$. Für die Krankheitswahrscheinlichkeit gilt also nach Durchführung dieses Tests $P/(1-P) = 14 * P_{vor}/(1-P_{vor})$. Der Likelihood-Quotient des zweiten (negativen) Tests ist $LR_- = 0.3/0.95 = 0.32$. Mit diesem Faktor ist die Krankheitsquote zu multiplizieren, die sich vor diesem zweiten Test ergeben hatte.

$$\frac{P_{nach}}{(1-P_{nach})} = LR_- * I R_+ * \frac{P_{vor}}{(1-P_{vor})} = 0.32 * 14 * \frac{P_{vor}}{(1-P_{vor})}.$$

Die Quote für das Vorliegen eines kolorektalen Karzinoms hat sich also aufgrund der hohen Spezifität des Tests trotz der widersprüchlichen Testergebnisse um den Faktor $4.5 = 0.32*14$ erhöht.

Die Formel von Bayes und die daraus abgeleiteten wahrscheinlichkeitstheoretischen Ansätze lassen sich auf Situationen verallgemeinern, in denen mehr als zwei diagnostische Kategorien oder mehr als zwei Befundungskategorien relevant sind. Ein mit Bayes-Methoden besonders intensiv analysiertes Gebiet ist etwa die Differentialdiagnose des akuten Abdomens. Tab.11-9 zeigt eine Liste der differentialdiagnostisch relevanten Diagnosegruppen und einen Auszug aus der Liste von Symptomen, deren Verteilungen in den einzelnen Diagnosegruppen (**Diagnose-Symptom-Matrix**) über die Bayes-Formel dazu verwendet werden können, Aussagen über die Wahrscheinlichkeit einer bestimmten Erkrankung bei einem gegebenen Spektrum von Symptomen zu treffen.

Tab. 11-9: Eingänge einer Diagnose-Symptom-Matrix zur differentialdiagnostischen Abklärung eines akuten Abdomens

Diagnostische Gruppe	Symptome und diagnoseleitende Parameter (Auszug)
Appendizitis Divertikulitis perforiertes peptisches Ulkus unspezifischer Bauchschmerz Cholezystitis intestinale Obstruktion Pankreatitis Nierenkolik Dyspepsie	Lokalisation bei Schmerzbeginn derzeitige Lokalisation der Schmerzen schmerzverstärkende Umstände schmerzlindernde Umstände Dauer der Schmerzen zeitliche Entwicklung der Schmerzen Art der Schmerzen Schweregrad der Schmerzen Erbrechen Übelkeit Anorexie Gelbsucht Darmgeräusche Einnahme von Arzneimitteln Alter Geschlecht usw.

Wenn die empirische Basis für die Einschätzung der Wahrscheinlichkeiten gering ist, behilft man sich meist mit Wahrscheinlichkeitsmodellen, die annehmen, daß die einzelnen Symptome voneinander unabhängig sind (**"Simple Bayes"**). Diese Annahme ist unrealistisch und kann zu einer verzerrten Einschätzung der Klassifikationswahrscheinlichkeiten führen. Realistischere Ansätze (**"Proper Bayes"**), die die Zusammenhänge zwischen den Symptomen angemessen berücksichtigen, setzen jedoch Datenbasen voraus, in denen die einzelnen Symptom-Diagnose-Kombinationen mit hinreichender Häufigkeit vertreten sind. Allein für die Entwicklung eines brauchbaren Entscheidungsmodells in der Differentialdiagnose des akuten Abdomens ist eine Datenbasis von mindestens 6.000 Fällen erforderlich, wenn man das Problem mit einem formalen Algorithmus besser lösen will, als es erfahrene Ärzte tun.

Als Alternative zu den Bayes-Modellen, die bei korrekter Anwendung immer auch die Variabilität der zugrundegelegten Wahrscheinlichkeiten zu berücksichtigen haben, kommen Regressionsansätze wie etwa die **Diskriminanzanalyse** oder die **logistische Regression** in Frage. Hierbei wird über die relevanten Symptome und Testergebnisse ein Score gebildet, mit dem die Wahrscheinlichkeit für das Vorliegen einer bestimmten Erkrankung geschätzt wird. Diese Vorgehensweise wird im nächsten Abschnitt 11.3 an einer prognostischen Fragestellung erläutert. Regressionsansätze sind besonders dann attraktiv, wenn die Befunde, die bei der Diagnose zu berücksichtigen sind, aus Meßwerten bestehen. So findet man zahlreiche Beispiele für die Anwendung dieser Verfahren bei diagnostischen Problemen der Notfallmedizin. Zu nennen sind hier etwa die diskriminanzanalytischen Entscheidungshilfen zur Diagnose eines akuten Herzinfarkts.

Die wahrscheinlichkeitstheoretische Aufarbeitung auch relativ komplexer Entscheidungssituation ist die Domäne eines Gebietes, das im Englischen als **Medical**

Decision Making bezeichnet wird. Durch die Verbindung von Wahrscheinlichkeitsaussagen mit einer Quantifizierung des zu erwartenden gesundheitlichen wie
ökonomischen Gewinns oder Nachteils ergibt sich ein attraktiver methodischer
Ansatz für das Entwickeln von Entscheidungsszenarios, die wiederum als Basis für
eine Entscheidungsfindung sowohl im Einzelfall als auch bei einer allgemeinen
Beurteilung von möglichen Handlungsstrategien dienen kann. Ein Beispiel für eine
derartige wahrscheinlichkeitstheoretische Analyse ist die modellhafte Berechnung
der Sterblichkeitsreduktion an kolorektalen Karzinomen, die bei einer Verwendung des Hämoccult-Tests in der Krebsvorsorge zu erwarten wäre (s. Abb. 11-3).
Der Hämoccult-Test eignet sich besonders gut für eine derartige Analyse, da
zahlreiche Studien an großen Stichproben vorliegen, die im Überblick recht ver-
läßliche Schätzungen der einzelnen im Modell verwendeten Wahrscheinlichkeiten
erlauben.

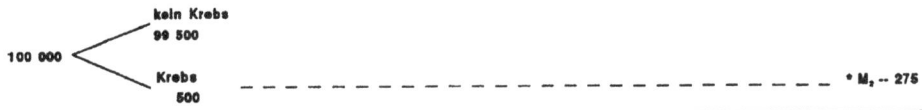

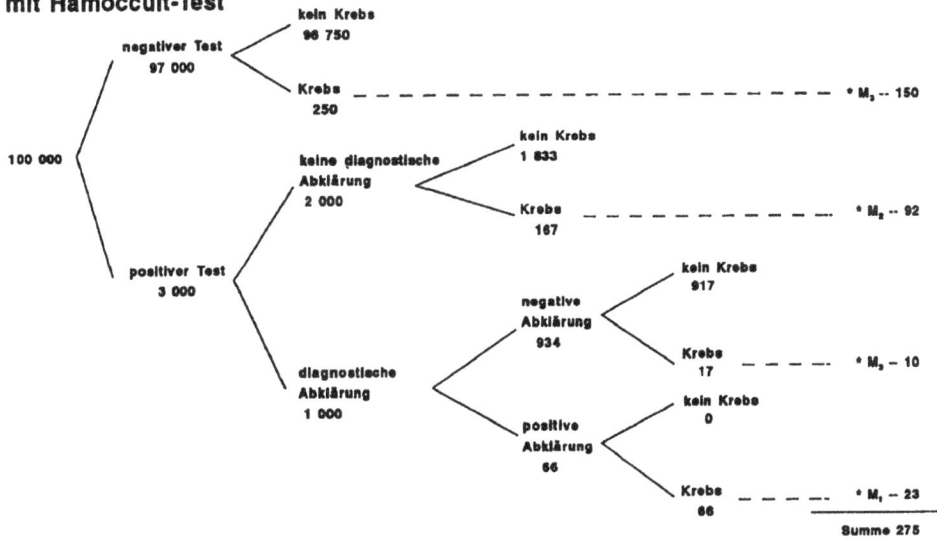

Abb. 11-3: Wahrscheinlichkeitstheoretische Szenarien zur Auswirkung des Hämoccult-Screenings auf
das Sterberisiko bei kolorektalen Karzinomen

Der Umgang mit Wahrscheinlichkeitsmodellen trägt das Problem in sich, daß die
in den Modellen verwendeten Wahrscheinlichkeiten subjektive Einschätzungen
oder auf Stichproben basierende Schätzungen sind. Nur die wenigsten dieser
Einschätzungen dürften korrekt sein. Es ist also für den Rezipienten entsprechender Modellierungsergebnisse von Interesse, etwas über die Fehlertoleranz des
Modells zu erfahren. Welche Auswirkungen variierende Annahmen über die im
Modell verwendeten Wahrscheinlichkeiten auf das Ergebnis der Berechnungen

haben, ist in einer **Sensitivitätsanalyse** zu klären. Die Bereiche, in denen man zu diesem Zweck die Modellwahrscheinlichkeiten variieren läßt, ergeben sich aus dem Spektrum plausibler subjektiver Wahrscheinlichkeiten, insbesondere aber aus der Bandbreite empirischer Untersuchungsergebnisse und ihrer Konfidenzbereiche.

11.2.4 Fehler bei der Planung, Durchführung und Interpretation von Diagnosestudien

Die verschiedenen Phasen, die bei der Bewertung eines diagnostischen Verfahrens im Rahmen von Diagnosestudien durchlaufen werden, sind anfällig für verschiedene Fehler bei der Planung und der aus den Ergebnissen abgeleiteten Schlußfolgerungen. Die wichtigsten seien im folgenden genannt:

Patientenspektrum. Bei der ersten Evaluierung eines diagnostischen Tests erfolgt die Erprobung meist bei einer Gruppe klar definierter Erkrankungsfälle in fortgeschrittenem Krankheitsstadium und bei einer Gruppe eindeutig gesunder Personen. Der Test wird also bewußt unter Bedingungen erprobt, die aus Sicht der klinischen Routine artifiziell sind. Wenn der Test sich hierbei als brauchbar erweist, muß seine Güte an einem Patientenspektrum überprüft werden, das dem geplanten Einsatzgebiet besser entspricht. Es ist eine fast ubiquitäre Erfahrung, daß sich die anfänglichen Einschätzungen der Teststärke als zu optimistisch herausstellen. Davon betroffen ist insbesondere die Spezifität, mit der in der klinischen Routine weniger die "Gesunden", sondern die an einer anderen Krankheit erkrankten Patienten richtig erkannt werden. Ähnlich problematisch bei einem Einsatz in der Praxis ist eine Abhängigkeit der Sensitivität vom Krankheitsstadium, von der Komorbidität und anderen Faktoren. So ist zum Beispiel die Sensitivität des Streß-EKG abhängig von Alter, Geschlecht und dem Vorliegen pektanginöser Beschwerden. Diese Abhängigkeiten werden nur bei großen Stichprobenumfängen konkret faßbar.

Fehlende Unabhängigkeit zwischen diagnostischem Test und weiterer Abklärung. Bei der Planung einer Diagnosestudie ist sicherzustellen, daß die Ergebnisse des Tests nicht in die abschließende Diagnose eingehen, und daß umgekehrt die abschließende Diagnose bei der Durchführung des Tests nicht bekannt ist, da die Validität des Tests in diesen Fällen günstiger bewertet wird, als sie tatsächlich ist (test-review bias und diagnostic review bias). Eine kritische Würdigung verdient jeweils auch die Frage, welche anderen diagnostischen Informationen dem Untersucher bei der Interpretation des interessierenden diagnostischen Verfahrens zur Verfügung stehen. Der Nettogewinn eines Tests sollte sowohl durch einen Vergleich mit der Validität gegebener Begleitinformation als auch durch Studien mit fehlender Begleitinformation abgesichert sein.

Verifikationsfehler. Insbesondere wenn invasive Methoden für die Abklärung des tatsächlichen Krankheitszustandes erforderlich sind, wird bei der Evaluation eines Tests in der klinischen Praxis häufig nur ein Teil der negativen Befunde verifiziert. Bei den unabgeklärten negativen Befunden bleibt der Anteil der richtig negativen und der falschnegativen Befunde unbekannt und geht auch nicht in die Berechnung der Validitätsparameter ein. Je nach Ausmaß und Güte der zur definitiven Abklärung führenden Begleitdiagnostik wird die Sensitivität des in Frage stehenden Tests überschätzt und die Spezifität unterschätzt. Aussagen über die Größenordnung dieser Verzerrungen können nur dann gemacht werden, wenn in einschlägigen Studien zumindest die Zahl der unabgeklärten positiven und negativen Befunde dokumentiert wird.

11.3 Prognosemodelle versus Diagnosemodelle

Während bei der Diagnose anhand von anamnestischen Angaben und Untersuchungsbefunden eine Aussage über den tatsächlichen Krankheitszustand gemacht wird, macht die Prognose eine Aussage über den weiteren Krankheitsverlauf. Wie bei diagnostischen Aussagen, so kann man auch bei Aussagen zur Prognose sowohl die Validität als auch die Reliabilität dieser Aussagen als Gütekriterium heranziehen. Natürlich sind prognostische Aussagen - auch aufgrund der zeitlichen Dimension - weniger differenziert als diagnostische Aussagen. Meist bemißt man die Qualität der Prognose an der grob klassifizierten Wahrscheinlichkeit für das Auftreten gravierender Ereignisse im weiteren Verlauf. Trotz der rituellen Unschärfe prognostischer Aussagen werden einschlägige Informationen in einer Weise gewonnen und bewertet, die weitgehend dem Vorgehen bei der Evaluierung eines diagnostischen Tests entspricht. Statt eines einzelnen diagnostischen Tests wird für eine Prognose allerdings die Summe der vorliegenden diagnostischen Information verwendet. Dabei ist nicht jede diagnostische Information auch prognostisch relevant. Manchmal lassen sich die Faktoren, die von prognostischer Bedeutung sind, allein aufgrund von Erfahrungswerten zu einem prognostischen Index bündeln. Der Apgar-Score in der Geburtshilfe ist ein Beispiel für einen derartigen Index. In weniger übersichtlichen Situationen ist es jedoch hilfreich, formale Methoden zur Entwicklung prognostischer Indizes heranzuziehen. Die Frage ist dann: welche diagnostischen Informationen sind prognostisch relevant, und wie treffsicher ist eine aus diesen Faktoren abgeleitete Prognose? Einen Weg zur Lösung dieses Problems bieten **multifaktorielle Regressionsmodelle**, von denen die wichtigsten – wie die Diskriminanzanalyse, die logistische Regression oder das Cox-Modell – zur Klasse der linearen Modelle gehören.

Beispiel: Um vor einer Operation das Risiko einer postoperativen Venenthrombose einschätzen und entsprechende Vorsorge treffen zu können, wurden bei 124 Patienten anamnestische Angaben und Gerinnungsparameter erhoben: Alter, Übergewicht, Länge des prä-operativen stationären Aufenthalts, Raucherstatus, Varikosis, Krebserkrankung, Fibrinogen, Faktor VIII, Euglobulinlysezeit und die immunologisch bestimmte Fibrinkonzentration. Bei 20 dieser Patienten wurde postoperativ eine Thrombose der tiefen Beinvenen diagnostiziert. Als Modellansatz für die Entwicklung eines prognostischen Index wählten die Autoren einen logistischen Regressionsansatz, der die Wahrscheinlichkeit p für das Auftreten einer Thrombose über folgende Formel in Beziehung setzt zu den potentiellen prognostischen Faktoren:

$$\log(\frac{p}{1-p}) = \beta_0 + \beta_1 X_1 + \beta_2 X_2 + ... + \beta_n X_n = I$$

wobei für X_1 das Alter in Jahren, X_2 das prozentuale Übergewicht, für X_3 die Dauer des prä-operativen Aufenthalts in Tagen, für X_4 der Raucherstatus mit einem Score von 1 für Raucher und einem Score von 0 für Nichtraucher, usw. einzusetzen ist. Mit diesem logistischen Regressionsansatz schätzt man nun die Gewichte β_i für die einzelnen Faktoren, so daß sich ein Summenscore I ergibt, der monoton mit der Thrombose-Quote p:(1-p) ansteigt. Ein Gewicht β_i ist nur dann als von 0 verschieden anzunehmen, wenn der zugehörige Faktor unter simultaner Berücksichtigung der anderen Faktoren prognostisch trennscharf ist. Ist das nicht der Fall, so kann der entsprechende Faktor im Summenscore entfallen. Hinsichtlich des Thromboserisikos ergab sich lediglich für 5 der insgesamt 10 betrachteten Faktoren eine von 0 verschiedene Gewichtung:

$$I = -11.3 + 0.085 * \text{Alter} + 0.043 * \text{Übergewicht} + 2.19 * \text{Varikosescore}$$

$$+ 0.009 * \text{Euglobulinlysezeit} + 0.22 * \text{Fibrinkonzentration}$$

Mit dieser Formel kann man nun über die anamnestischen Angaben und Gerinnungswerte für jeden einzelnen Patienten einen Thrombosescore berechnen. In Abb. 11-4 ist die Verteilung dieser Scores bei den im Jahr 1976 untersuchten Patienten wiedergegeben. Es ist erkennbar, daß Patienten mit einer postoperativen Thrombose im Durchschnitt höhere Scores haben als Patienten, bei denen keine Thrombose aufgetreten ist.

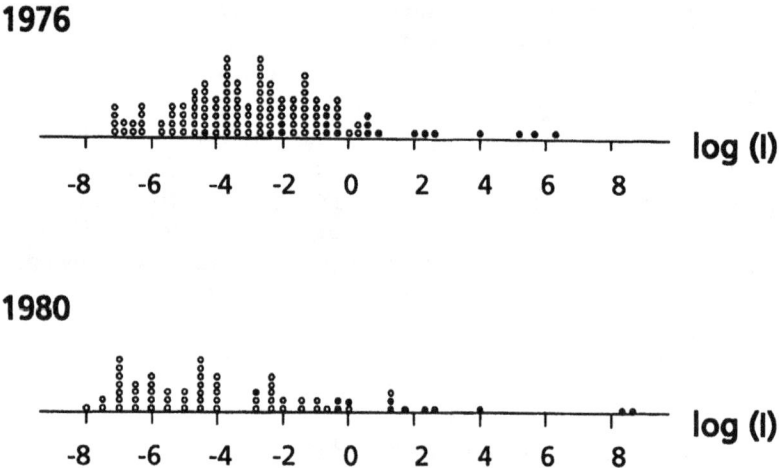

Abb. 11-4: Verteilung eines Index zur Prognose postoperativer Thrombosen der reinen Beinvenen in einer Studienstichprobe (1976) und einer Validierungsstichprobe (1980).
Legende: Gefüllte Kreise markieren den Score von Patienten, bei denen postoperativ eine Thrombose aufgetreten ist.

Ein **prognostischer Index** kann hinsichtlich seiner Treffsicherheit genauso analysiert werden wie ein quantitativer diagnostischer Test. Zum Beispiel kann man eine ROC-Kurve berechnen, mit der die Rate der richtig "positiven" und der falsch "positiven" Prognosen bei verschiedenen Schwellenwerten des prognostischen Index darzustellen ist. Im obigen Beispiel wurde ein Schwellenwert von -2 gewählt, um bei zukünftigen Patienten ein erhöhtes Thromboserisiko zu prognostizieren und eine entsprechende Vorsorge zu treffen. Bei diesem Schwellenwert wurden 18 der 20 beobachteten Thrombosefälle korrekt klassifiziert.

Wie die Güte dieses prognostischen Index tatsächlich einzuschätzen ist, läßt sich allerdings nicht an dem Datensatz ausmachen, der zur Entwicklung des Index verwendet wird: der Index ist ja gerade so konstruiert, daß er bei den beobachteten Patienten eine optimale Trennschärfe besitzt. Der nächste Schritt muß also darin bestehen, den Index an anderen Patienten zu validieren. Im vorigen Beispiel wurde diese Validierung in einer prospektiven Studie an 62 weiteren Patienten vorgenommen. Mit dem gewählten Schwellenwert von -2 wurden 9 von insgesamt 10 postoperativen tiefen Beinvenenthrombosen korrekt prognostiziert. Andererseits wurde bei 7 von 52 Patienten fälschlicherweise die Entwicklung einer Thrombose vorhergesagt (Abb. 11-4, "1980"). Die Güte der prognostischen Klassifikation war damit bei der Evaluierung vergleichbar gut wie bei den Patienten, deren Daten für die Entwicklung des prognostischen Index herangezogen worden waren.

Anders als bei der Erstellung eines prognostischen Index ist die Vorgehensweise bei der Analyse **prognostischer Faktoren**. Dabei interessiert nicht die Richtigkeit der Prognose im Ganzen, sondern die Frage, welchen prognostischen Effekt ein einzelner Faktor hat. Als Datenbasen für diese Art der Problemstellung stehen häufig klinische krankheitsspezifische Register zur Verfügung, in denen Verlaufsinformationen und – bei klinischen Krebsregistern – auch der Todeszeitpunkt der Patienten dokumentiert sind. Dementsprechend dominant sind in der Auswertung die statistischen Verfahren zur Analyse von Überlebenszeiten. Die Vorgehensweise bei der Abklärung prognostischer Faktoren entspricht im übrigen weitgehend der Abklärung eines Risikofaktors in einer Kohortenstudie (s. Abschn. 14.1). Dazu gehören insbesondere eine adäquate Behandlung von Störgrößen und die Berücksichtigung möglicher Wechselwirkungen.

12 Mathematische Modelle in der Medizin

Rudolf Repges

Mathematische Modelle in der Medizin repräsentieren formale Beschreibungen biologischer Phänomene. Sie können auf Rechnern operationalisiert und mithin die biologischen Phänomene simuliert werden.

Es ist uns selten bewußt, daß Medizinische Biometrie und Medizinische Informatik es immer mit einer Modellierung medizinischer Objekte zu tun haben. Schon eine Zufallsvariable ist ein Modell für eine medizinische Meßgröße: sie kann vorliegende Beobachtungen hinreichend gut beschreiben und zukünftige Beobachtungen hinreichend gut vorhersagen. Ein anderer Teil mathematischer Modellierung ist die Formulierung von Beziehungen zwischen Meßgrößen und möglichen Einflußfaktoren. Beispiele sind die Abhängigkeiten definierter Gesundheitsparameter von externen Faktoren in der Epidemiologie, von Behandlungsmaßnahmen in der Therapie, von auslösenden Ursachen in der Diagnostik.

Es lassen sich zur Zeit zwei Haupttypen solcher Formulierungen ausmachen:
In der **Biometrie** stehen die linearen Modelle an erster Stelle. Faßt man die Faktoren als Vektor x zusammen, so ist die beobachtete Größe y modelliert als $y = a'x + \varepsilon$.

In der **Informatik** stehen Regeln und logische Ableitungen an erster Stelle. Vorteile sind Flexibilität und Praktikabilität, als Nachteil wird zunehmend ein Mangel an Kausalität bzw. an tieferem medizinischen Wissen empfunden.

Genau hier greift ein dritter Typ zur Formulierung medizinischer Sachverhalte ein, die **mathematische Modellierung**. Sie muß den Fortschritt biologischen Wissens verfolgen, das in zunehmendem Maße biologische Phänomene auf molekulare Mechanismen zurückführen kann, und sie muß Wissen so formulieren, daß es als Algorithmus zur Verfügung steht und so erlaubt, die biologischen Phänomene auf dem Rechner zu simulieren und damit dem Anwender nutzbar zu machen.

12.1 Deskriptive Modelle

Deskriptive Modelle beschreiben den Zusammenhang zwischen einer vorgegebenen Größe x und einer Zielgröße y, ohne spezielle Annahmen über die funktionalen Beziehungen zwischen x und y zu treffen.

12.1.1 Einfachstes mathematisches Modell

Das einfachste mathematische Modell zur Beschreibung des Zusammenhanges zwischen einer vorgegebenen Größe x und einer Zielgröße y ist eine **Wertetabelle**. Zur Erstellung der Tabelle ist eine Beobachtungs- oder Versuchsserie erforderlich – oft als Lernphase bezeichnet –; danach kann sie implementiert werden und steht dem Anwender zur Verfügung. Falls die Zielgröße y als Zufallsvariable modelliert werden soll, sind für jeden x-Wert mehrere Beobachtungen erforderlich, aus denen sich die Verteilung von y, $P(y|x)$ abschätzen läßt. Kann x w Werte annehmen, so gibt es w **Verteilungsfunktionen**. Jede Verteilungsfunktion kann durch ein geordnetes n-Tupel repräsentiert werden, so daß die einfachste Beschreibung zwischen einem vorgegebenen x mit w möglichen Werten und einer Zufallsvariablen y aus einer Tabelle vom Umfang $w \cdot n$ besteht. Wenn-dann-Regeln sind ebenfalls Tabellen mit x als Prämisse und y als Konklusion.

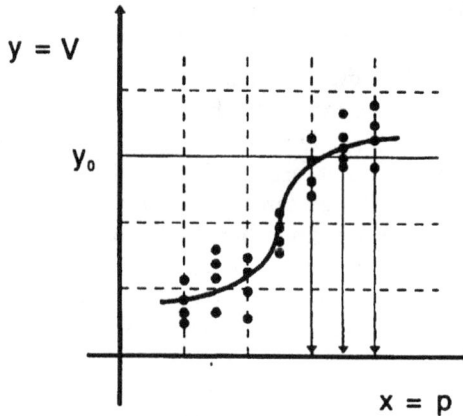

Abb. 12-1: Die biologische Variabilität wird durch bedingte Verteilungen modelliert. Eine Folge ist eine größere Vielfalt an möglichen "Ursachen" x für eine gegebene Beobachtung y_0

In den Anwendungen interessiert oft der Umkehrschluß: ich habe y beobachtet etwa als Symptom – und möchte auf die Ursache x schließen mit $f(x) = y$. Schon für den Fall, daß y keine Zufallsvariable ist, gibt es im allgemeinen mehrere x mit dieser Eigenschaft; nur bei streng monotonem Verlauf hat f eine Umkehrfunktion $f^{-1}: y \rightarrow x$. Es handelt sich hier um einen Spezialfall des "inversen Problems", von der Wirkung auf die Ursache zu schließen, das in der Regel keine eindeutige Lösung besitzt und das man als Hinweis darauf ansehen kann, daß auch die ärztliche Diagnostik ein Spezialfall des inversen Problems ist, zu dessen Lösung kein universeller Algorithmus existiert (Abb. 12-2).

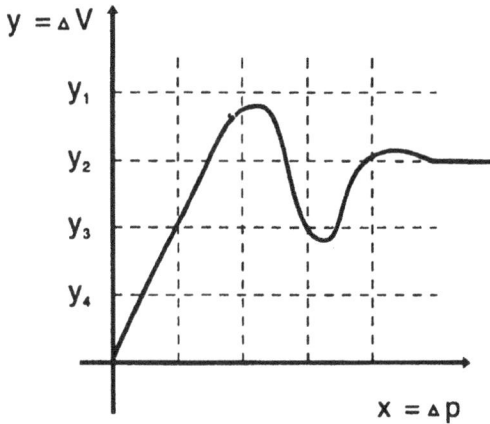

Abb. 12-2: Wird x als Ursache und y als Symptom interpretiert, so kann es zu einem vorliegenden Symptom keine Ursache geben (y_1), mehrere Ursachen (y_3), ein Kontinuum an Ursachen (y_2). Erst im Fall y_4 läßt sich eine eindeutige Ursache finden.

Erst recht gibt es für den Fall, daß y eine **Zufallsvariable** ist, im allgemeinen mehrere Lösungen – auch bei monotonem Verlauf. Zieht man nämlich zum beobachteten $y = y_0$ eine Parallele zur x-Achse (vgl. Abbildung 12-1), so trifft diese im allgemeinen mehrere Verteilungen, so daß mehrere x-Werte in Frage kommen. In der Biometrie ist zur Auswahl eines "wahrscheinlichen" x ein nach Bayes benanntes Verfahren üblich. Da x unbekannt ist, betrachtet Bayes auch x als Zufallsvariable und setzt voraus, daß die Verteilung von x schon bekannt ist. Dies könnte durch epidemiologische Studien geschehen oder durch eine größere Statistik bei einem definierten Patientenkollektiv, z. B. auf einer Intensivstation. Ist nun bei einem Patienten der y-Wert bekannt, so ist die bedingte Verteilung von x eine wohldefinierte Funktion, deren Dichte sich zur Bewertung der möglichen Ursachen eignet. Diese **Dichte**, also $f(x|y)$, ist nach Definition proportional zu $f(y|x) \cdot f(x)$. Der erste Faktor ist durch die Tabelle bekannt, der zweite Faktor durch vorausgegangene Statistiken. Leider liegen diese Statistiken oft nicht vor, und damit ist der Wert des Umkehrschlusses fragwürdig. Festzuhalten ist, daß auch hier kein mathematisches Modell, sondern "nur" ein recht allgemeines statistisches Modell zugrunde liegt.

12.1.2 Probabilistische Netzwerke

Das einfachste mathematische Modell hat den Vorteil einer Universalität; es sind keine speziellen Annahmen über die funktionalen Beziehungen zwischen x und y zu treffen. Dies ist wichtig in der Situation, daß mehrere Variable gemessen werden, etwa q Variable $y_1, y_2, \ldots, y_q$, und daß man weiß, welche Ursachen $x_1, \ldots, x_p$ für eine Änderung der Variablen in Frage kommen. Insgesamt ergibt sich eine Darstellung wie in Abb. 12-3.

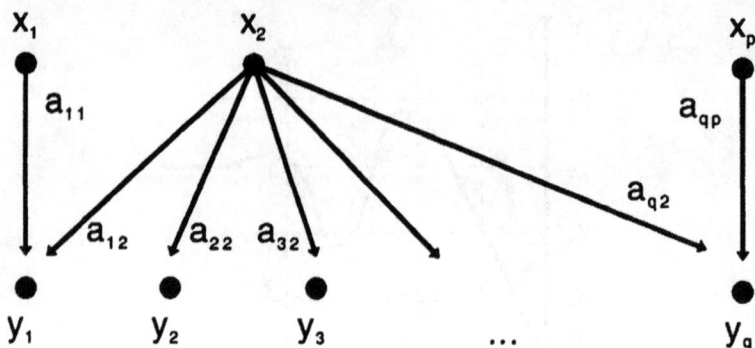

Abb. 12-3: In einem ersten qualitativen Modell werden nicht alle Ursachen $x_1,...,x_p$, mit allen beobachteten Größen $y_1,...,y_q$, verbunden, sondern eine dem Wissensstand entsprechende Auswahl vorgenommen.

Das Wissen, daß x_i auf y_j wirkt, wird durch einen Pfeil von x_i nach y_j repräsentiert, der mit a_{ji} bezeichnet werden soll.

Bei der Aufstellung der Wertetabelle geht man zweckmäßigerweise von einem Grundzustand des Systems aus, für den allen Variablen der Wert Null zugeordnet wird mit der Interpretation, daß keine der Ursachen aktiv ist und sich alle Meßgrößen im Normalbereich befinden. Die Lernphase besteht daraus, daß jede Ursache einzeln aktiviert wird, also den Wert 1, ggf. auch weitere Werte, annimmt und dann die Auswirkung auf die Meßwerte registriert wird. Dabei ändern sich nur die Meßwerte, die mit dem variierten x durch eine Kante verbunden sind. Anders formuliert: Für $x = x_i$ sind das die y_j, für die $a_{ji} \neq 0$ ist. Das Ergebnis sind p Wertetabellen. Jede liefert eine Schätzung für die bedingten Wahrscheinlichkeiten $P(y|x_i)$, wobei y nur die Söhne des jeweiligen Vaters x_i umfaßt. Die übrigen y nehmen dann mit Wahrscheinlichkeit 1 den Wert Null an. Der Aufwand zur Erstellung der Tabelle ist also die Beobachtung von $p \cdot n$ Versuchspersonen bei binären x_i, $2 p \cdot n$ bei ternären x_i, unabhängig von der Anzahl der Meßgrößen.

Umkehrschluß: Es liege nun ein Beobachtungsvektor $y_0 = (y_{01},...y_{0q})$ vor. Im allgemeinen sind nur wenige oder nur eine Komponente ungleich Null. Welche Ursachen kommen in Frage? Zunächst nur die, die mit einer der Komponenten $y_{0j} \neq 0$ verbunden sind. In diesen Tabellen suche man nach der Wahrscheinlichkeit für das vorliegende y_0, also den Einträgen $p(y_0|x_i = 1)$, ggf. auch die Einträge $p(y_0|x_i = k)$ mit $k > 1$. Dann erhält der Knoten x_i die Bewertungen $p(y_0|x_i = k) \cdot p(x_i = k)$. Die letzteren Zahlen, $p(x_i = k)$, sind wie üblich epidemiologischer Natur und bilden einen Teil der Problematik dieses Verfahrens.

12.2 Lineare Modelle

Die einfachste mathematische Formulierung eines Zusammenhangs zwischen zwei Größen x und y ist eine lineare Gleichung $y = ax + b$.

Sie ist insbesondere dann sinnvoll, wenn man die Umgebung eines "Normal"-zustandes $(\bar{x}, \bar{y})$ betrachtet, wie im letzten Beispiel, an dem der Kurvenverlauf $y = f(x)$ durch seine Tangente approximiert werden kann. Ohne Einschränkung der Allgemeinheit kann $\bar{x} = \bar{y} = 0$ angenommen werden. Eine graphische Darstellung bestünde aus zwei Knoten x und y und einem Pfeil von x nach y mit der Bewertung a.

12.2.1 Lineare Netze

Dieser Ansatz läßt sich leicht auf das Netzwerk der Abbildung 12-3 übertragen. Es werden für alle Knoten x_1 bis x_p und y_1 bis y_q reelle Werte zugelassen – bei Blutdruck, Herzfrequenz des letzten Beispiels bedeutete die Diskretisierung in die drei Werte "erhöht", "erniedrigt", "normal" ja einen großen Informationsverlust. Ist a_{ij} die Bewertung der Kante von x_j nach y_i, so ist $a_{ij} x_j$ der Beitrag des Knotens x_j zum Wert des Knotens y_i. Insgesamt ergibt sich durch Addition aller Beiträge

$$y_i = \sum a_{ij} x_j.$$

Der Unterschied zur "blinden" Regression besteht darin, daß nur die Kanten ein Gewicht erhalten, die auch existieren. Um das als Nebenbedingung zu formulieren, führen wir eine Inzidenzmatrix C ein, die an der Stelle i, j eine 1 hat, wenn es eine Kante von x_j nach y_i gibt, und eine 0 sonst.

Zu jeder Zeile definieren wir eine komplementäre Diagonalmatrix $K_i, 1 \leq i \leq q$, die an der Stelle j eine 1 erhält, wenn $c_{ij} = 0$ ist, und eine 0, wenn $c_{ij} = 1$. Ist a_i ein Vektor mit den Komponenten $a_{ij}, 1 \leq j \leq p$, so lautet die Nebenbedingung offenbar

$$K_i a_i = 0$$

Für $i = 2$ findet man in C als zweite Zeile $(0\ 1\ 0)$, also ist

$$K_2 = \begin{pmatrix} 1 & & \\ & 0 & \\ & & 1 \end{pmatrix}$$

$$K_2 a_2 = \begin{pmatrix} 1 & & \\ & 0 & \\ & & 1 \end{pmatrix} \begin{pmatrix} a_{21} \\ a_{22} \\ a_{23} \end{pmatrix} = 0 \Leftrightarrow \begin{matrix} a_{21} = 0 \\ \\ a_{23} = 0 \end{matrix}$$

mit der Aussage, daß es zum Knoten y_2 keine Kante von x_1 oder von x_3 gibt. Liegt nun eine Lernstichprobe vom Umfang n vor, so bilden die beobachteten x-Werte eine $n \times p$-Matrix X und die beobachteten y-Werte eine $n \times q$-Matrix Y; die Spaltenvektoren seien $y_1, y_2, \ldots y_q$; sie haben alle n Komponenten. Greifen wir einen Spaltenvektor y_i heraus, so läßt sich die Aufgabe so formulieren:

Man bestimme die Gewichte $a_{ij}, 1 \leq j \leq q$, der zum herausgegriffenen Knoten y_i führenden Kanten so, daß die Summe der Abweichungsquadrate zwischen gemessenen und gemäß $y_i = \sum a_{ij} x_j$ geschätzten y_i-Werte minimal wird unter Beachtung der Nebenbedingung $K_i a_i = 0$. Dazu hat man die **Lagrangefunktion** $L(a, \lambda)$ bezüglich a und λ, des Lagrangeschen Multiplikators, zu minimieren, also die Funktion

$$L(a, \lambda) = (y_i - Xa_i)'(y_i - Xa_i) - 2\lambda' K_i a_i$$

Der Apostroph bedeutet Transposition, also ist λ' ein Zeilenvektor.

Differenzieren nach den Komponenten von a_i ergibt:

$$2X'Xa_i = 2X'y_i + 2K_i\lambda$$

und damit
$$a_i = (X'X)^{-1} X' y_i + (X'X)^{-1} K_i \lambda$$
$$= X^+ y_i + (X'X)^{-1} K_i \lambda \qquad (*)$$

mit der Abkürzung X^+ für $(X'X)^{-1} X'$; X^+ ist die **Moore-Penrose-Inverse** der Matrix X.

Um λ zu eliminieren, wird die letzte Gleichung mit K_i multipliziert und wird dann, um die Nebenbedingung $K_i a_i = 0$ zu erfüllen, gleich Null gesetzt:

$$K_i a_i = K_i X^+ y_i + K_i (X'X)^{-1} K_i \lambda = 0$$

Die Matrix vor λ ist aus der Varianzanalyse bekannt, nämlich aus dem Zähler des F-Testes zur Prüfung von Hypothesen der Form $Ka = 0$. Es ist auch hier zweckmäßig, eine neue Matrix

$$G_i = X(X'X)^{-1} K_i$$

einzuführen; offenbar gilt

$G_i' G_i = K_i (X'X)^{-1} K_i$, und die letzte Gleichung lautet $K_i X^+ y_i + G_i' G_i \lambda = 0$

also

$$\lambda = -(G_i' G_i)^{-1} K_i X^+ y_i = -G_i^+ y_i$$

Dieses λ wird nun in die Gleichung (*) eingesetzt:

$$a_i = X^+ y_i - (X'X)^{-1} K_i G_i^+ y_i$$
$$= X^+ y_i - X^+ G G_i^+ y_i ,$$
$$\text{denn } X^+ G_i = (X'X)^{-1} X' \cdot X (X'X)^{-1} K_i = (X'X)^{-1} K_i$$

Damit haben wir das Ergebnis

$$a_i = X^+ (I - G_i G_i^+) y_i$$

Fassen wir zum Schluß die a_i für $1 \le i \le q$, also für alle y-Knoten, zu einer Matrix A zusammen und ebenso die Vektoren

$$u_i = (I - G_i G_i^+) y_i$$

zu einer Matrix U, so haben wir alle Gewichte a_{ij} in der kompakten Form

$$A = X^+ U .$$

Die so ermittelten Bewertungen der Kanten erlauben, aus den Ursachen $x_1, \ldots, x_p$ die Wirkungen $y_1, \ldots, y_q$ zu prognostizieren. Um zu betonen, daß wir nur die Änderungen von der Ruhelage $x = 0$, $y = 0$ betrachten, formuliert man besser:

Welche Änderungen an den meßbaren Größen $y_1, \ldots, y_q$ treten ein, wenn sich die Größen $x_1, \ldots, x_p$ um einen kleinen Betrag ändern? Die Antwort ist dann

$$\Delta y_i = \sum a_{ij} \cdot \Delta x_j$$

also

$$\Delta y = A \cdot \Delta x .$$

12.2.2 Umkehrschluß

Wie in Abschnitt 12.1 stellt sich auch hier das Problem, aus einer beobachteten Änderung der y_i auf die Ursachen x_j zurückzuschließen; dieses "inverse Problem" ist für **ärztliches Schließen** typisch, da die rationale Therapie an den Ursachen angreift. Es wurde bereits erwähnt, daß das inverse Problem im allgemeinen keine eindeutige Lösung besitzt, so daß schon daher der Arzt nicht durch Algorithmen ersetzt werden kann. Im Fall linearer Näherungen lassen sich aber aus der Lernstichprobe und aus den strukturellen Nebenbedingungen die Koeffizienten der Umkehrabbildung berechnen. Der Ansatz

$$x = By$$

$$\text{(statt } y = Ax \text{) führt auf }\quad b_j = Y^+(I - H_j H_j^+)x_j$$

mit

$$H_j = Y(Y'Y)^{-1}L_j$$

und L_j eine $p \times p$ -Diagonalmatrix mit einer 0 an der Stelle i , wenn es eine Kante von x_j nach y_i gibt, und einer 1 sonst, die aus der j -ten Spalte der Inzidenzmatrix C abgeleitet wird.

Mit $v_j = (I - H_j H_j^+)x_j$ und der aus diesen Vektoren gebildeten Matrix V haben wir die kompakte Form

$$B = Y^+V$$

Definiert man einen Operator H so, daß $HX = V$, und entsprechend G mit

$$GY = U \text{ ,}$$

so ist

$$A = X^+GY$$

$$B = Y^+HX$$

$$AB = X^+GYY^+HX$$

in Analogie zur einfachen Regression mit $a \cdot b = x^+y \cdot y^+x = r^2$, dem Quadrat des Korrelationskoeffizienten.

12.2.3 Diskrete Variable

Sind die x_i diskrete Variable – wie in Absatz 12.2.2 – und die y_i stetig, so liegt die Situation der **Varianzanalyse** vor. Die Gleichungen bleiben formal unverändert, nur ist $X'X$ eine Diagonalmatrix, die im wesentlichen die Anzahl der Wiederholungen der einzelnen Faktorkombinationen enthält – die $x_1,...,x_p$ heißen hier Faktoren.

Bei der Umkehrabbildung ist die Zielvariable diskret. Eine lineare Funktion

$$y \rightarrow x = By$$

liefert aber ein stetiges x . Um zu erreichen, daß das Endprodukt wenigstens in der Nähe der richtigen Werte, etwa $x_i = 0$ oder $x_i = 1$, bleibt, ersetzt man x_i durch ein stetiges p_i mit $0 \le p_i \le 1$ und transformiert dieses p_i auf die reelle Achse durch

$$\tilde{x}_i = \log \frac{p_i}{1 - p_i}.$$

Dies ist die aus der Biometrie bekannte **logistische Regression**. Mit diesem Ansatz ist

$$\tilde{x} = By$$

eine "normale" lineare Regression, mit stetigem $\tilde{x}$ und y, und als Ergebnis liefert sie für jeden Knoten x_i eine Bewertung, wie es von den Bayesverfahren bekannt ist.

12.2.4 Ausgleichsprozesse

Im allgemeinen sind die an den Knoten gemessenen Größen zeitabhängig: der Blutdruck wird durch eine quasiperiodische Funktion beschrieben, ebenso das EKG, aus dem die Herzfrequenz als ein Parameter abgeleitet wird. Die Anzahl von Meßgrößen, die als Funktion der Zeit, $y_i(t)$, angesehen werden können, kann nach Belieben fortgesetzt werden: Nicht nur die Konzentrationen körpereigener und körperfremder Stoffe wie Medikamente, sondern auch elektrische Potentiale, Temperatur, Kernspin, Flüsse, Kontraktionen sind Funktionen der Zeit. Für diese Funktionen geeignete Ansätze zu finden ist daher eine zentrale Aufgabe mathematischer Modellierung.

Auch hier wollen wir schrittweise vorgehen und eine lineare Beziehung zwischen den Ursachen einer Änderung und der Änderung selbst annehmen. Als einführendes Beispiel für solche sogenannten Ausgleichsprozesse sind die **linearen Kompartimentmodelle** geeignet (Abb. 12-4).

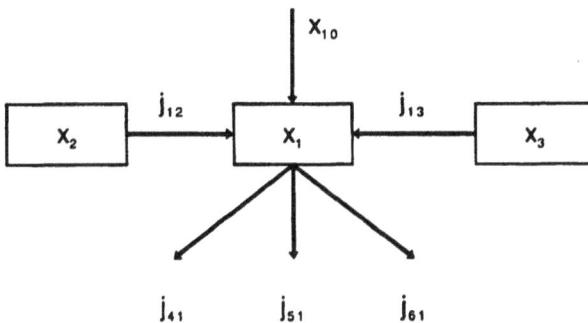

Abb. 12-4: Allgemeines Kompartimentmodell mit Zuflüssen und Abflüssen. Die Flußstärke ist beim linearen Modell proportional der Konzentrationen x_i im Ursprungskompartiment.

Man spricht von Kompartimentmodellen, wenn die gemessenen Größen Konzentrationen oder Stoffmengen sind und die Knoten Kompartimente bezeichnen, also anatomische Strukturen, in denen sich diese Stoffe befinden: Magen-Darm-Kanal,

Leber, Niere, Blutplasma, Interstitium, Urin, Liquor cerebrospinalis. Die gerichteten Kanten zeigen den Übergang des Stoffes von einem Kompartiment ins andere an, die Bewertung a_{ij} ist die noch zu definierende Übergangsrate, die der bedingten Wahrscheinlichkeit im Absatz 12.1.1 entspricht.

Für die Konzentration x_i der betrachteten Substanz im Kompartiment i gilt der **Erhaltungssatz**: in der Zeiteinheit Δt ist die Änderung Δx_i gleich der in Δt zugeflossenen Menge abzüglich der in Δt abgeflossenen Menge, gegebenenfalls plus der in Δt etwa durch biochemische Reaktionen gebildeten und minus der abgebauten, transformierten oder an Rezeptoren gebundenen Menge:

$$\frac{dx_i}{dt} = \sum \text{Flüsse} + q_i(t)$$

$q_i(t)$ ist der Quellterm, der die letztgenannten Änderungen beschreibt, die im Kompartiment selbst stattfinden.

Die Bilanzgleichung gibt nur den Rahmen ab, innerhalb dessen die eigentliche Modellierung stattfinden kann, die sich auf die Flüsse und Quellen bezieht. Der einfachste Ansatz ist der lineare Ansatz, der besagt, daß der Fluß von i nach j proportional der Konzentration x_i im Ursprungskompartiment ist. Man sieht dabei z. B. von Sättigungsphänomenen ab; lineare Flüsse sind eine erste Näherung. Der Proportionalitätsfaktor ist stoff- und kompartimentsbezogen und damit der eigentliche Bedeutungsträger und wird als Bewertung der entsprechenden Kante gewählt. Nimmt man außerdem an, daß $q_i(t) = 0$ ist – keine Quelle, keine Senke im Kompartiment i –, so ist die Gleichung

$$\frac{dx_i}{dt} = \sum_j a_{ij} x_j(t) - \left(\sum_k a_k \right) x_i(t)$$

Die erste Summe geht über alle auf i gerichteten Kanten, also auf alle "Väterknoten", die zweite Summe über alle von i ausgehenden Kanten, also zu allen "Söhneknoten".

Gibt es p Knoten, so gibt es p solcher Gleichungen, die ein lineares Differentialgleichungssystem bilden:

$$\dot{x} = Ax$$

A ist eine $p \times p$-Matrix, die an der Stelle i, j eine Null aufweist, wenn es keine Kante von j nach i gibt, und in der Diagonale die Summe der übrigen Elemente dieser Zeile mit negativem Vorzeichen, so daß die Zeilensumme insgesamt verschwindet.

Es fehlt noch die Initialisierung dieses Systems. Diese kann man als spezielle Quellen auffassen mit $q_i(t) = x_{i0} \delta(t)$, wobei $\delta(t) = 1$ ist für $t = 0$ und $\delta(t) = 0$ ist für $t > 0$ (Bolusinjektion), oder $q_i(t) = x_{i0}$, also konstant über die Zeit bleibt, entsprechend einer konstanten Zufuhr in das Kompartiment i. Damit lautet die Gleichung

$$\dot{x} = Ax + q$$

Dieses System ist explizit lösbar:

$$x(t) = e^{At} * q(t)$$

$$= \int_0^t U e^{\Lambda \tau} U' q(t - \tau) d\tau$$

wenn $A = U\Lambda U'$ die Spektralzerlegung von A ist und $e^{\Lambda t} = \mathrm{diag}(e^{\lambda_i t})$, λ_i die als verschieden angenommenen Eigenwerte von A. Bei gleichen Eigenwerten sind entsprechende Modifikationen anzubringen.

Für den Fall $x(0) = x_0$ und $q(t) = 0$ für $t > 0$ ist $x(t)$ also eine Summe von e-Termen

$$x(t) = \sum a_i e^{\lambda_i t},$$

wobei die Vektoren a_i aus den Eigenvektoren und den Anfangsbedingungen zusammengesetzt sind. Sind alle $\lambda_i < 0$, so geht jeder Summand gegen Null. Der Nullpunkt heißt dann ein asymptotisch stabiler Gleichgewichtspunkt. Es gilt

$$\lim_{t \to \infty} x(t) = 0.$$

Sind zwei Eigenwerte rein imaginär, etwa $\lambda_1 = i\omega, \lambda_2 = -i\omega$, und die übrigen negativ, so verschwinden alle Summanden bis auf die beiden ersten, und es bleibt

$$x(t) = a_1 e^{i\omega t} + a_2 e^{-i\omega t},$$

das sich umformen läßt zur Ellipsengleichung

$$x(t) = u \cdot \sin \omega t + v \cdot \cos \omega t$$

in der von u und v aufgespannten Ebene durch den Nullpunkt.

Ist ein Eigenwert positiv oder komplex mit positivem Realteil, so wächst dieser Summand über alle Grenzen, und damit gilt

$$\lim_{t \to \infty} |x(t)| = \infty.$$

Der Nullpunkt ist nach wie vor Gleichgewichtspunkt oder Fixpunkt, da für ihn $\dot{x} = 0$ ist, aber ein instabiler.

Natürlich ist das Wachstum in Wirklichkeit begrenzt. Solche Begrenzungsterme führen unmittelbar zu Nichtlinearitäten, für die diese instabilen Gleichgewichtspunkte von besonderem Interesse sind, siehe Absatz 12.3.3.

Die Kompartimentmodelle sind ein Sonderfall zur Beschreibung von Systemen, die durch äußere Einflüsse aus ihrer Gleichgewichtslage $\bar{x}$ entfernt wurden und dann in sie zurückfallen. Ein aktuelles Beispiel ist das Umklappen des Protonenspins durch das Anlegen eines Magnetfeldes, in der die Eigenwerte λ_i der Matrix als Halbwertzeiten registriert werden. Sie sind die eigentlich interessierenden Stoffkonstanten mit diagnostischer Bedeutung. Die Gleichung

$$\dot{y} = Ay + b$$

ist eine vereinfachte Version der Blochgleichung, die die Spinrelaxation beschreibt. Aus ihr errechnet sich $\overline{y}$, indem man $\dot{y} = 0$ setzt ($\overline{y} = A^{-1}b$). Mit $x = y - \overline{y}$ ergibt sich dann

$$\dot{x} = A(x + \overline{y}) + b$$
$$= Ax - AA^{-1}b + b$$
$$= Ax,$$

also die Kompartimentgleichung.

Beispiel: Es ist bekannt, daß das Atemzeitvolumen, also die pro Zeiteinheit eingeatmete Luftmenge, durch die CO_2-Konzentration im Blut gesteuert wird. Ein Modell, das nur meßbare Parameter enthält und die experimentellen Befunde gut wiedergibt, wurde von B. Vielle u.a. publiziert.

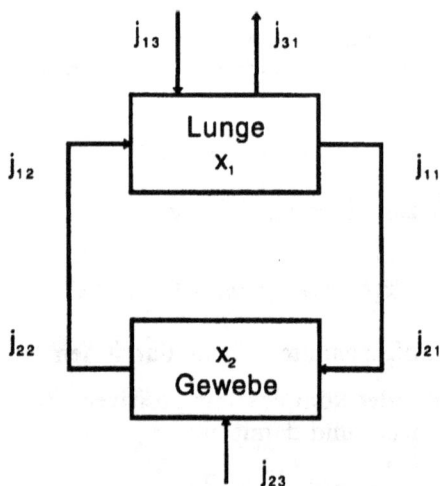

Abb. 12-5: Zweikompartimentmodell für den CO_2-Partialdruck in der Lunge (x_1) und im Gewebe (x_2), verbunden durch das arterielle System (j_{i1}) von x_1 nach x_2 und zurück durch das venöse System (j_{i2}). CO_2 wird zugeführt durch den Stoffwechsel (j_{23}) sowie durch Inspiration (j_{13}) und abgeführt durch die Exspiration j_{31}

Sie beschrieben die Regelstrecke durch ein Zwei-Kompartiment-Modell aus Lunge und Gewebe mit den Zustandsvariablen $x_1 = CO_2$-Partialdruck in der Lunge und $x_2 = CO_2$-Partialdruck im Gewebe. Es gibt einen CO_2-Transport durch den Kreislauf, ferner einen Zustrom aus dem Gewebe (j_{23}) sowie einen CO_2—Transport durch das Ein- (j_{13}) und das Ausatmen (j_{31}). Damit gilt als Bilanz (s. Abbildung 12-5)

$$\dot{x}_1 = -j_{11} + j_{12} + j_{13} - j_{31}$$
$$\dot{x}_2 = j_{21} - j_{22} + j_{23}.$$

Die im arteriellen System transportierte Menge ist proportional zu x_1, die im venösen proportional zu x_2. Der Proportionalitätsfaktor ergibt sich aus der Flußgeschwindigkeit des Blutes und der CO_2-Dissoziations-konstanten und ist damit bekannt. Die Zeitverzögerung spielt nach experimentellen Befunden keine große Rolle ($j_{21} = j_{11}$ arteriell und $j_{12} = j_{22}$ venös). Die CO_2-Zufuhr aus dem Stoffwechsel, j_{23}, wird als konstant angenommen. Die ausgeatmete CO_2-Menge ist proportional zu $q \cdot x_1$ mit der pro Zeiteinheit ausgeatmeten Luftmenge q, die eingeatmete CO_2-Menge entsprechend zu $q \cdot x_e$, $x_e = CO_2$-Partialdruck der Außenluft.

Mit diesem Ansatz ist die Systemgleichung

$$\dot{x}_1 = -a_{11}x_1 + a_{12}x_2 + a_{13}qx_e - a_{13}qx_1$$
$$\dot{x}_2 = a_{21}x_1 - a_{22}x_2 + j_{23}$$

Dabei ist

$$a_{11} = a_{12} = \alpha v b / V_L$$
$$a_{13} = a_{31} = 1 / V_L$$
$$a_{21} = a_{22} = v / V_G$$
$$j_{23} = v_0 / (\alpha \cdot V_G)$$

mit

v = Herzzeitvolumen = 100 ml / sec

V_L = Lungenvolumen = 3.900 ml

V_G = Gewebevolumen = 15.000 ml

x_e = 0,3 mm Hg = CO_2 – Partialdruck der Außenluft

b = 760 mm Hg = Luftdruck

α = 0,0065 ml / mm Hg = Dissoziationskonstante für CO_2

v_0 = 3,8 ml / sec = Zufluß vom Gewebe

Der Gleichgewichtspunkt, für den $\dot{x}_1 = \dot{x}_2 = 0$ ist, errechnet sich zu

$$\bar{x}_1 = x_e + \frac{j_{23}}{a_{22}} \cdot \frac{a_{11}}{a_{13}q}$$

$$\bar{x}_2 = \bar{x}_1 + \frac{j_{23}}{a_{22}}$$

Mit $y_i = x_i - \bar{x}_i$ erhält man nach kurzem Rechnen

$$\dot{y}_1 = -(a_{11} + a_{13}q)y_1 + a_{11}y_2$$
$$\dot{y}_2 = a_{21}y_1 - a_{21}y_2$$

Das charakteristische Polynom ist

$$Q(\lambda) = (-a_{11} - a_{13}q - \lambda)(-a_{21} - \lambda) - a_{11}a_{21}$$
$$= \lambda^2 + \lambda(a_{11} + a_{13}q + a_{21}) + a_{21}a_{13}q$$

mit der Lösung

$$\lambda_{1,2} = -\frac{1}{2}(a_{11} + a_{13}q + a_{21}) \pm \frac{1}{2}\sqrt{(a_{11} + a_{13}q + a_{21})^2 - 4a_{21}a_{13}q}$$

so daß offensichtlich alle Eigenwerte negativ sind und der Gleichgewichtspunkt ein stabiler Attraktor ist. Nach jeder Anfangsbedingung x_{10}, x_{20} kehrt das System mit den durch λ_1 und λ_2 gegebenen Halbwertzeiten in die Gleichgewichtslage $\bar{x}_1$ bzw. $\bar{x}_2$ zurück.

12.2.5 Rückkopplungen

Bisher wurde für einen Knoten eine eventuell zeitabhängige Variable definiert, und zwei Knoten i, j wurden durch eine gerichtete Kante verbunden, die eine gerichtete Abhängigkeit $a_{ij} : x_j \rightarrow y_i$ zum Ausdruck brachte. Eine erste Erweiterung war die Hinzunahme weiterer auf einen Knoten gerichteter Kanten, die zu den Kompartimentmodellen führte.

Der nächste Schritt wäre die Betrachtung einer Folge von Kanten, die einen Zyklus bilden; dadurch lassen sich Situationen modellieren, wo der Ausgang eines Knotens auf den Eingang zurückwirkt und dadurch den Ausgang beeinflussen kann. Solche Situationen sind in der Medizin und in der Biologie insgesamt sehr verbreitet und als **Regulationssysteme** bekannt: Atemregulation, Kreislaufregulation, Blutdruckregulation, Temperaturregulation, Regulation des Säure- und Basenhaushaltes, der Funktion endokriner Organe, der Blutbildung oder der Immunantwort. In diesem Absatz werden die klassischen Verfahren vorgestellt, mit denen solche Systeme mathematisch erfaßt werden können. Die Anpassung der Einzelkomponenten an die Realität und die dabei auftretenden Probleme werden in einem folgenden Beispiel dargestellt. Bei der Regulation des Säure- und Basenhaushaltes sind die Größen, die der Organismus konstant hält, Konzentrationen – wie in den Kompartimentmodellen. In den anderen Beispielen hat x andere Bedeutungen – Blutdruck, Atemfrequenz, Atemtiefe, Herzminutenvolumen, Temperatur, so daß x allgemein eine mehrkomponentige physikalisch definierte Größe darstellen soll, von der bekannt sei, daß sie durch bestimmte Parameter u beeinflußbar ist – sonst gibt es keine Regulationsmöglichkeit, und es sei auch das Zeitverhalten nach einer Parameteränderung bekannt – was leider nur für wenige

Fälle zutrifft. Ein allgemeiner Ansatz, zugleich eine Erweiterung der Kompartiment-gleichung, ist

$$\dot{x} = f(x,u)$$

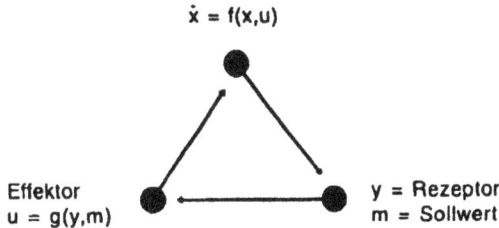

Abb. 12-6: Modell einer biologischen Regulation. x = Vektor der zu regelnden Größe (Regelstrecke), y entspricht dem Fühler und dem Stellglied. Die erste Ableitung $\dot{x}$ reicht aus zur Beschreibung von Ausgleichsvorgängen. Regelstrecken höherer Ordnung treten auf bei Schwingungen (2. Ordnung) oder bei Elastizitätsproblemen (4. Ordnung).

Dem u entsprechen dort die Zuflüsse $a_{ij}x_j$, dem x die Abflüsse und der Quellterm (Abb. 12-6). Zu beachten ist, daß x und u mehrkomponentige Funktionen der Zeit sind. Zu einer Regulation gehören zwei weitere "Knoten", nämlich ein Rezeptor (Fühler) und ein Effektor (Regler), der in der Lage ist, den Parameter u (die Stellgröße) so einzustellen, daß $x(t)$ den gewünschten Wert annimmt. Bei einer Autoregulation wirkt der Rezeptor unmittelbar auf den Effektor. Oft sind neuronale Strukturen eingeschaltet, die ein Analogon zum Soll/Ist-Wertvergleich durchführen und den Effektor solange aktivieren, bis die Differenz verschwunden ist.

Eine mathematische Modellierung liegt auch hier insbesondere für den linearen Fall vor. Sie nimmt an, daß die Stellgrößen u als zusätzliche lineare Kräfte wirken:

$$\dot{x} = Ax + Bu$$

Der Rezeptor reagiert ebenfalls proportional zu den Regelgrößen

$$y = Cx$$

und steuert den Effektor u mit einer geeignet zu wählenden Übertragungsmatrix K:

$$u = K \cdot y$$

Der anzusteuernde Sollwert ist hier wiederum als Null angenommen, so daß x die Abweichung vom Sollwert ist (Abb. 12-7).

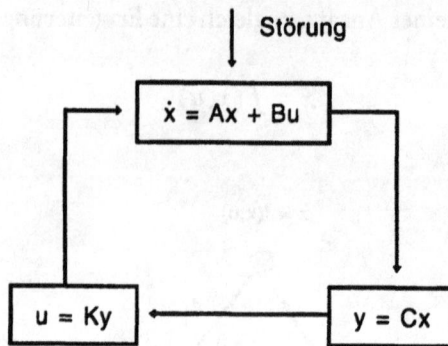

Abb. 12-7: Spezialfall linearer Regelstrecke, linearer Meß- und linearer Stellfunktion, der mathematisch exakt beschrieben werden kann. In der Biologie ist insbesondere die Regelstrecke nichtlinear, wenn der Eingriff an den Parametern, also den Koeffizienten der Matrix A, erfolgt: $\dot{x} = A(u) \cdot x$

Wie ist B zu wählen, um $\dot{x} = 0$ zu erreichen, also den Gleichgewichtszustand wieder herzustellen? Für $\dot{x} = 0$ muß u folgende Gleichung erfüllen:

$$Ax + Bu = 0$$
$$Ax = -Bu$$
$$x = A^{-1}Bu$$
$$y = Cx = CA^{-1}Bu$$
$$u = (CA^{-1}B)^{-1}y$$
also
$$K = (CA^{-1}B)^{-1}$$

Matrizen dieser Struktur kommen auch in der Regressions– und Varianzanalyse vor (vgl. die Matrix GG^+ in Absatz 12.2.1).

Beispiel: Atemregulation

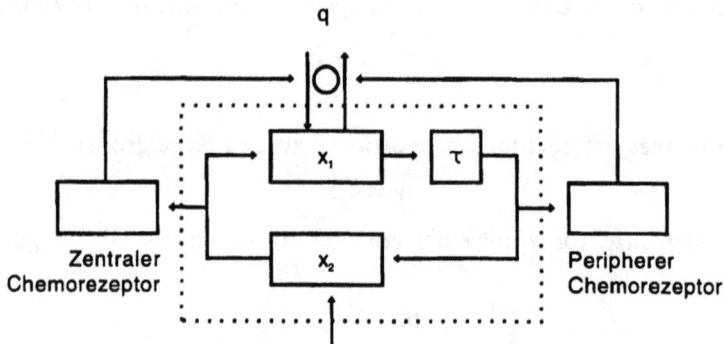

Abb. 12-8: Das periphere Rezeptorsystem in der Wand von Aortenbogen, A. carotis communis und Karotissinus registriert den CO_2-Partialdruck der Lunge mit einer Zeitverzögerung von τ. Die zentralen Rezeptoren in der Medulla oblongata registrieren den pCO_2 des Gewebes ohne Zeitverzögerung. Reguliert wird die Ventilation q.

a) Zentraler Chemorezeptor. An der ventralen Seite der Medulla oblongata finden sich chemosensible Strukturen, die bei einer Änderung der CO_2-Spannung im Liquor und damit im Gewebe mit einer Änderung der Ventilation reagieren. Die Ventilationsantwortkurve ist im Arbeitsbereich linear:

$$q = q_0 + a_0 \cdot x_2$$

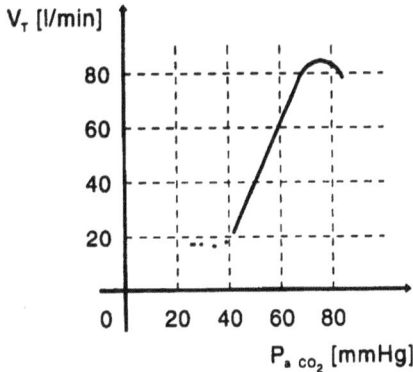

Abb. 12-9: Experimentell wurde eine lineare Beziehung zwischen dem vom peripheren Chemozeptor registrierten arteriellen pCO_2 (im Text: x_1) und der Ventilation V_T (im Text: q) gefunden (nach Deetjen/ Speckmann 1994)

Einsetzen in die Systemgleichung aus dem Beispiel in Absatz. 12.2.4 ergibt

$$\dot{x}_1 = -a_{11}x_1 + a_{12}x_2 + a_{13}(q_0 + a_0 x_2)x_e - a_{31}(q_0 + a_2 x_2)x_1$$
$$= -(a_{11} + a_{31}q_0)x_1 + (a_{13} + a_{13}a_0 x_e)x_2 - a_{31}a_2 x_1 x_2 + a_{13}q_0 x_0$$

Der Regler greift hier typischerweise nicht als zusätzliche Kraft ein, sondern an den Parametern des Systems — mathematisch an den Konstanten a_{ij}. Dadurch entstehen automatisch Produkte als eine Nichtlinearität, hier das Produkt $x_1 \cdot x_2$. Für den Gleichgewichtspunkt $\dot{x}_1 = \dot{x}_2 = 0$ ergibt sich so eine quadratische Gleichung mit zwei Lösungen, von denen aber nur die größere physikalisch sinnvoll ist. Durch die im nächsten Abschnitt besprochene Linearisierung im Gleichgewichtspunkt läßt sich das Stabilitätsverhalten untersuchen; es führt zum Ergebnis, daß sich das System nach einer plötzlichen Änderung des CO_2-Partialdrucks *(pCO$_2$)* ohne Schwingungen innerhalb weniger Minuten auf den neuen Gleichgewichtspunkt einstellt.

b) Peripherer Chemorezeptor. In der Wand der A.carotis befinden sich weitere Chemorezeptoren, die den arteriellen CO_2-Partialdruck messen, der dem in der Lunge entspricht, allerdings zeitversetzt um die Transportzeit von der Lunge zur A.carotis. Ändert sich x_1 zu einer Zeit t_0, so wird diese erst zur Zeit $t = t_0 + \tau$ registriert, so daß, auf die Lunge bezogen, t durch $t - \tau$ zu ersetzen ist. Die Reaktion ist jedoch, wie beim zentralen Rezeptor, eine lineare Änderung der Ventilation, also

$$q(t) = q_1 + a_1 \cdot x_1(t - \tau).$$

Einsetzen in die Systemgleichung ergibt

$$\dot{x}_1 = -a_{11}x_1 + a_{12}x_2 + a_{13}(q_1 + a_1x_1(t-\tau))x_e - a_{31}(q_1 + a_1x_1(t-\tau))x_1$$
$$= -(a_{11} + a_{31}q_1)x_1(t) + a_{13}a_1x_ex_1(t-\tau) + a_{12}x_2(t) - a_{31}a_1x_1(t)x_1(t-\tau) + a_{13}q_1x_e$$

Diese Gleichung weist eine doppelte Komplikation auf: Zu der Nichtlinearität tritt die Zeitverzögerung. Letztere führt zur Ausbildung einer Schwingung, die in Beispiel b) in Absatz 12.3.3 besprochen wird.

12.3 Nichtlineare Modelle

Schon einfache Überlegungen weisen darauf hin, daß lineare Beziehungen zwischen zwei biologischen Größen x und y nur erste Näherungen sein können. Jede Größe kann nur Werte in einem beschränkten Intervall annehmen. Bekannt ist das Alles-oder-Nichts-Gesetz zwischen Reiz x und Reaktion y, das als Heavisidefunktion $y = H(x - x_0)$ modelliert werden kann, also $y = 1$ für $x \geq x_0$ und $y = 0$ für $x < x_0$. Geglättete Varianten sind $y =$ Sauerstoffsättigung von Hämoglobin mit $0 < y < 1$ mit $x =$ Sauerstoffpartialdruck, $y =$ Reaktionsgeschwindigkeit mit $x =$ Enzymkonzentration, $y =$ relative Wirksamkeit mit $x =$ Dosis, $y =$ Antwort der Nervenzelle bei $x =$ Summe der gewichteten Eingangssignale an den Dendriten einer Nervenzelle. Aber auch die linearen Beziehungen zwischen Flüssen und Kräften, die in vielen physikalischen und chemischen Vorgängen eine ausreichende Näherung darstellen (Beispiele: Ohmsches Gesetz, Ficksches Gesetz), reichen nicht aus, um insbesondere Beobachtungen im zellulären und molekularbiologischen Bereich adäquat beschreiben zu können.

12.3.1 Molekularbiologische Elementargleichung

Die am besten untersuchten biochemischen Prozesse sind **Enzymreaktionen**, bei denen ein Substrat S (Konzentration x) mit einem Enzym E (Konzentration u) über eine Komplexverbindung ES (Konzentration z) in ein Produkt P (Konzentration y) umgewandelt wird. Die erste Reaktion ist zweiter Ordnung, d. h. die Reaktionsgeschwindigkeit ist proportional dem Produkt von x und u. Dies ist experimentell bestätigt und läßt sich statistisch begründen ("Stoßzahlansatz"). Die Rückreaktion ES $\rightarrow$ E+S ist eine Reaktion erster Ordnung, also proportional zu z. Ebenso ist die Folgereaktion ES $\rightarrow$ P+E' von erster Ordnung; es gibt also drei Reaktionen j_i:

$$j_1 = k_1xu$$
$$j_2 = k_2z$$
$$j_3 = k_3z,$$

aber 4 Variablen (E,S,Z,Y). Für diese Variablen gilt (s. Abb. 12-10):

$$\dot{x} = -j_1 + j_2 \quad = \quad -k_1 x u + k_2 z$$

$$\dot{u} = -j_1 + j_2 \quad = \quad -k_1 x u + k_2 z$$

$$\dot{x} = -j_1 + j_2 \quad = \quad -k_1 x u - k_2 z - k_3 z$$

$$\dot{y} = j \quad = \quad k\, x$$

Dieses System ist bereits nichtlinear; es treten die Produkte zweier Variablen auf. Die Mathematik nichtlinearer Systeme ist erst in den letzten Jahren untersucht worden; auf sie wird in Abschnitt 12.4 kurz hingewiesen. Vorher kannte man nur für Sonderfälle eine Lösung. Hier hatte man herausgefunden, daß die Geschwindigkeiten j_1 und j_2 sehr viel größer waren als die dritte. Da üblicherweise die Bildung von P gemessen wird, nahm man die ersten Reaktionen als "unendlich schnell" an, so daß in jedem Augenblick ein Gleichgewicht mit $j_1 = j_2$, also $\dot{x} = \dot{u} = 0$, vorliegt. In der Physik ist dieses Vorgehen als adiabatische Näherung bekannt. Das führt schließlich zu dem Ansatz

$$\dot{y} = k_3 z$$

mit z aus der Gleichung $j_1 = j_2$:

$$z = \frac{k_1}{k_2} \cdot x \cdot u.$$

In einer weiteren Approximation setzt man voraus, daß S "im Überschuß" vorhanden ist, so daß x durch x_0 ersetzt werden kann, während vom Enzym E der als ES-Komplex gebundene Anteil abzuziehen ist:

$$u = u_0 - z$$

Damit ist $z = \dfrac{k_1}{k_2} \cdot x_0 \cdot (u_0 - z)$

abgekürzt $z = \dfrac{x_0}{K}(u_0 - z)$

$$u = u_0 - z$$

$$z = \frac{x_0 u_0}{K + x_0}$$

mit $\dot{y} = v = \dfrac{k_3 u_0 x_0}{x_0 + K}$

Dies ist die Michaelis-Menten-Gleichung, die eine hyperbolische Abhängigkeit zwischen Reaktionsgeschwindigkeit v und Substrat x_0 beschreibt, wie sie experimentell vielfach bestätigt worden ist (vgl. Abb. 12-10).

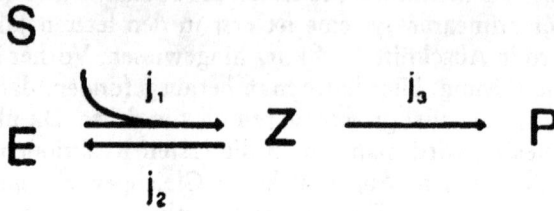

Abb. 12-10: Klassische Enzymreaktion zur Erläuterung der "Adiabatischen Näherung", die zur Michaelis-Menten-Nichtlinearität führt

12.3.2 Bottom-up-Modelle

Es ist damit zu rechnen, daß eine zunehmende Zahl biologischer Vorgänge auf molekulare Mechanismen zurückgeführt werden wird, so daß diese auch zum Verständnis der medizinischen Phänomene herangezogen werden und entsprechend medizinisches Wissen als Kette molekularer Reaktionen an molekularen Strukturen zu modellieren sein wird.

Zur Zeit lassen sich höchstens einige Ansätze formulieren, von denen zwei skizziert sein mögen.

Eine Weiterentwicklung des Enzymkonzeptes ist die einer **mehrstufigen Proteinreaktion**. Erste Stufe ist die Verbindung mit einem energiereichen Molekül. Als Folge davon sind manche Proteine in der Lage, diese Energie zu einer Konformationsänderung auszunutzen, die dem Spannen einer Feder entspricht. Beispiele sind die Kontraktion der Myosinproteine der Muskeln oder das Öffnen von Membrankanälen. Erst dann ist als nächste Stufe die Reaktion mit dem Substrat möglich, die zum Transport auch gegen den Konzentrationsgradienten oder zur Muskelkontraktion oder zur Signalübertragung an Botenstoffe oder an ein Nachbarmembranprotein führt.

Formuliert man diese Reaktionsfolge in der vereinfachten Michaelis-Menten-Version, so ergibt sich

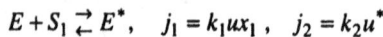

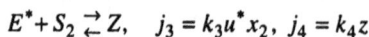

$$E + S_1 \rightleftarrows E^*, \quad j_1 = k_1 u x_1 , \quad j_2 = k_2 u^*$$

$$E^* + S_2 \rightleftarrows Z, \quad j_3 = k_3 u^* x_2, \quad j_4 = k_4 z$$

$$Z \rightarrow P, \quad j_5 = k_5 z$$

Adiabatische Näherung: $j_1 = j_2$, $j_3 = j_4$

$$k_2 u^* = k_1 u x_1$$

$$k_4 z = k_3 u^* x_2 = k_3 \cdot \frac{k_1}{k_2} u x_1 \cdot x_2$$

$$j_5 = \dot{y} = k_5 k_3 \frac{k_1}{k_2} u(t) \cdot x_1(t) \cdot x_2(t).$$

Damit ergibt sich ein Produkt aus drei Variablen, also eine Nichtlinearität dritten Grades.

Ein zweiter Ansatz soll die Beeinflussung des Nachbarproteins berücksichtigen. Zur Beschreibung muß das Erhaltungsgesetz

$$\frac{dx}{dt} = \sum \text{Flüsse} + \text{Quellen}$$

präzisiert werden. Bezeichnet man den Fluß an der Stelle s mit $j(s)$, so ist die Differenz zwischen ankommenden und weggehenden Flüssen gleich dem negativen Anstieg der Funktion $j(s)$,

$$\frac{dx}{dt} = -\frac{dj}{ds} + \text{Quellen}$$

(es fließt mehr herein als heraus, wenn $j(s-h) > j(s+h)$ ist, also $\frac{dj}{ds}$ negativ). Die Ableitungen sind jetzt als partielle Ableitungen zu verstehen.

Wählt man nun noch $j(s)$ proportional zur Konzentrationsdifferenz – linearer Fluß, Ficksches Gesetz – in der Form $j(s) = D \cdot \frac{dx}{ds}$, so ergibt sich

$$\frac{dx}{dt} + D \cdot \frac{d^2 x}{ds^2} = \text{Quellen}.$$

Als Quelle schließlich nimmt man die Rate, mit der x durch eine chemische Reaktion am Ort s entsteht. Diese sogenannten Reaktionsdiffusionsgleichungen besitzen stabile quasi-periodische Funktionen $x(s,t)$ als Lösungen, die z. B. zur Entstehung räumlicher Muster führen können. Besonders gut untersucht ist die Gleichung für die Nervenleitungsgeschwindigkeit in der Version von Nagumo und Fitz-Hugh:

$$\frac{dx}{dt} = -\frac{d^2 x}{ds^2} - x(x_1 - x)(x_2 - x) - y$$

$$\frac{dy}{dt} = k \cdot x$$

12.3.3 Besonderheiten nichtlinearer Gleichungen

Sieht man von Nachbarschaftseffekten ab, so haben die vorgenannten Gleichungen die Gestalt

$$\dot{x}_1 = v_1(x_1, x_2, \ldots, x_n)$$
$$\dot{x}_2 = v_2(x_1, x_2, \ldots, x_n)$$
$$\dot{x}_n = v_n(x_1, x_2, \ldots, x_n)$$

abgekürzt $\dot{x} = V(x)$

v_i sind zunächst Summen von Polynomen; durch adiabatische Approximationen kommen aber auch "inverse Polynome" vor, also Nennerpolynome oder Wurzeln.

Die Punkte x, für die $\dot{x}=0$ ist, sind Fixpunkte oder Gleichgewichtspunkte, von denen es mehrere geben kann. Dem entspricht auch, daß Proteine in mehreren geometrischen Konfigurationen existieren können – Ursprung der Kontraktilität und des Membrantransportes. Das Verhalten in der Nähe eines Fixpunktes wird durch die Eigenwerte der Hesseschen (Jacobischen) Matrix $\partial V / \partial x$ an diesem Fixpunkt festgelegt. Die Funktion $V(x)$ wird damit durch die "Tangente" an diesem Punkt linearisiert – wie zur Motivation linearer Modelle in Absatz 12.2.1 bereits erwähnt. Ist $\bar{x}$ der Fixpunkt und ist $A = \frac{\partial V}{\partial x}\big|_{x=\bar{x}}$, so lautet die lineare Approximation, mit $y = x - \bar{x}$:

$$\dot{y} = Ay$$

mit der Lösung

$$y = e^{At} y_0$$
$$= \sum a_j e^{\lambda_j t}$$

$\bar{x}$ ist, wie im linearen Fall, ein stabiler Gleichgewichtspunkt, wenn alle λ_i negativen Realteil haben. Ist der Realteil Null, so ist die asymptotische Lösung eine periodische Funktion, im linearen Fall eine Ellipse. Dies ist kein Grenzwert im klassischen Sinn, daß für große t der Abstand $\|x(t) - x\|$ gegen Null konvergiert. Es gibt vielmehr eine Punktmenge M, hier die Ellipse, mit der Eigenschaft, daß $x(t)$ für große t in der Nähe eines jeden Punktes aus M ist. Diese Punktmenge heißt Grenzmenge, in diesem Fall Grenzzyklus. In einem oberflächlichen Sinn ist die Kurve $x(t)$ nichtdeterministisch, denn nur aus $t > t_0$ läßt sich nicht schließen, welcher Punkt aus M in der Nähe von $x(t)$ ist - jeder Punkt ist möglicher Grenzwert.

Ist der Realteil eines komplexen Eigenwertes positiv, so ist der Grenzzyklus im allgemeinen keine geschlossene Kurve. Dies ist bei solchen Funktionen der Fall, die sensibel gegen Änderungen der Anfangsbedingungen sind. Nach jedem "Zyklus" nimmt der Abstand von der ursprünglichen Ellipse weiter zu. Die Grenzmenge M wird aber in der gleichen Weise definiert wie bei der Ellipse. Die übliche Limes-aussage gilt für jeden Punkt aus M. In einem wiederum oberflächlichen Sinn heißt die Kurve $x(t)$ deswegen chaotisch, und der Fixpunkt $\bar{x}$ heißt "seltsamer (strange) Attraktor".

Beispiel: Biologische Oszillatoren. Ein erstes Modell für biologische Oszillatoren wurde 1948 von Bonhoeffer vorgeschlagen. Er ging dabei vom van der Pol'schen Oszillator aus. Balthasar v. d. Pol hatte 1927 erstmalig das Phänomen einer stabilen anharmonischen Schwingung entdeckt, die von einem Term dritter Ordnung in der Schwingungsgleichung unterhalten wurde. Später zeigte Fitz Hugh, daß sich durch Hinzunahme eines Diffusionsterms auch die Erregungsausbreitung längs der Nerven-faser modellieren ließ (vgl. Absatz 12.3.2). Kürzlich modellierten Sato et al. 1994 die Spontanaktivität des Sinusknotens durch eine Abwandlung der Bonhoeffer-v. d. Pol-Gleichung. Ihre Formulierung war

$$\dot{x} = x - x^3/3 + y + b + u(t)$$
$$\dot{y} = -x - c \cdot y + d$$

Der Term $u(t)$ stellt die Beeinflussung des Sinusknotens durch Impulse des Vagus und Sympathikus dar, die in der genannten Arbeit weiter untersucht wurden.

Durch Differenzieren der beiden Gleichungen nach x und nach y ergibt sich die Jacobimatrix

$$A = \begin{pmatrix} 1 - x^2 & 1 \\ -1 & -c \end{pmatrix}$$

und damit die Eigenwertgleichung

$$(1 - x^2 - \lambda)(-c - \lambda) + 1 = 0$$

$$\lambda^2 - \lambda(1 - x^2 - c) - c(1 - x^2) + 1 = 0$$

und die Eigenwerte

$$\lambda = \tfrac{1}{2}(1 - x^2 - c) \pm \sqrt{\tfrac{1}{4}(1 - x^2 - c)^2 + c(1 - x^2) - 1}$$

$$= \tfrac{1}{2}(1 - x^2 - c) \pm \sqrt{\tfrac{1}{4}(1 - x^2 + c)^2 - 1}$$

$$= \tfrac{1}{2}(u - v) \pm \sqrt{\tfrac{1}{4}(u + v)^2 - 1}$$

Der Realteil ist nichtnegativ – $(\bar{x}, \bar{y})$ keine "Senke" – für $u \geq v$, also für Wertepaare unterhalb der Winkelhalbierenden, der Radiand ist negativ – Grenzzyklus – für $-2 \leq u + v \leq 2$, also Werte unterhalb der Geraden $v = 2 - u$. Die Punkte auf der Geraden heißen Bifurkationspunkte oder Verzweigungs-punkte, weil hier der Übergang von einem punktförmigen Grenzwert zu einer Grenzwertkurve stattfindet.

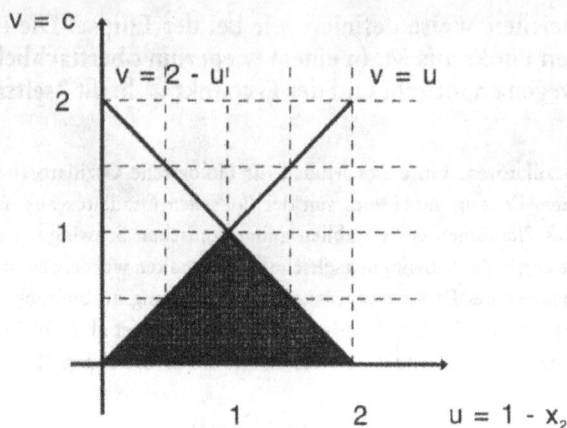

Abb. 12-11: Parameterwerte, für die der Bonhoeffer-van der Pol-Oszillator stabile Grenzzyklen besitzt. Modell für Aktivität des Sinusknotens.

Für die Werte u, v im schraffierten Bereich liegt also ein stabiler Grenzzyklus vor. Die Frequenz kann approximiert werden durch $w = \sqrt{1 - \frac{1}{2}(u + v)}$.

Der genaue Verlauf des Grenzzyklus und der Funktion $x(t), y(t)$ kann natürlich nur numerisch ermittelt werden. Sato et al. verwenden ein Runge-Kutta-Verfahren 4. Ordnung mit der Schrittweite 0.01.

Beispiel: Atemregulation. Die Gleichung für den zentralen Rezeptor war

$$\dot{x}_1 = -a_1 x_1 + b x_2 - c x_1 x_2 + d$$
$$\dot{x}_2 = e(x_1 - x_2) + j$$

Die Jacobimatrix ist also

$$A = \begin{pmatrix} -a - c x_2 & +b - c x_1 \\ e & -e \end{pmatrix}$$

Setzt man für x_2 und x_1 die Fixpunktwerte ein, so erhält man nach einigem Rechnen

$$A = \begin{pmatrix} -\alpha & \beta \\ \gamma & -\gamma \end{pmatrix}$$

mit $\alpha = c\bar{x}_2 + a$, $\beta = c\bar{x}_1 - b > 0$, und $\gamma = e > 0$.

Das charakteristische Polynom $\lambda^2 + (\alpha + \gamma)z + \gamma(\alpha + \beta)$ hat keine positiven Wurzeln, so daß das System asymptotisch stabil ist.

Die Gleichung für den peripheren Rezeptor enthält die zeitverzögerte Funktion $x_1(t - \tau)$. Für diese Funktionen gilt die Regel, daß man man in der Jakobimatrix

$$\frac{\partial}{\partial x} x(t - \tau) = e^{\lambda \tau}$$

zu setzen hat und dann das charakteristische Polynom wie üblich bildet. Damit ergibt sich nach einigem Rechnen

$$A = \begin{pmatrix} -a - b - ce^{\lambda \tau} & b \\ d & -d \end{pmatrix}$$

und damit das charakteristische Polynom

$$Q(\lambda) = \lambda^2 + \lambda(a + b + d + ce^{\lambda \tau}) + d(b + ce^{\lambda \tau})$$

Um zu untersuchen, für welche Parameterwerte eine periodische Lösung existiert, setzt man $\lambda = i\omega$ und erhält eine quadratische Gleichung für $\cos \omega \tau$, von denen nur eine Wurzel physiologisch sinnvoll ist. Es zeigt sich, daß das System nur für kleine Verzögerungszeiten stabil ist: Nach einer plötzlichen Änderung von x_1 reagiert das System mit gedämpften Schwingungen. Bei größerem τ können sich die Schwingungen aufschaukeln: λ hat einen positiven Realteil.

12.4 Entwicklungstendenzen

Die mathematischen Modelle haben in der Vergangenheit eine eher untergeordnete Rolle gespielt. Das hat im wesentlichen wohl daran gelegen, daß die Voraussetzungen zu vereinfachend und damit eher für Demonstrationen als für praktische Anwendungen geeignet waren. Für den Biologen und – erst recht – für den Mediziner waren sie trotzdem noch zu abstrakt und fanden hauptsächlich bei Physikern und Mathematikern Interesse, die die Biologie als ein neues Anwendungsgebiet betrachteten.

Die Situation hat sich in den letzten Jahren geändert. In der Mathematik und der Physik erwachte ein Interesse an nichtlinearen Phänomenen. Durch Unterstützung seitens der Informatik konnten auch praktische Lösungen angeboten werden, die durch griffige Vokabeln auch in der Laienpresse Eingang fanden. In der Biologie wuchs parallel dazu der Bedarf nach rationalen Erklärungen, und auch für den Arzt sind entscheidungsunterstützende Systeme erst dann akzeptabel, wenn sie eine dem Stand der Wissenschaft entsprechende Erklärungskomponente anbieten können.

Es ist daher nicht verwunderlich, daß in einer wachsenden Anzahl von Periodika mathematische Modelle zur Erklärung biologischer Phänomene angeboten werden. Eine zusammenhängende Darstellung ist zur Zeit noch nicht vorhanden; sie wäre ein Desideratum sowohl für die Medizinische Informatik als auch für die Medizinische Biometrie.

III Epidemiologie

13 Grundbegriffe und Maßzahlen

Kurt Ulm

Die Aufgabe der Epidemiologie liegt darin, sich mit Krankheiten und deren Einflußfaktoren zu beschäftigen.

Die Verteilung von Krankheiten und Todesursachen wird durch eine Reihe von Maßzahlen, die Lebenserwartung anhand von Sterbetafeln beschrieben. Der statistische Vergleich der Maßzahlen von mindestens zwei Kohorten läßt Zusammenhänge zwischen einem Faktor und einer Krankheit erkennen. Dem Einfluß der unterschiedlichen Altersverteilung begegnet man dabei durch Standardisierung.

Die erste als epidemiologisch zu bezeichnende Untersuchung auf dem Gebiet der Arbeitsmedizin stammt aus dem Jahr 1775. Sir Percival Pott berichtete über die hohe Rate an Skrotalkrebs bei englischen Kaminkehrern. Obwohl Sir Percival keine Erklärung für die Entstehung der Krankheit hatte, konnte er dennoch eine Verbindung zwischen der Tätigkeit und dem Auftreten dieses Tumortyps feststellen. Die Kausalität wurde erst später begründet. Die Kaminkehrer begannen ihre Tätigkeit meist schon in jugendlichen Jahren und waren während des Berufs dem Ruß ausgesetzt, der eine Reihe von polyzyklischen aromatischen Kohlenwasserstoffen (PAH) und anderen brennbaren Produkten enthielt. Von den PAH ist heute bekannt, daß sie krebserzeugend wirken.

Ein weiteres Beispiel für den Einsatz der Epidemiologie stammt aus der Mitte des 19. Jahrhunderts, als John Snow 1854 in London die Sterblichkeit an Cholera mit der Qualität des Trinkwassers in Verbindung brachte. John Snow hatte zu dieser Zeit noch keine Kenntnisse über den Zusammenhang, den Robert Koch erst ca. 30 Jahre später begründete.

In den folgenden Jahren beschäftigte man sich mit den verschiedensten Infektionskrankheiten. Lange Zeit wurde mit dem Begriff Epidemiologie die Wissenschaft von der Verbreitung epidemischer Krankheiten (vom griechischen "epi" = über und "demos" = Volk) verstanden. Eine systematische Entwicklung von epidemiologischen Begriffen und Methoden setzte jedoch erst Mitte des 20. Jahrhunderts ein. Zielgebiete waren zu diesem Zeitpunkt die chronischen Krankheiten, in erster Linie Krebs und koronare Herzerkrankungen. Zu nennen ist hier vor allem die Framingham-Studie, die 1949 begann, mögliche Risikofaktoren für das Auftreten von kardiovaskulären Krankheiten zu erkennen. Im Bereich der Krebserkrankungen sind die ersten epidemiologischen Studien zur Untersuchung eines Einflusses des Faktors "Rauchen" auf das Lungenkarzinomrisiko durchgeführt worden. Weitere Beispiele für Kenntnisse über Zusammenhänge aufgrund von epidemiologischen Studien sind:

☐ ionisierende Strahlung und Leukämie,
☐ Saccharin und Blasenkrebs,
☐ Auswirkungen von Dioxin,
☐ Asbest und Mesotheliom,
☐ Alkohol und Speiseröhrenkrebs.

13.1 Kenngrößen

Zur Beschreibung der Verteilung von Krankheiten, also der Häufigkeit, gibt es im wesentlichen zwei Kenngrößen, auch als Maßzahlen bezeichnet. Diese beiden Kenngrößen sind die Prävalenz und die Inzidenz.

Zur Erfassung der Häufigkeit einer Krankheit ist es erforderlich, den Anteil in der Bevölkerung zu bestimmen, der erkranken kann, also der unter Risiko steht. Der Anteil kann durch demographische Faktoren wie Alter, Geschlecht oder Wohnort definiert werden oder aber auch durch die Zugehörigkeit zu einer bestimmten Berufsgruppe.

Die Krankheitshäufigkeit kann anhand bereits existierender Fälle bestimmt werden oder aufgrund neu auftretender Fälle. Die **Prävalenz** (Krankheitsbestand) gibt die Häufigkeit einer Krankheit zu einem bestimmten Zeitpunkt an, während sich die **Inzidenz** (Neuerkrankungsrate) auf die Anzahl von neu auftretenden Fällen in einer bestimmten Zeitperiode bezieht. Dies sind zwei unterschiedliche Ansätze, die Häufigkeit einer Krankheit zu beschreiben. Es kann eine hohe Prävalenz mit einer geringen Inzidenz gekoppelt sein (z. B. Diabetes) bzw. eine geringe Prävalenz mit hoher Inzidenz (z. B. Grippe). Hierbei spielt die Krankheitsdauer eine entscheidende Rolle.

Die **Prävalenz** ist eine statische Größe. Sie beschreibt den Krankenbestand zu einem definierten Zeitpunkt und ist wie folgt definiert:

$$\text{Prävalenz} = \frac{\text{Anzahl der Kranken zu einem Stichtag}}{\text{Personen unter Risiko an diesem Stichtag}}$$

Beispiel: Als Beispiel für die Berechnung der Prävalenz dient eine Untersuchung aus der Schweiz zur Frage eines Zusammenhangs zwischen der Einnahme von Analgetika in Form von Phenacetin und dem Auftreten von Nierenerkrankungen. Die Krankheit wurde in Form einer Proteinurie erfaßt. 7.311 Frauen wurden nach ihrer Einnahme von Phenacetin befragt. 623 Frauen bejahten die Einnahme zum Zeitpunkt der Befragung, davon hatten 39 eine Proteinurie, d. h. die Prävalenz betrug 6,3 % (= 39/623 * 100 %). Unter den restlichen Frauen wurde eine Gruppe von 621 Frauen zufällig ausgewählt. Hierbei hatten 19 eine Proteinurie, d. h. die Prävalenz unter den Frauen, welche die Einnahme von Phenacetin zum Zeitpunkt der Befragung verneinten, betrug 3,1 %.

Für die Bestimmung der Inzidenz ist sowohl die Anzahl von neu aufgetretenen Fällen als auch der entsprechende Zeitraum von Bedeutung. Ferner ist die Möglichkeit einer Mehrfacherkrankung bei ein und derselben Person zu berücksichtigen. Die Inzidenz kann sich z. B. per Definition nur auf das erstmalige Auftreten einer Erkrankung beziehen.

Bei der Berechnung der Inzidenz ist zu berücksichtigen, daß die Bevölkerung eine dynamische Population sein kann. Die Personen können zu unterschiedlichen Zeitpunkten in die Beobachtung ein- bzw. austreten. Bei der Untersuchung von Arbeitern sind dies die, die in den Betrieb neu eingestellt werden bzw. den Betrieb aus den verschiedensten Gründen verlassen und anschließend nicht weiter beobachtet werden können. Für jede Person wird daher die individuelle Beobachtungsdauer bestimmt, d. h. der Zeitraum zwischen Beginn und Ende der Beobachtung. Das Ende der Beobachtung ist dann durch eines der folgenden Ereignisse definiert: Person erkrankt, Studienende ist erreicht, Person scheidet vorzeitig aus der Beobachtung aus.

Die **Inzidenz** ist das Verhältnis aller Neuerkrankungen in einem Zeitraum dividiert durch die Summe aller Beobachtungsdauern:

$$\text{Inzidenz} = \frac{\text{Anzahl der Neuerkrankten in einem Zeitraum}}{\text{Summe aller Beobachtungsdauern}}$$

Abb. 13-1 stellt den Zusammenhang zwischen Prävalenz und Inzidenz graphisch dar.

Beispiel: Als Beispiel für die Inzidenz dient eine Studie aus Dänemark, in der die Tumorinzidenz von Arbeitern untersucht wurde, die mit der Herstellung von Pflanzenschutzmitteln beschäftigt waren. Diese Pflanzenschutzmittel bestanden z. T. aus 2,4-D (Dichlorphenoxyessigsäure) und 2,4,5-T (Trichlorphenoxyessigsäure) und waren zudem durch 2,3,7,8-TCDD (Dioxin) verunreinigt. Von den 3.390 Arbeitern sind zwischen 1964 - 1981 insgesamt 159 an einem Tumor neu erkrankt bei einer Summe von Beobachtungsdauern (= Personenjahre unter Risiko) von 49.879 Jahren. Die Tumorinzidenz pro Jahr ergibt sich zu 159/49.879 = 0,0032 pro Personenjahr oder 3,2 Fälle pro 1000 Personenjahre.

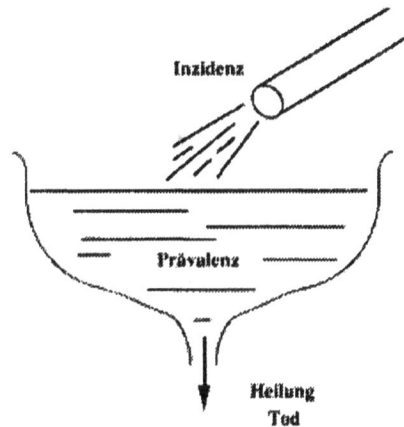

Abb. 13-1: Graphische Darstellung des Zusammenhangs zwischen Inzidenz und Prävalenz

Für die Berechnung der Beobachtungsdauern ist es unerheblich, ob z. B. 100 Personen jeweils 10 Jahre oder 200 Personen je 5 Jahre beobachtet wurden. In beiden Fällen ergeben sich 1000 Personenjahre unter Risiko. Weiter gilt die Annahme, daß die Inzidenz für alle Personen gleich ist. Trifft dies nicht zu, so sind die Personenjahre unter Risiko aufzuteilen, z. B. nach dem Alter. Die Inzidenz ist dann für die verschiedenen Altersgruppen getrennt zu bestimmen. Weiter wird angenommen, daß die Inzidenz über die gesamte Beobachtungsdauer konstant ist.

Andernfalls ist die Inzidenz für verschiedene Kalenderperioden getrennt zu berechnen.

Das **Erkrankungsrisiko**, also die Wahrscheinlichkeit innerhalb eines bestimmten Zeitraums zu erkranken, kann anhand der Inzidenz berechnet werden. Wird mit I die Inzidenz für einen Zeitraum (z. B. 1 Jahr) bezeichnet, so beträgt die Wahrscheinlichkeit (P) für eine Person innerhalb dieses Jahres zu erkranken:

$$P = 1 - e^{-I}$$

Die Wahrscheinlichkeit, innerhalb eines Zeitraums von t Jahren zu erkranken, berechnet sich zu

$$P(t) = 1 - e^{-I*t}$$

Häufig wird diese Wahrscheinlichkeit auch als sog. **kumulative Inzidenz** bezeichnet. Näherungsweise läßt sich die kumulative Inzidenz bei Wahrscheinlichkeiten P(t) unter 0.1 mit dem Ausdruck I*t abschätzen.

Beispiel: Bei einer Inzidenz von I = 159/49.879 = 0,003188 ergibt sich P zu P = 0,003183. Wird der Zeitraum auf t Jahre (z. B. t = 10) verlängert, so ergibt sich die kumulative Inzidenz näherungsweise zu I * t = 0,003188 * 10 = 0,03188. Der exakte Wert für die kumulative Inzidenz, also die Wahrscheinlichkeit, innerhalb der 10 Jahre zu erkranken, ergibt sich zu P (10) = 1 - exp (- I*10) = 0,0317. Beide Berechnungsmöglichkeiten führen zu nahezu identischen Ergebnissen.

Beide Maßzahlen, die Inzidenz und die kumulative Inzidenz, beschreiben das Erkrankungsrisiko. Bei beiden Maßzahlen wird berücksichtigt, daß für die Berechnung nicht von jeder Person der Status zu einem definierten Zeitpunkt t vorliegen muß. Scheidet eine Person vor diesem Zeitpunkt aus der Untersuchung ohne Erkrankung aus, so läßt sich die Erkrankungswahrscheinlichkeit nicht direkt bestimmen, da ja der ausgeschiedene Fall in der restlichen Zeit noch erkranken könnte. In Abb. 13-2 ist diese Situation dargestellt.

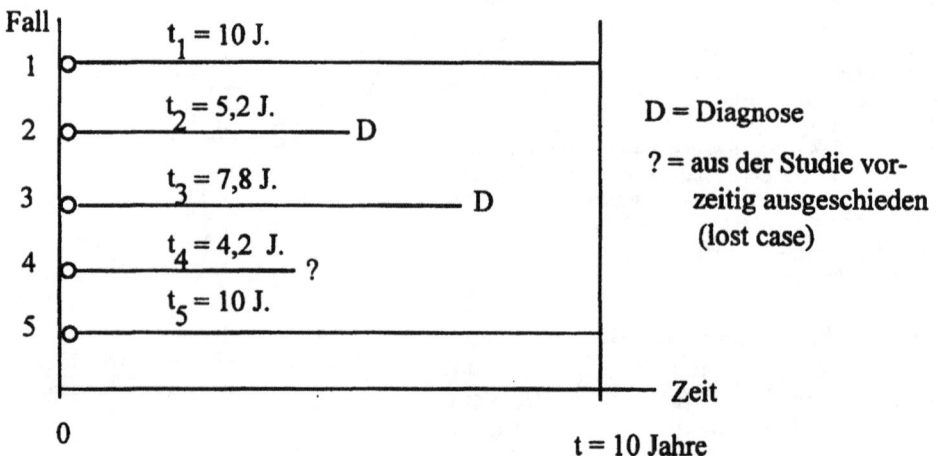

Abb. 13-2: Beispiel zur Berechnung der Inzidenz und der Erkrankungswahrscheinlichkeit

Die Inzidenz pro Jahr bestimmt sich zu

$$I = \frac{2}{10 + 5,2 + 7,8 + 4,2 + 10} = \frac{2}{37,2} = 0,054 \text{ pro Personenjahr}$$

Die Erkrankungswahrscheinlichkeit P für die Dauer von 10 Jahren läßt sich nicht direkt bestimmen, da Fall Nr. 4 nur 4,2 Jahre beobachtet wurde und in den verbleibenden 5,8 Jahren noch erkranken könnte. Unter der Annahme, Fall Nr. 4 wäre auch nach 10 Jahren noch nicht erkrankt, ergibt sich die Wahrscheinlichkeit zu P(10) = 2/5 = 0,40. Da diese Annahme nicht überprüft werden kann, wird die Erkrankungswahrscheinlichkeit mit Hilfe der Inzidenz wie folgt abgeschätzt:

$$P(10) = 1 - e^{I*10} = 1 - e^{-0,054*10} = 0,416$$

Sie ist also höher als der grobe Schätzwert und berücksichtigt die Möglichkeit einer Erkrankung des Falles Nr. 4.

Die Begriffe Prävalenz und Inzidenz beziehen sich auf Erkrankungen. In gleicher Weise werden sie, wie in Abschnitt 13.3 näher ausgeführt, auch bei der Beschreibung der Verteilung von Todesursachen verwendet.

13.2 Quellen

Woher lassen sich nun Angaben für Inzidenzen und Prävalenzen ermitteln? Auf die Möglichkeit von gezielten Untersuchungen wird in Kapitel 14 eingegangen. Zunächst geht es um die Frage, inwieweit vorhandene Daten verfügbar sind und verwendet werden können.

13.2.1 Morbidität

Im Bereich von Krebserkrankungen sind z. B. eine Reihe von **Registern** vorhanden. Für den Bereich der Bundesrepublik sind hier die Krebsregister im Saarland, in Hamburg und das für die ehemalige DDR zu nennen. Seit Beginn des Jahres 1995 gibt es ein Krebsregister in Deutschland. Der Bundestag hat ein entsprechendes Gesetz verabschiedet.

Aus einer kürzlich erschienen Publikation der Weltgesundheitsorganisation [M.P. Coleman et al. 1993] ist ein Überblick über die Inzidenz für 25 ausgewählte Tumorlokalisationen ersichtlich. Als Beispiel werden die Inzidenzraten für Lungenkarzinom aufgeführt. In Abbildung 13-3 sind die Inzidenzen für die Register in Hamburg, im Saarland, in der ehemaligen DDR, in Dänemark und in Schottland angegeben. Die letzten beiden wurden zusätzlich aufgrund der Größe der Register ausgewählt.

Das Alter wurde wegen der Zuverlässigkeit der Angaben auf den Bereich von 30 - 70 Jahre beschränkt. Sehr deutlich ist bei den Männern die gleichbleibende Inzidenz ab etwa 1975 erkennbar, während die Inzidenz bei den Frauen in allen Registern ansteigt. Die Inzidenz der Männer ist jedoch ca. 3 mal höher als bei den Frauen.

Bei der Berechnung der Inzidenzraten spielt die Altersverteilung eine wichtige Rolle. Daher wurden die Raten für den Vergleich standardisiert. Auf diese Methode der Standardisierung wird in Abschnitt 13.4 näher eingegangen.

Weitere amtliche Statistiken über die Gesundheit der Bevölkerung der Bundesrepublik Deutschland gibt es für die sog. meldepflichtigen Krankheiten, den Geschlechtskrankheiten, TBC und eine Reihe von weiteren übertragbaren Krankheiten. Hierbei handelt es sich z. B. um Salmonellenerkrankungen, Virushepatitis und

Poliomyelitis. Es gibt kein Register für Herzkreislauferkrankungen oder für sonstige chronische Krankheiten.

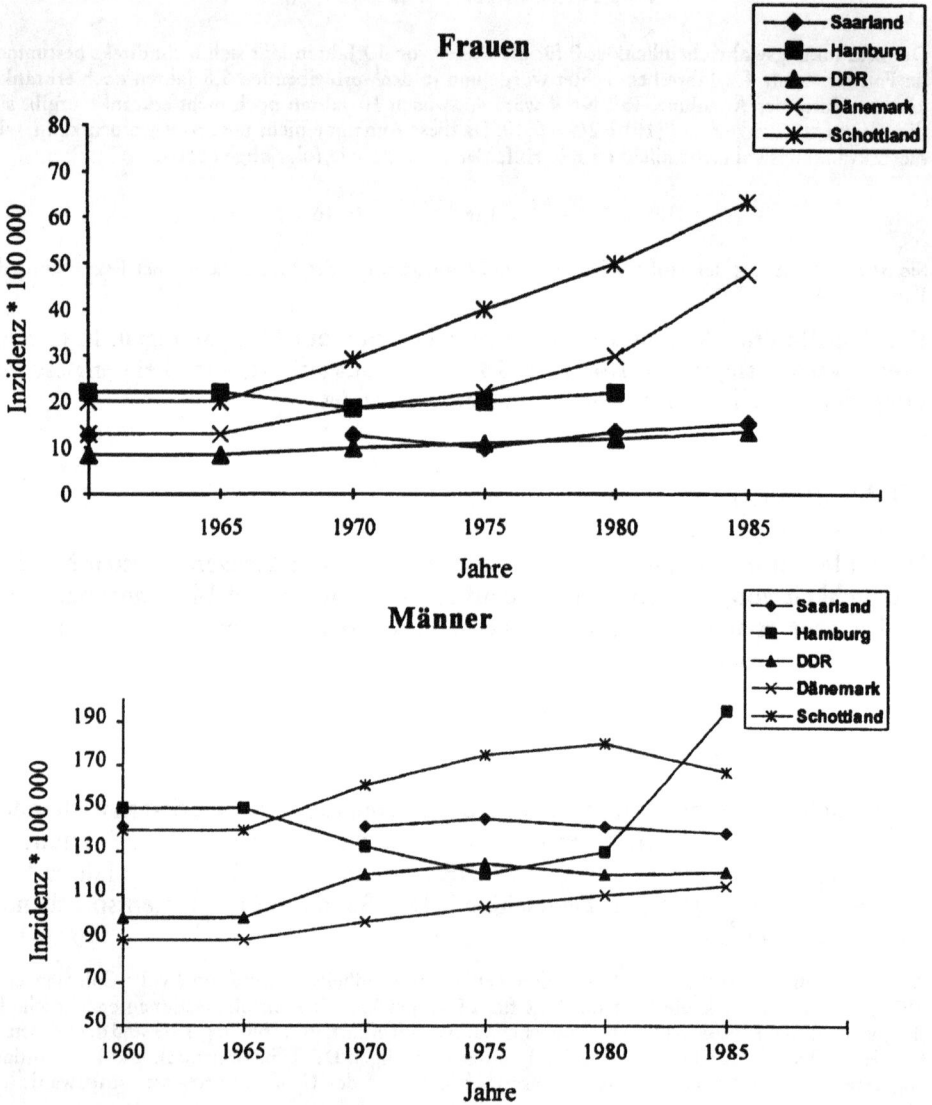

Abb. 13-3: Inzidenz an Lungenkarzinom, getrennt für Männer und Frauen, bestimmt anhand der Daten einiger ausgewählter Register (aus: [Coleman et al. 1993])

13.2.2 Mortalität

Die Mortalität der Bevölkerung ist in amtlichen Statistiken dokumentiert. Die Informationen beruhen auf den Angaben im Totenschein. Die Todesursache wird mit Hilfe des dreistelligen ICD-Schlüssels der Weltgesundheitsorganisation kodiert (ICD = International Classification of Diseases and Deaths). Für die amtliche

Statistik werden Altersklassen à 5 Jahre gebildet. Tab. 13-1 stellt einen Auszug aus der amtlichen Todesursachenstatistik für das Jahr 1992 im früheren Bundesgebiet dar.

Tab.13-1: Anzahl der Sterbefälle lt. Totenschein im Jahr 1992 (alte Bundesländer) nach Todesursachen (ICD 9-Code in Klammern), Altersklassen und Geschlecht (M = männlich, W = weiblich)

Altersklassen	Bösartige Neubildungen (140-208)		Krankheiten des Kreislaufsystems (390-459)		Krankheiten der Verdauungsorgane (520-579)		Verletzungen u. Vergiftungen (800-999)		Insgesamt (001-999)	
	M	W	M	W	M	W	M	W	M	W
unter 1 Jahr	12	7	22	19	7	8	46	36	2492	1858
1–5 Jahre	72	41	20	25	8	5	217	126	581	422
5–10 Jahre	50	36	13	14	3	2	127	88	307	215
10–15 Jahre	54	43	18	14	3	3	126	64	302	205,
15–20 Jahre	88	53	47	28	10	9	788	270	1168	487
20–25 Jahre	161	101	99	63	19	13	1682	434	2589	861
25–30 Jahre	240	226	199	102	64	47	1753	436	3210	1177
30–35 Jahre	375	419	361	156	184	117	1519	405	3631	1451
35–40 Jahre	660	775	656	267	395	194	1267	376	4210	2066
40–45 Jahre	1397	1432	1259	429	634	344	1176	361	5841	3132
45–50 Jahre	2575	2157	2104	675	871	390	1129	386	8292	4255
50–55 Jahre	6003	4192	4815	1336	1572	645	1544	565	16778	7819
55–60 Jahre	7964	5110	7531	2246	1723	723	1342	481	21839	10016
60–65 Jahre	11219	6751	11938	4365	1980	805	1175	502	30818	14625
65–70 Jahre	12184	9806	14600	9187	1802	1177	1001	671	34773	24784
70–75 Jahre	11729	11037	17081	15158	1578	1441	828	846	37250	34174
75–80 Jahre	11939	13097	22377	28190	1615	2084	1015	1283	44782	53410
80–85 Jahre	12052	15748	28320	50658	1736	3126	1284	1980	53109	85121
85–90 Jahre	6643	10454	19899	48504	1088	2678	969	1995	35323	75960
90 u. mehr einschl. unbek.	2121	4685	9272	33648	457	1523	485	1552	15608	50327
Summe	87538	86170	140631	195084	15749	15334	19473	12857	322903	372365

Die Angaben der amtlichen Mortalitätsstatistik basieren auf den sog. Todesbescheinigungen. Die amtliche deutsche Todesursachenstatistik wird derzeit noch unikausal aufbereitet. Das heißt, von den auf den Todesbescheinigungen angegebenen Todesursachen wird nur eine Ursache, das sog. Grundleiden, ausgewählt. Nur dieses Grundleiden geht als Todesursache in die amtliche Statistik ein. Bei dieser Handhabung stellt sich die Frage, warum es für statistische Zwecke nicht ausreichend ist, nur eine einzige Todesursache, eben dieses Grundleiden, anzugeben. Vollständige Todesursachenangaben sind jedoch erforderlich für sogenannte Multikausalanalysen, in denen nicht nur eine einzige Krankheit als Todesursache ausgewählt wird, sondern die vielmehr nach bestimmten Regeln mehrere Krankheiten in die Statistik einbeziehen und so Krankheitskomplexe oder das Zusammentreffen von Haupt- und Nebenkrankheiten darzustellen vermögen. Multi-kausalanalysen werden bereits in mehreren europäischen Ländern und den USA auf Stichprobenbasis durchgeführt. Dieses sollte auch in Deutschland zu gegebener Zeit geschehen, so daß dann die unikausale Todesursachenstatistik durch die Multikausalanalysen eine wertvolle Ergänzung finden wird.

Eine häufig gestellte Frage bezieht sich auf die Sicherheit der Angaben in der Todesbescheinigung. Eine Untersuchung aus der Arbeitsmedizin mag dies verdeut-lichen. In einer epidemiologischen Studie zur Auswirkung der Asbestexposition in Deutschland wurde die Todesursache lt. Todesbescheinigung und, soweit zugäng-lich, anhand der "bestverfügbaren" Information ermittelt. Hierbei wurden sämt-liche ärztliche Unterlagen einschließlich der Autopsiebefunde berücksichtigt. Bei den insgesamt 356 Verstorbenen war in 109 Fällen lt. Todesbescheinigung ein Tumor die Todesursache. Aufgrund der bestverfügbaren Informationen sind da-gegen mindestens 127 an einem Tumor verstorben. Bei der Todesursache Lungen-karzinom standen den 40 Fällen gemäß Totenschein 47 anhand bestverfügbarer Informationen gegenüber. Dies bedeutet, daß in etwa 85 % aller Fälle die Todes-ursache "Tumor" bzw. "Lungenkarzinom" auch auf dem Totenschein vermerkt war. Bei den nicht malignen Todesursachen ist dagegen das umgekehrte Phänomen feststellbar. Die Zahlen lt. Totenschein sind höher. So konnten in der erwähnten Asbest-Studie in 20 Fällen, in denen eine Krankheit des Respirationstraktes (ICD 460-579) als Todesursache angegeben war, nur in 8 Fällen diese Diagnose anhand der bestverfügbaren Informationen bestätigt werden.

13.3 Todesursachenstatistik

Analog zur Morbidität gibt es, wie nachfolgend dargestellt, eine Reihe von Maß-zahlen zur Beschreibung der Mortalität. Ferner wird die Ableitung der Lebenser-wartung anhand von Sterbetafeln beschrieben.

13.3.1 Mortalitätsrate

Vergleichbar zur Inzidenz ist die Mortalitätsrate. Hier werden anstelle der Neuer-krankten die Verstorbenen betrachtet. Es können alle Todesursachen oder auch spezielle Todesursachen berücksichtigt werden. So wurden in einer erweiterten Beobachtung der British-doctor Studie von R. Doll u. A.B. Hill unter den Rauchern 195 Gestorbene mit der Todesursache "Lungenkarzinom" bei insgesamt 109.386 Personenjahren registriert. Die Mortalitätsrate bzgl. Lungenkarzinom bei Rau-chern beträgt demnach 195/109.386 = 0,00178 oder 1,78 pro 1.000 Personen-jahre (s. Abschnitt 13.4).

13.3.2 Letalität

Die Letalität bezeichnet das Mortalitätsrisiko einer bestimmten Krankheit, d. h. es werden nur Patienten mit dieser Krankheit betrachtet und berechnet, welcher Anteil an dieser Krankheit auch stirbt. Wenn z. B. von 100 Patienten mit der

Krankheit A 30 auch an dieser Krankheit versterben, so beträgt die Letalität für diese Krankheit 30 %.

13.3.3 Sterbetafel und Lebenserwartung

Die amtliche Statistik für die Bundesrepublik Deutschland veröffentlicht jährlich eine Sterbetafel, aus der die Lebenserwartung der Neugeborenen abzulesen ist. Hierbei wird für jedes Alter die Sterbewahrscheinlichkeit anhand der Mortalitätsraten pro Jahr ermittelt und dann auf eine fiktive Kohorte von n = 100.000 Personen übertragen.

So lag z. B. in den Jahren von 1986-1988 die Sterbewahrscheinlichkeit der Neugeborenen für das 1. Lebensjahr bei 925 pro 100.000. D. h. von der fiktiven Kohorte von n = 100.000 Lebendgeborenen überleben 99.075 (= 100.000 - 925) das 1. Jahr. Analog wird anhand der Sterbewahrscheinlichkeiten für die anderen Altersklassen die Reduzierung der fiktiven Kohorte bestimmt. Anschließend wird die Summe der Personenjahre unter Risiko für die fiktive Kohorte gebildet. Die Division durch n = 100.000 ergibt dann die Lebenserwartung, die unter der Annahme gilt, die Sterbewahrscheinlichkeiten in den künftigen Jahren bleiben konstant. Nach dem Statistischen Jahrbuch 1992 liegt in den alten Bundesländern die

Tab. 13-2: Lebenserwartung für die Bevölkerung (aus Statistisches Jahrbuch 1992) Sterbetafel in abgekürzter Form

Vollendetes Altersjahr	Männlich		Weiblich	
	früheres Bundesgebiet	Gebiet der ehem. DDR	früheres Bundesgebiet	Gebiet der ehem. DDR
	1986/88	1987/88	1986/88	1987/88
0	72,21	69,81	78,68	75,91
1	71,88	69,53	78,23	75,46
2	70,93	68,60	77,28	74,52
5	68,02	65,68	74,35	71,60
10	63,10	60,77	69,40	66,67
15	58,17	55,85	64,46	61,73
20	53,37	51,09	59,55	56,83
25	48,65	46,38	54,66	51,96
30	43,88	41,67	49,77	47,08
35	39,14	37,02	44,91	42,24
40	34,46	32,42	40,11	37,46
45	29,88	27,94	35,40	32,77
50	25,50	23,66	30,78	28,20
55	21,37	19,71	26,28	23,79
60	17,55	16,09	21,95	19,55
65	14,05	12,71	17,82	15,58
70	10,90	9,77	13,96	11,99
75	8,21	7,28	10,48	8,85
80	6,06	5,31	7,57	6,26
85	4,43	3,89	5,34	4,35
90	3,25	2,90	3,74	3,00

Lebenserwartung für Männer bei 72,21 und für Frauen bei 78,68 Jahren. In der ehemaligen DDR ist die Lebenserwartung etwa 2,5 Jahre kürzer (Tab. 13-2).

Anhand dieser fiktiven Kohorte läßt sich auch die Lebenserwartung für verschiedene Altersklassen berechnen. So liegt z. B. die Lebenserwartung eines 40-jährigen Mannes bei 34,46 Jahren, d. h. sie steigt von 72,21 auf 74,46 Jahren. Allerdings gilt diese Aussage nur unter der Bedingung, das 40. Lebensjahr erreicht zu haben.

13.4 Vergleich von zwei Kohorten

Die Aussage über einen möglichen Zusammenhang zwischen einem Faktor und einer Krankheit kann nur über einen Vergleich erfolgen. Es können z. B. zwei Kohorten verglichen werden. In einer Kohorte befinden sich Personen mit diesem Faktor, bei den Personen der zweiten Kohorte fehlt dagegen dieser Faktor. Innerhalb jeder Kohorte kann die Inzidenz bzw. die Mortalitätsrate berechnet werden. Der Vergleich der Maßzahlen von zwei Kohorten erfolgt meist mit Hilfe der Berechnung des relativen Risikos, dem Quotienten der Inzidenzen bzw. Mortalitätsraten. Werden die beiden Kohorten A und B mit den Mortalitätsraten m^A bzw. m^B bezeichnet, so ergibt sich das **relative Risiko**, abgekürzt als RR, wie folgt:

relatives Risiko = RR = m^A / m^B

Für die Inzidenz ist die Berechnung analog.

Da das Alter der dominante Einflußfaktor auf das Erkrankungs- und Mortalitätsrisiko ist, muß es bei einem Vergleich des Risikos von zwei oder mehr Populationen immer berücksichtigt werden.

Ein Beispiel mag dies verdeutlichen. Im Jahr 1992 sind in der Bundesrepublik (alte Länder) insgesamt 322.903 Männer und 372.365 Frauen verstorben (s. Tabelle 13-1). Die Bevölkerung im Jahre 1992 setzte sich aus 31.539.100 Männer und 33.422.900 Frauen zusammen (Schätzwert zur Mitte des Jahres 1992). Die Mortalitätsraten berechnen sich zu 10,24 pro 1.000 bei den Männern (= 322.903 / 31.539) und 11,14 pro 1000 bei den Frauen (= 372.365 / 33.422,9). Die Frauen haben demnach ein höheres Sterberisiko. Bei der Berechnung der Mortalität innerhalb der einzelnen Altersklassen ist jedoch immer das Sterberisiko der Männer höher (Abb. 13-4).

Dies bedeutet, daß das erhöhte Sterberisiko der Frauen Ausdruck der unterschiedlichen Altersverteilung sein muß. Für den Vergleich beider Mortalitätsraten muß daher der Einfluß der unterschiedlichen Altersverteilung ausgeschaltet werden. Hierzu bedient man sich der sog. **Standardisierung**.

Es gibt zwei Arten der Standardisierung, die direkte und die indirekte Methode. Bei der **direkten Standardisierung** werden die Mortalitätsraten bzw. die Inzidenzen innerhalb der einzelnen Altersklassen berechnet und anschließend gewichtet aufaddiert. Dabei gibt es verschiedene Möglichkeiten, die Gewichte auszuwählen. Beim Vergleich von 2 oder mehr Gruppen können die Gewichte anhand der Zusammenfassung aller Gruppen bestimmt werden. Eine andere Möglichkeit besteht darin, die Gewichte anhand einer externen Bevölkerung, z. B. der der Bundesrepublik festzulegen.

Bei der **indirekten Standardisierung** werden wieder die Mortalitätsraten bzw. Inzidenzen innerhalb der einzelnen Altersklassen berechnet, aber jetzt in Beziehung zu den entsprechenden Raten in einer externen Standardbevölkerung gesetzt.

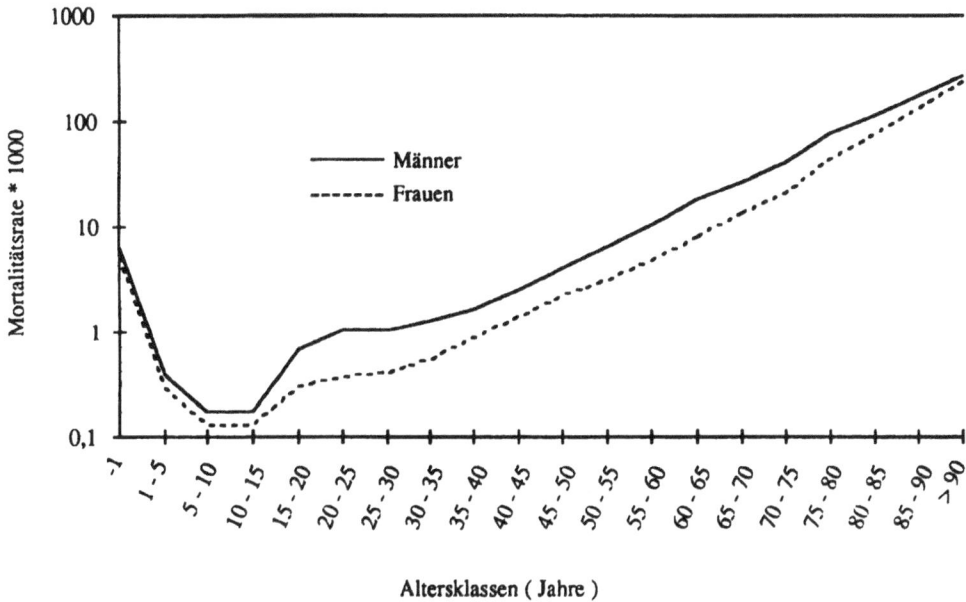

Abb. 13-4: Mortalitätsraten in der Bevölkerung der Bundesrepublik Deutschland (alte Länder) im Jahr 1992, getrennt für Frauen und Männer

Bei der direkten Standardisierung wird also die Altersverteilung einer externen Bevölkerung verwendet. Bei der indirekten Standardisierung sind die Mortalitätsraten einer externen Bevölkerung von Bedeutung.

13.4.1 Direkte Standardisierung

Mit d_i^M bzw. d_i^F (M = Männer und F = Frauen) werden die Anzahl der Verstorbenen in der Altersklasse i, mit n_i^M und n_i^F der Bestand in der Bevölkerung in Altersklasse i zur Jahresmitte bezeichnet. Die sog. "rohe" Mortalität berechnet sich zu:

$$m^M = \sum d_i^M \,/\, \sum n_i^M \;;\quad m^F = \sum d_i^F \,/\, \sum n_i^F$$

Die Mortalitätsrate in Altersklasse i ergibt sich zu:

$$m_i^M = d_i^M / n_i^M \quad \text{bzw.} \quad m_i^F = d_i^F / n_i^F$$

Die "rohe" Mortalität ist eine gewichtete Summe der Mortalitätsraten pro Altersklasse

$$m_i^M = \sum w_i^M * m_i^M \quad \text{mit den Gewichten} \quad w_i^M = n_i^M / \sum n_i^M$$

Die Gewichte w_i^M bestimmen sich aus den Anteilen des Bestands der Altersklasse i bezogen auf den Bestand insgesamt. Analog berechnet sich die Mortalität für die Frauen. Bei der direkten Standardisierung werden für beide Gruppen (Männer und Frauen) die gleichen Gewichte w_i verwendet.

Eine Möglichkeit besteht darin, die Gewichte anhand der Gesamtbevölkerung zu bestimmen:

$$w_i = \frac{n_i^M + n_i^F}{\sum\left(n_i^M + n_i^F\right)}$$

Eine andere Möglichkeit wäre, die Gewichte anhand der Altersverteilung einer externen Bevölkerung festzulegen.

Die standardisierte Mortalität (= SM) ergibt sich zu:

$$SM^M = \sum w_i \, m_i^M \quad \text{bzw.} \quad SM^F = \sum w_i \, m_i^F$$

Das Verhältnis beider standardisierten Mortalitätsraten ergibt das relative Risiko, jetzt aber nach Elimination des Einflusses des Faktors "Alter". Im englischen Sprachgebrauch wird das Ergebnis als "adjusted relative risk" bezeichnet:

$RR = SM^M / SM^F$

Für das Jahr 1992 ergeben sich für die Bundesrepublik Deutschland z. B. folgende Werte

$m^M = 10{,}24$ pro 1.000 Männer

$m^F = 11{,}24$ pro 1.000 Frauen

$SM^M = 14{,}15$ pro 1.000 (Männer)

$SM^F = 8{,}61$ pro 1.000 (Frauen)

$RR = SM^M / SM^F = 14{,}15 / 8{,}61 = 1{,}64$

Die Einzelheiten für diese Berechnung sind aus Tabelle 13-3 ersichtlich.

Die Männer haben nach dieser Standardisierung ein 64 % höheres Mortalitätsrisiko als die Frauen. Die standardisierten Sterbeziffern spiegeln den in Abbildung 13-4 dargestellten Unterschied zwischen den Männern und Frauen wieder.

Dieses Prinzip der Standardisierung ist allgemein anwendbar und immer für den Vergleich der Risiken zwischen zwei oder mehr Populationen erforderlich.

Tab. 13-3: Anzahl der Sterbefälle im Jahr 1992 (alte Bundesländer) und Bestand in der Bevölkerung getrennt nach Geschlecht (M = Männer, F = Frauen, Z = zusammen). Berechnung der direkten und indirekten Standardisierung für den Vergleich der Mortalität zwischen Männern und Frauen

Alters-klassen	Sterbefälle			Bestand			Anteil am Bestand	Mortalitätsrate * 1000			direkte Standardisierung		indirekte Standardisierung	
	M	F	Z	M	F	Z		M	F	Z	M	F	M	F
unter 1 Jahr	2492	1858	4350	369900	350500	720400	0,011	6,74	5,30	6,04	0,07	0,06	2233,57	2116,43
1-5	581	422	1003	1490000	1414800	2904800	0,045	0,39	0,30	0,35	0,02	0,01	514,48	488,52
5-10	307	215	522	1714000	1624300	3338300	0,051	0,18	0,13	0,16	0,00	0,00	268,01	253,99
10-15	302	205	507	1678000	1590900	3268900	0,050	0,18	0,13	0,16	0,00	0,00	260,25	246,75
15-20	1168	487	1655	1672600	1578900	3251500	0,050	0,70	0,31	0,51	0,03	0,02	851,35	803,65
20-25	2589	861	3450	2389100	2271600	4660700	0,072	1,08	0,38	0,74	0,08	0,03	1768,49	1681,51
25-30	3210	1177	4387	3019900	2841500	5861400	0,090	1,06	0,41	0,75	0,10	0,04	2260,26	2126,74
30-35	3631	1451	5082	2801900	2628100	5430000	0,084	1,30	0,55	0,94	0,11	0,05	2622,33	2459,67
35-40	4210	2066	6276	2431700	2303800	4735500	0,073	1,73	0,90	1,33	0,13	0,07	3222,75	3053,25
40-45	5841	3132	8973	2263400	2184100	4447500	0,068	2,58	1,43	2,02	0,18	0,10	4566,50	4406,50
45-50	8292	4255	12547	1977500	1885500	3863000	0,059	4,19	2,26	3,25	0,25	0,13	6422,91	6124,09
50-55	16778	7819	24597	2475600	2381600	4857200	0,075	6,78	3,28	5,06	0,51	0,25	12536,51	12060,49
55-60	21839	10016	31855	2082200	2068300	4150500	0,064	10,49	4,84	7,67	0,67	0,31	15980,84	15874,16
60-65	30818	14625	45443	1690800	1786600	3477400	0,054	18,23	8,19	13,07	0,98	0,44	22095,54	23347,46
65-70	34773	24784	59557	1286500	1830400	3116900	0,048	27,03	13,54	19,11	1,30	0,65	24582,14	34974,86
70-75	37250	34174	71424	911600	1615300	2526900	0,039	40,86	21,16	28,27	1,59	0,82	25766,80	45657,20
75-80	44782	53410	98192	567800	1173800	1741600	0,027	78,87	45,50	56,38	2,11	1,22	32012,76	66179,24
80-85	53109	85121	138230	460800	1114700	1575500	0,024	115,25	76,36	87,74	2,80	1,85	40429,31	97800,69
85-90	35323	75960	111283	199100	567500	766600	0,012	177,41	133,85	145,16	2,09	1,58	28902,22	82380,78
>90 und mehr	15608	50327	65935	56600	209900	266500	0,004	275,76	239,77	247,41	1,13	0,98	14003,46	51931,54
Summe	322903	372365	695268	31539000	33422100	64961100	1,000	10,24	11,14	10,70	14,15	8,61	241300,49	453967,51

13.4.2 Indirekte Standardisierung

Bei der indirekten Standardisierung wird die Mortalitätsrate bzw. Inzidenz einer sog. Standardbevölkerung verwendet. Für jede Kohorte wird das relative Risiko bezogen auf diese Standardbevölkerung bestimmt. Dieser Wert wird als standardisierte Mortalitäts- bzw. Inzidenzrate (= SMR oder SIR) bezeichnet. Die Bezeichnung "Rate" ist hierbei irreführend. Im Englischen wird dieser Wert korrekt als "ratio" bezeichnet. Der Begriff "Rate" hat sich gleichwohl eingebürgert.

Werden mit M_i die Mortalitätsraten in Altersklasse i der Standardbevölkerung bezeichnet, so berechnet sich das relative Risiko einer Kohorte A mit

$$d_i^A = \text{Anzahl der Verstorbenen (oder Erkrankten) in Altersklasse i}$$

und

$$n_i^A = \text{Personenjahre unter Risiko in Altersklasse i}$$

mit

$$m_i^A = \frac{d_i^A}{n_i^A} = \text{Mortalitätsrate (oder Inzidenz in Altersklasse i) der Kohorte A}$$

zu

$$SMR^A = \frac{\sum n_i^A \cdot m_i^A}{\sum n_i^A \cdot M_i} = \frac{\sum d_i^A}{\sum e_i^A}$$

Es wird die sog. erwartete Anzahl an Sterbefällen in der Kohorte A bestimmt ($\sum e_i^A = \sum n_i^A \cdot M_i$) unter der Annahme einer Mortalität wie in der Standardbevölkerung. Diese Art der Standardisierung gibt als zusätzliche Information noch den Vergleich mit der Bevölkerung an. Der Quotient beider SMR- bzw. SIR-Werte ergibt dann das relative Risiko beider Kohorten. Diese Art der Standardisierung findet man sehr häufig bei epidemiologischen Untersuchungen aus der Arbeitsmedizin. Die Bevölkerung wird hierbei zum Vergleich verwendet und spielt die Rolle eines unbelasteten Vergleichskollektivs.

Der Vergleich der Mortalität von Männern und Frauen im Jahr 1992 (Tab. 13-3) ergibt zusammengefaßt folgende Werte:

Sterbefälle	Männer	Frauen	Zusammen
beobachtet	322903	372365	695 268
erwartet	241300,5	453967,5	695 268
SMR	1,34	0,82	

RR = 1,34 / 0,82 = 1,63.

Dieser Wert für das relative Risiko ist nahezu identisch mit dem Wert, der mit Hilfe der direkten Standardisierung bestimmt wurde. Die Einzelheiten können wieder der Tabelle 13-3 entnommen werden.

Beispiel: In der bereits erwähnten Untersuchung aus Dänemark zur Tumorinzidenz bei 3390 Arbeitern, die mit der Herstellung von Pflanzenschutzmitteln beschäftigt waren [Lynge 1986] sind 159 an einem Tumor erkrankt. Aufgrund der amtlichen Statistiken sind 160,6 erwartet worden. Die standardisierte Inzidenz ergibt sich zu SIR = 159 / 160,6 = 0,99. Die beobachtete Anzahl an Tumorfällen entspricht in etwa der erwarteten Anzahl. In der Arbeiterkohorte ist demnach die Tumorinzidenz genauso hoch wie die für die Bevölkerung von Dänemark.

13.5 Weitere Maßzahlen für den Vergleich von zwei oder mehr Gruppen

In den Abschn. 13.1 und 13.2 wurden die Maßzahlen zur Beschreibung der Wirkung (Prävalenz, Inzidenz, Mortalitätsrate) definiert. Für die Bewertung der Wirkung eines speziellen Faktors ist jedoch ein Vergleich zwischen zwei oder mehr Expositionsgruppen erforderlich.

Der Unterschied zwischen der Krankheits- oder Sterberate in beiden Gruppen wird meist in Form des Verhältnisses beider Inzidenzen angegeben und als relatives Risiko (RR) bezeichnet. In der bereits erwähnten British-doctor Studie betrug bei den Rauchern die standardisierte Mortalität an Lungenkarzinom 1,726 pro 1000 Personenjahre. Unter den Nichtexponierten lag diese Mortalitätsrate bei 0,091 pro 1000 Personenjahre. Das relative Risiko errechnet sich zu 1,726/0,091 = 18,9; d. h. unter den Rauchern ist das Risiko, an einem Lungenkarzinom zu sterben, etwa 19 mal höher im Vergleich zu den Nichtrauchern.

Eine weitere Maßzahl ist das sog. **attributive Risiko** (= AR). Es bezeichnet den Anteil der Fälle unter den Exponierten, der auf die Exposition zurückzuführen ist.

$$AR = \frac{m^{exp} - m^0}{m^{exp}} = 1 - \frac{1}{RR} = \frac{RR - 1}{RR}$$

mit m^{exp} = Mortalitätsrate der Exponierten und

m^0 = Mortalitätsrate der Nichtexponierten.

Eine weitere Maßzahl zur Beschreibung des Unterschieds zwischen zwei Gruppen hinsichtlich des Erkrankungsrisikos ist das **Exzessrisiko** (= ER). Hierbei wird die Differenz zwischen den beiden Inzidenzen gebildet.

Nachfolgend sind die verschiedenen Maßzahlen nochmals zusammengestellt:

m^{exp} = Mortalitätsrate bzw. Inzidenz der Exponierten

m^0 = Mortalitätsrate bzw. Inzidenz der Nicht- oder Gering-Exponierten

Relatives Risiko $RR = m^{exp} / m^0$

Exzess-Risiko $ER = m^{exp} - m^0$

Attributives Risiko $AR = \dfrac{m^{exp} - m^0}{m^{exp}} = 1 - \dfrac{1}{RR} = \dfrac{RR-1}{RR}$

An einem Beispiel aus der Arbeitsmedizin wird die Berechnung der verschiedenen Maßzahlen erläutert.

Beispiel: Zusammenhang zwischen der Mortalität an Lungenkarzinom bei Exposition gegenüber Formaldehyd

Tab. 13-4: Daten einer Kohortenstudie an n = 5057 Arbeitern aus England zur Untersuchung des Einflusses von Formaldehyd auf das Auftreten von Lungenkarzinom [Acheson et al. 1984]

Exposition	Anzahl an Exponierten	Anzahl mit Lungenca.	Personenjahre	Mortalitätsrate pro 1000 PJ	
hoch	2693	109	68.351	1,59	$(= m^{exp})$
gering	2364	44	50.657	0,87	$(= m^0)$
Summe	5057	153	119.008	1,29	

RR = 1,59 / 0,87 = 1,84

ER = (1,59 - 0,87) = 0,72 pro 1000 PJ

$AR = \dfrac{1,59 - 0,87}{1,59} * 100\% = 45,3\ \%$, d. h. 45,3 % aller Fälle mit Lungenkarzinom

unter den hoch Exponierten sind auf die Exposition zurückzuführen.

Die Berechnung des relativen Risikos kann in einigen Fällen zu aufwendig sein. Dann kann das relative Risiko auch durch das sog. **odds-ratio** (= OR) abgeschätzt werden. In einigen Situationen, z. B. in Fall-Kontrollstudien (s. Abschn. 14.1) kann das relative Risiko nicht direkt berechnet werden, hier ist nur die Bestimmung des odds-ratios möglich. An folgendem fiktiven Beispiel wird die Berechnung des OR verdeutlicht und die Näherung zum RR ersichtlich.

Beispiel: Es werden 2 Kohorten (Exponierte und Nichtexponierte) à 1000 Personen beobachtet. In der Kohorte der Exponierten erkranken 100 Personen an einem Tumor, in der Kohorte der Nichtexponierten sind es 50 Personen. Das Ergebnis läßt sich in einer Vierfeldertafel darstellen:

Kohorte	ja		nein		Σ
exponiert	100	a	900	c	1000
nicht exponiert	50	b	950	d	1000
Σ	150		1850		2000

Das relative Risiko läßt sich wie folgt abschätzen:

$$RR = \frac{100\,/\,1000}{50\,/\,1000} = 2$$

Werden anstelle der Kohortengrößen (n = 1000) die Personen ohne Tumor verwendet, so ergibt sich folgender Wert:

$$RR \approx \frac{100\,/\,900}{50\,/\,950} = 2{,}11$$

Dieser Wert wird als odds-ratio bezeichnet. Es ist das Verhältnis der Exponierten zu den Nichtexponierten unter den Erkrankten dividiert durch das gleiche Verhältnis unter den Nichterkrankten.

$$OR = \frac{100\,/\,50}{900\,/\,950} = 2{,}11$$

Die Übereinstimmung zwischen dem odds-ratio und dem relativen Risiko ist um so besser, je seltener die Krankheit auftritt.

Bei Verwendung der Buchstaben a-d in vorheriger Vierfeldertafel, ergibt sich für die Berechnung von OR:

$$OR = \frac{a\,/\,b}{c\,/\,d} = \frac{a \cdot d}{b \cdot c}$$

Beispiel: In dem o. g. Beispiel muß von allen 2.000 Personen die Exposition ermittelt werden. Dieser Aufwand läßt sich im Hinblick auf die Abschätzung des odds-ratios reduzieren. So kann die Exposition von allen Fällen mit einem Tumor (n = 150) und z. B. einer 10 % Zufallsstichprobe der Personen ohne Tumor (n = 185) festgestellt werden. Bei einer perfekten Zufallsauswahl wird sich folgende Vierfeldertafel ergeben:

	K⁺ (Tumor)	K⁻ (Kontrollen)	Σ
exponiert	100	90	190
nicht exponiert	50	95	145
Σ	150	185	335

$$OR = \frac{100\,/\,50}{90\,/\,95} = 2{,}11$$

Der Wert für das odds-ratio ist identisch zu dem Wert, der anhand aller 2000 Personen ermittelt wurde. Jedoch sind nur bei 335 der 2000 Personen (=16,8 %) die Expositionen zu ermitteln. Der Aufwand ist wesentlich größer.

14 Studientypen, Statistik und Beurteilung der Ergebnisse

Kurt Ulm

Erkenntnisse in der Epidemiologie werden aufgrund von Untersuchungen oder Beobachtungen gewonnen. Hierzu gibt es eine Reihe von unterschiedlichen Ansätzen, auch als Studientypen bezeichnet.

Für den Vergleich der Krankheitshäufigkeit von Personen mit einem bestimmten Faktor und Personen ohne diesen Faktor wird das Verhältnis der Inzidenzen bestimmt und als relatives Risiko bezeichnet. Ein erhöhtes relatives Risiko wird mit Hilfe von statistischen Tests im Hinblick auf eine signifikante Abweichung von 1.0 (= gleiches Risiko für die Personen mit dem bzw. ohne den Faktor) geprüft. Damit lassen sich statistische Assoziationen nachweisen. Dabei sind Störgrößen (Confounder) zu berücksichtigen, welche die Analyse des Zusammenhangs zwischen dem interessierenden Faktor und der Krankheit beeinflussen können. Für den nächsten Schritt, der Annahme einer kausalen Beziehung, ist die Erfüllung mehrerer Kausalitätskriterien erforderlich.

14.1 Studientypen

Die Epidemiologie unterscheidet verschiedene Studientypen, die grundsätzlich als

- Beobachtungsstudien und
- Experimentelle Studien

qualifiziert werden können (Abb. 14-1).

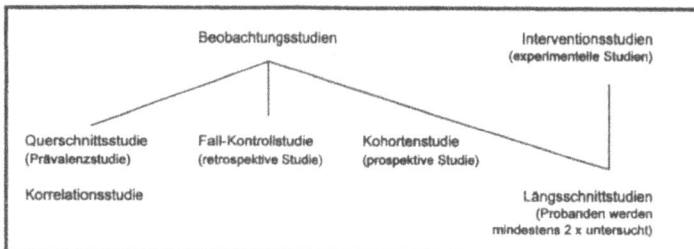

Abb. 14-1: Überblick über die verschiedenen Studientypen

Die Beobachtungsstudien werden weiter unterteilt in Kohorten- und Fall-Kontroll-studien.

Bei einer **Kohortenstudie,** auch prospektive Studie genannt, wird eine definierte Gruppe von Personen über einen gewissen Zeitraum beobachtet. In der British-doctor Studie waren dies alle Ärzte, die sich bereit erklärten, an der Studie teilzunehmen. Wichtig ist, daß alle Kohortenmitglieder vor Beginn der Studie gesund sind. Die gesamte Kohorte kann je nach Höhe der Exposition in verschiedene Kohorten unterteilt werden (z. B. Unterteilung von Rauchern in Klassen nach dem Rauchkonsum). Bei diesem Ansatz können Inzidenzen bzw. Mortalitätsraten und daher relative Risiken direkt bestimmt werden. Zwischen dem Beginn der Exposition und dem Auftreten der Krankheit können oft mehrere Jahre liegen. Diese Zeitspanne wird als Latenzzeit bezeichnet. Beim Mesotheliom, einem bösartigen Tumor des Rippenfells, deren Ursache durch eine Exposition gegenüber Asbest bedingt sein kann, beträgt diese Latenzzeit ca. 35 Jahre. Bei einem Expositionsbeginn heute ist damit erst nach frühestens 35 Jahren mit Diagnosen und damit verbunden einem positiven Ergebnis zu rechnen. Zur Abkürzung dieser langen Dauer können sowohl der Beginn der Exposition als auch der Beobachtungs-beginn in die Vergangenheit verlegt werden. Man spricht dann von einer historischen Kohortstudie. Dieser Ansatz wird meist in der Arbeitsmedizin verwendet.

In einer **Fall-Kontrollstudie,** auch als retrospektive Studie bezeichnet, werden definierte Fälle, also Personen mit einer bestimmten Erkrankung, mit Kontrollen, d. h. Personen ohne diese Erkrankung, hinsichtlich der Exposition in der Vergangenheit verglichen. Zur Frage eines Zusammenhangs zwischen Rauchen und Lungenkarzinom wurden Patienten mit der Diagnose "Lungenkarzinom" mit Kontrollen (= Personen ohne Lungenkarzinom) hinsichtlich des Rauchverhaltens verglichen. Dieser Ansatz ist im Vergleich zur Kohortenstudie zeitlich kürzer und bei niedriger Inzidenz auch effizienter. Nachteilig ist, daß sich keine Inzidenzen und damit auch keine relativen Risiken direkt berechnen lassen. Der Grund, dennoch Fall-Kontrollstudien durchzuführen, liegt darin, daß sich das relative Risiko über das odds-ratio abschätzen läßt.

Eine verzerrte Auswahl der Kontrollen kann das odds-ratio nach oben und nach unten verändern. Entscheidend für die Interpretation des odds-ratios ist daher, daß die Auswahl der Kontrollen nach dem Zufallsprinzip erfolgt ist. Eine Über- oder Unterrepräsentation von Exponierten in der Kontrollgruppe führt zu einer verzerrten Schätzung des odds-ratios und damit des relativen Risikos.

Eine Kohortenstudie kann, wie schon erwähnt, auch in Form einer Fall-Kontroll-studie ausgewertet werden. Dies ist z. B. dann sinnvoll, wenn die Erfassung der Exposition äußerst aufwendig ist. Bei einer Fall-Kontrollstudie ist die Ermittlung der Exposition bei allen Fällen und nur einer Stichprobe der Kontrollen erforderlich. Man nennt dies auch eine eingebettete (nested) Fall-Kontrollstudie.

In Abb. 14-2 sind die beiden Ansätze der Kohorten- und der Fall-Kontrollstudie nochmals graphisch dargestellt.

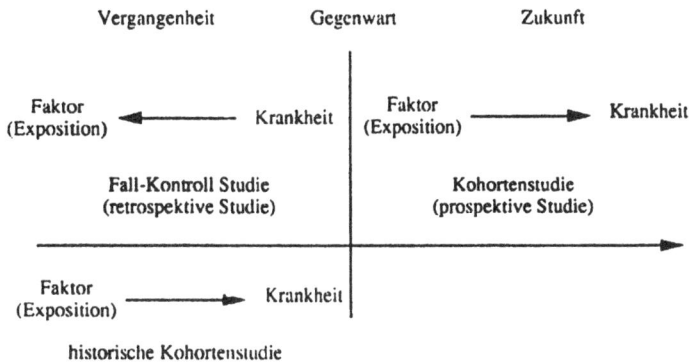

Abb. 14-2: Blickrichtung bei Kohorten- und Fall-Kontrollstudien

Neben der Kohorten- und der Fall-Kontrollstudie gibt es noch weitere Ansätze für eine Beobachtungsstudie – die **Querschnitts-** oder **Prävalenzstudie.** Hier wird an einem Stichtag sowohl der Krankheitszustand als auch die Höhe der Exposition bestimmt. Damit lassen sich Prävalenzen angeben.

Als weiterer Studientyp sei ferner noch die sog. **Korrelationsstudie** erwähnt. Hierbei werden nicht Einzelpersonen betrachtet, sondern Gruppen, z. B. die Bewohner einer Gegend. Für diese Gruppe wird die Inzidenz oder Prävalenz für eine definierte Krankheit bestimmt und der Höhe der Exposition gegenüber dem zu untersuchenden Faktor in dieser Gegend gegenübergestellt.

Die **experimentellen Studien,** auch **Interventionsstudien** genannt, sind mit den kontrollierten klinischen Studien vergleichbar (siehe Abschnitt 11.1). Die in die Studie aufgenommenen Personen werden randomisiert den zu vergleichenden Interventionen zugewiesen. Der wesentliche Unterschied liegt jedoch darin, daß in Interventionsstudien Gesunde aufgenommen werden und der Erfolg einer Intervention im Hinblick auf eine Reduzierung der Erkrankungsrate untersucht wird. Als Beispiel sei die MRFIT (Multiple Risk Factor Intervention Trial) genannt, in der der Effekt mehrerer präventiver Maßnahmen (z. B. Diät) gegen das Auftreten eines Myokardinfarktes bei Hochrisikopersonen untersucht wurde. Die Zuteilung zu den verschiedenen Interventionen erfolgt hierbei zufällig, d. h. randomisiert.

14.2 Berücksichtigung von Störgrößen (Confounder)

Bei den Beobachtungsstudien ist es wichtig, daß zwischen den Gruppen strukturelle Vergleichbarkeit gegeben ist. In Kohortenstudien muß dies für die beiden Kohorten mit und ohne den Faktor zutreffen. In Fall-Kontrollstudien muß dies für Fälle und Kontrollen gelten. Darunter versteht man gleiche Verteilung hinsichtlich der bekannten Einflußfaktoren, wie z. B. Alter und Geschlecht. Wenn sich beispielsweise in einer Kohortenstudie die beiden Gruppen mit und ohne den Faktor auch hinsichtlich des Alters unterscheiden, so liegt keine Vergleichbarkeit vor und das Ergebnis der Studie ist verzerrt. Diese Störfaktoren beeinflussen die Analyse des Zusammenhangs zwischen dem interessierenden Faktor und der Krankheit. Es liegt eine Vermengung mehrerer Faktoren ein sog. **Confounding** vor. Um den Einfluß dieser Confounder (Alter, Geschlecht, etc.) zu berücksichtigen, gibt es im Prinzip drei verschiedene Ansätze:

◻ Analyse in Untergruppen
◻ Matched-pairs Ansatz
◻ Regressionsansatz.

14.2.1 Analyse in Untergruppen

Dieser Ansatz ist der Standardisierung vergleichbar. Auch bei Fall-Kontrollstudien ist eine Standardisierung, z. B. nach dem Alter, möglich. Bei diesem Ansatz wird die gesamte Stichprobe in Gruppen bzw. Schichten nach den bekannten Einfluß-faktoren unterteilt. In der englischen Literatur wird dieses Vorgehen als "stratified analysis" bezeichnet. Hierbei werden die Daten innerhalb jeder Schicht analysiert und anschließend zu einem Gesamtergebnis zusammengefaßt. Zur Schätzung des gemeinsamen odds-ratios wird die Methode von Mantel-Haenszel verwendet.

Die beobachteten Daten innerhalb einer Schicht i können dann wie folgt dargestellt werden:

	F^+	F^-	Σ
K^+	a_i	b_i	
K^-	c_i	d_i	
Σ			n_i

F^+ = exponiert

F^- = nicht exponiert

K^+ = Fälle, d. h. Personen mit der Krankheit

K^- = Kontrollen

Das odds-ratio innerhalb der Schicht i bestimmt sich zu

$$OR_i = \frac{a_i \cdot d_i}{b_i \cdot c_i}$$

N. Mantel und W. Haenszel schlagen vor, die odds-ratios, berechnet innerhalb der Schichten, gewichtet aufzuaddieren und zwar mit folgenden Gewichten:

$$w_i = \frac{b_i\, c_i}{n_i}$$

Das "standardisierte" odds-ratio nach Mantel-Haenszel (= OR_{MH}) bestimmt sich dann zu:

$$OR_{MH} = \frac{\sum w_i \, OR_i}{\sum w_i} = \frac{\sum \dfrac{b_i c_i}{n_i} \cdot \dfrac{a_i d_i}{b_i c_i}}{\sum \dfrac{b_i c_i}{n_i}} = \frac{\sum a_i \cdot d_i / n_i}{\sum b_i \cdot c_i / n_i}$$

Beispiel: Im Rahmen einer Fall-Kontrollstudie wurde der Einfluß der Einnahme von Kontrazeptiva im Hinblick auf das Herzinfarktrisiko untersucht.

Tab. 14-1: Ergebnisse einer Fall-Kontrollstudie zur Untersuchung des Effekts von Kontrazeptiva auf das Herzinfarktrisiko (s. [Rothmann 1986])

	\< 40 Jahre			40–44 Jahre			Zusammen		
	ja	nein	Σ	ja	nein	Σ	ja	nein	Σ
Fälle	21	26	47	18	88	106	39	114	153
(mit Herzinfarkt)	a_1	b_1		a_2	b_2				
Kontrollen	17	59	76	7	95	102	24	154	178
	c_1	d_1		c_2	d_2				
Σ	38	85	n, 123	25	183	n, 208	63	268	331
odds-ratio (OR)	2,80			2,78			2,20		

(Kopfzeilen der Tabelle: **Alter**; **Einnahme von Kontrazeptiva**)

Das sog. "rohe" odds-ratio, ohne Berücksichtigung des Alters, ergibt einen Wert von 2,20.

In den beiden nach dem Alter gebildeten Schichten liegt das OR bei 2,8 bzw. bei 2,78.

In der vorliegenden Studie ergibt sich das OR_{MH} zu:

$$OR_{MH} = \frac{21 \cdot 59 / 123 + 18 \cdot 95 / 208}{26 \cdot 17 / 123 + 88 \cdot 7 / 208} = 2,79$$

Das OR_{MH} liegt also zwischen den beiden odds-ratio, die innerhalb der Schichten berechnet werden.

14.2.2 Matched-pairs Ansatz

Dieser Ansatz wird häufig bei Fall-Kontrollstudien verwendet. Zu jedem Fall werden ein oder mehrere Kontrollen ausgewählt, die gleiches Alter und Geschlecht aufweisen. D. h. es wird ein sog. "statistischer Zwilling" gesucht. In den Auswahlmechanismus können noch weitere Einflußfaktoren miteinbezogen werden, jedoch der zu untersuchende Faktor darf bei der Auswahl keine Rolle spielen. Sonst würde ein sog. "overmatching" vorliegen. Zwischen den Fällen und Kontrollen läge kein Unterschied hinsichtlich des zu untersuchenden Faktors vor.

Beispiel: Zur Prüfung eines möglichen Zusammenhangs zwischen einer beruflichen Exposition von Quarzstaub und dem Auftreten von Lungenkarzinomen wurde eine Fall-Kontrollstudie durchgeführt [Ulm et al. 1995]. Alle Fälle und Kontrollen waren entweder in Steinbrüchen, in der Granitindustrie oder in Porzellanfabriken beschäftigt. Die Kontrollen in der vorliegenden Studie (bis zu 5 pro Fall) wurden nach dem matched-pair Prinzip ausgewählt. Sie mußten vergleichbares Geburtsdatum, gleiches Geschlecht und gleiche Rauchgewohnheiten aufweisen. Die Höhe der Exposition blieb bei der Auswahl unberücksichtigt.

14.2.3 Regressionsansatz

Eine dritte Möglichkeit, den Einfluß von bekannten Störgrößen zu berücksichtigen, bieten die Regressionsansätze. Im Kapitel Planung und Auswertung von Studien in Diagnostik, Therapie und Prognose sind in Abschnitt 11.3 eine Reihe von entsprechenden Regressionsmodellen, wie z. B. die logistische Regression oder das Cox-Modell erwähnt. Diese Modelle werden auch in dem hier vorliegenden Fall verwendet.

Beispiel: Die Studie "Kontrazeptiva und Herzinfarkt" (Tab. 14-1) könnte auch mit dem logistischen Modell analysiert werden. Mit K = 1 wird das Vorliegen eines Herzinfarkts bezeichnet; K = 0 seien die Kontrollen. A sei das Alter mit den Ausprägungen A = 0 unter 40 Jahre und A = 1 über 40 Jahre.

Analog wird mit E die Einnahme von Kontrazeptiva bezeichnet (E = 1 $\hat{=}$ ja, E = 0 $\hat{=}$ nein).

Die Wahrscheinlichkeit für das Vorliegen eines Herzinfarkt in Abhängigkeit der beiden Einflußfaktoren A und E wird wie folgt bezeichnet:

$$P \{K = 1 \mid A, E\} = P(A, E)$$

Das logistische Modell beschreibt den Zusammenhang wie folgt:

$$\text{logit } P(A, E) = \ln \frac{P(A, E)}{1 - P(A, E)} = \beta_0 + \beta_1 \, A + \beta_2 \, E$$

Mit Hilfe von Schätzverfahren, der sog. Maximum Likelihood Methode, werden die Parameter β_0, β_1 und β_2 ermittelt. Die Schätzwerte werden mit $\hat{\beta}_j$ (j = 0, 1, 2) bezeichnet. Es läßt sich zeigen, daß sich die Werte e^{β_1} und e^{β_2} als odds-ratio interpretieren lassen.

Die Analyse liefert folgende Schätzwerte für die unbekannten Modellparameter:

$$\hat{\beta}_0 \quad = \quad -0{,}8180$$

$$\hat{\beta}_1 \quad = \quad 0{,}7409 \quad \text{(Alter)}$$

$$\hat{\beta}_2 \quad = \quad 1{,}0266 \quad \text{(Einnahme von Kontrazeptiva)}$$

Für die Einnahme von Kontrazeptiva berechnet sich das odds-ratio zu: $OR = e^{\hat{\beta}_2} = e^{1{,}0266} = 2{,}79$

Dieser Wert ist identisch mit dem nach Mantel-Haenszel berechneten Schätzwert. Er läßt sich wie folgt interpretieren: Durch die Einnahme von Kontrazeptiva erhöht sich das Herzinfarktrisiko um das 2,79fache.

14.3 Tests

Die Beantwortung der Frage, ob die beobachteten Daten für einen statistischen Zusammenhang zwischen einem Faktor F und einer Krankheit K sprechen, basiert auf der Durchführung eines statistischen Tests. Diese Frage läßt sich in Form folgender statistischer Hypothesen formulieren:

Nullhypothese H_0: $RR = 1$ bzw. $OR = 1$

Alternativhypothese H_1: $RR > 1$ bzw. $OR > 1$ (einseitige Fragestellung)

bzw. H_1: $RR \neq 1$ bzw. $OR \neq 1$ (zweiseitige Fragestellung)

Mit Hilfe eines statistischen Tests wird geprüft, ob die beobachteten Daten mit der Nullhypothese vereinbar sind oder nicht. Falls die Prüfung zur Ablehnung der Nullhypothese führt, wird die Alternativhypothese angenommen und von einem Zusammenhang zwischen Faktor und Krankheit ausgegangen.

Die verschiedenen Tests beruhen meist auf der Annahme einer Normalverteilung. Der Ansatz ist bei Kohorten- sowie Fall-Kontrollstudien identisch. Für die Anzahl an Fällen mit der Kombination F+ und K+, also Erkrankte bzw. Verstorbene mit Exposition, mit a bezeichnet, werden Erwartungswert (= E(a)) und Varianz (= Var (a)) bei Zutreffen der Nullhypothese bestimmt. Die Größe

$$T = \frac{a - E(a)}{\sqrt{Var(a)}}$$

gibt die Abweichung des beobachteten vom erwarteten Wert bezogen auf die Varianz wider und wird als Testgröße T bezeichnet. Es wird angenommen, daß die Größe T bei Gültigkeit der Nullhypothese standardnormalverteilt ist, d. h. einen Erwartungswert von 0 und eine Varianz von 1 besitzt. Unter Annahme einer Irrtumswahrscheinlichkeit von $\alpha = 5\%$ wird ein Wert von T über 1,645 (bei einseitiger Fragestellung) bzw. 1,96 (bei zweiseitiger Fragestellung) als statistisch signifikant betrachtet.

Häufig wird auch die Größe T^2 berechnet, die dann χ^2-verteilt ist mit 1 Freiheitsgrad. Die kritischen Werte bei einer Irrtumswahrscheinlichkeit von $\alpha = 5\%$ liegen bei 2,71 (= $1,645^2$, einseitige Fragestellung) bzw. 3,84 (= $1,96^2$, zweiseitige Fragestellung)

Beispiel: **a) Kohortenstudie.** Zusammenhang zwischen Formaldehyd und Lungenkarzinom (s. Tabelle 13-4). Unter den hoch Exponierten sind a = 109 an einem Lungenkarzinom verstorben. Wenn die Nullhypothese zutreffen würde (RR = 1) müßten sich die n = 153 Fälle entsprechend den Personenjahren auf beide Expositionsgruppen aufteilen, d. h. die Mortalitätsraten (= m) müßten identisch sein (unter H0) und zwar gleich $m = \dfrac{a + b}{n_a + n_b} = 153\ /\ 119.008\ = 1{,}29$ pro 1000

Die unter H_0 erwartete Anzahl (= E(a)) berechnet sich zu

$$E(a)\ =\ m \cdot n_a\ =\ \frac{153}{119.008} \cdot 68.351\ =\ 87{,}87$$

D. h. unter der Annahme gleicher Mortalitätsraten wären von den 153 Fällen 87,87 in der Kohorte der Exponierten zu erwarten. Die Varianz bestimmt sich anhand der Binomialverteilung

$$\operatorname{Var}(a)\ =\ (a + b) \cdot \frac{n_a}{n_a + n_b} \cdot \frac{n_b}{n_a + n_b}$$

zu:

$$=\ 153 \cdot \frac{68.351}{119.008} \cdot \frac{50.657}{119.008}\ =\ 37{,}40$$

Die Testgröße T berechnet sich zu:

$$T\ =\ \frac{a - E(a)}{\sqrt{\operatorname{Var}(a)}}\ =\ \frac{109 - 87{,}87}{\sqrt{37{,}40}}\ =\ 3{,}45$$

Der Wert der Testgröße T übersteigt den kritischen Punkt von 1,645 ($\alpha = 5\ \%$), was zur Ablehnung der Nullhypothese führt.

Beispiel: b) **Fall-Kontrollstudie.** Als Beispiel dient die Fall-Kontrollstudie zur Untersuchung eines Zusammenhangs zwischen Karzinom und Formaldehyd (Tab. 14-2). Die Testgröße T wird hier analog berechnet. Bei Zutreffen der Nullhypothese ($H_0 : OR = 1$) müßte der prozentuelle Anteil (= $\hat{\pi}$) der Exponierten unter den Fällen und den Kontrollen identisch sein, also gleich

$$\hat{\pi}\ =\ (a + c)\ /\ n\ =\ \frac{65}{286}\ =\ 0{,}227$$

Unter den Fällen wären demnach

$$E(a)\ =\ \hat{\pi} \cdot (a + b)\ =\ \frac{65}{280} \cdot 91\ =\ 20{,}68$$

Exponierte zu erwarten. Tatsächlich wurden a = 31 beobachtet. Die Varianz bestimmt sich nach Mantel-Haenszel zu

$$\operatorname{Var}(a)\ =\ \frac{(a + b)\ (b + d)\ (a + b)\ (c + d)}{n^2\ (n - 1)}\ =\ \frac{65 \cdot 221 \cdot 91 \cdot 195}{286^2 \cdot 285}\ =\ 10{,}93$$

Die Testgröße T ergibt folgenden Wert

$$T\ =\ \frac{a - E(a)}{\sqrt{\operatorname{Var}(a)}}\ =\ \frac{31 - 20{,}68}{\sqrt{10{,}93}}\ =\ 3{,}12$$

und liegt damit über dem kritischen Wert von 1,645. Der Zusammenhang zwischen der Formaldehydexposition und dem Auftreten von Nasenkarzinom ist statistisch signifikant (bei einer Irrtumswahrscheinlichkeit unter 5 %).

14.3.1 Auswertung in Schichten

Bei einer Standardisierung, d. h. einer Auswertung in Schichten, werden die Größen a, E(a) und Var(a) innerhalb der Schichten i berechnet (= a_i, E(a) und Var(a_i)) und anschließend aufaddiert. Für die daraus resultierende Testgröße

$$T = \frac{\sum a_i - \sum E(a_i)}{\sqrt{\sum Var(a_i)}}$$

gelten die gleichen Aussagen wie oben. Bei Werten von T über 1,645 wird die Nullhypothese abgelehnt.

In der Fall-Kontrollstudie zur Untersuchung des Einflusses von Kontrazeptiva auf das Herzinfarktrisiko wurde die Auswertung in 2 Schichten, unterteilt nach dem Alter, vorgenommen (Tab. 14-1). Die Werte für die Berechnung der Testgröße T sind wie folgt:

$$T = \frac{39 - 27,26}{\sqrt{11,77}} = 3,42$$

Die Testgröße übersteigt den kritischen Wert von 1,645. Das bedeutet, daß zwischen Einnahme von Kontrazeptiva und dem Auftreten von Herzinfarkt ein statistisch signifikanter Zusammenhang besteht.

14.3.2 Konfidenzbereich

Neben den Schätzwerten z. B. für das relative Risiko oder das odds-ratio, wird standardmäßig noch ein Vertrauensbereich, meist der 95 %-Konfidenzbereich angegeben. Dieser Bereich läßt sich dahingehend interpretieren, daß mit einer Wahrscheinlichkeit von 95 % der "wahre" Wert innerhalb dieses Intervalls liegt.

Mit dem Multiplikator von 1,96, dem 95 % Quantil der Standardnormalverteilung, errechnet sich der 95 %-Konfidenzbereich mit T, dem Wert der Testgröße, zu:

für RR: $RR^{(1 \pm 1,96 / T)}$

für OR: $OR^{(1 \pm 1,96 / T)}$

Beispiel: **a) Kohortenstudie.** Das relative Risiko der Studie Formaldehyd und Lungenkarzinom berechnet sich zu RR = 1,84 (s. Tabelle 13-4).

Die Testgröße T ergibt einen Wert von T = 3,45.

Der 95 %-Konfidenzbereich reicht

von $1,84^{(1 - 1,96 / 3,45)} = 1,30$

bis $1,84^{(1 + 1,96 / 3,45)} = 2,59$

Beispiel: **b) Fall-Kontrollstudie.** In der Fall-Kontrollstudie zur Untersuchung des Einflusses von Kontrazeptiva auf das Herzinfarktrisiko wurde die Auswertung in 2 Schichten, unterteilt nach dem Alter, vorgenommen (s. Tabelle 14-1).

Die entsprechende Testgröße T liefert einen Wert von T = 3,42. Der 95 %-Konfidenzbereich für das odds-ratio reicht von $2,79^{(1 - 1,96/3,42)} = 1,55$ bis $5,02 = 2,79^{(1 + 1,96 / 3,42)}$.

14.4 Bias

Bei der Planung und Durchführung von epidemiologischen Studien ist auf die Vermeidung eines Bias (= Verzerrung) zu achten. Darunter wird die Vermeidung von systematischen Fehlern verstanden. Sackett [1979] hat eine Liste möglicher Fehlerquellen erstellt. Die beiden wichtigsten Klassen sind

☐ Information-Bias
☐ Selection-Bias.

Unter **Information-Bias** versteht man Fehler bei der Erfassung der wichtigen Merkmale. Dies betrifft sowohl die Frage der Exposition als auch die der Krankheit. Typische Beispiele sind die intensivere Überwachung von Exponierten, bei denen entsprechend früher oder häufiger die interessierende Krankheit diagnostiziert wird (observer sensitivity bias) oder der Recall-Bias, wenn bei Fall-Kontrollstudien die Fälle hinsichtlich der Expositionen anders befragt werden als die Kontrollen. Diese systematischen Fehler können bei der Auswertung nicht mehr eliminiert werden.

Unter **Selection-Bias** werden Fehler bei der Auswahl der Studienteilnehmer verstanden. Bei einer Fall-Kontrollstudie liegt ein Problem darin, geeignete Kontrollen auszuwählen.

Als Fälle werden alle Patienten mit einer bestimmten Erkrankung definiert, deren Diagnose innerhalb eines festgelegten Zeitraums erfolgte. Die Kontrollen müssen Personen ohne diese Erkrankung sein. Im Rahmen einer Studie können nicht alle theoretisch in Frage kommenden Kontrollen erfaßt werden. Daher wird nur eine Zufallsstichprobe ausgewählt. Eine Möglichkeit besteht darin, eine Stichprobe aus der Bevölkerung zu befragen. Wenn nicht alle ausgewählten Personen einwilligen, an der Studie teilzunehmen, liegt möglicherweise ein Bias vor. Stimmt der Anteil der Exponierten unter den befragten Kontrollen nicht mit dem Anteil der Exponierten unter allen ursprünglich ausgewählten Kontrollen überein, so ist eine Verzerrung gegeben, die als Selection-Bias bezeichnet wird.

Bei Kohortenstudien ist es dagegen problematisch, die geeigneten Nichtexponierten zu erfassen. Deshalb wird bei arbeitsmedizinischen Studien häufig die Bevölkerung als Kontrollkollektiv verwendet. Da die Exponierten jedoch meist im Rahmen von Einstellungsuntersuchungen ausgewählt werden, ist damit eine Selektion (= Bias) hinsichtlich des Gesundheitszustandes gegeben. Dies wirkt sich auf das Mortalitätsrisiko in der Form aus, daß die Exponierten ein niedrigeres Risiko aufweisen. Dieser Effekt ist bekannt und wird als sog. "**Healthy Worker Effect**" bezeichnet.

14.5 Zusammenfassende Beurteilung mehrerer Studien (Meta-Analyse)

Für die Beurteilung der Assoziation zwischen einem Faktor und einer Krankheit werden häufig mehrere Studien mit verschiedenen Designs durchgeführt. Für die Beurteilung einer kausalen Beziehung ist die Konsistenz, d. h. die Übereinstimmung der Ergebnisse, verschiedener Studien erforderlich. Ein statistisches Hilfsmittel hierzu ist die sog. **Meta-Analyse,** mit deren Hilfe die verschiedenen Studienergebnisse, die zum Teil auch nicht signifikant sein können, zusammengefaßt werden. Diese Technik wird nicht nur bei der Beurteilung epidemiologischer Studien, sondern auch zur Bewertung von Therapiestudien eingesetzt. Andere Bezeichnungen für den Begriff "Meta-Analyses" sind "Pooling von Daten" oder "Overview" (= Überblick). Das Prinzip ist analog zu dem, das auch zur Auswertung einer Studie, unterteilt in Schichten, angewandt wird. Als "Schicht" wird jetzt eine Studie aufgefaßt.

Das Ziel besteht im wesentlichen darin, die Ergebnisse der verschiedenen Studien gewichtet zu einem Gesamtergebnis zusammenzufassen. Die relativen Risiken oder odds-ratios der einzelnen Studien (RR_i bzw. OR_i) werden mit Gewichten w_i aufaddiert:

$$RR = \Sigma \, w_i \, RR_i \, / \, \Sigma \, w_i$$

bzw.

$$OR = \Sigma \, w_i \, OR_i \, / \, \Sigma \, w_i$$

Für die Festlegung der Gewichte w_i gibt es eine Reihe von Vorschlägen. Im wesentlichen ergeben sich die Gewichte aus dem reziproken Wert der Varianzen der RR- bzw. OR-Werte innerhalb der einzelnen Schichten. Näherungsweise lassen sich die Gewichte w_i wie folgt abschätzen

$$w_i = [T_i \, / \, \ln \, (RR_i)]^2$$

bzw.

$$w_i = [T_i \, / \, \ln \, (OR_i)]^2$$

mit RR_i bzw. OR_i dem Schätzwert für das entsprechende Risiko in Studie i mit T_i, dem Wert der entsprechenden Testgröße. Anstelle der relativen Risiken können auch SIR- bzw. SMR-Werte zusammengefaßt werden.

Bei der Analyse von SIR- oder SMR-Werten werden die jeweils erwartete Anzahl an Ereignissen als Gewichte verwendet

$$w_i = E_i$$

Bevor jedoch die Werte der einzelnen Studien zusammengefaßt werden, ist zuerst zu prüfen, ob sie in etwa vergleichbar, d. h. homogen sind. Sind die Ergebnisse zu unterschiedlich, also zu heterogen, so ist eine Zusammenfassung nicht sinnvoll. In dieser Situation ist vielmehr zu prüfen, warum sich die Studienergebnisse unterscheiden.

Beispiel: Bei der Beurteilung der möglichen kanzerogenen Wirkung von Dioxin wurden die Ergebnisse von insgesamt drei Studien zusammengefaßt [Greim 1995]. In dieser Begründung sind die Studien sowie die Auswahlkriterien im einzelnen beschrieben.

In nachfolgender Tabelle sind die SMR-Werte bezogen auf alle Tumorlokalisationen für die verschiedenen Studien und zusammen dargestellt. Hierfür werden die SMR-Werte der einzelnen Studien aufaddiert, gewichtet mit der erwarteten Anzahl an Sterbefällen (Tab. 14-2).

Tab. 14-2: Zusammenfassung der Ergebnisse der Kohortenstudien von Arbeitern, die erheblich gegenüber TCDD exponiert waren (s. [Greim 1995])

Studien	Alle Tumorlokalisationen ICD 140-208		
	beobachtet = (O)	erwartet = (E)	SMR = (O/E)
Fingerhut et al. 1991	114	78	1,46
Manz et al. 1991	43	23	1,87
Zober et al. 1991	15	7,6	1,98
Σ	172	108,6	1,58

In Studie i gilt: $SMR_i = \dfrac{O_i}{E_i}$

mit O_i =   Anzahl an beobachteten Sterbefällen in der Kohorte der Exponierten

       E_i =   erwartete Anzahl an Sterbefällen, berechnet anhand der Mortalitätsraten in der ausgewählten Vergleichsbevölkerung

Die SMR insgesamt ergibt sich zu

$$SMR = \Sigma E_i \cdot SMR_i \,/\, \Sigma E_i = \frac{\Sigma O_i}{\Sigma E_i}$$

14.6 Vor- und Nachteile von epidemiologischen Studien

Dieser Abschnitt vergleicht Kohorten- und Fall-Kontrollstudien hinsichtlich ihrer Vor- und Nachteile. Zu beachten ist, daß es sich jeweils um Beobachtungsstudien handelt. Beide Studientypen haben ihre spezifischen Vorteile, die meist zugleich auch Nachteile des jeweils anderen Typs darstellen. In der Planung einer konkreten epidemiologischen Studie gilt es, die verschiedenen Vor- und Nachteile gegeneinander abzuwägen. Die Vor- und Nachteile werden für jeden Studientyp getrennt aufgelistet.

14.6.1 Kohortenstudie

◻ **Vorteile**

1. *Faktor vor Krankheit.* Die zeitliche Folge "Faktor vor Krankheit" ist hier sicher zu ermitteln. Diese Abfolge bezieht sich auch auf die Überprüfung der Latenzzeiten.
2. *Vollständige Verlaufsbeschreibung.* Im Prinzip ist eine vollständige Verlaufsbeschreibung nach Beginn der Exposition möglich. Es können verschiedene Stadien bzw. Phasen bei der Entwicklung einer Krankheit betrachtet werden.
3. *Bestimmung von Inzidenz, Mortalität und relativem Risiko.* Die Schätzung von Inzidenz bzw. Mortalitätsraten für Exponierte und Nichtexponierte ist möglich. Damit kann auch das relative Risiko direkt berechnet werden.
4. *Betrachtung mehrerer Krankheiten.* Es können bei gegebener Exposition verschiedene gesundheitliche Störungen, Krankheiten bzw. Todesursachen beobachtet und analysiert werden.
5. *Erfassung der Exposition.* Die Höhe der Exposition kann direkt bestimmt werden, z. B. durch Messungen. Auch sind zeitliche Veränderungen in der Höhe der Exposition zu berücksichtigen.

◻ **Nachteile**

1. *Stichprobenumfang.* Es sind große Fallzahlen erforderlich, speziell bei seltenen Krankheiten.
2. *Beobachtungsdauer.* Bei Krankheiten mit langen Latenzzeiten sind entsprechend lange Beobachtungsdauern erforderlich. Wird zur Abkürzung dieser Dauer eine historische Kohortenstudie durchgeführt, so entfallen die Vorteile 2. und 5..
3. *Vollzähligkeit.* Von jedem Mitglied der Kohorte ist eine vollständige Nachbeobachtung erforderlich. Probleme entstehen bei Personen, die vorzeitig ausscheiden ("drop outs").
4. *Veränderungen im Laufe der Studie.* Es ist durchaus möglich, daß sich während der Durchführung einer Kohortenstudie die Bedeutung der Faktoren verändern kann. Das gleiche kann auch für medizinische Definitionen zutreffen, d. h. die Ergebnisse sind zwar interessant, aber ohne praktische Bedeutung.
5. *Hohe Kosten.* Die Durchführung einer Kohortenstudie ist finanziell sehr aufwendig. Die Gründe liegen in den zuvor genannten Punkten: große Fallzahl, lange Beobachtungsdauer, Vollzähligkeit, Erfassung der Exposition und vollständige Verlaufsbeschreibung.

14.6.2 Fall-Kontrollstudie

☐ **Vorteile**

1. *Krankheiten mit geringer Inzidenz.* In diesen Situationen liegt einer der Vorteile von Fall-Kontrollstudien. Die benötigten Fallzahlen sind wesentlich niedriger.
2. *Krankheiten mit langen Latenzzeiten.* Eine Fall-Kontrollstudie kann relativ rasch durchgeführt werden und zwar unabhängig von der Latenzzeit. Ein wesentlich größerer Vorteil ist noch gegeben, wenn die Krankheit selten ist.
3. *Untersuchung von mehreren Einflußfaktoren.* Es können verschiedene Faktoren auf ihren Einfluß hin untersucht werden.
4. *Verwendung vorhandener Unterlagen.* Für die Erfassung der Expositionen können die Fälle und Kontrollen befragt oder bereits vorhandene Unterlagen verwendet werden. Im letzteren Fall wäre ein Information-Bias ausgeschlossen.
5. *Geringe Kosten.* Eine Fall-Kontrollstudie läßt sich in der Regel mit relativ geringen Kosten durchführen.

☐ **Nachteile**

1. *Auswahl der Kontrollgruppe.* Die geeignete Kontrollgruppe ist z. T. schwierig auszuwählen. Ein Problem stellt die Verweigerung der Teilnahme dar.
2. *Bestimmung von Inzidenz bzw. Mortalität nicht möglich.* Inzidenzen bzw. Mortalitätsraten können nicht bestimmt werden. Daher kann auch das relative Risiko nicht direkt geschätzt werden. Das odds-ratio (das in Fall-Kontrollstudien berechnet werden kann) stellt jedoch eine gute Approximation an das relative Risiko dar.
3. *Bestimmung der Exposition anhand von Befragungen.* Die Erfassung der Informationen beruhen zum einen auf dem Erinnerungsvermögen der untersuchten Personen oder auf Aufzeichnungen, die für andere Zwecke vorgenommen wurden.
4. *Validierung der Angaben.* Eng verbunden mit dem zuvor genannten Punkt ist dieser Nachteil zu sehen. Die Angaben können meist nur eingeschränkt, manchmal überhaupt nicht überprüft werden.
5. *Zeitliche Folge "Faktor vor Krankheit".* Da die Validierung der Angaben z. T. nicht möglich ist, ist auch die zeitliche Folge "Faktor vor Krankheit" u. U. nicht gesichert.

14.7 Kriterien zur Annahme eines kausalen Zusammenhangs

Durch eine epidemiologische Studie lassen sich statistische Assoziationen nachweisen. Für den Schluß auf eine kausale Beziehung müssen einige der folgenden Kriterien erfüllt sein:

Zeitliche Folge (Faktor vor Krankheit). Unter dieses Kriterium fällt auch die Berücksichtigung der Latenzzeit. Bei Kohortenstudien ist die Prüfung, ob der Faktor vor dem Erkrankungsbeginn vorlag, einfacher als bei Fall-Kontrollstudien.

Übereinstimmung der Ergebnisse verschiedener Studien (Konsistenz). Dieser Punkt ist vor allem bei Faktoren wichtig, die zu gering erhöhten Risiken führen. Dieses Kriterium beinhaltet auch die Übereinstimmung mit Ergebnissen von Tierexperimenten.

Interventionseffekt. Um einen kausalen Faktor von einem sog. Indikator zu unterscheiden, ist der Nachweis dieses Kriteriums erforderlich. Als Indikator wird ein Merkmal bezeichnet, das zwar in Zusammenhang mit einer Krankheit auftritt, die Entstehung jedoch nicht beeinflußt.

Ausschluß alternativer Erklärungsmöglichkeiten. Dieses Kriterium bezieht sich auf sog. Confounding-Faktoren. Ist z. B. in einer epidemiologischen Studie aus der Arbeitsmedizin die SMR für Lungenkrebs erhöht, so ist immer der Einfluß des Faktors Rauchen zu prüfen. Aus vielen Untersuchungen ist bekannt, daß Arbeiter mehr rauchen als der Durchschnitt der Bevölkerung. Das erhöhte Rauchverhalten unter den Arbeitern führt zu einem erhöhten Risiko für Lungenkrebs. Hier ist zu prüfen, ob durch die Exposition gegenüber dem zu untersuchenden Faktor eine zusätzliche Erhöhung des Risikos gegeben ist.

Spezifität der Assoziation. Zwischen der Exposition und der Krankheit (d. h. dem Organ) mit dem erhöhten Risiko muß eine biologische Erklärung gegeben sein.

Nachweis einer Dosis-Wirkungs-Beziehung. Bei kausalen Faktoren geht man davon aus, daß mit zunehmender Dosis das Risiko ansteigt. Bei epidemiologischen Studien besteht häufig das Problem darin, die Dosis zu quantifizieren um die Dosis-Wirkungsbeziehung zu analysieren.

Höhe des Risikos. Je höher das beobachtete Risiko ist, um so mehr spricht es für eine kausale Beziehung. Nach der Dosis-Wirkungsbeziehung hängt das beobachtete Risiko jedoch von der Höhe der Exposition ab. Je kleiner das tatsächliche Risiko, um so schwerer ist es, dies mit epidemiologischen Studien auch nachzuweisen.

Sachregister

Wörterbuch der Medizinischen Informatik

Herausgegeben von Hans-Jürgen Seelos

21,5 x 14 cm. XX, 550 Seiten. Mit 34 Abbildungen
1990. Gebunden. ISBN 3-11-011224-8

Die Anwendung der Informatik in der Medizin hat vielfältige Implikationen, z. B. medizinische, pflegerische, technische, betriebswirtschaftliche, logistische, soziologische, informationsrechtliche, statistische und gesundheitsökonomische. Dem hieraus resultierenden interdisziplinären Informationsbedarf von Praxis und Wissenschaft folgend, wird mit diesem Wörterbuch erstmals eine definitorische Wissensbasis der Medizinischen Informatik vorgelegt. In rund 2.000 Stichworteinträgen werden von zahlreichen Fachvertretern wichtige Begriffe der Medizinischen Informatik präzise und verständlich erläutert.

Allen, die mit der Gestaltung und Anwendung computergestützter Informationssysteme im Gesundheitswesen (in Krankenhäusern, Arztpraxen, Instituten usw.) befaßt sind, ist das Wörterbuch ein umfassendes Nachschlagewerk.

W
DE
G

de Gruyter